Dr. Wolfgang Exel

Dr. Karl Maier

MEIN BEFUND 2

Medizinische Fachausdrücke verständlich gemacht

Ueberreuter

Die Deutsche Bibliothek – CIP-Einheitsaufnahme

Exel, Wolfgang:
Mein Befund 2: Medizinische Fachausdrücke verständlich gemacht / Wolfgang Exel; Karl Maier. –
Wien: Ueberreuter, 1996
ISBN 3-8000-3602-9
NE: Maier, Karl:

AU 0352/1

Umschlaggestaltung Beate Dorfinger

Printed in Austria
7 6 5 4 3 2 1

Die Autoren danken für die fachliche Mithilfe
von Prim. Prof. Dr. Erich Müller-Tyl
und Prim. Doz. Dr. Bernd Schweighofer.

Einleitung

Nach dem großen Erfolg des Buches »Mein Befund« stand zweifelsfrei fest, daß ein enormer Bedarf an Informationen über ärztliche Diagnosen und Befunde herrscht. Ärzte haben vielfach nicht die Zeit, alles ausreichend zu erklären. Sie finden oft nicht die richtigen Worte. Schließlich haben sie nicht gelernt, sich dem medizinischen Laien gegenüber verständlich auszudrücken.

Daher lag es nahe, dem Werk über Laborbefunde ein weiteres folgen zu lassen, das sich gleichsam mit dem »Rest« befassen sollte. Die Autoren haben sich dieses Unterfangen allerdings einfacher vorgestellt. Tatsächlich hätte ein wirklich umfassendes Buch Tausende Seiten – und wäre dennoch nicht vollständig. Also mußten wir einen Kompromiß schließen: Die Erklärungen zu den häufiger vorkommenden Fachausdrücken wurden so zusammengefaßt, daß sich der lesende Patient im »Dschungel« der medizinischen Fachausdrücke zumindest orientieren kann.

Anspruch auf Vollständigkeit kann hier keinesfalls erhoben werden. Dennoch glauben wir, nützliche Informationen und Hilfestellungen zu liefern. Die Leser werden viele Begriffe mehrfach erklärt finden, um lästiges Suchen zu ersparen, wo es nur möglich ist.

Im übrigen soll dieses Buch mündige Patienten dazu anregen, sich mit medizinischen Fragen, die sie betreffen, auseinanderzusetzen. Dazu gehört auch, bei der geringsten Unklarheit den Arzt ohne jede Hemmung zu fragen . . .

A

A
Die Vorsilbe bedeutet »ab«, »ent-«, »weg« usw.
A.
Arterie, Schlagader.
AAK
1. Antigen-Antikörper-Komplex. Jene Eiweißverbindung aus allergieauslösendem Stoff (➩ Allergen) und der Antwort des Körpers darauf (➩ Antikörper).
2. Anti-Antikörper.
Ab
Die Vorsilbe bedeutet »weg«, »ab«.
Ab.
➩ Abortus.
Abakteriell
Nicht durch Bakterien bedingt.
Abasie
Nervlich oder organisch bedingte Gehunfähigkeit.
Abd.
Abkürzung für ➩ Abdomen.
Abdomen
Bauch.
Abdomen, akutes
Hochakute Baucherkrankung, die plötzlich einsetzt und lebensbedrohend ist. Starke Bauchreaktionen und Allgemeinerscheinungen treten auf. Typisch sind Schmerzen, Brechreiz oder Erbrechen und Änderungen der Darmbewegungen (➩ Peristaltik). Die Ursachen für einen »akuten Bauch« sind Entzündungen, Durchbrüche (➩ Perforationen), eitrige Durchwanderung (➩ Penetration) oder Bersten eines Hohlorgans, z. B. der Blase; weiters mechanische Hindernisse, Blutungen und Embolien. Es gibt einige Vorkommnisse, die in bestimmten Altersstufen und geschlechtsabhängig häufiger als sonst auftreten. So ist beim Kleinkind die Darmeinstülpung, beim dicken Menschen die Bauchspeicheldrüsenentzündung, bei der älteren Frau die Stieldrehung einer Eierstockzyste, bei der jüngeren Frau die geplatzte Eileiterschwangerschaft und beim älteren Mann der Darmverschluß durch einen Tumor die häufigste Ursache.
Für die Diagnose wichtig sind die allgemeine Untersuchung einschließlich (bei der Frau) frauenärztlicher Befundung, Labor, Ultraschall, Röntgen und EKG zum Ausschluß eines Herzinfarktes. Die Behandlung geschieht meist durch Operation.

Abdomenleeraufnahme
Röntgenbild des Bauches ohne Verwendung eines Kontrastmittels. Entscheidend für die Diagnose des akuten Abdomens und des Darmverschlusses.

Abdominal
Zum Bauch gehörig.

Abdominalgravidität
Bauchhöhlenschwangerschaft. Das befruchtete Ei siedelt sich dabei in der Bauchhöhle an, vor allem auf dem Bauchfell des Darmes, des Netzes oder der Hinterwand der Gebärmutter. Sie endet meist durch eine akute, lebensbedrohende Komplikation mit Blutung in der Bauchhöhle oder mit Durchbruch in die Harnblase oder den Darm. Sehr selten wird eine Bauchhöhlenschwangerschaft auch ausgetragen.

Abdominalmigräne
Anfallsweise auftretende, heftige, über den Bauch ausgebreitete Schmerzen. Begleitsymptome sind Blässe, Schwitzen, Übelkeit, Erbrechen, Kopfschmerzen, Schwindel und Durchfall. Oft gibt es in der Familie mehrere Migränepatienten. In der Diagnose kann das ➪ EEG entscheidend sein.

Abdominalschmerzen
Sie sind besonders beim Kind extrem häufig, jedoch haben sie nur in 5–10% der Fälle eine organisch faßbare Ursache. Wichtig zu merken ist:

- Die Symptome sind um so untypischer, je jünger das Kind ist.
- Je weiter entfernt vom Nabel die Schmerzen sind und je genauer der Schmerz geortet wird, um so wahrscheinlicher ist eine organische Ursache.
- Wenn Bauchschmerzen immer wieder auftreten, sollte an eine chronisch-entzündliche Darmerkrankung gedacht werden.
- Die sofortige Spitalseinweisung ist geboten bei »akutem Bauch«, Verdacht auf Blinddarmentzündung und immer dann, wenn ein Wechsel zwischen Koliken und teilnahmslosem (apathischem) Verhalten vorliegt.

Abdominell
Zum Bauch gehörig.

Abduktor
Abziehmuskel. Muskel, der vom Körper wegbewegt.

Ablaktation
Abstillen. Die um das 6. Monat erfolgende Entwöhnung des Säuglings von der Ernährung an der Mutterbrust.

Ablaktationsdyspepsie
Durchfallartige Verdauungsstörung des Säuglings durch die Ernährungsumstellung nach dem Abstillen.

Ablation, Ablatio
1. Operative Entfernung eines Organs.

2. Krankhafte Abhebung eines Organteiles, z. B. der Netzhaut vom Augenhintergrund.

Ablatio mammae

Operative Brustentfernung, Brustamputation. ➪ Mastektomie.

Ablatio placentae

Totale oder teilweise vorzeitige Lösung des Mutterkuchens. Symptome sind Blutung, Schock, Krampfwehen oder Wehenstille. Es besteht die Gefahr der Nierenschädigung. Hohe Sterblichkeit!

Ablatio retinae

Teilweise oder totale Netzhautabhebung. Ursachen sind Alter, Gefäßschäden, Bluthochdruck, Verletzungen und Tumoren. Symptome sind Photopsien (licht-, blitz- oder funkenartige Erscheinungen); weiters Farben und Kamptopsien (»welliges« Sehen); auch Skotome (Gesichtsfeldausfälle oder Dämpfungen) treten auf. Diagnose durch Spiegelung des Augenhintergrundes, Behandlung durch Laser, mit dem man die Netzhaut wieder am Augenhintergrund »anschweißen« kann.

Ablativ

Die operative Entfernung eines Organs betreffend.

Ablative Hormontherapie

Medikamentöse »Stillegung« eines hormonbildenden Organs. Beispielsweise werden beim Brustkrebs zur Ausschaltung der Hormonbildung in der Hirnanhangsdrüse oder im Eierstock Geschlechtshormone gegeben. Das entsprechende Hormon kann auch durch ein Medikament, z. B. Nolvadex, gehemmt werden.

ABO-Blutgruppen-Inkompatibilität

Unverträglichkeit im ABO-Blutgruppensystem.

Aboral

Afterwärts, in Richtung After (bezogen auf den Verdauungstrakt).

Abortiv

Verkürzt verlaufend, auch im Sinne eines abgeschwächten Krankheitsverlaufes.

Abortus

Fehlgeburt. Jede Schwangerschaftsbeendigung bis einschließlich der 28. Woche. Bis zur 16. Woche spricht man von Frühabort, von der 17. bis 28. Woche von Spätabort. Auf vier Geburten kommt eine Fehlgeburt. Die Ursachen sind fehlerhafte Geschlechtsorgane, Funktionsschwächen, Hormonstörungen und Allgemeinkrankheiten wie Entzündungen, Infektionen, Zuckerkrankheit usw. Auch kann die Fruchtanlage selbst krankhaft unvollständig sein. Symptome sind Gebärmutterkrämpfe, Blutungen und Blasensprung mit Gewebeabgang. Diagnose durch frauenärztliche Untersuchung, Ultraschall, Hormonkontrollen und das »Dopplerverfahren«, mit dem der Herztonnachweis ab der 12. Woche möglich ist.

- *Missed abortion:* Wird auch als »verhaltener« Abort bezeichnet. Das Schwangerschaftsprodukt ist abgestorben, die Blutung fehlt, es wird keine Frucht ausgestoßen. Das Wachstum der Gebärmutter ist ausgeblieben.

Nur bei einer drohenden Fehlgeburt (Abortus imminens) kann medikamentös-hormonell versucht werden, die Schwangerschaft zu retten. Sonst wird mit Curettage (Auskratzung der Gebärmutterhöhle) und medikamentös behandelt.

Abrasio

1. Abschabung, meist Ausschabung der Gebärmutter.
2. Eine Abrasion macht man aber auch an der Hornhaut des Auges.
3. Natürliche Abkauung der Zähne.

Abrupt

Plötzlich, unvermittelt, zusammenhanglos.

Abruptio placentae

⇨ Ablatio placentae.

Absencen

Sekundenlange Bewußtseinstrübung oder -einengung als eine Art »Denkpause«. Eine Form der ⇨ Petit-mal-Epilepsie. Typische Befunde im Hirnstrombild (⇨ EEG). Behandlung medikamentös.

Absent

Abwesend (geistig).

Absenz

Geistesabwesenheit, z. B. bei epileptischen Anfällen. ⇨ Absencen.

Abstinenzsyndrom

Auftreten schwerwiegender Symptome wie Übelkeit, Erbrechen, Durchfälle, Krampfanfälle, Schlaflosigkeit, Delirien oder lebensbedrohende Kreislaufstörungen nach Entziehung von Suchtmitteln wie Alkohol oder nach plötzlichem Absetzen bestimmter Medikamente wie Schlaf- oder Beruhigungsmittel.

Abszedieren

Eitern, vereitern, sich in einen Abszeß umwandeln.

Abszeß

Eiteransammlung in einer Gewebehöhle, die durch die Eiterbildung erst entstanden ist. Im Gegensatz dazu ist eine Eiteransammlung in einer schon bestehenden Körper- oder Gewebehöhle ein ⇨ Empyem. Behandlung mit chirurgischer Eröffnung (Inzision) und Antibiotika.

Abusiv

Mißbräuchlich.

Abusus

Mißbrauch, z. B. Nikotinabusus, Alkoholabusus.

ACB
Aorto-Coronarer Bypass. Eine operativ gesetzte Verbindung zwischen Hauptschlagader und Herzkranzgefäß zur Überbrückung von Gefäßverengungen oder -verschlüssen. Behandlungsmethode bei ➪ Angina pectoris.

Accretio
Anwachsung, (entzündliche) Verwachsung.
◆ *A. pericardii:* Die entzündliche Verwachsung des Herzbeutels mit seiner Umgebung.

A. c. d.
Arteria coronaria dextra, das rechte Herzkranzgefäß.

ACE-Hemmer
Blutdrucksenkende Mittel. Sie wirken durch die Hemmung eines Stoffes (Enzyms), welcher blutdruckwirksame Substanzen freisetzen würde.

Acetabulum
Pfanne des Hüftgelenkes.

Acetonämie
➪ Ketoazidose.

Acetonurie
Auftreten von Aceton im Harn, bei schlecht eingestellter Zuckerkrankheit.

Achalasie
Fehlende Erschlaffung. Funktionsstörung von Hohlorganen. Durch eine Nervenstörung fehlt die Erschlaffung der glatten Muskulatur. In der Speiseröhre wirkt sich das durch eine fehlende oder unvollständige Öffnung des unteren Speiseröhrenmuskels aus. Symptome sind Drücken, Schluckstörungen, Würgen und Erbrechen. Diagnose durch Röntgen, Druckmessung und Spiegelung. Behandlung mit Dehnung, Medikamenten und Operation.

Achillodynie
Fersenschmerz bei Belastung des Beines.

Achillorhaphie
Operative Verkürzung der Achillessehne nach einem Riß oder zur Straffung der Sehne.

Achillotomie
Operative Durchtrennung der Achillessehne bei orthopädischen Operationen.

Achlorhydrie
Völliges Fehlen von Salzsäure im Magensaft.

Acholie
Mangelhafte oder fehlende Ausscheidung von Gallenflüssigkeit. Führt zu Gelbsucht und hellem Stuhl.

Achromatopsie
Farbenblindheit.

Achylie
Fehlen der Verdauungssäfte.
Acidität
Säuregehalt einer Flüssigkeit, meist ist der Magensaft gemeint.
Acidose
Überschuß sauer reagierender Stoffe im Blut.
Acrodermatitis chronica
Hautkomplikation im 3. Stadium der ➪ Borreliose als Folge eines Zeckenbisses bzw. Insektenstiches. Befallen werden die Streckseiten und Spitzen von Armen und Beinen. Es kommt zu Schwellungen, rötlich-bläulicher Verfärbung und Lymphknotenschwellungen. Später wird die Haut dünn, welk, trocken und haarlos wie Zigarettenpapier; durch die braunrote Verfärbung der befallenen Hautstellen spricht man auch von »Bratapfelhaut«. Geschwüre und Tumore sind möglich. Behandlung mit Antibiotika.
Acromion
Dach des Schultergelenkes, die »Schulterhöhe«.
ACVB
Aortokoronarer Venenbypass. Eine unter Verwendung von Venen geschaffene Verbindung zwischen Hauptschlagader und Herzkranzgefäß. Behandlungsmethode bei ➪ Angina pectoris.
Acusticus
Abkürzung für Nervus acusticus, Hörnerv.
Ad
Bedeutet »auf«, »zu«, »hin«.
Adamantin
Zahnschmelz. Die äußerste, den sichtbaren Zahnteil umgebende harte Schicht.
Adams-Stokes-Morgagni-Syndrom
Kurzzeitige Bewußtlosigkeit durch mangelhafte Gehirndurchblutung als Folge einer Herzrhythmusstörung. Ursachen sind extrem niedriger Puls (➪ Bradykardie), übermäßig schneller Puls (➪ Tachykardie), Extraschläge oder Kammerflattern. Dem Syndrom liegt ein beträchtlich gestörtes Reizleitungssystem des Herzens zugrunde. Behandlung je nach Ausprägung und Ursache medikamentös oder mit Herzschrittmacher.
Adaptationssyndrom
Krankheitsbild, das durch eine krankhafte Anpassung des Organismus auf krankmachende Reize oder Streß entsteht.
Addison-Krise
Lebensbedrohende Situation bei Versagen der Nebennierenrinde. Symptome sind niedriger Blutdruck, Austrocknung des Körpers, Schmerzen im Bauch,

Unterzuckerung und Koma. Diagnose durch Erhebung der Laborwerte. Behandlung vorerst in der Intensivstation. Später ist meist die lebenslange Einnahme von Kortison erforderlich.

Adduktion

Heranführen eines Körperteiles zur Mitte, z. B. das Bein »adduzieren«.

Adduktor

Muskel, der eine heranziehende Bewegung zur Körperachsenmitte hin bewirkt. Adduktoren werden häufig beim Sport gezerrt.

Adduzieren

Anziehen, zur Mittellinie des Körpers heranziehen.

Adenoid

Drüsenähnlich.

Adenoide Vegetationen

Vermehrung und gutartige Wucherung des Lymphgewebes von Rachen- und Gaumenmandeln. Führt zu Verlegung des Nasenrachens, zu Gesichtsveränderungen, krankhafter Mundatmung, schlechtem Mundgeruch, Neigung zu Nebenhöhlenentzündung, Schwerhörigkeit und nächtlichen Atemproblemen. Diagnose durch HNO-Arzt. Die operative Behandlung erfolgt durch Abschälung des überzähligen Gewebes (Mandeloperation).

Adenokarzinom

Von Drüsen ausgehender Krebs, z. B. Magenkrebs.

Adenom

Gutartige Geschwulst, von Drüsen ausgehend.

Adenomatose

Überschüssiges, krankhaftes Wachstum von Drüsengewebe. Vorkommen beispielsweise im Darm oder in der Prostata.

Adenomyom

Gutartige Mischgeschwulst aus Drüsen und Muskeln.

Adenotomie

Operative Entfernung der Rachenmandeln.

Adenoviren

Weltweit verbreitete Viren, die Krankheiten der Atmungsorgane, Entzündungen des Magen-Darm-Traktes, seltener auch Hirnentzündungen verursachen.

Aderhautmelanoblastom

Bösartiges ➩ Melanom der Aderhaut des Auges, äußerlich nicht erkennbar.

Aderlaß

Blut abzapfen. Zur Behandlung werden 400 bis 1000 ml Blut aus einer punktierten Vene abgelassen. Gründe dafür sind eine notwendige Kreislaufentlastung bei Versagen der linken Herzkammer, bei Lungenstauung und bösartigem Bluthochdruck, bei ➪ Eklampsie und krankhaft vermehrter Bildung der roten Blutkörperchen (➪ Polyzythämie).

Ad exitum

Zu Tode kommen, sterben.

Adhäsion

Verwachsung, besonders im Bauchraum nach Operationen und Entzündungen. Eine A. kann zum Verursacher eines Darmverschlusses werden.

ADH-Resistenz

Nierenbedingte Wasserharnruhr. ➪ Diabetes insipidus.

Adiadochokinese

Unfähigkeit, entgegengesetzte Bewegungen, z. B. Strecken und Beugen eines Gelenkes, rasch hintereinander auszuführen. Vorkommen bei Nerven- und Gehirnleiden, auch bei Vergiftungen z. B. durch Alkohol.

Adipös

Fettreich, verfettet, fettleibig.

Adipositas

Fettleibigkeit, Übergewicht, auch: Obesitas. Liegt vor, wenn das Fettgewebe bei Männern mehr als 20% und bei Frauen mehr als 25% des Gewichtes ausmacht. Es gibt mehrere »Anzeiger« der Fettleibigkeit:

- *Broca-Index:* Sollgewicht in kg = Größe in cm minus 100. So ergibt dies bei einer Größe von 1,80 m: 180–100 = 80 kg Sollgewicht.
- *Bodymass-Index*: Gewicht in kg geteilt durch Größe zum Quadrat (m^2)
  Grad 0 ... 20,0–24,9 kg pro m^2
  Grad 1 ... 25,0–29,9 kg pro m^2
  Grad 2 ... 30,0–39,9 kg pro m^2
  Grad 3 ... über 40,0 kg pro m^2
  Das Ausmaß der Fettleibigkeit steigt mit dem Grad an.
- *Idealgewicht:* Sollgewicht minus 10% bei Männen, Sollgewicht minus 15% bei Frauen.

Adjuvant

Unterstützend. So ist etwa in der Krebsbehandlung die Chemotherapie häufig adjuvant zur Operation.

Adnexe

Anhangsgebilde. Es gibt weibliche Adnexe wie Eileiter oder Eierstock und männliche Adnexe wie Hoden und Samenleiter.

Adnexitis

Verschiedene entzündliche Prozesse von Eileiter und Eierstock. Ursachen sind aufsteigende Infektionen von der Scheide aus, begünstigend dafür sind Operationen, Menstruation und die Spirale. Die häufigsten Erreger sind Streptokokken, Staphylokokken, Enterokokken, Gonokokken, Chlamydien

und ➪ Anaerobier. Auch eine Streuung über den Blutweg ist möglich, vor allem bei der tuberkulösen Eileiterentzündung. ➪ Tuberkulose.
Akute Symptome sind Schmerzen im Unterbauch, erhöhte Temperatur, Übelkeit, Verstopfung, gelegentlich Durchfälle, Harndrang und Blutungen. Der Unterbauch ist druckschmerzhaft, es besteht ein Ausfluß (Fluor). In chronischen Fällen bestehen Druck- und Schweregefühl im Unterleib und Fieberschübe. Temperatur und Blutsenkung sind erhöht. Blutungen kommen vor, ebenso Darmkoliken mit Durchfall oder Verstopfung. Im Unterbauch tastet der Arzt einen schmerzhaften ➪ Adnextumor.
Diagnose durch den Frauenarzt, Labor mit Abstrichen zum Erkennen der Erreger, Ultraschall und Bauchspiegelung (➪ Laparoskopie).
Komplikationen sind Unfruchtbarkeit, Bauchhöhlenschwangerschaft und chronische Unterleibsbeschwerden.
Behandlung mit Wärme, Bettruhe und Antibiotika. Alle Abszeßformen müssen chirurgisch versorgt werden.

Adnexitis gonorrhoica

Mitbeteiligung von Eileiter und Eierstock bei der Gonorrhoe (Tripper). Symptome sind Ausfluß und Brennen beim Harnlassen. Behandlung mit Antibiotika.

Adnextuberkulose

Tuberkulöse Mitbeteiligung von Eileiter und Eierstock bei ➪ Tuberkulose.

Adnextumor

Geschwulstartige Vergrößerung der weiblichen Adnexe (Eileiter und Eierstöcke). Oft entzündlich bedingt.

Adoleszentenkyphose

➪ Morbus Scheuermann.

Adoleszentenstruma

Allgemeine, kropfartige Vergrößerung der Schilddrüse infolge Jodmangels. Entsteht durch den erhöhten Jodverbrauch in der Adoleszenz. Behandlung mit Jod.

Adrenal

Die Nebenniere betreffend.

Adrenalektomie

Operative Entfernung der Nebenniere. Gründe dafür sind eine krankhafte Hormonproduktion oder ein Tumor.

Adrenogenitales Syndrom

Krankhafte Überproduktion männlicher Hormone in der Nebennierenrinde, wodurch es zur Vermännlichung kommt.

– Mit Salzverlust: Unstillbares Erbrechen, weicher Stuhl, Austrocknung des Körpers.

Adult Respiratory Distress Syndrome
Abgekürzt ARDS. Schocklunge des Erwachsenen. Einige Tage nach einem scheinbar schon überstandenen Schockereignis kommt es zu einem zunehmenden Versagen der Atmung bei an sich gesunder Lunge. Der Grund dafür liegt in einer Reaktion der Lungenblutgefäße auf das Schockereignis. An Schweregraden gibt es drei Stadien. Im Stadium 3 ist die Atmung lebensbedrohlich eingeschränkt. Behandlung: medikamentös und künstliche Beatmung.

Adynamie
Kraftlosigkeit, Muskelschwäche.

Aerophagie
Luftschlucken. Seelisch bedingte ungünstige Angewohnheit, oft zu »schlukken«. Beim Versuch, die geschluckte Luft wieder herauszubringen, werden beim Aufstoßen oft noch größere Luftmengen wieder verschluckt. Führt zu Blähungen, zum ➪ Meteorismus. Beim Säugling führt es zum Erbrechen während des Aufstoßens. Das Trinken wird dadurch häufig unterbrochen, und es kommt zu starkem Windabgang. Gleichzeitig bestehen oft auch ➪ Trimenon-Koliken.

Afebril
Fieberfrei. Gegenteil: ➪ febril.

Affektinkontinenz
Das Unvermögen, (besonders negative) Gefühle unter Kontrolle zu halten. Erkennbar z. B. an Jähzorn, Wutausbruch oder unbegründetem heftigem Schluchzen.

Affektion
Befall eines Organs mit Krankheitserregern. So versteht man etwa unter einer Lungenaffektion eine entzündliche Lungenkrankheit, Lungenentzündung.

Affizieren
Reizen, krankhaft verändern. Man wird von einer Krankheit affiziert.

Afibrinogenämie
Das Fehlen des Eiweißkörpers Fibrinogen, der für die Blutgerinnung wichtig ist. Die Symptome sind bluterähnlich mit Blutungsneigung bei stark verzögerter bis aufgehobener Blutgerinnung. Die Störung ist angeboren oder entwickelt sich als Folge starker Blutungen. Ein Ersatz des Fibrinogens ist möglich.

After, Anus
Unterster Mastdarmabschnitt.

Afterload
Nachlast. Jene Belastung, gegen die sich der Herzmuskel – z. B. bei Einengung einer Herzklappe – verkürzt.

Afterloading
Bei der Bestrahlung von Hohlräumen werden radioaktive Strahler, z. B.

Radiumnadeln, in einem vorher plazierten Behälter untergebracht. Wird oft bei Bestrahlungen im frauenärztlichen Bereich angewendet. Die Technik ermöglicht eine genaue Plazierung des Strahlers bei größtmöglichem Schutz des medizinischen Personals.

Ag

Abkürzung für ➪ Antigen.

Agalaktie

Fehlende Milchabsonderung bei Wöchnerinnen.

Agammaglobulinämie

Abgekürzt AGG. Das Fehlen von abwehrenden Eiweißkörpern im Blut, begünstigt laufend schwere Infektionen.

Agenesie

Fehlende Anlage eines Körperteils bzw. Organs.

Ageusie

Geschmackslähmung, Geschmacksverlust.

AGG

➪ Agammaglobulinämie.

Agglutinieren

Verklumpen, zusammenpacken. Wenn zwei chemische Stoffe verklumpen, dann agglutinieren sie (Agglutination). Der Ausdruck findet sich meist im Zusammenhang mit der Blutgruppenbestimmung.

Aggravation

Verschlimmerung einer Krankheit, aber auch: Übertreibung von Krankheitssymptomen. Das Gegenteil davon heißt Dissimulation und bedeutet, fühlbare (schwere) Krankheitszeichen abgeschwächt zu schildern.

Agitiert-depressiver Erregungszustand

Ängstliche Betriebsamkeit, gehetzte Unruhe, oft mit depressiven Wahnvorstellungen.

Agnosie

Nervliche Störung des Erkennens trotz funktionierender Wahrnehmung. Vorkommen bei Gehirnstörungen durch Schlaganfall oder Tumor.

- *Akustische A.:* Man ist unfähig, das Gehörte mit dem Erinnerungsgut in Einklang zu bringen; »Seelentaubheit«.
- *Optische A.:* Man ist unfähig, das Gesehene mit dem Erinnerungsgut in Einklang zu bringen; »Seelenblindheit«.

Agoraphobie

Platzangst. Neurotisch bedingte Fehlhaltung mit zwanghafter Angst, über leere Plätze oder Straßen zu gehen. Behandlung durch Psychotherapie.

Agranulozytose

Fehlen der Granulozyten, einer ausgereiften Art der weißen Blutkörperchen.

Führt zu Infektanfälligkeit, Fieber und Geschwüren im Verdauungstrakt. ➪ Blutbildveränderungen.

Agraphie

Schreibunfähigkeit trotz erhaltener Muskelfunktion. Vorkommen bei Gehirnstörungen, z. B. nach Schlaganfall.

AGS

➪ Adrenogenitales Syndrom.

AI

➪ Aortenklappeninsuffizienz.

AIDS

Acquired Immune Deficiency Syndrome. Virusbedingte Abwehrschwächekrankheit. AIDS liegt dann vor, wenn eine oder mehrere sog. Indikator-Krankheiten auftreten. Dazu zählen der Pilzbefall mit Candida in der Speiseröhre, Luftröhre, den Bronchien oder der Lunge. Weitere Anzeigekrankheiten sind z. B. die Lungenentzündung durch Pneumocystis carinii oder das Kaposi-Syndrom mit vielen Körpergeschwülsten.

Übertragen wird AIDS von Mensch zu Mensch durch Blut, Sperma oder Scheidenschleim, durch Blutprodukte, intravenöse Drogen sowie durch die Geburtswege. Die ➪ Inkubationszeit schwankt sehr stark zwischen einigen Tagen und vielen Jahren.

Diagnose durch ELISA-Test und Westernblot sowie weitere spezielle Laboruntersuchungen. Eine ursächliche Behandlung von AIDS ist derzeit noch nicht möglich.

Air-block-Technik

Vorinjektion einer kleinen Menge Luft bei der Krampfaderverödung.

Akanthose

Verdickung der Haut.

Akathisie

Unfähigkeit zum ruhigen Sitzenbleiben, kann ein Frühsymptom bei der ➪ Parkinson-Krankheit sein.

Akinesie

1. Hochgradige Bewegungsarmut bis Bewegungslosigkeit. Öfters bei Parkinson-Krankheit oder als Nebenwirkung starker Nervenmedikamente (Neuroleptika).

2. Das Ausbleiben der normalerweise auftretenden Einwärtsbewegung der linken Herzwand in der Phase der Zusammenziehung (Systole) des Herzens.

Akinetisch

Bewegungslos, -arm.

Akkomodationslähmung

Sehstörung besonders bei Weitsichtigen. Das Auge kann sich auf wechselnde

Entfernungen nicht einstellen. Gründe sind Verletzungen, Medikamente, Vergiftungen und Diphtherie.

Akne vulgaris

Erkrankung der Talgdrüsen und Haarbälge. Tritt am häufigsten in der Pubertät auf. Ursächlich verantwortlich sind Bakterien gemeinsam mit der hormonellen Umstellung, auch ist eine gewisse Neigung dazu feststellbar. Auftreten hauptsächlich im Gesicht, an Schultern, Rücken und Brust.

- *Akne conglobata:* Ist die schwerste Form mit Abszessen, Knoten und Fisteln. Auch die Achsel- und Aftergegend kann befallen sein.

Akneiforme Krankheiten sind akneähnliche Veränderungen durch Medikamente wie Kortison, Lithium, Psychopharmaka, Tetracyklin, Tuberkulosemittel und B-Vitamine.

Die Behandlung der Akne erfolgt mit desinfizierenden Waschungen, Vitamin A-Säure, Antibiotika und UVA-Bestrahlung. Wichtig sind ausgeglichene Ernährung, genügend Schlaf und Sonne, kein Alkohol und Nichtrauchen.

Aknekeloid

Überschießende Narben nach Akneabheilung.

Akquirieren

Hinzuerwerben, z. B. eine Infektion.

Akral

Körper- und Gliedmaßenenden betreffend.

Akren

Die Körperenden, z. B. Fingerspitzen, Nase, Kinn usw.

Akromegalie

Größenzunahme der Akren, das sind die »vorstehenden« Körperteile wie Nase, Ohren, Kinn, Hände, Füße, Jochbein, Wirbel und die knorpeligen Brustkorbanteile. Auftreten nach Abschluß des Wachstumsalters. Ursache ist eine vermehrte Absonderung des Wachstumshormons Somatotropin bei gutartigem Drüsentumor der Hirnanhangsdrüse (➪ Hypophyse). Weitere Symptome sind Haarausfall, Potenzstörungen, Zuckerkrankheit, männliche Behaarung bei der Frau und Ausbleiben der Regel. Diagnose durch Labor, Computertomographie und Magnetresonanz. Behandlung durch operative Entfernung des Tumors.

Akrozyanose

Bläuliche Verfärbung der Körperenden und -spitzen bei Kreislaufstörungen.

Aktinische Keratosen

Übermäßige Verhornung und teilweise krebsige Veränderungen durch übermäßige Sonnenaussetzung. ➪ Präkanzerosen.

Akut

Kurzfristig, schnell auftretend. Gegenteil: ➪ chronisch.

Akutes Skrotum
Akuter Hodensack. Es bestehen Hodenschmerz und Hodenschwellung. ➪ Orchitis.
Akzeleration
Beschleunigung eines Vorganges.
Akzentuieren
Betonen, hervorheben. Ist ein bestimmter Herzton an einer bestimmten Stelle besonders gut (im Stethoskop) zu hören, dann ist dieser Herzton akzentuiert.
Akzessorisch
Zusätzlich, auch: überschüssig vorhanden.
Akzidentell
Zufällig, meist im Sinne von: ohne große Bedeutung.
Akzidentiell
Nicht zum gewöhnlichen Krankheitsbild passend.
Albumin
Eiweißstoff.
Albuminurie
Ausscheidung von Eiweiß im Harn.
Aldosteronismus
Zustand bei übermäßiger Absonderung von Aldosteron. Die Mehrproduktion des Hormons durch einen drüsigen Tumor der Nebennierenrinde führt zum ➪ Conn-Syndrom mit Bluthochdruck, Kaliummangel und vermehrter Harnflut. Andere Formen des Aldosteronismus werden durch Nierenschäden oder Medikamente hervorgerufen. Diagnose durch Labor, ➪ CT und ➪ MR. Behandlung medikamentös und operativ.
Alexie
Die Unfähigkeit, Geschriebenes trotz erhaltenem Sehvermögen zu lesen. »Wortblindheit«.
Alexithym
Das Unvermögen, Gefühle richtig zu beschreiben.
Algodystrophie
Schmerzhaftigkeit zahlreicher Gelenke bei innerer »vegetativer« Entgleisung. Gleichzeitig oder in der Folge auch Gewebestörungen. Gleichbedeutend mit ➪ Sudeck-Syndrom.
Algopareunie
Schmerzhaft empfundener Geschlechtsverkehr.
Algurie
Schmerzhafte Harnentleerung, meist mit Blasenkrämpfen, häufigem und nächtlichem Harndrang; auch mit dranghafter Blasenschwäche.

Alimentär
Mit der Nahrung zusammenhängend.
Alkaloide
Basische Pflanzenstoffe. Im medizinischen Sprachgebrauch sind damit meist morphiumähnliche Schmerzmittel gemeint.
Alkalose
Mangel an Kohlensäure im Blut, basische Reaktion des Blutes. Gegenteil: ➪ Azidose.
Alkoholembryopathie
Entwicklungsstörung der Leibesfrucht bei Alkoholismus der Schwangeren. Führt zu Wachstumsstörungen, Fehlbildungen des Gesichtes, kleinem Kopf und allgemeiner Verzögerung der körperlichen und geistigen Entwicklung.
Alkoholismus
Im weitesten Sinn der schädliche Umgang mit Alkohol.

- *Akute Alkoholintoxikation:* Akute Alkoholvergiftung. Führt zu Hirnlähmung und verstärkter Magen-Darm-Beweglichkeit, zu Blutdruckabfall, Unterzukkerung und Gefahr der Unterkühlung. Zwischen der Alkoholkonzentration und der Schwere der Vergiftung besteht keine sichere Beziehung.
- *Pathologischer Rausch:* Deutliche Verhaltensänderung durch relativ geringe Alkoholmenge, dauert Minuten bis zu Stunden, danach besteht Erinnerungslosigkeit (Amnesie) für diesen Zeitraum. Begünstigt wird der p.R. durch Hirnschädigungen.
- *Prädelir:* Alkoholentzugssyndrom. Tritt auf, wenn die regelmäßige Alkoholzufuhr plötzlich unterbleibt oder stark gesenkt wird. Symptome sind Ängstlichkeit, Aggression, Depression, Zittern, Kreislaufstörungen. Kann in Delirium übergehen.
- *Delirium tremens:* Häufig nach Unfällen, Operationen und Infektionskrankheiten, am zweiten oder dritten Tag der Alkoholabstinenz. Symptome sind gesteigerte Bewegung, Herumnesteln, Wahnvorstellungen, Schlaflosigkeit, auch Krampfanfälle sind möglich. Abklingen nach zwei bis drei Tagen. Komplikationen sind Blutungen im Magen-Darm-Trakt, epileptische Anfälle und Lungenentzündungen.
- *Chronische Alkoholintoxikation:* Trinker ist, wen Alkohol körperlich, seelisch oder in seiner gesellschaftlichen Stellung geschädigt hat.

Komplikationen des A. sind Delirium, Nervenschädigung, Blutungen und Gefäßwucherungen im Gehirn, Merkschwäche, Bluthochdruck, alkoholische Herzkrankheit, Speiseröhrenblutungen durch Krampfadern und Gastritis, Leberentzündung und Leberschrumpfung (➪ Leberzirrhose), wiederholte Entzündung der Bauchspeicheldrüse, Fettblut, Gicht, Kleinhirnschrumpfung und Eifersuchtswahn.

ALL
Akute Lymphoblastenleukämie. Ein Blutkrebs bestimmter weißer Blutkörperchen.

Allergene
Stoffe mit allergieauslösenden Eigenschaften. Dazu gehören etwa Pollen, Tierhaare, Milbenkot usw.

Allergenkarenz
Ausschaltung oder Meiden von Allergenen, z. B. durch Nichtberühren von Tieren oder eine besondere Diät.

Allergie
Überempfindlichkeit des Körpers mit Antigen-Antikörperreaktion (➪ AAK). Wesentlich für die Entstehung von Bronchialasthma.

Allergische Krankheiten
Funktionsstörungen, die sich aus der Auseinandersetzung Antigen/Antikörper ergeben. Stoffe, die zur Allergie führen, müssen nicht unbedingt von außen aufgenommen werden. So ergeben sich allergische Krankheiten auch durch giftige Wirkungen aus den körpereigenen Zellen, wie etwa bei gewissen Formen der Blutarmut oder der schweren Muskelschwäche (➪ Myasthenie). Ähnliches spielt sich auch bei Entzündungen der Lungenbläschen (➪ Alveolitis) oder der Nierenkörperchen (➪ Glomerulonephritis) ab. Allergische Krankheiten im klassischen Sinn entstehen durch Inhalation von allergischen Stoffen, durch Nahrungsmittel, durch Aufnahme über die Haut, durch Injektion oder Einwanderung von Parasiten, z. B. Würmern.
Diagnose der Allergie durch Testung der Haut, Nasen- oder Mastdarmschleimhaut, Laboruntersuchungen und radioaktive Tests, die abgekürzt als RIST und RAST bezeichnet werden.
Behandlung: Die Neigung zu allergischen Reaktionen ist erblich fixiert, die einzige ursächliche Behandlung besteht im Meiden der allergischen Stoffe, durch ➪ Allergenkarenz.

Allergosen
»Allergische« Krankheit, die durch die Reaktion zwischen ➪ Antigen und ➪ Antikörper ausgelöst wird.

Alopecia areata
➪ Alopezie.

Alopezie
Haarausfall bis Haarlosigkeit, Kahlheit, Glatzenbildung. Auch als ➪ Calvities oder Effluvium capillorum bezeichnet. Bei der A. ist der Haarbalg zerstört oder in seiner Funktion gestört. Das kräftige Erwachsenenhaar kann auch durch zartes Flaumhaar ersetzt werden. Alopezien sind örtlich begrenzt oder ausgebreitet, rückbildungsfähig (reversibel) oder nicht rückbildungsfähig.

- *Alopecia areata:* Entzündlicher, herdförmiger Haarausfall ohne Zerstörung des Haarbalges. Man findet runde, haarlose Herde. Eine vollständige Abheilung ist möglich.
- *Diffuse A.:* Allgemeiner Haarausfall (des Mannes), meist erblich bedingt mit frühem Beginn (vor dem 30. Lebensjahr). Typisch sind »Geheimratsecken«, Tonsurbildung und Ersatz durch Flaumhaar.
- *Chronisch-diffuse A. der Frau:* Beginnt nach dem 3. bis 4. Lebensjahrzehnt. Ist ausgebreiteter als die männliche A., vor allem im Scheitelbereich, zusätzlich Talgfluß.

Die Behandlung der A. ist vor allem örtlich, eine sicher wirkende innere Behandlung ist nicht bekannt.

Alpharhythmus

Regelmäßiges Aufeinanderfolgen der Alphawellen im ➪ EEG.

Alteration

1. Krankhafte Verschlimmerung eines Zustandes.
2. Aufregung, Gemütserregung.

Alterspemphigoid

Blasenbildung in der Haut beim älteren Menschen. Ursächlich durch Antikörperbildung gegen die eigene Haut bedingt.

Altersschwerhörigkeit

Presbyakusis. Die Hörfähigkeit für hohe Töne und die Wortverständlichkeit nehmen ab. ➪ Schwerhörigkeit.

Alveolen

Lungenbläschen. In ihnen findet der Gasaustausch statt: Sauerstoff wird vom Blut aufgenommen, Kohlendioxid abgegeben.

Alveolitis

Entzündung der Lungenbläschen, häufig allergisch oder durch giftige Gase bedingt.

- *Allergische A.:* Farmerlunge und Vogelhalterlunge, ➪ Lungenfibrosen.
- *Fibrosierende A.:* Verhärtung des Lungengewebes mit Husten und Atemnot. Ungünstiger Heilverlauf.

Alzheimer-Krankheit

Unaufhaltsame Schrumpfung der Großhirnrinde. Typisch sind Störungen des Denkens und der Merkfähigkeit. Das Gemütsleben bleibt länger erhalten. Die Ursachen sind großteils unbekannt, möglicherweise spielen erbliche Umstände eine Rolle. Beginn meist im 5. und 6. Lebensjahrzehnt. Diagnose durch ➪ EEG, ➪ CT und ➪ MR. Eine erfolgreiche Behandlung ist nicht bekannt.

Amalgam

Metall-Legierung mit Quecksilber, Silber und/oder Kupfer. Für Zahnfüllungen verwendet.

Amaurose
Erblindung.
Amaurotisch
Blind, erblindet.
Amblyopie
Angeborene oder erworbene Schwachsichtigkeit ohne organisch erkennbaren Befund. Meist die Folge von nicht behandeltem Schielen.
Amelanotisches Melanom
Hochgradig bösartiges Melanom ohne Farbstoff. ➪ Melanom.
Amenorrhoe
Fehlen bzw. Ausbleiben der Menstruation. Eine primäre A. liegt vor, wenn die Menstruationsblutung bis zum vollendeten 18. Lebensjahr fehlt. Die Ursachen sind meist erblich durch Miß- und Fehlbildungen der Erbträger (Chromosomen). Eine eingehende Diagnostik sollte ab dem 16. Lebensjahr einsetzen. Eine sekundäre A. liegt dann vor, wenn die Menstruation länger als drei Monate ausbleibt. »Normale« Ursachen sind Schwangerschaft, Stillzeit und abgeschlossener Wechsel. Diagnose durch Frauenarzt, Temperaturmessung, Hormonuntersuchung, Laparoskopie, ➪ MR. Behandlung je nach Ursache medikamentös oder operativ.
Amenz
Vorübergehende geistige Verwirrtheit, Benommenheit, auch: Amentia.
Ametropien
Brechungsfehler des Auges wie Kurz- oder Weitsichtigkeit.
Amimie
Mimische Unbewegtheit, »Maskengesicht«, z. B. bei der ➪ Parkinson-Krankheit.
AML
Akute myeloblastische Leukämie. Eine Blutkrebsart bestimmter weißer Blutkörperchen.
AMML
Akute myelomonozytäre Leukämie. Eine Blutkrebsart bestimmter weißer Blutkörperchen.
Amnesie
Erinnerungslücke.
- *Anterograde A.:* Erinnerungslücke für die erste Zeit nach der Rückkehr des Bewußtseins.
- *Retrograde A.:* Erinnerungslücke für einen Zeitabschnitt vor dem auslösenden Ereignis (z. B. Unfall oder epileptischer Anfall).

Amnestisch
Die Erinnerungslücke betreffend.

Amnion
»Schafshaut«. Jene Haut, welche die Leibesfrucht umgibt.

Amnioskopie
Die Spiegelung der stehenden Fruchtblase in der Spätphase einer Risikoschwangerschaft.

Amniozentese
Gewinnung von Fruchtwasser durch Punktion der Fruchthöhle, zwischen der 15. und 17. Woche. Wegen des Fehlgeburtsrisikos von 1–2% durch den Eingriff müssen bestimmte Voraussetzungen erfüllt sein wie etwa der Wunsch der Eltern nach Schwangerschaftsabbruch bei nachgewiesener Erkrankung.

Amputation, traumatische
Durch einen Unfall abgetrennte Gliedmaßen wie Finger, Hände oder Ohrmuschel. Es ist wichtig, abgetrennte Teile sofort in trockene Kompressen einzuschließen und – bis zur eventuellen Wiederannähung – kühl zu halten.

Amputationsneurom
Wucherung aus Nervenzellen, die am Ende eines Amputationsstumpfes auftreten kann. Sehr schmerzhaft.

Amyloidose
Bei dieser Krankheit lagert sich ein Eiweißkörper, das Amyloid, an verschiedene Körpergewebe, besonders in Leber und Niere, aber auch an Darm, Kehlkopf, Haut usw. Eine A. kann die Folge lange dauernder Krankheiten mit Eiterungen, Geschwüren, Tuberkulose, Rheuma und Tumoren sein. Die befallenen Körperorgane werden durch diese Einlagerungen massiv geschädigt und in ihrer Funktion wesentlich gestört. Der diagnostische Nachweis gelingt sehr leicht mit der Gewebsprobe. Wenn die auslösende Grundkrankheit abheilt, bilden sich auch die Amyloidoseherde zurück. Ansonsten gibt es keine ursächliche Behandlung.

Anämie
Blutarmut. Vermindert sind die Zahl der roten Blutkörperchen (➪ Erythrozyten) und die Konzentration des Blutfarbstoffes (➪ Hämoglobin). Ursächlich kommen viele Störungen in Frage, drei davon sind am wichtigsten: die verminderte Erzeugung der roten Blutkörperchen, deren verkürzte Lebensdauer und der übermäßige Verlust durch Blutungen.

Die Symptome der Blutarmut hängen nicht nur vom Ausmaß ab, sondern auch davon, in welcher Zeit sich die Anämie entwickelt hat; weiters vom Lebensalter und der ausgleichenden Fähigkeit von Herz und Kreislauf. Häufig sind Blässe von Haut und Schleimhaut, Müdigkeit, Ermüdbarkeit, Herzklopfen und schneller Puls, Ohrensausen, Schwindel, Kopfschmerzen, Herzgeräusche. Anämie ist keine Krankheit, sondern immer nur ein Symptom der zugrundeliegenden Störung. Danach richtet sich auch die Art und Dauer der Behandlung.

Anaerobier
Mikroorganismen, die nur gedeihen können, wenn der Sauerstoff fehlt.
Anal
Den After betreffend, zum After gehörig, afterwärts gelegen.
Analabszeß
Abszeß, ausgehend von einer Afterdrüse. ➪ Anorektalerkrankungen.
Analekzem
Juckende Reizung der Afterhaut. ➪ Anorektalerkrankungen.
Analfissur
Kleinste Schleimhauteinrisse in der Afterschleimhaut. ➪ Anorektalerkrankungen.
Analfistel
Fistel mit dem Ursprung im Anal- oder Afterkanal. Bei starker Verzweigung als »Fuchsbaufistel« bezeichnet.
Analgesie
Aufhebung der Schmerzempfindung.
Analgetika
Schmerzmittel.
Analgetikaasthma
Asthmaanfälle, ausgelöst durch Schmerzmittel. ➪ Asthma bronchiale.
Analgetikamißbrauch
Mißbrauch von Schmerzmitteln zur Dämpfung von Verstimmungszuständen oder Leistungssteigerung.
Analgetikaniere
Schmerzmittel, mißbräuchlich über einen langen Zeitraum eingenommen, führen zu einer Schädigung der Niere, was bis zur Notwendigkeit der Dialyse (Blut- bzw. Nierenwäsche) führen kann. ➪ Pyelonephritis/Nephritis.
Analkarzinom
Krebs der Afterhaut. Macht 2% der Dickdarmkrebse aus. ➪ Dickdarmtumoren.
Analpolyp
Örtliche tumorartige (gutartige) Wucherung der Afterschleimhaut.
Analprolaps
Herausgleiten der Afterschleimhaut aus dem Afterkanal, oft mit ➪ Hämorrhoiden kombiniert.
Analthrombose
Entzündlicher Knoten, meist aus ➪ Hämorrhoiden entstanden. ➪ Anorektalerkrankungen.
Anamnese
Krankengeschichte. Was sich aus der Befragung eines Patienten durch den Arzt ergibt. Die meisten Befunde beginnen mit der A. Sehr oft ist sie der wichtigste

Teil unter den Befunden, in vielen Fällen ergibt sich aus ihr die (richtige) Vermutungsdiagnose, welche dann durch die weiteren apparativ erhobenen Befunde bestätigt wird.

Anankasmus

Zwang der Nichtunterdrückbarkeit, z. B. Zählzwang.

Anaphylaktischer Schock

Akute allergische Allgemeinreaktion mit Nesselsucht, Wassereinlagerung, laufender Nase, Störungen der Blutgerinnung und Herz-Kreislauf-Problemen bis zum Kreislaufschock. Ursache ist eine überschießende Reaktion der körpereigenen Abwehr. Intensivmedizinische Behandlung ist notwendig.

Anaphylaktoide Reaktion

Symptome wie beim ➪ anaphylaktischen Schock, jedoch ohne Beteiligung von Abwehrvorgängen. Dazu gehören beispielsweise Reaktionen, wie sie nach der Verabreichung von Röntgenkontrastmitteln auftreten können.

Anaphylaxie

Akute allergische Reaktion.

Anasarka

Nichtentzündlich bedingte Wasseransammlung der Unterhaut, Ausdruck einer »Wassersucht«. Meist bei Herzschwäche.

Anastomose

Verbindung zwischen zwei Hohlorganen, z. B. zwei Darmteilen, oder Magen und Darm. Meist im chirurgischen Sinn gemeint, wie beispielsweise die A. nach ➪ Billroth.

Anazidität

Säuremangel im Magen, Fehlen von Salzsäure. Gilt als fördernder Einfluß für den Magenkrebs.

Androgenmangel

Mangel an männlichen Hormonen. Kommt auch beim Versagen der Nebennierenrinde vor.

Andrologie

Wissenschaft, die sich mit männerspezifischen Krankheiten befaßt, Männerheilkunde. Im Gegensatz dazu: Gynäkologie (Frauenheilkunde).

Aneurysma

Krankhafte Aussackung von Blutgefäßen oder einer Herzkammer. Grundsätzlich lebensbedrohend wegen möglicher Durchbruchs- und Blutungsgefahr. Führt – nach Platzen – im Gehirn zur Massenblutung und den Symptomen des schwersten Schlaganfalles. Behandlung durch Operation.

Anfall

- ◆ *Adams-Stokes-A.:* Kurzdauernde Bewußtlosigkeit durch ➪ Herzrhythmusstörung.

- *Eklamptischer A.:* Anfall, ähnlich einem epileptischen. Bei ➪ Eklampsie.
- *Epileptischer A.:* ➪ Anfallsleiden.
- *Fokaler A.:* ➪ Anfallsleiden.
- *Generalisierter A.:* ➪ Anfallsleiden.
- *Gichtanfall:* ➪ Gicht.
- *Hirnorganischer A.:* ➪ Psychose.
- *Jackson-A.:* ➪ Epilepsie.
- *Porphyrischer A.:* ➪ Porphyrie.
- *Psychomotorischer A.:* ➪ Epilepsie.
- *Tetanischer A.:* ➪ Tetanie.
- *Zerebraler A.:* ➪ Epilepsie.

Anfallsleiden

Darunter versteht man immer wiederkehrende Krampfanfälle vorwiegend beim Kind, hervorgerufen durch eine Funktionsstörung des Gehirns. Die Häufigkeit dieser Epilepsieerkrankung beträgt 0,5%. Die Ursachen sind vielfältig, in Frage kommen Verletzungen, Blutungen, Entzündungen, Gelbsucht, Unterzuckerung, Mißbildungen, fehlerhafte Erbanlagen und Stoffwechselstörungen des Gehirns. Zu unterscheiden sind die Art des Anfalles, dessen Dauer, Zeitpunkt und Ablauf sowie eventuelle zusätzliche Symptome wie eine ➪ Aura, der Initialschrei (Schreien zu Beginn des Anfalls), Nachschlaf und Einnässen. Auslösend für einen Anfall sind Aufregung, Schlafentzug oder Fernsehen. Unterschieden werden die Anfälle nach der Art der Symptome, alle gehören zu den Epilepsien:

- *Primär generalisierte Anfälle:* Anfälle, die von vornherein den ganzen Körper betreffen.
- *Grand mal, Petit mal und Absencen:* Dazu gehören der »große« Anfall (Grand mal) mit Hinstürzen, der »kleine« Anfall (Petit mal) mit schwachen Symptomen und die Absencen mit kurzdauernder Abwesenheit, ähnlich einem Tagträumen.
- *Fokale Anfälle, motorische Herdanfälle:* Sie gehen von einem umgrenzten Hirngebiet aus und betreffen oft nur eine Körperhälfte oder Gliedmaße.
- *Psychomotorische Anfälle:* Sie gehen mit seelischen Veränderungen und Störungen der Körpermuskulatur einher.
- *Generalisierte Anfälle und BNS-Krämpfe:* Hier handelt es sich oft um eine Vorschädigung des Gehirns. Sie zeigen sich als schreckhaftes Vorwerfen der Arme und Beine mit gleichzeitigem Kopf- und Rumpfbeugen.
- *Lennox-Syndrom und amorphe Säuglingskrämpfe:* Beim Lennox-Syndrom kommt es zum typischen Hinschlagen auf den Boden mit Verletzungen. Die amorphen Säuglingskrämpfe entstehen bei jungen Säuglingen mit noch unreifem Gehirn.

◆ *Unklassifizierbare Anfälle und Reflexepilepsien:* Sie finden sich bei fortgeschrittenen Epilepsien. Reflexepilepsien werden durch Geräusche, Lichtsignale oder durch Berührung ausgelöst.

Diagnose der Epilepsien: Untersuchung durch Kinder- und Nervenarzt, Spiegelung des Augenhintergrundes, ➪ EKG, ➪ EEG, Labor, Ultraschall des Kopfes, ➪ CT, ➪ MR und weitere spezielle Laboruntersuchungen. Akute Komplikationen sind der Sauerstoffmangel und die Überwässerung des Gehirns (Hirnödem). Chronische Folgen sind eventuell Lähmungen und Verminderung der geistigen Fähigkeiten. Der Heilverlauf ist von der Art der Epilepsie und der Vorschädigung des Gehirns abhängig. Ungünstig sind Grand-mal-Anfälle, BNS-Krämpfe (Blitz-Nick-Salaam-Krämpfe) und das Lennox-Syndrom.

Behandlung: Der akute Anfall ist ein Notfall und muß fallweise in eine Intensivstation. Darüber hinaus erfolgt die Langzeitbetreuung medikamentös. Der Behandlungserfolg muß durch laufende EEG-Untersuchungen und Blutspiegelkontrollen überprüft werden.

Angiektasie

Krankhafte Ausbuchtung eines Blutgefäßes.

Angiitis

Wandentzündung eines Blut- oder Lymphgefäßes.

Angina

Krankheit mit Verengungs- und Beengtheitsgefühl.

◆ *A. abdominalis:* Auch: A. intestinalis. Schmerzen durch Verkalkung der Bauchblutgefäße.

◆ *A. herpetica:* Bei Herpesinfektion, mit Bläschenbildung, neigt zu Rückfällen.

◆ *A. lacunaris:* Starke Rötung von Gaumenbögen und Mundschleimhaut. Die Mandeln sind mit Eiterpfropfen übersät oder mit einem gelben Belag bedeckt. Fieber.

◆ *A. laryngis:* Ausgebreitete Wasseransammlung (Ödem) in der Kehlkopfschleimhaut, führt zu Erstickungsanfällen. Bei Kehlkopfentzündung (Laryngitis).

◆ *A. phlegmonosa:* Von den Mandeln ausgehende und in die Umgebung übergreifende Entzündung, oft mit Blutvergiftung.

Angina pectoris

Herzenge oder »Herzbräune«. Schmerzen in der Herzgegend, hinter dem Brustbein. Typisch sind »Vernichtungsschmerz« und das Gefühl des »Würgegriffes« am Hals. Auslösend sind körperliche oder seelische Belastung, auch Kälte oder Mahlzeiten. Oft verbunden mit Todesangst, Atemnot und Herzstolpern. Die sekunden- bis minutenlang dauernden Beschwerden strahlen auch zur Schulter und zum linken Arm aus, ebenso in den Nacken, ans Kinn und in den Oberbauch. Meist läßt sich der Schmerz durch die Einnahme von Nitroglyzerin kurzfristig vertreiben. Die Ursache der A. p. ist in den meisten Fällen eine Verengung der Herzkranzgefäße, bedingt durch Verkalkung. Auch Gefäßkrämpfe, Herzmuskelleiden und Rhythmusstörungen können zur Herzenge führen.

Diagnose: Das Ruhe-EKG ist nur bei eindeutigen Befunden verwertbar. Wichtigste Untersuchung ist das Belastungs-EKG, mit dem die Leistungsfähigkeit der Herzkranzgefäße beurteilt werden kann; weiters Herzultraschall (Echokardiographie), unter Belastung als Streßechokardiographie bezeichnet; zusätzlich Herzkatheter (Koronarangiographie) und radioaktive Untersuchungen wie Myokardszintigraphie (radioaktive Untersuchung des Herzmuskels) und Nuklidventrikulographie (radioaktive Untersuchung der Herzkammern). Eine weitere Möglichkeit ist die Angioskopie, die Spiegelung der Kranzgefäße mit dünnsten Endoskopen aus Quarzfasern.

- *Stabile A. p.:* Die Anfälle bleiben hinsichtlich Auslöseart, Dauer, Charakter und Häufigkeit immer gleich.
- *Instabile A. p.:* Die Schmerzanfälle nehmen zu, setzen akut ein, Zahl und Dauer der Anfälle nehmen zu. Die Wirkung von Nitroglyzerin nimmt ab. Diese Form heißt auch Präinfarktangina, Crescendoangina, Innenschichtinfarkt oder Rudimentärinfarkt.
- *Prinzmetal-Angina:* Schmerzen in Ruhe, auch: Variant-Angina.
- *Durchlauf-Angina:* Schmerzen zu Beginn der körperlichen Belastung, Abklingen der Schmerzen aber bei weiterer Belastung (Walk-through-Phänomen).
- *Stumme Ischämie:* Fehlende Durchblutung der Kranzgefäße ohne Angina-pectoris-Schmerzen. Kann auch zum »stummen« Infarkt führen.

Behandlung: Im akuten Stadium Ruhe und Nitroglyzerin. Langfristig Senkung von Risikofaktoren, körperliche Bewegung, Nitroglyzerin, Betablocker, Kalziumhemmer, Kinderaspirin. In fortgeschrittenen Fällen Dehnung der Herzkranzgefäße (PTCA) oder ⇨ Bypass.

Angina tonsillaris

»Mandelenge«. Es gibt ursächlich sehr viele Formen davon.

- *Angina acuta:* Meist Bakterieninfektion mit Streptokokken, seltener sind Viren die Verursacher. Behandlung mit Penicillin.
- *Tonsillitis:* Ein- oder beidseitige Rötung und Schwellung oder Abszeß der ⇨ Tonsillen. Auch ein Tumor kann dahinterstecken.
- *Nekrotisierende Tonsillitis:* Das Lymphgewebe stirbt ab bei Leukämien.
- *Pseudomembranöse A.:* »Membran«-bildung bei Diphtherie. Es muß sofort Antidiphtherieserum verabreicht werden.
- *Peritonsillarabszeß:* Abszeßbildung meist als Folge einer Mandelentzündung.

◆ *Tonsillitis ulceromembranacea:* Stinkende Angina mit Geschwüren, Erreger sind fusiforme Bakterien und Spirillen.

◆ *Syphilitischer Primäraffekt:* Vergrößerte, gerötete, derbe Mandeln bei Syphilis.

◆ *Herpangina:* Herpesvirusinfektion mit Rötung, Bläschen und hohem Fieber.

Die Entfernung der Mandeln (➪ Tonsillektomie) ist anzuraten bei gehäuftem Auftreten von Anginen und Peritonsillarabszessen. Die ➪ Adenotomie ist bei Beschwerden ab dem 2. Lebensjahr möglich.

Anginös

Durch Angina bedingt.

Angiogramm

Röntgenbild eines Gefäßes.

Angiographie

Gefäßuntersuchung mittels Röntgen und Kontrastmittel. Mittlerweile wurde der Begriff ausgedehnt, sodaß auch Gefäßdarstellungen z. B. mit MR (Magnetresonanz) als A. bezeichnet werden.

Angiolopathien

Verschlußkrankheit der kleineren, sog. Endstromgefäße, z. B. bei der Zuckerkrankheit.

Angiom

Gefäßgeschwulst, aus Blutgefäßen bestehender Tumor.

Angiomatose

Angeborene, in der Mehrzahl vorkommende Gefäßgeschwülste.

Angiomyolipom

Gefäßgeschwulst mit Muskelfasern und Fettgewebe.

Angiopathie, diabetische

Sehr häufige Komplikation der Zuckerkrankheit. Die großen und mittleren Gefäße verkalken, die kleinen und kleinsten Blutgefäße veröden, es kommt zu schwerwiegenden Veränderungen an der Netzhaut des Auges und an der Niere.

Angioplastie

(Wieder-)Aufdehnung verengter Blutgefäße mit Hilfe von Kathetern bzw. aufblasbaren Ballons. Heute auch mit Laser und anderen Techniken möglich. ➪ PTCA, ➪ PTA.

Angiosklerose

Verdickung und Verhärtung der Gefäßwand.

Angstneurose

Seelisch bedingte Störung mit dem Hauptsymptom Angst gegenüber bestimmten Situationen oder Gegenständen oder aber als »freie« Angst. Häufig mit körperlichen Symptomen wie Herzklopfen oder Schwitzen.

Anikterisch
Ohne Gelbsucht verlaufend; wenn eine infektiöse Leberentzündung ohne Gelbverfärbung verläuft.
Anisokorie
Ungleiche Weite der Pupillen beider Augen, bedingt durch einseitige Augenmuskellähmung.
Anismus
Unfähigkeit, den Schließmuskel zu entspannen. Meist bei jungen Frauen vorkommend, führt der Anismus zu Verstopfung.
Anisometropie
Ungleiche Brechkraft der Augenlinse oder die voneinander abweichenden Brechungsfehler beider Augen.
Ankylose
Gelenksteife, entweder knöchern oder durch Narbenzüge bedingt.
Ankylosierende Hyperostose
Versteifung der gesamten Wirbelsäule, öfter ohne wesentliche Schmerzen. Führt im Wachstumsalter zu Schiefwuchs.
ANLL
Akute nichtlymphatische Leukämie. Eine Blutkrebsart bestimmter weißer Blutkörperchen.
Anopie
Totaler Funktionsverlust eines Auges. Vorkommen beim Schielen.
Anorchie
Fehlen des Hodens oder Zustand nach operativer Entfernung oder verletzungsbedingtes Fehlen des Hodens. Auch: Anorchidie.
Anorektalerkrankungen
Erkrankungen im After- und Mastdarmbereich.

- *Fistelnde Analabszesse:* Sie gehen von einer entzündeten Afterdrüse aus, hauptsächlich bei jüngeren Männern. Schmerzen, Schwellung und Fieber. Komplikationen sind wiederholte Fisteln und Schlußunfähigkeit des Afters mit unwillkürlichem Kotabgang.
- *Proktitis:* Entzündung der unteren Mastdarmschleimhaut. Viele Ursachen, oft bei Hämorrhoiden. Führt zu Krämpfen und Schmerzen, Schleim-, Eiter- oder Blutabgang. Diagnosebestätigung durch Spiegelung.
- *Analfissuren:* Kleinste Schleimhauteinrisse, mit starken Schmerzen und Blutungen beim Stuhlgang.
- *Analekzem:* Reizung der Afterhaut, oft allergisch bedingt. Verursacht Juckreiz.
- *Marisken:* Glatte bis runzelige Hautläppchen, schmerzlos. Marisken werden oft mit Hämorrhoiden verwechselt. Stören die Afterhygiene.

- *Analthrombose:* Wäßrige Knoten im Afterbereich, akut auftretend mit Druckgefühl und Schmerzen bei Berührung.
- *Sinus pilonidalis:* Unter der Haut gelegene Fisteln, führen zu Juckreiz.

Die Behandlung bei allen Aftererkrankungen erfolgt örtlich mit Bädern und Salben, zum Teil auch operativ. Immer muß auch an das Vorliegen einer krebsigen Entartung gedacht werden!

Anorexia nervosa

Magersucht. Eßstörung, bei der der Patient mit gezieltem Fasten ein Untergewicht behalten möchte. Am häufigsten zwischen dem 12. und 25. Lebensjahr bei Mädchen und Frauen. Das Untergewicht liegt mindestens 15% unter dem Normalgewicht bezogen auf Alter und Größe. Viele Ursachen wie Ichstörungen und familiäre Konflikte. Schwierige, langdauernde psychologische Behandlung.

Das Gegenteil zur Anorexie, die ➪ Bulimie oder Freßsucht, kann auch mit Magersucht gemischt vorkommen.

Anorexie

➪ Anorexia.

Anormal

Nicht normal, von der Regel abweichend, ungewöhnlich.

Anosmie

Hochgradige Minderung oder Aufhebung des Geruchssinnes. Ursachen sind Nasenerkrankungen oder Störungen der ins Gehirn ziehenden Nervenfasern.

Anotie

Angeborenes Fehlen der Ohrmuschel.

Anovulatorischer Zyklus

Regelzyklus ohne Eisprung. Die Ursache ist meist eine hormonelle Störung. Häufiger Grund für die weibliche Unfruchtbarkeit.

Anoxämie

Auch: Anoxie. Sauerstoffmangel im Blut. Bei Kreislaufstörungen oder Gewebeschädigung.

Antagonisten

Gegenspieler, z. B. Muskeln. Solche Gegenspieler sind Strecker und Beuger eines Gelenkes. Gegenteil: Agonisten oder ➪ Synergisten.

Antazida

Medikamente gegen Übersäuerung des Magens.

Antebrachium

Unterarm.

Antekolisch

Vor dem Dickdarm gelegen.

Anterolateralinfarkt
Herzinfarkt der Vorder- und teilweise der Seitenwand der linken Herzkammer.
Anteroseptalinfarkt
Herzinfarkt der Vorderwand und der Herzscheidewand.
Anthrasilikose
Kohlenstaublunge. Die Ablagerung von Kohlenstaub in der Lunge führt zur Verhärtung des Organs mit Atembeschwerden und Rechtsherzschaden.
Anti-
Bedeutet immer »wider«, »gegen«.
Antiallergika
Heilmittel gegen Allergie und deren Krankheitszeichen.
Antiandrogene
Medikamente, welche die männlichen Geschlechtshormone neutralisieren, was zu einer »chemischen Kastration« führt.
Antiarrhythmica
Medikamente gegen Extraschläge des Herzens. Aufgrund ihrer teilweise völlig verschiedenen Wirkung werden sie in unterschiedliche Gruppen eingeteilt. Sie haben zum Teil erhebliche Nebenwirkungen, und ihre Anwendung ist im Einzelfall risikoreich.
Antibiogramm
Empfindlichkeitstestung von Erregern gegenüber den verschiedenen Antibiotika-Typen.
Antibiotika
Bazillentötende Mittel. Sie haben aber keine Wirkung gegen Viren. Der Einsatz erfolgt bei infektiösen Erkrankungen, die durch Bakterien, Strahlenpilze, Pilze, Flechten, Algen und höhere Pflanzen hervorgerufen werden. Sie töten die Erreger entweder direkt ab oder hemmen deren Wachstum.
Antibiotikaresistenz
Widerstandsfähigkeit von Erregern gegenüber Antibiotika. Dies ist eine zunehmende Komplikation durch zu häufigen und ungezielten Einsatz der Mittel.
Antibiotikaschutz
Vorbeugende Anwendung von Antibiotika z. B. vor, während oder nach einer Operation, um eine Keimbesiedlung zu stoppen.
Anti-D-Immunglobulin
Eiweißkörper mit Rhesusfaktor-Antikörpern. Wird rhesusfaktor-negativen Frauen nach der Entbindung zur Verhütung der Rhesussensibilisierung verabreicht.
Antidepressiva
Medikamente zur Behandlung der Schwermut. Die Mittel brauchen einige Tage bis Wochen, um die optimale Wirksamkeit zu erreichen. Die häufigste Nebenwirkung ist Mundtrockenheit.

Antidiabetica, orale
Medikamente gegen Zuckerkrankheit, zum Einnehmen. Die Anwendung erfolgt nur bei Patienten, die nicht auf eine Insulinbehandlung angewiesen sind.
Antidota
Gegengifte. Mittel, die bei Vergiftungen oder Überdosierungen zum Einsatz kommen, um die Giftwirkung aufzuheben oder abzuschwächen.
Antiemetika
Mittel gegen Erbrechen. In Verwendung bei Reisekrankheit oder Chemotherapie.
Antiepileptika
Mittel zur Vorbeugung und Behandlung der ➪ Epilepsie. Während der Behandlung muß der Wirkstoffspiegel im Blut regelmäßig überwacht werden.
Antigen
Ein Stoff, der vom Körper als fremd empfunden wird. Kann im Körper eine Allergie auslösen.
Antigenität
Die Fähigkeit eines Stoffes, Antigene zu bilden.
Anti-HAV
Antikörper gegen das Hepatitis-A-Virus, den Erreger der infektiösen Gelbsucht A.
Anti-HBV
Antikörper gegen das Hepatitis-B-Virus, den Erreger der infektiösen Gelbsucht B.
Antihistaminika
Medikamente, die allergische Reaktionen dämpfen. Nebenwirkung: Müdigkeit.
Antihormone
Mittel, welche die Hormonwirkung aufheben oder bremsen. Sehr wichtig zur Behandlung des Brust- und Prostatakrebses.
Antihypertensiva
➪ Antihypertonika.
Antihypertonika
Medikamente gegen Bluthochdruck. Die Mittel werden sehr unterschiedlich dosiert und haben vielfältige Nebenwirkungen wie Müdigkeit, niedriger Puls und Hitzewallungen.
Antikoagulantien
Medikamente, die die Blutgerinnung hemmen. Die Behandlung damit muß wegen der Schwankungen der Gerinnung engmaschig kontrolliert werden, um eine zu starke Minderung der Blutgerinnung mit der Gefahr einer Blutung zu

vermeiden. In Abständen von zwei bis vier Wochen werden die Gerinnungswerte im Labor kontrolliert und danach die Dosierung festgelegt. Als Gegenmittel wirken Vitamin K oder in dringenden Fällen eine Transfusion mit Frischblut.

Antikonvulsiva
Mittel gegen ➪ Epilepsie bzw. ➪ Anfallsleiden. Sie unterdrücken die Krampfbereitschaft im Gehirn. Teilweise muß die Behandlung durch Kontrollen des Blutspiegels überwacht werden. Häufigste Nebenwirkungen sind Müdigkeit, verminderte Aufmerksamkeit und Schläfrigkeit, auch Leber- und Nierenschäden.

Antikonzeption
Empfängnisverhütung. Die Mittel dazu heißen Antikonzeptiva. Gleichbedeutend und gebräuchlicher ist ➪ Kontrazeption.

Antikörper
Eiweißkörper, die vom Körper als Reaktion auf das Einwirken von Fremdstoffen oder Allergenen, also Stoffen mit allergieauslösenden Eigenschaften, erzeugt werden.

Antimykotica
Mittel gegen krankheitserregende Pilze.

Antineuralgika
Mittel gegen Nervenschmerzen, schmerzstillendes Mittel.

Antiöstrogene
Medikamente, die z. B. die Östrogenwirkung beim hormonempfindlichen Brustkrebs neutralisieren.

Antiphlogistika
Entzündungshemmende Mittel. Zum Auftragen örtlich auf die Haut oder zum Einnehmen.

Antipsychotika
Mittel gegen Erregungszustände.

Antipyretika
Fiebermittel für Kinder.

Antirefluxoperation
Korrigierende Operation bei Reflux z. B. der Speiseröhre oder des Harnleiters. Unter Reflux versteht man das Zurückfließen von Speisebrei aus dem Magen in die Speiseröhre oder das Zurückfließen von Harn aus Blase und Harnleiter in das Nierenbecken.

Antirheumatika
Mittel zur Behandlung rheumatischer Krankheiten.

Antiseptika
Keimtötende Mittel und Mittel, welche Wundinfektionen verhindern.

Antithrombotika
Mittel zur Hemmung der Blutgerinnung. Anwendung bei Gefäßverschlüssen, ➪ Herzinfarkt, ➪ Angina pectoris, ➪ Bypass, ➪ Schlaganfall, Herzklappenoperation und nach Operationen an Blutgefäßen.

Antitussiva
Mittel zur Unterdrückung des Hustenreizes. Das Schleimabhusten soll durch »Hustenmittel« nicht behindert werden.

Antrum
Bedeutet Höhle oder Hohlraum. Meist ist der vor dem Magenpförtner gelegene Endteil des Magens gemeint.

Anurie
Fehlende oder max. auf 100 ml in 24 Stunden verminderte Harnabsonderung.

Anus
After, der vom Analring umgrenzte unterste Mastdarmabschnitt.

Anus praeter
Der an unnatürlichem Ort befindliche After. Kann auch angeboren sein, meist ist aber der operativ angelegte künstliche Ausgang gemeint. Die Anlage erfolgt häufig bei Dickdarmkrebs, aber auch bei schweren entzündlichen Darmerkrankungen oder bei Darmverschluß.

Anxiolytica
Mittel zur Bekämpfung der Angst. Meist werden dazu Beruhigungsmittel oder sog. Tranquilizer verwendet.

Aorta
Die aus der linken Herzkammer entspringende Hauptschlagader des Körpers.

Aortenaneurysma
Krankhafte Aussackung der Hauptschlagader. Symptome sind vom Ort des Sitzes und dem Ausmaß der Aussackung abhängig. Nachweis mit Ultraschall, ➪ CT und ➪ MR. Die Behandlung ist nur operativ.

Aortenbogensyndrom
Auch: pulseless disease. Gefäßentzündung der Körperhauptschlagader und der von dieser abgehenden Schlagadern. Führt durch Gefäßverschluß zu Pulsverlust an den Armen, zu Bluthochdruck, Fieber und Schlaganfall. Diagnose durch ➪ Angiographie und Labor.

Aortenherz
Herz mit Enten- oder Schuhform. Vorkommen bei Vergrößerung und Ausweitung der linken Herzkammer. Nachweis durch Röntgen.

Aortenisthmusstenose
Angeborene Verengung der Hauptschlagader (➪ Aorta) bald nach ihrem Abgang aus dem Herzen. Führt zu Blutdruckdifferenz zwischen oberer und unterer Körperhälfte, Bluthochdruck in der oberen Körperhälfte, Überlastung

des Herzens und Blausucht der unteren Körperhälfte. Nachweis durch Röntgen und Gefäßkatheter. Behandlung operativ.

Aortenklappeninsuffizienz

Schlußunfähigkeit der Aortenklappen. Oft mit Verengung der Klappe und Fehlern der Zweizipfelklappe (Mitralis) kombiniert. Eine häufige Ursache ist die rheumatische, bakterielle Herzinnenhautentzündung. Durch den laufenden Rückstrom des Blutes in der Erschlaffungsphase wird das Herz volumsmäßig überlastet. Beschwerden treten erst spät auf mit Atemnot, Herzbeschwerden, Herzklopfen, Schwindel und Schwitzen. Diagnose durch Abhören, ➪ EKG, Ultraschall und Röntgen. Behandlung medikamentös und operativ mit Klappenersatz. Der Erfolg der Operation ist umso größer, je kleiner das Herz vor der Operation war.

Aortenknopf

Der Ausdruck findet sich in Röntgenbefunden. Er bezeichnet den linken oberen Bogen der Herzgefäßfigur und stellt die verkürzte Projektion des Aortenbogens dar.

Aortensklerose

Gefäßverkalkung der Hauptschlagader. Ist die Verkalkung in Herznähe, können daraus auch Klappenfehler resultieren. Symptome sind ein mit dem 1. Herzton verbundenes rauhes Geräusch und Bluthochdruck. Die Veränderung beinhaltet die Gefahr eines Gefäßdurchbruchs. Diagnose durch Röntgen und Ultraschall.

Aortenstenose

Verengung der Aorta. Kann auch zusammen mit der Schlußunfähigkeit der Klappe vorkommen. Sie ist selten angeboren, häufiger eine Komplikation der Herzinnenhautentzündung (➪ Endokarditis) oder von Rheuma. Beim älteren Menschen kann die Verengung der Klappen auch die Folge einer Gefäßverkalkung sein. Symptome ergeben sich aus der erhöhten Druckbelastung der linken Herzkammer: Herzmuskelverdickung, später Erweiterung und Lungenstauung. Ermüdbarkeit, Schwindel, Anfälle von Bewußtlosigkeit. Diagnose durch ➪ EKG, Ultraschall und Röntgen. In der Behandlung ist es wichtig, den richtigen Zeitpunkt für die Operation des Klappenersatzes festzulegen; zusätzlich sind Medikamente erforderlich.

Aortenvitium

Fehler der Aortenklappe.

Aortitis

Entzündung der Aortenwand. Vorkommen bei Syphilis, Tuberkulose und Rheuma.

Aortofemoraler Bypass

Operative Gefäßumgehung bei hochgradiger Einengung der unteren Bauchschlagader und der Oberschenkelschlagadern. Es werden dabei mittels Gefäßprothese die Oberschenkelschlagadern mit dem unter den Nieren liegenden Gefäßabschnitt der Bauchaorta verbunden.

Aortographie
Kontrastmittelröntgen der Hauptschlagader.

Aortokoronarer Venenbypass
Operative Gefäßumgehung bei Verengung oder Verschluß eines Herzkranzgefäßes. Die aufsteigende Aorta wird mittels Venenersatzstückes mit dem Endteil des verschlossenen Herzkranzgefäßes verbunden.

A. p.
Abkürzung für anterior – posterior. Gemeint ist der Strahlengang beim Röntgen, nämlich von vorne nach hinten.

Apallisches Syndrom
Funktionsausfall bestimmter Gehirnteile nach Entzündung, Verletzung oder Gefäßverkalkung. Atmung, gewisse Reflexe und Öffnen der Lider funktionieren, sonst besteht völlige Teilnahmslosigkeit.

Apathie
Teilnahmslosigkeit.

Apathogen
Keine Krankheiten hervorrufend.

Apertur
Öffnung eines Körperhohlraums.

Apex
Spitze, Kuppe eines Organs.

Apgar-Index
Punktesystem zur Beurteilung der Lebensfähigkeit eines Neugeborenen.

Aphakie
Das Fehlen der Augenlinse. Kommt am häufigsten nach der Operation eines grauen Stars vor, sonst nach Unfällen oder als angeborene Mißbildung.

Aphasie
Unvermögen, zu sprechen. Sehr häufige Komplikation des Schlaganfalles. Der geschädigte Herd liegt meist in der Großhirnrinde. Man unterscheidet mehrere Formen der Aphasie:

- *Amnestische A.:* »Wortvergessenheit«. Namen und Wörter werden – auch beim Schreiben – umschrieben, es kommt zu einer Ersatzsprache.
- *Globale A.:* Die gesamte Sprachregion des Gehirns ist gestört.
- *Motorische A.:* Sprachversagen durch Schädigung des motorischen Sprachzentrums.
- *Sensorische A.:* Beeinträchtigung der »inneren Sprache«, Unfähigkeit, nachzusprechen.

Aphonie
Stimmlosigkeit. Eine mögliche Folge bei Tumoren oder Krampfzuständen der Sprechorgane. A. kann auch durch seelische Konfliktsituationen eintreten oder – am häufigsten – als Ermüdungskatarrh bei Rednern.

Aphthen
Entzündliche Schleimhautveränderungen im Mund oder an den äußeren Geschlechtsorganen. Schmerzhafte, linsengroße, rundliche, gerötete Herde mit einem festhaftenden Belag. A. finden sich als Begleiterscheinung von Allgemeinkrankheiten, z. B. von Virusinfektionen.

- *Habituelle A.:* Treten nichtinfektiös bei Verdauungs- oder Menstruationsstörungen auf.

Apikal
An der Spitze gelegen, nach oben gerichtet. Ein apikaler Herzinfarkt zieht die Herzspitze in Mitleidenschaft.

Aplasie
Ein Organ, das zwar angelegt ist, die Entwicklung zum vollwertigen Organ aber nicht mitgemacht hat.

Apnoe
Atemstillstand, Atem anhalten. ➪ Schlafapnoe.

Apoplektisch
Zum Schlaganfall gehörig.

Apoplektischer Insult
➪ Schlaganfall.

Apoplexie
➪ Schlaganfall, auch: Apoplexia.

Appendektomie
Operative Entfernung des Wurmfortsatzes, Blinddarmoperation.

Appendix
»Anhängsel«. ➪ Appendix vermiformis.

Appendix vermiformis
Wurmfortsatz.

Appendizitis
Blinddarmentzündung. Wird durch örtliche Darmkeime ausgelöst. Vorkommen im frühen Kindes- bis mittleren Lebensalter. Beginnt mit untypischen Beschwerden wie Übelkeit, Appetitverlust, Erbrechen und Bauchschmerzen. Später erst verstärkt Schmerzen im rechten Unterbauch. Diagnose durch Tastschmerz und Ultraschall, das Blutbild zeigt meist eine hohe Anzahl weißer Blutkörperchen. Behandlung durch Operation.

- *A. chronica:* Wiederholte Entzündungen mit eher milden Symptomen.
- *A. gangraenosa:* »Brandige« Entzündung, Gefahr des Durchbruchs.

- *A. oxyurica:* A. mit Madenwurmbefall.
- *A. purulenta:* Eitrige, akute Entzündung.
- *A. retrocolica:* Hinter dem Dickdarm liegender Wurmfortsatz mit Entzündung; kann Schwierigkeiten in der Diagnose und Operation mit sich bringen.
- *A. retrocaecalis:* Hinter dem Blinddarm liegender Wurmfortsatz. Macht zuerst nur schwache Symptome, neigt dann aber zu Abszeßbildung.
- *A. ulcerophlegmonosa:* Eitrige A. mit Geschwürsbildung.
- *A. in der Schwangerschaft:* Schwieriger zu erkennen, weil der Wurmfortsatz nach hinten oben verlagert ist. Wird öfters mit Nierenbeckenentzündung verwechselt. Die sonst bei A. vorhandene entzündungsbedingte Gespanntheit der Bauchdecke kann bei einer Wurmfortsatzentzündung in der Schwangerschaft fehlen.

Apperent
Sichtbar werdend.

Appetenz
Begehren, Sexualverlangen, auch: Appetit.

Applanation
Abflachung, z. B. der Hornhaut.

Apraxie
Unfähigkeit, die Gliedmaßen richtig zu bewegen. Komplikation des Schlaganfalls, bei Hirntumoren, Entzündungen usw.

Aquaeduktstenose
Ein Aquädukt ist ein Verbindungskanal zwischen wassergefüllten Räumen des Gehirns. Eine Stenose ist eine Verengung solcher Gänge. Dies führt zu Stauungen und zum Wasserkopf (➪ Hydrozephalus). Behandlungsseitig ist eine operativ gesetzte Ableitung des überschüssigen Hirnwassers in ein großes Blutgefäß notwendig.

Arachnodaktylie
Spinnenfingrigkeit als Mißbildung des Marfan-Syndroms. Bei dieser Erbkrankheit bestehen Hochwuchs, Überstreckbarkeit der Gelenke, Vogelgesicht, unterentwickelte Muskulatur, Mißbildungen an Augen, Herz, Lunge und Blutgefäßen.

Arachnoidea
Spinnengewebshaut, gehört zu den weichen Hirnhäuten.

ARDS
➪ Respiratory-distress-Syndrom.

Areflexie
Fehlen der normalen Reflexe. Vorkommen bei der Polyneuritis (Entzündung der Nerven) und beim Rückenmarksbefall durch Syphilis.

Armplexusläsion
Nervenausfälle im Schultergürtel-Arm-Bereich. Die Ursache ist eine Schädigung des Armplexus, des Nervengeflechtes am Arm, auch als Plexus brachialis bezeichnet.

Arrhythmia, Arrhythmie
Störung einer rhythmischen Tätigkeit. Gemeint ist meist die Störung der regelmäßigen Herzschlagfolge.

Arrhythmia absoluta
Regellose Schlagfolge der Herzkammern ohne einen erkennbaren Grundrhythmus. Im EKG findet sich meist ein Vorhofflimmern.

Arrhythmie, respiratorische
Der Herzschlag nimmt normalerweise bei Einatmung (Atmung = Respiration) zu und bei Ausatmung ab. Diese Arrhythmie fehlt unter Belastung, bei Überfunktion der Schilddrüse, Nervenschädigung durch Zuckerkrankheit und im höheren Alter.

Arrosion
Annagen von Organen oder Blutgefäßen durch Entzündungen oder Geschwüre. Beim Magengeschwür kann es durch A. zur Arrosionsblutung kommen.

Art.
Abkürzung für Articulatio (Gelenk).

art.
Abkürzung für arteriell (die Schlagader betreffend).

Artefakt
Kunsterzeugnis, nicht wirklich vorhandene Veränderung. Artefakte im EKG täuschen Befunde vor, die in Wahrheit nicht vorhanden sind. Sie kommen durch technische Fehler zustande. Auch die Selbstverstümmelung gehört dazu, ebenso Fehler in Gewebsproben, die durch mangelhafte technische Aufbereitung entstanden sind.

Artefiziell
Künstlich, unnatürlich, durch Einwirkung von außen.

Arteria
Arterie oder Schlagader. Sie führt sauerstoffreiches Blut.

Arterielle Verschlußkrankheit
Krankheit, die durch die Verengung oder den Verschluß von Schlagadern (⇨ Arterien) entsteht. Meist sind im Befund die Schlagadern von Armen und Beinen gemeint. ⇨ Durchblutungsstörungen.

Arterienverschluß
Verschluß der Schlagadern, entstanden durch Embolie oder Gerinnsel bzw. durch Verletzung oder eine Gefäßaussackung (Aneurysma). Ein starker Akutschmerz ist typisch. ⇨ Durchblutungsstörungen.

Arteriitis cranialis
Entzündung der Schlagadern am Kopf. Typisch dafür sind Schläfenschmerz und Laborveränderungen mit sehr hoher Blutsenkung. Erblindungsgefahr durch Mitbeteiligung der Netzhautarterie. Behandlung mit Kortison.
Arteriographie
Röntgen der Schlagadern mit Kontrastmittel.
Arteriosklerose
Gefäßverkalkung. Häufigste Allgemeinerkrankung der Schlagadern. Verläuft chronisch mit Wandverhärtung und Einengung der Gefäßlichtung durch Einlagerung von Fett und Kalk. Ursachen sind erbliche Umstände, unmäßige Lebensweise mit Bewegungsmangel, Bluthochdruck, Stoffwechselleiden und Entzündungen.
◆ *Obliterierende A.:* Arteriosklerose, die zu Gefäßverschlüssen führt. Folgen sind Schlaganfall, Herzinfarkt, Schrumpfniere und Raucherbein.
Arthralgie
Gelenkschmerz.
Arthritis
Akut oder chronisch verlaufende ➪ Gelenkentzündung. Sie kann nur auf die Gelenkhaut beschränkt sein, oder Knorpel und Knochen mit einbeziehen.
◆ *Begleitarthritis:* Gelenkentzündung, die bei anderen Krankheiten als Begleitsymptom auftritt, z. B. bei der geschwürigen Darmentzündung oder Kolitis ulzerosa.
◆ *Juvenile A.:* Eine Form der chronischen ➪ Polyarthritis (PCP).
◆ *Psoriasisarthritis, A. psoriatica:* Gelenkentzündung bei Schuppenflechte. Kann das Gelenk zerstören. ➪ Psoriasis.
◆ *Rheumatoide A.:* Bezeichnung für chronische ➪ Polyarthritis.
◆ *Urica, A.:* Gelenkentzündung bei ➪ Gicht.
Arthrodese
Künstliche Versteifung eines Gelenkes durch Operation. Durchgeführt bei schweren, sehr schmerzhaften Gelenkabnützungen (Arthrosen) oder bei einer durch Lähmung bedingten Instabilität des Gelenkes.
Arthrogene Kontrakturen
Angeborene Fehlstellungen und Bewegungseinschränkung an Gelenken. Führt auch zu Veränderungen der Muskeln und Sehnen. Schiefhals, Klumphand oder Klumpfuß gehören dazu. Unbekannte Ursache. Röntgendiagnose.
Arthrose
Funktionsminderung und allgemeiner Schaden an Gelenken verschiedenster Ursache. Andere Namen dafür sind Osteoarthrosis deformans oder Osteoarthritis. Der Abbau beginnt meist am Knorpel und greift dann auf Knochen und Gelenkkapsel über. Frauen sind häufiger davon betroffen. Ursachen sind die

Überlastung des Knorpels durch Fehlstellung, Verletzungen, Übergewicht oder Überbeanspruchung bei Arbeit und Sport. Auch kann die Belastbarkeit selbst durch Entzündungen eingeschränkt sein, oder sie ist durch Stoffwechsel- oder Hormonstörungen bedingt. Die Überbelastung des Knorpels führt zu Abnutzung und Auffaserung des Knorpels. Abgeriebene Knorpelteilchen und dabei freigesetzte Stoffe verursachen Entzündungen. Wenn durch übermäßigen Druck Knochenanteile abgestorben sind, bilden sie sog. Geröllzysten. Symptome sind Schmerzen, Ruhe- und Nachtschmerz, Einschränkung der Bewegung, Reiben, Fehlstellungen und Muskelschwund. Alle Arthrosediagnosen werden mittels Röntgen gestellt, das Labor ergibt keinen sinnvollen Hinweis.

- *Coxarthrose, Koxarthrose:* A. des Hüftgelenkes mit Start- und Ruheschmerz, erschwertes Einwärtsdrehen des Beines.
- *Gonarthrose:* A. des Kniegelenkes mit Einschränkung der Bewegung, Belastungsschmerz und Fehlstellung.
- *Omarthrose:* A. des Schultergelenkes mit starker Bewegungseinschränkung nach oben, Frisieren mit der gleichseitigen Hand wird unmöglich.
- *Zervikalarthrose:* A. in den Gelenken der Halswirbelsäule. Einschränkung der Beweglichkeit und Einengung der Wirbelschlagadern. Dies führt zu Schwindel, Hörsturz und Ohrensausen. Symptome der »Nervenwurzelentzündung«.
- *Finger-Handgelenk-Arthrose:* Oft nach kleinsten Verletzungen, Speichenbrüchen oder als Rheumafolge. Schmerzen, erschwerte Greifbewegungen.
- *Fuß-Zehengelenk-Arthrose:* Durch Verletzungen, Sport oder als Rheumafolge. Abrollbeschwerden.

Behandlung durch Krankengymnastik, medikamentös mit Rheumamitteln, fallweise sind operative Korrekturen angebracht sowie physikalische bzw. Kuranwendungen.

Arthroskopie

➪ Endoskopie der Gelenkhöhle mit einem speziellen Arthroskop. Wird meist in Allgemeinnarkose gemacht, um die eventuell notwendige Operationsbereitschaft herzustellen. Häufigster Eingriff: Meniskusoperation.

Artikulatio

Gelenk.

Artikulieren

1. Laute aussprechen, Gefühle und Gedanken formulieren.
2. Das Zusammenspielen von zwei gelenkbildenden Knochen.
3. Das gleitende Bewegen der beiden Zahnreihen aufeinander beim Kauen.

Arzneimittelexanthem

Hautausschläge, die nach der Einnahme von Medikamenten durch Gift- oder Allergiewirkung entstehen. Typisch für einen Medikamentenausschlag sind gleichseitiger, symmetrischer Befall der Haut und gleichzeitig verschiedenartiges Aussehen. Besonders oft betroffen sind die seitlichen Partien des Oberkörpers und die Vorderseite von Armen und Beinen.

Asbestose

Lungenerkrankung durch Asbeststaub. Die Krankheit beginnt meist erst nach Jahrzehnten, nachdem der Staub eingeatmet wurde.

Ascariasis

➪ Askaridiasis.

Ascites

➪ Aszites.

ASD

Herzfehler mit einem Loch in der Scheidewand der Herzvorhöfe.

Asepsis

Sammelbegriff für Maßnahmen zur Erzielung von Keimfreiheit. Wichtig für alle Operationen, um das Eindringen bzw. Einschleppen von Erregern in den Organismus zu verhindern. Beinhaltet nicht nur die Keimfreimachung (➪ Sterilisation) von Instrumenten, sondern auch die Raumdesinfektion und die Händedesinfektion.

Askaridiasis

Krankheit durch Wurmbefall mit Ascaris lumbricoides. ➪ Parasitenerkrankungen.

Asomnie

Schlaflosigkeit, auch: Asomnia.

Aspergillose

Allergische Erkrankung durch Besiedlung der Atemwege mit dem Schimmelpilz Aspergillus fumigatus. Befällt Haut, Ohren, Nase, Nebenhöhlen, Bronchien und Lungen, Herzmuskel, Nieren und Gehirn. Gefürchtete Komplikation bei AIDS.

Aspermie

Das Fehlen der Samenzellen in der Samenflüssigkeit. Auch: Aspermatie oder Aspermatismus.

Asphyktisch

Pulslos.

Asphyxie

Pulslosigkeit. Führt zu Sauerstoffmangel mit drohender Erstickung.

- *Intrauterine A.:* Sauerstoffmangel des Kindes in der Gebärmutter z. B. durch eine Stoffwechselstörung des Mutterkuchens (➪ Plazenta). Erkennbar durch Verschlechterung der kindlichen Herztöne. Es kommt zum Abgang von kindlichem Stuhl (»Kindspech«) ins Fruchtwasser. Erfordert die sofortige Einleitung der Geburt bzw. deren Beschleunigung.

Aspiration
1. Ansaugung von Gewebe oder Körperflüssigkeiten.
2. Einatmung von Fremdkörpern, meist als Fremdkörperaspiration bezeichnet.

Aspirationsbiopsie
Gewebsentnahme durch Ansaugung mittels Sonde und Feinnadel.

Aspirationspneumonie
Lungenentzündung nach Einatmung von Fremdkörpern, Blut, Erbrochenem, Wasser usw. Vorkommen bei Schlucklähmung nach Schlaganfall, beim Ertrinken, bei Bewußtlosigkeit und im Zusammenhang mit einer Allgemeinnarkose. Erfordert intensivmedizinische Behandlung.

Aspirinasthma
Asthmabeschwerden nach Einnahme von Aspirin. Wenn man auf Aspirin allergisch reagiert, genügen zur Auslösung eines (schweren) Asthmaanfalles schon geringe Mengen des Stoffes.

ASR
Achillessehnenreflex. Prüfung der Nerv-Muskel-Funktion an der Achillessehne.

ASS
Acetylsalicylsäure (Aspirin).

Assistiert
Gestützt, unterstützt.
- ◆ *Assistierte Beatmung:* Künstliche Atemhilfe, z. B. durch Atembeutel oder maschinell während der Narkose.
- ◆ *Assistierte Zirkulation:* Stützung des Blutkreislaufes durch maschinelle Vorrichtungen.

Assoziiert
Mit etwas in Verbindung, zusammenhängend. Helicobacter assoziierte Gastritis: Die Entzündung der Magenschleimhaut steht in einem ursächlichen Zusammenhang mit einer Infektion durch den Erreger Helicobacter.

Asthenopie
Sehschwäche mit Zunahme der Augenbeschwerden bis zum Abend durch Kurz- oder Weitsichtigkeit, gestörtes Muskelgleichgewicht oder Nervosität. ➪ Augenerkrankungen.

Asthenie
Schwäche, Kraftlosigkeit, im weitesten Sinne auch seelische Kraftlosigkeit.

Asthenospermie
Verminderte Beweglichkeit der Samenzellen. Häufiger Grund für Unfruchtbarkeit des Mannes.

Asthenurie
Unvermögen zur Harnkonzentrierung.

Asthma bronchiale
Atemwegserkrankung mit anfallsweiser Atemnot. Es handelt sich um verschiedenartige und rückbildungsfähige Behinderungen der Atemwege durch Entzündung und Überreizung der Bronchialschleimhaut.
Typische Symptome sind anfallsweise Atemnot mit Atemgeräuschen. Husten und zäh-glasiger Schleimauswurf. Der Husten ist oft in der Nacht am stärksten, und er kann auch das einzige Symptom sein. Zwischen den Anfällen besteht Beschwerdefreiheit. Nach häufigen Anfällen entwickelt sich ein chronisches A.
Diagnose: Lungenfunktionstest, Labor mit Allergietests.

- *Exogen-allergisches A.:* Die Auslöser kommen von außen (exogen), z. B. bei Heuschnupfen.
- *Endogenes A.:* Allergien sind nicht nachweisbar, wird häufig chronisch.
- *Mixed-A.:* Allergische Ursachen plus innere Bereitschaft. Tritt auch ohne Belastung durch allergische Stoffe auf.
- *Belastungsasthma:* Fünf bis zehn Minuten nach Beginn einer körperlich anstrengenden Tätigkeit kommt es zu Asthmasymptomen.
- *Analgetika-A.:* Asthma auf Schmerz-, Fieber- und Rheumamittel. Meistens verträglich ist Mexalen bzw. Paracetamol.
- *Nächtliches A.:* Nächtliche Asthmabeschwerden aus nicht sicher geklärten Gründen.

Behandlung: Versuch der Unempfindlichmachung (➪ Desensibilisierung) bei bekannten Allergien, medikamentöse Bronchialerweiterer (Sympathikomimetika) als Dosieraerosol oder Trockeninhalation, inhalierbares Kortison, Kortisontabletten und zur Vorbeugung Intal, Tilade oder Ditec. Günstig sind Inhalationen mit Salzlösung, Atemgymnastik, Atemschulung und Kuraufenthalte im Asthmakurort.
Der akute Asthmaanfall muß, falls er nicht gleich durch die Behandlung gebessert werden kann, im Spital behandelt werden.

Asthmabronchitis
Entzündung der Bronchien, die häufig bei wiederholten Asthmaanfällen und durch chronische Reizung der Bronchialschleimhaut entsteht. Behandlung wie Asthma, fallweise Antibiotika.

Asthma cardiale
Atemnot durch Herzschwäche, Herzasthma. Die Atemnot ist die Folge einer Schwächung der linken Herzkammer. Die Anfälle treten vor allem nachts im Liegen auf. Besserung durch Sitzen, Entwässerung und Nitroglyzerin. Diagnose durch EKG und Röntgen.

Asthmoid
Asthmaähnlich. Meist besteht dabei eine chronische Bronchitis mit fallweisen Krampfzuständen der Bronchien und allergischen Erscheinungen.

Astigmatismus
Zerr- oder Stabsichtigkeit durch Hornhautverkrümmung. Die ungleiche Brechkraft der Hornhautabschnitte ist mittels zylindrischer Brillengläser zu bessern, optimal sind Kontaktlinsen.

Astrozytom
Gehirntumor einer bestimmten Zellart, der Astrozyten. Mehrere Typen.

Asystolie
Ausbleiben der Herzzusammenziehung, Herzstillstand.

Aszendens
Kurzbezeichnung für Colon ascendens. Gemeint ist der »aufsteigende« Dickdarmteil, jener Abschnitt des Dickdarmes zwischen Blinddarm und Querdarm.

Aszites
Bauchwassersucht, Ansammlung von Flüssigkeit in der Bauchhöhle. Der Bauch beginnt sich ab zwei Litern vorzuwölben, und der Nabel ebnet sich ein. Die Bauchflanken werden im Liegen zur Seite ausladend. Diagnose durch Ultraschall, ➪ CT und Punktion der Bauchhöhle mit der Möglichkeit, die abgesaugte Flüssigkeit im Labor untersuchen zu können. Die Flüssigkeit ist meist honiggelb, bei Fettblut milchig und durch Blutbeimengungen rötlich.
Behandlung mit salzarmer Kost, wassertreibenden Medikamenten. Die eventuelle Punktion mit Ablassen der Flüssigkeit muß sehr vorsichtig und langsam geschehen und wird nur bei sehr schwerer Beeinträchtigung eines Patienten gemacht.

Ataktisch
Ungeordnet (z. B. das Gehen), unkoordiniert, unkontrolliert.

Ataxie
Störung der Bewegung und Haltung mit Auftreten unzweckmäßiger Bewegungen, z. B. Rumpfschwankungen im Sitzen bei Rumpfataxie. Es gibt sehr viele Formen und Ursachen der Ataxie, der Großteil geht vom Gehirn bzw. Kleinhirn aus.

Atelektase
Zusammengefallene oder nicht entfaltete Lungenbläschen. Die A. kann total, teilweise, flächenhaft, plattenförmig, fleckig oder streifig sein. Atelektasen sind entweder angeboren vorhanden oder eine Folge von Entzündungen mit Verstopfung oder Abklemmung der Bronchien. Auch ein Mangel an Antiatelektasefaktor kann vorliegen. Diagnose durch Röntgen.

Atemdepression
Die durch das Gehirn bedingte Abflachung der Atemzüge. Entsteht z. B. durch eine Überdosierung von Beruhigungsmitteln.

Ateminsuffizienz
Atemversagen. Entsteht durch eine Störung des Sauerstofftransportes auf dem

Weg von außen ins Lungenbläschen oder durch eine Störung des Gasaustausches auf dem Weg vom Lungenbläschen ins Blutgefäß.
Symptome: Flache, schnelle Atmung, aber auch sehr langsame Atmung mit zwischenzeitlichem Atemstillstand. Ursachen des Atemversagens sind Gehirnverletzungen, Krankheiten der Atemwege mit Mißbildungen, Verletzungen des Brustkorbes, Lungenblähung, Asthma, Bronchitis, Herzkrankheiten, Schilddrüsenüberfunktion, Nervenkrankheiten, Blutarmut und Stoffwechselstörungen.
Diagnose mit Blutgasanalyse, Röntgen, ➪ CT usw.
Behandlung mit Sauerstoffzufuhr, eventuell maschinelle Beatmung.

Atemminutenvolumen
Jene Luftmenge, die man in einer Minute ein- und ausatmen kann.

Atemstoßtest
Auch als Tiffeneau bezeichnet. Es handelt sich um jene Luftmenge, die nach tiefer Einatmung stoßartig ausgeatmet werden kann.

Atemwegsobstruktion
Verlegung der Atemwege, z. B. durch Schleim, Muskelzusammenziehung der Bronchien, entzündliche Produkte, Tumoren oder Einengung von außen.

Atemwiderstand
Atemwegswiderstand oder Resistance, Strömungswiderstand der Atemwege. Sehr wichtige Meßeinheit an der Lunge. Die totale Resistance ist vom Füllungszustand der Lunge abhängig. Der Mittelwert beim Erwachsenen beträgt 1,8 bei einem Maximum von 3,5. Am besten gemessen wird die Resistance mit der ➪ Ganzkörperpletysmographie.

Atherogen
Die Arteriosklerose auslösend, die Verkalkung der Blutgefäße erzeugend.

Atherom
Grützbeutel, gutartige Veränderung von Talgdrüsen. Es entwickelt sich eine mit einer übelriechenden, dickflüssig-bröckeligen Masse gefüllte Zyste. Häufig an der behaarten Kopfhaut. Kann als Komplikation vereitern und muß dann chirurgisch versorgt werden.

Atheromatose
Veränderungen an der Innenschicht von Blutgefäßen, die von Arteriosklerose (Gefäßverkalkung) heimgesucht werden. Sie bestehen aus Fett, Cholesterin, Kalk und eingewanderten Blutzellen.

Atherosklerose
Alle Veränderungen eines Blutgefäßes, die einer Verkalkung zugrunde liegen.

Athethose
Störung von Haltung, Bewegung und Muskelspannung des Körpers. Kann akut, chronisch, ein- oder beidseitig auftreten. Äußert sich in nicht kontrollierbaren langsamen, geschraubt-wurmförmigen Spreiz-, Streck- und Beugebewegun-

gen. Ursache ist eine Gehirnerkrankung durch Geburtsverletzungen oder Entzündungen und Zugrundegehen von Hirnanteilen im späteren Leben.

Athyreose

Das (angeborene) Fehlen der Schilddrüse. Kann auch die hochgradige Verminderung der Schilddrüsenfunktion bedeuten.

Ätiologie

Gesamtheit der Umstände, die zu einer Krankheit führen.

Ätiopathogenese

Ursache und Entstehung einer Krankheit, »Entstehungsgeschichte«.

Atlas

Der 1. Halswirbel.

Atonia uteri

Blutung aus der Gebärmutter durch eine mangelnde Zusammenziehung des Organs. Schwere Komplikation in der Nachgeburtsperiode. Behandlung medikamentös, im äußersten Fall Operation.

Atopie

Allergieentwicklung auf Reize. Ursache für die erblich bedingte Störung ist die Neigung zu erhöhter Bildung von abwehrenden Antikörpern (Immunglobuline der Klasse E) auf Stoffe der natürlichen Umgebung wie Pollen, Hausstaub, Tierhaare oder Nahrungsmittel. In Erscheinung tritt eine A. als Asthma, Heuschnupfen, Ekzem oder Nesselsucht.

Atopisches Ekzem

Auch: Endogenes ➪ Ekzem oder Neurodermitis. Chronisch-entzündliche Hauterkrankung auf erblicher Basis. Vorkommen bei 3–4% aller Kinder.

Atraumatisch

Ohne Verletzung verlaufend. Atraumatische Naht: Die chirurgischen Nadeln und Fäden sind so fein, daß das Gewebe praktisch nicht geschädigt wird.

Atresie

Das Fehlen der Gefäßlichtung oder der Mündung eines Hohlorgans, im allgemeinen angeboren. Bei der Atresia ani fehlt die Afteröffnung.

Atrial

Den Vorhof (z. B. des Herzens) betreffend.

Atrioventrikulärer Block

Die elektrische Leitung beim Herz zwischen Vorhof und Kammer ist teilweise oder total blockiert. Eine Form der Herzrhythmusstörung. Behandlung medikamentös oder mit Schrittmacher.

Atrium

Vorhof (des Herzens).

Atrophie

Schrumpfung und Verkleinerung eines Organs.

Audimutitas
Stummheit bei intaktem Gehör. Vorkommen bei schwerstem Schwachsinn.
Audiogramm
Ergebnis der Hörprüfung durch den Ohrenarzt. Das Ergebnis spiegelt das Ausmaß der Hörfähigkeit wider.
Audiometrie
Hörprüfung mittels apparativer Vorrichtung.
Auditiv
Fähig zur Wahrnehmung von Lauten bzw. Sprache.
AUG
Ausscheidungsurographie. Nierenröntgen mit Kontrastmittel.
Augenerkrankungen

- *AIDS und Augen:* Es kommt zu Gefäßstörungen mit Blutungen, Entzündungen durch das Zytomegalie-Virus und in 5% zu Kapositumoren, das sind bläulich-rot-schwarze geschwulstartige Knotenbildungen der Haut.
- *Akkomodationslähmung:* Die Einstellung des Auges auf verschiedene Entfernungen ist gestört. Am stärksten bei Weitsichtigen, am wenigsten bei Kurzsichtigen.
- *Ametropien:* Brechungsfehler des Auges. Myopie ist Kurzsichtigkeit, Hyperopie Weitsichtigkeit. Als Stabsichtigkeit oder Astigmatismus bezeichnet man die unterschiedliche Brechkraft der verschiedenen Hornhautabschnitte.
- *Arteriitis temporalis Horton:* Plötzliche unwiederbringliche Erblindung des Auges durch eine Gefäßentzündung gewisser Kopfschlagadern.
- *Asthenopie:* Schwachsichtigkeit. Bedingt durch Brechungsfehler, gestörtes Muskelgleichgewicht, fehlerhafte Brillenverordnung oder durch Nervosität.
- *Augen-Adnexe:* So bezeichnet man die den Augapfel umgebenden Organe bzw. Gewebe wie z. B. die Lider, den Sehnerv oder die Augenhöhle.
- *Chalazion:* Hagelkorn, linsen- bis erbsgroße Entzündung der Lidranddrüse.
- *Conjunktivitis:* Entzündung der Augenbindehaut, »gerötete Augen«.
- *Diplopie:* Wahrnehmung von Doppelbildern.
- *Ektropium:* Meist altersbedingte Auswärtskehrung des Lidrandes, auch narbenbedingt.
- *Entropium.* Einwärtskehrung des Lidrandes, alters- oder narbenbedingt.
- *Episkleritis/Skleritis:* Entzündungsherd unter der Bindehaut. Ohne Absonderung.
- *Exophthalmus:* Hervorstehen eines oder beider Augen. Ursache sind Entzündungen, Verletzungen, Allgemeinerkrankungen.
- *Flimmerskotome:* Zehn bis 30 Minuten lang werden flimmernde Zacken gesehen. Oft als Vorläufer (Prodrom) eines Migräneanfalls.

- *Hordeolum:* Gerstenkorn, akute eitrige Entzündung der Lidranddrüsen.
- *Glaukom, akutes:* Glaukomanfall, grüner Star. Entsteht durch Erhöhung des Augeninnendruckes auf Werte bis über 60 bei einem Normalwert von 10–20. Symptome sind Nebelsehen mit Regenbogenfarben um Lichtquellen. Schmerzen treten plötzlich auf und können sich ins Unerträgliche steigern. Häufig Schmerzausstrahlung in die Umgebung des Auges. Zusätzlich Übelkeit, Erbrechen und hochgradige Sehverschlechterung, meist einseitig. Die Pupille ist weit, beim Betasten fühlt sich der Augapfel steinhart an.
- *Glaukom, chronisches:* Häufigste Erblindungsursache. Der chronische grüne Star ist fast immer doppelseitig und macht meistens keine Beschwerden. Oft handelt es sich um eine Zufallsentdeckung. Es ist ständiges Eintropfen von Pilocarpin oder ähnlichen Medikamenten erforderlich.
- *Hemeralopie:* Tagsichtigkeit bzw. Nachtblindheit. Der Stäbchenapparat der Netzhaut ist gestört oder ausgefallen. Erblich oder bei Vitamin-A-Mangel.
- *Hydrophthalmus:* Vergrößerung eines oder beider Augen durch erhöhten Augeninnendruck. Der Hornhautdurchmesser beträgt über 11 mm. Schon bei der Geburt bestehend. Sofortige Operation ist nötig.
- *Hyposphagma:* Flächenhafte Blutung unter die Bindehaut, z. B. nach Preßwehen oder Schädelverletzungen oder auch ohne ersichtlichen Grund. Sieht lackartig aus und ist scharf begrenzt. Bildet sich von selbst zurück.
- *Iritis:* Entzündung der Regenbogenhaut, akut (sehr schmerzhaft) oder chronisch (selten mit Schmerzen). Sehverschlechterung, später Linsentrübung.
- *Katarakt:* Grauer Star. Linsentrübung. Ohne Schmerzen, mit zunehmender Sehverschlechterung. Man sieht wie durch einen Schleier, die Linse wird grau oder weißlich. Am häufigsten ist die Cataracta senilis mit 10–15% aller über Sechzigjährigen. Behandlung – nach Linsenentfernung – durch Starbrille, Kontaktlinse oder einer in die Linsenkapsel eingesetzten (implantierten) Linse (Intraokularlinse). Eine medikamentöse Therapie gibt es nicht. ➩ Cataracta.
- *Keratitis:* Entzündung der Hornhaut mit Fremdkörpergefühl und Schmerzen.
- *Kontusion:* Prellung des Augapfels.
- *Lagophthalmus:* »Hasenauge«. Die Lidspalte ist erweitert, klafft. Das Lidschlußvermögen kann völlig aufgehoben sein. Meist bei Gesichtsnervlähmung.
- *Makuladegeneration:* Beidseitiges Verzerrtsehen, später Abnahme der zentralen Sehschärfe. Das »äußere« (periphere) Sehen bleibt erhalten. Fallweise ist die gezielte Laserbehandlung möglich.
- *Metamorphopsien:* Verzerrtsehen, besonders in der Nähe.
- *Mikropsie:* Verkleinertsehen bei Überwässerung der Netzhaut, besonders der Eintrittsstelle des Sehnervs, der Papille.

- *Mouches volantes:* »Fliegende Mücken«. Wahrnehmung dunkler Punkte oder Fäden, die sich bei Blickbewegungen mitbewegen. Ursachen sind harmlose Glaskörpertrübungen.
- *Myositis:* Entzündliche Rötung unter der Bindehaut, dort, wo die Augenmuskeln ansetzen.
- *Netzhautablösung:* Ohne Schmerzen kommt es zu plötzlichem Blitze- und Farbensehen, »Rußregen«, später Schatten oder »Vorhang«, der sich vor das Auge schiebt. Verzerrtsehen und hochgradige Sehverschlechterung, wenn sich die Netzhautmitte abhebt. Frühzeitige Operation, Laser.
- *Netzhautzentralarterienverschluß:* Plötzliche einseitige Erblindung ohne Schmerzen durch Verschluß der Netzhautschlagader.
- *Netzhaut-, Aderhaut- und Glaskörperblutungen:* Plötzliche Sehverschlechterung ohne Schmerzen. Die häufigste Ursache ist die fortgeschrittene Zuckerkrankheit.
- *Neuritis nervi optici:* Plötzliche hochgradige Sehverschlechterung, Schmerzen hinter dem Auge. Die Ursache ist eine Entzündung des Sehnervs.
- *Papillitis/Neuritis retrobulbaris:* ⇨ Augenerkrankungen, Neuritis nervi optici.
- *Perforation:* Durchbohrung des Augapfels.
- *Photopsien:* Wahrnehmung von Funken, Blitzen und feurigen Ringen. Symptom bei Netzhautablösung.
- *Ptose:* Herabhängendes Oberlid, meist angeboren.
- *Quadrantenausfall:* Ein Viertel des Gesichtsfeldes fällt aus.
- *Retinopathia diabetica:* Fleckförmige Netzhautblutungen als Folge einer Gefäßschädigung bei fortgeschrittener Zuckerkrankheit. Vor der Netzhaut bilden sich Schwarten und Stränge.
- *Schielen:* Begleitschielen ist meist anlagebedingt seit der Geburt. Häufig Einwärtsschielen (Strabismus convergens). Kann auch Erstsymptom eines Netzhauttumors (Retinoblastom) sein. Lähmungsschielen hat seine Ursache im Gehirn, oder es ist durch Verletzungen, Blutungen oder Tumoren entstanden.
- *Uveitis:* Entzündung der Gefäßhaut des Auges (Uvea).

Augmentationsplastik
Chirurgisch-plastische Vergrößerung eines Körperorgans, am häufigsten bei der weiblichen Brust angewendet.

AUL
Akute undifferenzierte Leukämie. Eine Blutkrebsart bestimmter weißer Blutkörperchen.

Aura
Vorstufe eines epileptischen Anfalles. Dabei kommt es zu Einengung der Wahrnehmung, Glücksgefühlen, Zwangs- (z. B. Lauf-)bewegungen, Geruchs-

halluzinationen, Spannungsgefühlen, Schmerzen, Figurensehen oder zu vom Magen aufsteigenden Übelkeitsgefühl (die häufigste Art der Aura). ➪ Anfallsleiden.

Aural

Zu den Ohren gehörend, gleichbedeutend ist aurikulär.

Auris

Das Ohr.

Ausfluß

Absonderung aus der Scheide, ➪ Fluor genitalis.

Au-SH-Antigen

Fremdstoff des Erregers der infektiösen Leberentzündung (Hepatitis). Der Körper erzeugt als Antwort darauf Antikörper.

Auskultation

Abhören mit dem Hörrohr (Stethoskop).

Auskultatorisch

Durch das Abhören feststellbar.

Ausschleichen

Ein (sehr) wirksames Medikament wird nur allmählich, langsam auf Null reduziert. Häufiges Verfahren bei der Behandlung mit dem Hormon Kortison oder mit Betablockern (sie hemmen die Wirkung des Sympathikusnervs und senken den Blutdruck) bzw. bei Medikamenten, deren rasches Absetzen nachteilig für den Organismus wäre. Das Gegenteil – Einschleichen – macht man bei Medikamenten, deren volle Wirkdosis dem Körper nicht sofort zumutbar ist.

Außenschichtinfarkt

Herzinfarkt, bei dem äußere Herzmuskelanteile durch Sauerstoffmangel geschädigt werden.

Autismus

Das Sichabsondern von der Außenwelt unter Einkapselung in die eigene Gedanken- und Vorstellungswelt. Autistisches Denken flüchtet sich in Phantasien und steht im Widerspruch zur Wirklichkeit. Autistisches Verhalten ist eine Anpassungsstörung bei stillem, zurückhaltendem, kontaktschwachem, reizbarkühlem Charakter. Kann bis zur ➪ Schizophrenie gesteigert vorkommen.

Autogene Drainage

Besondere Lagerung des Körpers zur Schleimentfernung aus den Atemwegen.

Autogenes Training

Entspannungsübung, Selbstentspannung durch Konzentration. Der Patient soll – zunächst unter Anleitung – in einen hypnoseähnlichen Zustand zur angestrebten »Umschaltung« des inneren Nervensystems gelangen. Kann als Gruppen- oder Einzeltraining und als gezieltes Organtraining durchgeführt werden.

Autoimmunkrankheiten
Auch: Kollagenosen. Mit körpereigenen Abwehrkörpern wehrt sich der Körper »gegen sich selbst«. Gewisse rheumatische Erkrankungen gehören dazu. Nachweis durch Labor und Gewebsentnahmen, eine erfolgreiche Behandlung braucht meist höherdosiertes Kortison.

Autoinfektion
Infektion des Organismus durch einen Erreger, der bereits im Körper vorhanden ist, Selbstansteckung.

Autointoxikation
Der Körper vergiftet sich selbst durch eigene Stoffwechselprodukte, Selbstvergiftung. Vorkommen besonders bei schweren Leber- und Nierenleiden.

Autonom
Unabhängig, selbständig, nach eigenen Gesetzmäßigkeiten ablaufend und oft im Zusammenhang mit einer bestimmten Art von Schilddrüsenknoten. Ein autonomes Adenom ist ein hormonproduzierender Schilddrüsenknoten, der den übergeordneten Einflüssen des Körpers nicht mehr gehorcht.

Autotransplantation
Entnahme und Übertragung von Geweben oder Organen am selben Organismus.

Auxiliär
Helfend, zur Hilfe dienend. Auxiliäre Untersuchungen sind Hilfs-, Zusatzuntersuchungen, die zum Befund der Hauptuntersuchung wertvolle Ergebnisse liefern können.

AV
Atrioventrikulär.

AV-Block
➪ Atrioventrikulärer Block.

Avitaminose
Starker Mangel oder Fehlen eines Vitamins.

Axial
1. In Achsenrichtung verlaufend.
2. Zum 2. Halswirbel gehörig.

Axilla
Die Achselhöhle.

Axillar
Zur Achselhöhle gehörend, in der Achsellinie verlaufend.

Axis
Der 2. Halswirbel.

AZ
Allgemeinzustand (eines Patienten).

Azetonämisches Erbrechen
Bis zu 50maliges Erbrechen pro Tag. Vorkommen meist zwischen dem 2. und 7. Lebensjahr. Symptome sind hochgradiger Durst, Appetitlosigkeit, die Atemluft riecht nach Azeton.
Azidose
Kohlensäureüberschuß im Blut, Gegenteil: ➪ Alkalose. Häufige Stoffwechselkomplikation der Zuckerkrankheit.
Azoospermie
Das Fehlen beweglicher, reifer Samenzellen.
Azotämie
Vermehrung von stickstoffhaltigen Schlacken im Blut, die dem Eiweißstoffwechsel entstammen. Der Grund dafür ist eine Minderausscheidung über die Niere. Auch bei Zuckerkrankheit, Versagen der Nebennierenrinde, Magen-Darm-Blutungen, Verbrennungen und Bestrahlungen.

B

BI, BII
➪ Billroth.
Babinski-Reflex
Großzehenreflex. Nach druckvollem Bestreichen des Fußsohlenrandes kommt es zu einer träge verlaufenden Streckung der Großzehe. Der Reflex ist krankhaft und kommt bei Hirnschädigung vor, normal ist er nur im 1. Lebensjahr.
Baker-Zyste
Zystenbildung an der Innenseite der Kniekehle. Enthält Flüssigkeit und steht mit der Kniegelenkhöhle in Verbindung. Wird bei anhaltenden Beschwerden operativ entfernt.
Bakteriämie
Das Kreisen von Bakterien im Blut. Je nach Abwehrlage des Körpers, Zahl und »Wildheit« (➪ Virulenz) der Erreger dringen diese aus eitrig-entzündlichen Krankheitsherden in den Blutkreislauf über. Kann in der Folge zu Blutvergiftung (Sepsis) führen.
Bakteriurie
Ausscheidung von Bakterien im Harn, der dadurch getrübt wird. Auch wenn die Keimzahl bis zu 100 000 pro Kubikmillimeter beträgt, muß dies nicht

krankhaft sein. Eine Bakterienausscheidung ohne Entzündungszeichen muß nicht behandelt werden.

◆ *Asymptomatische B.:* Bakterienausscheidung ohne Krankheitszeichen.

Balanitis

Entzündung der männlichen Eichel.

◆ *Candidabalanitis:* Eichelentzündung durch eine Candida-Pilzinfektion, meist als »Partner«-Infektion. Beide Geschlechtspartner müssen behandelt werden.

Balanolith

Eichelstein. Sitzt unter der Vorhaut und besteht aus ➪ Smegma und Harnsalzen. Vorkommen bei verlängerter Vorhaut (➪ Phimose) und Unreinlichkeit. Muß entfernt werden.

Ballondilatation

Aufdehnung von verengten Schlagadern mittels Kathetern, die von einem Ballonmantel umhüllt sind. Die Methode wird auch als ➪ Angioplastie bezeichnet.

Balneotherapie

Behandlung mittels Kuranwendungen, »Kur«.

Bandinstabilität, fibulare

Wadenbeinseitige Schwäche des Fußknöchels durch eine überstandene Zerreißung des Außenbandes am Sprunggelenk. Führt zu Gangunsicherheit und Schwellung.

Bandruptur, fibulare

Eine der häufigsten Bandverletzungen im oberen Sprunggelenk, wadenbeinseitig. Schwellung und Bluterguß. Nachweis durch »gehaltene« Röntgenaufnahme.

Bannwarth-Syndrom

Nervenkrankheit als Komplikation des 2. Stadiums einer ➪ Borreliose. Symptome: Gefühlsstörungen, Gesichtslähmung usw.

Bariumbrei

Kontrastmittel aus Barium und Wasser zur Darstellung von Magen und Darm im Röntgen.

Barrett-Syndrom

Schleimhautveränderungen im unteren Teil der Speiseröhre im Zusammenhang mit Zurückfließen (➪ Reflux) des Speisebreies und Geschwürsbildung. Kann zur schrumpfungsbedingten Verkürzung der Speiseröhre führen. Nachweis durch Spiegelung.

Bartholinitis gonorrhoica

Entzündung der äußeren Geschlechtsdrüsen als Folge einer Tripper-Infektion (➪ Gonorrhoe). Ausfluß und Brennen. Behandlung mit Penicillin bzw. operativ.

Basaliom
Gutartiger – nur örtlich bösartiger – langsam wachsender Hautkrebs. Vorkommen besonders an den belichteten Hautstellen. Macht keine Metastasen, bevorzugt beim älteren Menschen auftretend.

Basedow-Herz
Herzschädigung durch Schilddrüsenüberfunktion. Vorhofflimmern und Verdickung der Herzwand, später Herzerweiterung und Herzschwäche.

Basedow-Koma
Schwerste Form der »Schilddrüsenvergiftung« durch körpereigenes Schilddrüsenhormon. Führt durch eine Störung des Gehirns zum Verlust der Orientierung, zu Wahnvorstellungen und Bewußtlosigkeit.

Basedow-Krise
Akute Verschlechterung einer Schilddrüsenüberfunktion. Entsteht von selbst oder durch Bestrahlung, Operation oder Jodzufuhr. Führt zu hohem Fieber (Hyperpyrexie), sehr schnellem Pulsschlag, Rhythmusstörungen, Austrocknung, Erbrechen, Durchfall, Unruhe und Muskelschwäche. Geht unbehandelt in das ➪ Basedow-Koma über.

Basedowsche Krankheit
Überfunktion der Schilddrüse mit Kropf, Glotzaugen und Herzjagen. Unbehandelt droht die Auslösung einer ➪ Basedow-Krise.

Basilarissyndrom
Eine Form der Hirndurchblutungsstörung. Die verminderte Durchblutung der Basilar-Schlagader an der Hirnbasis hat eine Reihe von Symptomen zur Folge: Schwindel, Kopfschmerz, Sprechstörungen und Schlaganfälle. Nachweis durch ➪ CT, ➪ MR, ➪ EEG und Angiographie. Behandlung medikamentös oder indirekt operativ (an der Halsschlagader).

Basistherapeutika
Medikamente, die man als »Grundstock« der Behandlung gibt. Dazu kommen dann fallweise und je nach Art und Stärke der Symptome weitere Medikamente hinzu.

Bassini-Operation
Häufig eingesetzte Art der Leistenbruchoperation.

Battered-child-Syndrom
Krankheitsbild des geschlagenen, mißhandelten Kindes.

Bauchhoden
Der Hoden hat die Wanderung vom Bauch (wo er ursprünglich angelegt wird) in den Hodensack nicht mitgemacht und bleibt im Bauchraum liegen. Sollte wegen der Gefahr einer bösartigen Umwandlung operativ entfernt werden.

Bauchtrauma
Verletzung der Bauchhöhle oder ihrer Organe.

Bauhinsche Klappe
Darmklappe zwischen dem Ende des Dünndarms und dem Übergang in den Dickdarm im rechten Unterbauch.

Bebänderung
Dient der Behebung von Fehlstellungen der Zähne. Zu diesem Zweck werden an den Zähnen Metall- oder Kunststoffplättchen aufgebracht. Durch diese Plättchen verlaufen Drähte, über welche Zug oder Druck zur Richtigstellung der Zähne ausgeübt werden.

Bechterewsche Krankheit
Schwere chronisch verlaufende entzündliche Krankheit der Wirbelsäule. ➪ Spondylitis ankylosans.

Beckenfraktur
Knochenbruch des Beckens.

Beckenniere
Zu weit »unten« im Becken liegende Niere. Kann bei häufigen Beschwerden operativ korrigiert werden.

Beckenvenenthrombose
Blutgerinnsel in den Venen des Beckenbereiches. Gefährlich wegen Verschleppungsgefahr in die Lunge (➪ Embolie).

Begleithepatitis
Eine Leberentzündung als zusätzliche Miterkrankung einer Infektion, z. B. bei ➪ Mononukleose, ➪ Tuberkulose oder ➪ Syphilis.

Begleitschielen
Eine anlagebedingte Störung des beidäugigen Sehens. Die beiden Netzhautbilder können nicht verschmolzen werden. Im Unterschied zum ➪ Lähmungsschielen treten keine Doppelbilder auf.

Beinödem
Wasseransammlung im Bein verschiedenster Ursachen. ➪ Ödeme.

Beinvenenthrombose
Den Abfluß verlegendes Blutgerinnsel in einer Vene des Beines.

Belastungsasthma
➪ Asthma bronchiale.

Benigne
Gutartig. Gegenteil: maligne.

Benignität
Gutartigkeit. Gegenteil: Malignität.

Bennett-Fraktur
Nicht stabil bleibender Verrenkungsbruch des 1. Mittelhandknochens nach Sturz auf den angezogenen und gebeugten Daumen. Führt zu Absprengung eines Knochenstückes und Verrenkung des Daumens.

Besnier-Boeck-Schaumann-Krankheit
➩ Sarkoidose. ➩ Boecksche Krankheit.

Betablocker
Korrekt: Betarezeptorenblocker. Hemmen die Wirkung des Sympathikus-Nervs. Anwendung bei Krankheiten der Herzkranzgefäße, Herzinfarkt, Rhythmusstörungen, Herzjagen, Überfunktion der Schilddrüse, Bluthochdruck, Zittern, grünem Star und Migräne. Nebenwirkungen sind Bronchialverengung, Potenzstörungen, Durchblutungsstörungen, Stoffwechselverschlechterung. Am häufigsten werden sie als Mittel gegen Bluthochdruck eingesetzt. Vorsicht bei Asthma, denn die Mittel können zum Bronchialkrampf führen!

Betawellen
Bestimmte schnelle »Wellen« im ➩ EEG.

Bettnässen
Häufiges Einnässen nach dem 2. Lebensjahr. ➩ Enuresis.

Bi-
Bedeutet als Wortteil »zweifach«, »doppelt«.

Bifaszikulärer Block
Leitungsunterbrechung zweier Bündel des elektrischen Leitungssystems im Herzmuskel, die für den Betroffenen nicht spürbar ist. Häufigstes Vorkommen bei erheblicher Herzmuskelschädigung.

Bifokalglas
Zweischärfenbrille. Ein Brillenglas aus zwei Linsen. Die obere Linse ist für das Fern-, die untere Linse für das Nahsehen.

Bifurkation
Gabelung, z. B. der Hauptschlagader oder der Luftröhre.

Bigeminus
Herzrhythmusstörung. Nach jeweils einem Extraschlag kommt ein Normalschlag. Auch als Zwillingspuls bezeichnet.

Bilateral
Zwei Seiten betreffend, jede Seite.

Bili-
Bedeutet als Wortteil »Galle«.

Biliär
Gallig, den Gallensaft betreffend.

Billroth
Billroth 1 und Billroth 2 sind häufige Operationsarten zur teilweisen Entfernung des kranken Magens. Beim Billroth I wird der teilverschlossene Magenstumpf mit dem Zwölffingerdarm vernäht. Beim Billroth II wird die Magenvorderwand mit einer hochgezogenen Dünndarmschlinge verbunden (anastomosiert). Bill-

roth-Komplikationen sind das Dünndarmgeschwür (Ulcus pepticum jejuni) und das ➪ Dumpingsyndrom.

Bilobektomie

Operative Entfernung von zwei Lappen eines Organs, meist sind die Lungenlappen gemeint.

Bimanuell

Mit beiden Händen ausgeführt.

Binokulär

Beidäugig, für beide Augen.

Binswanger-Krankheit

Gehirnschaden durch schwere, fortschreitende Verkalkungen der Gehirnblutgefäße. Führt zum Abbau der geistigen Fähigkeiten, zu epileptischen Anfällen, Wahnvorstellungen und Symptomen wie bei Schlaganfall. Nachweis durch ➪ CT, ➪ MR, ➪ EEG und Gefäßuntersuchungen. Versuchsweise Behandlung mit Medikamenten.

Biofeedback

»Innere« Reaktionen werden hör- oder sichtbar gemacht. Die Behandlung macht sich zunutze, daß willentlich gesteuerte Aktionen auf das innere Nervensystem erkennbar werden. Das Biofeedback-Training beruht auf der Eigenkontrolle und Bestätigung der eigenen Beeinflussungsmöglichkeiten. Die Anwendung erfolgt z. B. bei Herz- und Atembeschwerden oder nervös bedingten Spannungszuständen.

Biopsie

Gewebsprobe zur mikroskopischen Untersuchung. Sehr wichtig für die Diagnose von Tumoren und Entzündungen. ➪ Probeexzision.

Biot-Atmung

»Chaos-Atmung«. Ein rascher Wechsel von raschen und langsamen Atemzügen.

Bisexualität

Doppelgeschlechtlichkeit, psychische Merkmale des anderen Geschlechtes annehmend, Nebeneinanderbestehen von gleich- (homo-) und gegengeschlechtlichen (heterosexuellen) Neigungen.

Bizeps

Zweiköpfig. Meist ist der zweiköpfige Oberarmmuskel gemeint.

BKS

Abkürzung für Blutkörperchensenkungsgeschwindigkeit.

Blalock-Operation

Operative Methode zur Behebung von Herzfehlern.

Bland

Mild, reizlos, ruhig verlaufend, nicht auf Ansteckung beruhend. Ein blander

Wundverlauf ist einer, bei dem es keinerlei Auffälligkeiten oder Komplikationen gibt.

Bland-White-Garland-Syndrom
Das linke Herzkranzgefäß entspringt aus der linken Lungenschlagader. Führt bereits in den ersten Lebensmonaten zur Herzschädigung. Symptome sind Husten, schnelle Atmung, Blausucht der Lippen, Herzbeschwerden, Herzerweiterung und Wachstumsstörungen. Typische Veränderung im ➪ EKG.

Blasenachalasie
Schmerzhafte Entleerungsstörung der Blase. Die Ursache ist eine unzureichende Eröffnung des Blasenmundes.

Blasenatonie
Minderung oder Aufhebung des Spannungszustandes der Harnblasenmuskulatur. Diese Blasenlähmung kann angeboren oder erworben, teilweise oder vollständig sein. Häufiger Grund einer Blasenlähmung ist die Schädigung des Rückenmarkes.

Blasenautomatie
»Rückenmarksblase«. Bei Querschnittslähmung fallen gewisse Gehirnreize zur Blasenentleerung aus. Die Entleerung erfolgt dann – trainierbar – bei einem bestimmten Füllungszustand der Blase durch die Reizung eines »Entleerungszentrums« im unteren Rückenmark.

Blasenautonomie
Bei Ausfall des Blasenzentrums im unteren Rückenmark erfolgt die Blasenentleerung alle 10–20 Minuten durch unregelmäßige Blasenzusammenziehungen.

Blasendivertikel
Krankhafte Aussackung der Blasenwand. Kann angeboren sein. Verursacht Harnstauung, Steinbildung und Infektionen. Komplikation ist der Durchbruch.

Blasenfistel
Krankhafte Verbindung der Blase zu Mastdarm oder Scheide bzw. zu anderen Organen. Muß operativ korrigiert werden.

Blasenhalssklerose
Verhärtung und Starre des Blasenhalses, z. B. durch chronische Prostataentzündung. Verursacht Entleerungsstörungen mit Harndrang. Behandlung mit Elektrotherapie.

Blasenkarzinom
Bösartiger Krebs der Harnblase. Ursächlich verantwortlich sind teilweise Nikotin und Chemikalien. Erzeugt »Blasenentzündung« und Blutharn. Diagnose durch Spiegelung, ➪ CT und ➪ MR. Behandlung operativ.

Blasenmole
Tumoröse Entartung des Mutterkuchens. Es besteht eine Übergröße der

Gebärmutter, die auswachsenden Zotten der Mole können bis zur Muskelschicht der Gebärmutter vorwachsen. Gelegentlich bilden sich sogar Metastasen aus.

Blasenpapillom

Zottige Geschwulst der Harnblasenschleimhaut, neigt zu Wiederholungen. Verursacht Blutharn und Störungen der Harnentleerung. Papillome werden meist elektrisch abgetragen.

Blasenresektion

Operative Teilentfernung der Blase.

Blasensprengung

Mittels einer Kornzange wird während einer Wehe die Fruchtblase eröffnet. Eine geburtshilfliche Maßnahme zur Einleitung oder Beschleunigung des Geburtsvorganges.

Blasensprung

Selbständiger Einriß der Fruchtblase. Führt zum spontanen Abgang von Fruchtwasser.

Blasenstörungen, neurogene

Störungen der Füllbarkeit und Entleerung der Harnblase auf Grund einer Störung in den Leitungsbahnen der Nervenfasern.

Blasentamponade

Massive Auffüllung der Harnblase mit Blutgerinnseln bei Blutungen in die Blase. Vorkommen z. B. nach Prostataoperation.

Blasten

Vorstufen der weißen Blutkörperchen. Sie sind krankhaft, wenn sie im Blutbild nachzuweisen sind.

Blastenleukämie

Schwere Form der ➪ Leukämie mit Auftreten von völlig unreifen weißen Blutzellen im Blutkreislauf. Wird auch als Stammzellenleukämie bezeichnet.

Bleistiftstuhl

Schwachkalibrige Kotsäule bei Darmkrankheiten, die eine Einengung im Mastdarm-After-Bereich nach sich ziehen. Möglicher Hinweis auf Dickdarmkrebs!

Blennorrhö

Reichliche Eiterabsonderung einer Schleimhaut, z. B. der Augenbindehaut bei eitrigen Infektionen.

Blepharitis

Entzündung des Augenlides.

Blepharokonjunktivitis

Gemeinsame Entzündung von Lidrand und Bindehaut.

Blepharoplegie

Lähmung des Augenlides.

Blepharospasmus
Lidkrampf.
Blind-loop-Syndrom
Das Innehalten, das Stagnieren, Nichtweitergehen von Dünndarminhalt nach einer Operation, aber auch bei Darmverengungen, Aussackungen und Fisteln.
Blindpunktion
Gewebsentnahme – meist mittels einer speziellen Nadel – ohne direkte Sicht auf das Organ, z. B. Leberblindpunktion.
Blue baby
Blausüchtiger Säugling. Vorkommen bei bestimmten Herzfehlern mit Vermischung von sauerstoffreichem mit sauerstoffarmem Blut.
Blue bloater
»Blauer Aufgedunsener«. Bestimmter Patiententyp mit Lungenblähung (Emphysem) und Blausucht. Führt zu dickem Blut mit vermindertem Sauerstoffgehalt, häufig Übergewicht. Insgesamt die Folge einer chronischen Atemwegsbehinderung.
Blutbildveränderungen
In den meisten Befunden sind sie zu finden, gewöhnlich beschreiben sie die Vermehrung oder Verminderung von roten und weißen Blutkörperchen.

- *Agranulozytose:* Starke Verminderung bis Fehlen der Granulozyten, einer Art der weißen Blutkörperchen. Kann als allergische Reaktion auf die Einnahme von Medikamenten, z. B. Rheumamitteln, auftreten. Die fehlenden Granulozyten schwächen die Abwehr, es kommt zu Infektanfälligkeit, Fieber und Geschwüren im Verdauungstrakt. Behandlung mit Kortison oder Bluttransfusion.
- *Leukopenie:* Verminderung der weißen Blutkörperchen. Ursächlich durch Blutkrankheiten, Viren und Parasiten, Bindegewebskrankheiten und Chemikalien.
- *Leukozytose:* Vermehrung der weißen Blutkörperchen auf über 10 000, seltener bis 100 000. Ursachen sind Infektionen, Hormonstörungen, Geburt und Schwangerschaft, Störungen des Gehirns.
- *Osteomyelosklerose, -fibrose:* Das Knochenmark wird faserig durchsetzt, das blutbildende Mark immer mehr zurückgedrängt. Alle Blutzellen sind dadurch im fließenden Blut stark vermindert. Die Folgen sind Fieberschübe, Vergrößerung von Milz und Leber, ⇨ Rheumatismus. Behandlung mit Bluttransfusion, Kortison, Milzentfernung und Chemotherapie.
- *Polyzythaemia vera:* Aus unbekannter Ursache Vermehrung der roten und weißen Blutkörperchen, zusätzlich auch der Blutplättchen mit starker Vergrößerung der Milz. Führt zu Kreislaufstörungen, Kopfschmerzen, Atemnot,

Sehstörungen, rot-blauer Hautfarbe. Komplikationen sind Gerinnsel und Embolien, auch Blutungen und Blutkrebs. Behandlung durch Aderlässe und Chemotherapie.

- *Polyzythämie:* Vermehrung der roten Blutkörperchen.
- *Polyzythämie, benigne familiäre:* Erblich bedingte Überproduktion von roten Blutkörperchen.
- *Polyzythämie, sekundäre:* Überproduktion von roten Blutkörperchen meist durch Ursachen, die die Erzeugung von Erythropoetin anreizen. So z. B. bei Herz- und Lungenkrankheiten, Nierentumoren, Blutschwämmen und Hormontumoren. Komplikationen sind Gerinnsel und Blutungen sowie der Übergang in einen Blutkrebs. Der Verlauf ist umso günstiger, je jünger der Patient zu Krankheitsbeginn ist.

Blutdruckamplitude

Differenz zwischen dem 1. und 2. Blutdruckwert, sie beträgt im Durchschnitt 40.

Blutdruckkrise

Komplikation bei Bluthochdruck, die bei jeder Art des hohen Blutdruckes möglich ist. Rasch – krisenhaft – ansteigender Blutdruck mit Kopfschmerzen, Schwindel und Sehstörungen. Herz und Gehirn sind in Gefahr. Sofortbehandlung mit Medikamenten.

Bluterkrankheit

➪ Hämophilie. ➪ Hämorrhagische Diathese.

Blutgase

Sauerstoff, Kohlendioxid und Stickstoff.

Blutgerinnungsstörung

➪ Hämorrhagische Diathese.

Blutgruppeninkompatibilität

➪ Blutgruppenunverträglichkeit.

Blutgruppenunverträglichkeit

Sie kommt durch eine Abwehrreaktion der Schwangeren zustande. Diese Abwehrreaktion ist gegen »fremde« Blutgruppenstoffe (Blutgruppenantigene) gerichtet. Erzeugt werden diese Antigene von der wachsenden Leibesfrucht, in den mütterlichen Organismus gelangen sie über den Stoffwechsel des Mutterkuchens. Die von der Mutter gebildeten Antikörper wandern durch den Mutterkuchen (➪ Plazenta) in den kindlichen Körper und zerstören dort die Blutzellen durch Auflösung (➪ Hämolyse). Von daher kommt auch die Bezeichnung Morbus haemolyticus neonatorum. Die Folgen beim Neugeborenen sind gravierend. Es entstehen eine angeborene Blutarmut (Anaemia connata), eine Gelbsucht von Körper und Gehirn (Icterus praecox et gravis) und eine allgemeine Überwässerung des Körpers (Hydrops fetalis universalis).

Blutungen

- *Abortblutung:* Blutung bei Fehlgeburt.
- *Atemorgane:* Bei Krebs und erweiterten Bronchien (Bronchiektasen).
- *Auge:* Blutungen in der Netz- oder Aderhaut und in den Glaskörpern führen zur schmerzlosen Sehverschlechterung.
- *Blasenblutung:* Meist als Makrohämaturie bei Steinen, Tumoren oder Entzündungen.
- *B. der Nabelschnurgefäße:* Falsch verlaufende Blutgefäße oder eine Zerreißung können die Ursachen sein.
- *Darmblutung:* Am häufigsten bei Tumoren, ➪ Colitis ulzerosa und Hämorrhoiden.
- *Ektopie-, Erosionsblutung:* Weibliche Schmierblutung durch Veränderungen des Muttermundes.
- *Gynäkologische B.:* ➪ Blutungen in der Nachgeburtsperiode, ➪ Extrauteringravidität.
- *Hautblutung:* Häufig als Purpura, ➪ Hämorrhagische Diathese.
- *Im Wochenbett:* Ursache sind Wehenschwäche, zurückgebliebene Reste vom Mutterkuchen, Entzündungen, Verletzungen, Hormonmangel.
- *In der Frühschwangerschaft:* Durch vorzeitige Lösung des Mutterkuchens, ➪ Plazentalösung, vorzeitige.
- *Intrazerebrale B.:* Blutung im Gehirn, ➪ Schädel-Hirn-Trauma.
- *Kraterblutung*: Blutung aus einem Krebs des Muttermundes.
- *Ösophageale B.:* Meist aus Krampfadern der Speiseröhre (Ösophagusvarizen). Erkrankungen des ➪ Ösophagus.
- *Ösophagusvarizenblutung:* Macht 10% des Bluterbrechens aus. Lebensgefährlich, muß in der Intensivstation behandelt werden.
- *Plazentaretentionsblutung:* Blutung durch einen in der Gebärmutter zurückgebliebenen Rest des Mutterkuchens.
- *Portiokarzinom:* Blutung aus dem Krebs des Muttermundes, häufig durch Kontakt (Geschlechtsverkehr) oder Stuhlgang. ➪ Blutungen/Kraterblutung.
- *Post-,prämenstruelle B.:* Blutungen nach oder vor der Regel (Menstruation).
- *Rektale B.:* Blutung aus dem Mastdarm bei Tumoren, Entzündungen, Verletzungen oder Hämorrhoiden.
- *Rißblutung:* Setzt unmittelbar nach der Geburt des Kindes ein. Ursachen sind Gewebeeinrisse bei der Mutter.
- *Subarachnoidalblutung:* Blutung in den Raum zwischen die weichen Hirnhäute. Akute schwere Symptome. ➪ Schlaganfall.
- *Subperiostale B.:* Blutung unter die Beinhaut (Periost).
- *Ulkusblutung:* Blutung aus einem Geschwür des Magen-Darm-Traktes. Wird

das Blut erbrochen, spricht man von ➩ Hämatemesis, geht es mit dem Stuhl ab, von ➩ Melaena.

- *Urogenitalorgane:* Blutung aus Harn- und Geschlechtsorganen.
- *Uterine B.:* Blutung aus der Gebärmutter.
- *Vaginale B.:* Blutung aus der Scheide.
- *Varixblutung:* Blutung aus einer Krampfader (➩ Varix) der weiblichen Scham. Auch für Blutungen aus anderen Krampfadern verwendet.
- *Varizenblutung:* ➩ Varixblutung.
- *Zerebrale B.:* Blutung im Gehirn. Bei Gerinnungsstörungen, Gefäßverkalkung oder -mißbildung und Bluthochdruck.

Blutungen aus den Harnwegen

Sie können viele und verschiedene Ursachen haben. Die wichtigste Unterteilung ist jene in Makrohämaturie und Mikrohämaturie.

- *Makrohämaturie:* Der Harn ist rot, blutig gefärbt. Ist das nur am Anfang des Urinierens der Fall, kann die Ursache in der Harnröhre liegen. Besteht die Rotfärbung von Anfang bis zum Schluß, kommen Blase und oberer Harntrakt in Frage. Ist nur der Endharn rot, lenkt sich der Verdacht auf die Prostata.
- *Makrohämaturie, mit Beschwerden:* Bei Entzündungen, Blasensteinen, Verletzungen und Abflußhindernissen wie etwa einer vergrößerten Prostata.
- *Makrohämaturie, mit Koliken:* Bei Harnleitersteinen, Gerinnseln, Verletzungen und »Schmerzmittelniere«.
- *Makrohämaturie, symptomlos:* Schmerzloser Blutharn ist tumorverdächtig. Viel seltener als Ursachen sind Gerinnungsstörungen oder Harnsteine.
- *Mikrohämaturie:* Das beigemengte Blut ist nur im Mikroskop sichtbar. Ursachen für die Mikrohämaturie sind Nierenkörperchenentzündung, Bluthochdruck, Gefäßverkalkung, Gefäßkrankheiten und alle Gründe, die auch zur Makrohämaturie führen. In der Diagnostik muß vor allem ein Tumor ausgeschlossen werden. Wichtig sind Labor, Ultraschall, Röntgen, ➩ CT, ➩ Angiographie, ➩ Szintigraphie und Gewebsentnahmen.

Die Behandlung richtet sich ganz nach den Untersuchungsergebnissen.

Blutungen, gastrointestinale

Blutungen aus Magen und Darmtrakt. Das Blut kann auf zwei Arten – durch Erbrechen oder mit dem Stuhl – nach außen hin sichtbar werden.

- *Hämatemesis:* Bluterbrechen. Kann durch die Einwirkung von salzsäurehältigem Magensaft auch schwärzlich, kaffeesatzartig sein. Häufig ist die Blutungsquelle in Speiseröhre, Magen und Zwölffingerdarm. Geschwüre (Ulzera), Entzündungen (Gastritis) und Krampfadern der Speiseröhre (Ösophagusvarizen) kommen in Frage. Symptome sind Blässe, Herzklopfen, Kollaps oder Schock. Diagnose durch Spiegelung.

- *Melaena oder Hämatochezie:* Blutige oder teerfarbene Stühle. Die Blutung muß mindestens 100 Milliliter betragen, um den Stuhl schwarz zu färben. Ursachen sind auch alle Blutungen wie oben unter »Hämatemesis« beschrieben, zusätzlich auch noch Tumoren, Darmentzündungen, Hämorrhoiden oder Störungen der Blutgerinnung. Diagnose durch Spiegelung. »Teerstuhl« kann auch vorgetäuscht werden durch eisenhältige Medikamente, Wismut, Kohle, Schwarzbeeren und rote Rüben. Die richtige Unterscheidungsmöglichkeit bietet der Haemoccult-Test im Labor (»Stuhlbriefchen«). Die Behandlung richtet sich nach der Ursache.

Blutungen in der Nachgeburtsperiode
Sind grundsätzlich gefährlich für die Mutter.

- *Atonie:* Blutung durch mangelhafte oder fehlende Zusammenziehung der Gebärmutter nach der Geburt. Behandlung medikamentös oder operativ.
- *Koagulopathie:* Blutung durch eine Störung der Blutgerinnung. Es ist entweder überhaupt ein Mangel an Gerinnungsstoffen vorhanden, oder es wird durch Geburtskomplikationen zuviel davon verbraucht. Die Therapie ist medikamentös und mit Schockbekämpfung.
- *Plazentaretentionsblutung:* Löst sich der Mutterkuchen nicht vollständig, spricht man von Placenta adhaerens, incarcerata oder increta. Blut kommt schubweise mit den Zusammenziehungen der Gebärmutter. Behandlung medikamentös oder operativ mit Ausräumung des Mutterkuchens.
- *Rißblutung:* Durch Einreißen von mütterlichem Gewebe, vor allem von Muttermund (Zervix) oder Scheide. Auch der Dammschnitt (➪ Episiotomie) führt zu starker Blutung. Operative Versorgung ist nötig.

Blutungsanämie
Blutarmut, die durch Blutungen entstanden ist. Akut tritt sie in Erscheinung, wenn mehr als 20% der Blutmenge verlorengehen.

Blutvergiftung
Entsteht durch den Übertritt von Bakterien in die Blutstrombahn, üblicherweise als ➪ Sepsis bezeichnet.

BNS-Krämpfe
Blitz-Nick-Salaam-Krämpfe. Eine Form der Epilepsie bei Säuglingen. Arme und Beine werden unter gleichzeitigem Beugen des Kopfes und des Oberkörpers gebeugt. Diagnose durch ➪ EEG, Behandlung medikamentös.

Bobath-Methode
Besondere Behandlungsform bei Schlaganfällen und kindlicher Hirnspastik. Es sollen dabei »niedrige« Reflexe wegtrainiert und »höhere« Bewegungs- und Haltungsreflexe gefördert werden.

Bodymass-Index
➪ Adipositas.

Boecksche Krankheit
Ursächlich unbekannte Knötchenkrankheit der Lunge und des ganzen Körpers. Auch als Besnier-Boeck-Schaumann-Krankheit bezeichnet. Befallen wird hauptsächlich das Lymphgewebe des Körpers. Bei frühzeitiger Behandlung mit Kortison sehr günstiger Verlauf. ➪ Sarkoidose.

Bolus
1. Der Bissen oder die Nahrungsmasse.
2. Eine größere Injektionsmenge.

Borderline-Syndrom
Seelisches Krankheitsbild im Grenzbereich zwischen Verhaltensstörung, Geisteskrankheit und Charakterstörung. Meistens ist der Bezug zur Wirklichkeit erhalten.

Borreliose
Durch Bakterien, die man Borrelien nennt, übertragene Krankheit. ➪ Lyme-Borreliose.

Botalli/offener Ductus Botalli
Offenbleiben des kurzen Verbindungsganges zwischen dem Bogen der Körperhauptschlagader (➪ Aorta) und dem Hauptstamm der Lungenschlagader. Normalerweise geschieht dieser Schluß mit dem ersten Atemzug des Neugeborenen. Bleibt dieser Gang aber offen, bewirkt dies einen angeborenen Herzfehler. Blut fließt von der Aorta direkt in die Lungenschlagadern und führt zu einer massiven Überdurchblutung der Lunge und zu Überbelastung der linken Herzkammer. Der Arzt hört im Stethoskop ein »Maschinengeräusch«. Die Behandlung geschieht durch operative Durchtrennung des Ganges.

Botulinustoxine
Stark wirksame Gifte des Erregers Chlostridium botulinum. Dieser Erreger gedeiht unter Luftabschluß in unzureichend konserviertem Fleisch, Fisch und Gemüse. Die Gifte blockieren das innere Nervensystem. Werden auch zu Behandlungszwecken bei ➪ Schiefhals verwendet.

Botulismus
Bakteriell bedingte Lebensmittelvergiftung, besonders durch verdorbene Wurst, Fleischwaren oder Konserven. Nach 12–24 Stunden kommt es zu Augenmuskellähmungen, Doppeltsehen, Sprach- und Schluckstörungen, Aufhören der Speichelbildung, Heiserkeit, Muskelschwäche, Atemnot, Krämpfen und Lähmungen von Armen und Beinen.

Bouchardarthrose
Eine Form des Rheumas an den Fingergelenken. Hauptsächlich an der Streckseite der Fingermittelgelenke entstehen Auftreibungen (»dicke Finger«) durch Weichteilverdickung und Wucherung des Knochengewebes. Röntgendiagno-

se. Behandlung medikamentös mit Einreibungen und Rheumatabletten, Kuranwendungen.

Bougierung

Aufdehnung von Hohlorganen, Röhren oder Kanälchen, z. B. die Bougierung der verengten Harnröhre. Das Instrument für die Aufdehnung nennt man »Bougie«. Die Dicke des Bougies wird in Charriere angegeben.

Bowen-Dermatose

Krebsvorstufe (➪ Präkanzerose) an der Haut des Oberkörpers. Meist schuppige, scharfrandig begrenzte Herde, die sich langsam vergrößern und braunrot verfärben.

BPH

Benigne Prostatahyperplasie. Gutartige Prostatavergrößerung.

Brachial

1. Zum Oberarm gehörend.
2. Mit roher Gewalt.

Brachialgia paraesthetica nocturna

Schmerzen in den Armen während der Nachtruhe. Eine sichere Ursache läßt sich meist nicht finden.

Brachium

Arm, Oberarm.

Brachy-

Bedeutet als Wortteil »kurz«.

Brachybasie

Kleinschrittiger Gang bei ➪ Parkinson-Krankheit.

Brachydaktylie

Angeborene, vererbte Kurzfingrigkeit.

Brachyösophagus

Abnorme Kürze der Speiseröhre. Dieser Fehler kann sowohl angeboren als auch die Folge einer entzündlichen Verwachsung bei Zwerchfellbrüchen sein. Ein Teil des Magens liegt deshalb im Brustkorb. Die Symptome zeigen sich als Zurückfließen (Reflux) des Speisebreies, Erbrechen, Bluterbrechen oder Teerstuhl. Diagnose durch Spiegelung und Röntgen. Behandlung operativ und medikamentös.

Bradyarrhythmie

Unregelmäßige Herzschlagfolge mit weniger als 50 Schlägen pro Minute. Häufig bei Vorhofflimmern.

Bradykardie

Langsamer Herzschlag, unter 60 Schlägen pro Minute. Normal ist dies entweder anlagebedingt oder bei trainierten Sportlern. Krankhaft bei gestörter Reizbildung des Herzens.

Bradykardie-Tachykardie-Syndrom
Auch als Sick-Sinus-Syndrom bezeichnet. Eine zu langsame Herzschlagfolge wechselt mit zu rascher ab. Sanierung nur mit Schrittmacher möglich.

Bradyphrenie
Geistige Verlangsamung bei organischen Hirnkrankheiten.

Bradypnoe
Langsame Atemfolge, bei Erwachsenen unter 16 pro Minute. Normal ist dies im Schlaf, krankhaft bei Gehirnstörungen.

Braunsche Anastomose
Verbindung zwischen Dünndarm und Magen bei Operation nach ➪ Billroth.

Braunsche Schiene
Metallstangengestell zur Lagerung des Beines in Kniebeugestellung.

Brechungsfehler des Auges
Auch als Ametropien bezeichnet. Am wichtigsten sind:
- *Astigmatismus:* Stabsichtigkeit.
- *Hyperopie:* Weitsichtigkeit.
- *Myopie:* Kurzsichtigkeit.

Korrektur durch Brille, Linse oder Laser.

Bricker-Blase
Ersatzblase aus Dünndarm. Dazu wird eine untere Dünndarmschlinge aus dem Verdauungskanal ausgeschaltet, und in die Ersatzblase werden beide Harnleiter eingepflanzt. Die Harnableitung erfolgt als Ileostoma zur Bauchdecke hin. Kommt nach operativer Entfernung der Harnblase, z. B. wegen eines Tumors, in Frage.

Bridenileus
Darmverschluß durch entzündliche bindegewebige Verwachsungsstränge. Häufige Komplikation nach Operationen im Bauchraum.

Bridging
Stunden bis Tage überbrückende Unterstützung eines versagenden Herzens durch eine »Pumpstation« außerhalb des Körpers.

Brill-Simmers-Lymphom
Mittelgradig bösartiger Lymphkrebs. Eine allgemeine Lymphknotenerkrankung mit Leber- und Milzvergrößerung, Brust- und Bauchwassersucht. Die Ursache ist unklar.

Brillenhämatom
Bluterguß in die Augenlider bei Blutungen in die Augenhöhlen, typischerweise bei Schädelbasisbrüchen.

Brittle-Diabetes
Sehr instabile Zuckerkrankheit. Es kommt zu rasch und in weitem Umfang schwankenden Blutzuckerwerten.

Broca-Index

➪ Adipositas.

Brodie-Abszeß

Chronischer Knochenabszeß. Die Folge einer abgekapselten Knochennarbe nach bakterieller Entzündung bei guter Abwehrlage und niedriger »Wildheit« (Virulenz) der Keime. Es bestehen kaum Beschwerden. Diagnose durch Röntgen und ➪ Szintigraphie.

Bronchialadenom

Gutartiger Tumor der Bronchialschleimhaut. Geht von Drüsen aus. Symptome sind Reizhusten, Atemnot, eventuell Bluthusten oder Lungenentzündung. Nachweis durch Spiegelung, Behandlung mit operativer Abtragung.

Bronchialasthma

➪ Asthma bronchiale.

Bronchialkarzinoid

Krebsähnlicher Tumor der Bronchien. Symptome sind Husten und Bluthusten. Behandlung durch Operation.

Bronchialkarzinom

Krebs der Bronchien. Symptome sind stärkerer Husten, »der nicht gut wird«, leichter Auswurf, blutig oder eitrig. Weiters Fieber, Heiserkeit bei Nervenbefall, Atemnot und fallweise Schmerzen. Am häufigsten davon betroffen sind langjährige Raucher; teilweise auch Berufskrebs. Die zwei wesentlichen Typen sind der klein- und nichtkleinzellige Typ. Sie unterscheiden sich derart, daß sich die Therapie – Operation, Bestrahlung oder Chemotherapie – völlig danach richtet. Der kleinzellige reagiert sehr gut auf Strahlen- oder Chemotherapie, der nichtkleinzellige spricht gut auf Operation und Strahlenbehandlung an. Der Krebs siedelt (metastasiert) in die Lymphknoten, Lunge, Leber, Knochen, Nebennieren und Gehirn. Nachweis durch Röntgen, ➪ CT, Spiegelung und Gewebsentnahme.

Bronchialstenose

Einengung der Bronchialweite durch Schleim, Entzündungen, Druck von außen, Tumoren usw. Klärung durch Röntgen, ➪ CT und Spiegelung.

Bronchialtoilette

Besondere »Pflege« der Luftröhre und großen Bronchien mittels Absaugen von Schleim oder Spülung mit Kochsalzlösung.

Bronchiektasen

Krankhafte Bronchialerweiterung. Angeboren oder durch Infektionen wie etwa Keuchhusten oder Masern entstanden. Andere Ursachen sind Tumoren, Tuberkulose oder ➪ Mukoviszidose. Symptome sind lockerer Husten und starker Auswurf, besonders am Morgen mit »maulvollen Expektorationen« (Auswürfen). Weiters Atemnot und allgemeine Beeinträchtigung des körperlichen Zustandes. Eine Spätfolge sind ➪ Trommelschlegelfinger. Bronchiektasen neigen zu ständigen Entzündungen. Diagnose mit Röntgen, Bronchographie (Kontrastmittelfüllung und Röntgen), ➪ CT und Spiegelung. Behandlung mit Antibiotika. Bei Komplikationen wie Blutungen ist die Operation erforderlich. Günstig sind auch besondere Lagerungen des Brustkorbes, Vibrationsmassagen und Inhalationen bzw. Kuraufenthalte mit Atemgymnastik und Solebehandlung.

Bronchiolen

Die kleinsten Bronchien. Sie haben keine Versteifung mehr und sind von Ringmuskeln umgeben.

Bronchiolitis

Entzündung der kleinen Bronchien. Vor allem im Kindes- und Greisenalter bei Masern, Keuchhusten und Grippe. Gefördert auch durch Einwirkung von Gasen und Staub. Führt durch Einengung der Atemwege im akuten Fall zu lebensbedrohlicher Atemnot.

Bronchitis

Entzündung der Bronchien, der luftführenden Wege in der Lunge.

- *Akute B.:* Rasch auftretende Entzündung der großen Bronchien, meist durch Viren oder Bakterien hervorgerufen. Symptome sind schmerzhafter Husten, etwas Auswurf und eventuell Fieber. B. kann als Begleitkrankheit bei Herzschwäche, Lungenblähung, ➪ Bronchiektasen und Lungenkrankheiten auftreten. Komplikationen sind Atemnot und der Übergang in die chronische B. Behandlung mit Hustendämpfern, Schmerzmitteln, Antibiotika und Inhalationen.
- *Chronische B.:* Man spricht dann davon, wenn Husten und Auswurf mindestens drei Monate pro Jahr in zwei aufeinanderfolgenden Jahren bestehen. Erreger sind meist Bakterien, begünstigt wird sie durch Rauchen, Luftverschmutzung und Lungenkrankheiten. Ein häufiges Symptom ist morgendlicher Husten mit Auswurf. Diagnose mit Röntgen, Lungenfunktion und ➪ EKG. Medikamentöse Behandlung mit Bronchialerweiterern, Kortison, Antibiotika, Inhalationen und Kuraufenthalten. Eine gefährliche Komplikation ist die Überlastung der rechten Herzkammer.
- *Candidabronchitis:* Seltene Pilzinfektion der Bronchien durch den Candida-Pilz. Kann in Lungenentzündung übergehen. Meist nur bei Tuberkulose, Krebs und Abwehr-Immunschwäche.

Broncho-alveoläre Lavage

Auch: BAL. Mittels Spiegelung werden 150 bis 300 ml Kochsalzlösung in die Bronchien eingespült. Die Hälfte davon wird wieder abgesaugt, und die erhaltenen Zellen werden sodann unter dem Mikroskop untersucht. Die Methode dient dazu, um verschiedene (verwandte) Lungenerkrankungen diagnostisch sicher zu unterscheiden. Sie dient auch dem Nachweis des Erregers Pneumocystis carinii bei AIDS.

Bronchodilatation
Bronchialerweiterung. Medikamentös wird – z. B. bei Asthma – eine B. durch Bronchodilatatoren (Bronchialerweiterer, »Pumperl«) erreicht.

Bronchokonstriktion
Verengung der Bronchien. Auch: Bronchospasmus, Bronchialkrampf. Wichtiges Symptom bei Bronchialasthma.

Broncholyse
Medikamentöse Bronchialerweiterung.

Bronchopneumonie
Herdförmige Lungenentzündung. Es bestehen entzündliche Herde verschiedener Größe und Krankheitsstärke. Die Lungenbläschen (Alveolen) sind mit Entzündungswasser (Exsudat) gefüllt. Erreger sind Viren, Bakterien und Pilze. Symptome treten auf als Fieber, Husten, Auswurf und Atemnot. Diagnose durch Röntgen und Labor. Behandlung mit Antibiotika, Hustendämpfern, Fiebermitteln, Inhalationen.

Bronchoskopie
Spiegelung der Bronchien durch ein Schlauchsystem mit Fiberglasoptik. Dabei sind auch Gewebsentnahmen zur Diagnose und behandelnde Eingriffe (z. B. Blutstillung) möglich.

Bronchospasmolytika
Meist nur als Broncholytika bezeichnet. Mittel zur Krampflösung der Bronchien.

Bronchospasmus
Bronchialkrampf. Ein wichtiges Symptom bei Asthma. Führt zu Atemnot, da der Gasaustausch behindert ist.

Bronchostenose
➪ Bronchialstenose.

Bronchus
Auch: Bronchie. Das ist die Atemluftleitung als Fortsetzung der Luftröhre bis zum Lungenbläschen.

Bronzediabetes
Spät auftretende Komplikation bei ➪ Hämochromatose. Äußert sich als schwer einstellbare Zuckerkrankheit und führt zur Schrumpfung (Zirrhose) von Leber und Bauchspeicheldrüse. Typisches Symptom ist die bronzefarbene Verfärbung der Haut.

Brown-Sequard-Lähmung
Tritt nach halbseitiger Rückenmarkverletzung auf. Auf der Seite der Verletzung kommt es zur Empfindungslosigkeit der Haut und auf der Gegenseite zu einer krampfhaften Muskellähmung.

Brücke
Festsitzender Zahnersatz, der Zahnlücken ausfüllt und an verbliebenen Nachbarzähnen verankert wird.

Brudzinski-Zeichen
Sammelbegriff für krankhafte Nervenreflexe bei Hirnhautentzündung.

Brustwandableitung
Ableitung von elektrischen Strömen des Herzens (➪ EKG). Dabei wird von Punkten abgeleitet, welche der Projektion einer durch die Herzmitte gelegten Ebene entsprechen.

Bruxismus
Krankhaftes Knirschen (meist nachts, im Schlaf) mit den Zähnen. Führt zum vorzeitigen Abrieb des Zahnmaterials. Auch: Bruxomanie. Behandlung mit nachts zu tragender Zahnschiene und Psychotherapie.

BSR
1. Bizepssehnenreflex. Reflex der Sehne des Oberarmmuskels.
2. Blutkörperchensenkungsreaktion.

Bubo
Sicht- oder tastbare Lymphknotenschwellung.

Bucca
Wange.

Bukkal
Zur Wange gehörend.

Bulbärparalyse
Lähmungsart mit dem Ausfall gewisser Nerven im Gehirn/Rückenmark. Führt zu verlangsamter, verwaschener Sprache, Schluck- , Kau- und Atemstörungen, eventuell auch Kehlkopflähmung.

Bulbus
1. Anfangsteil des Zwölffingerdarms. Häufiger Sitz von Geschwüren.
2. Augapfel

Bulimie
Krankhaftes Eßbedürfnis mit Heißhungerattacken. Vorkommen bei 2–4% der Frauen zwischen 18 und 35. Aus Angst vor Gewichtszunahme wird das Gegessene wieder erbrochen. Beziehungen bestehen auch zur ➪ Anorexia nervosa. Die Behandlung fußt auf psychologischen Maßnahmen. Der Heilverlauf ist etwas günstiger als bei Magersucht.

Bulla
1. Knochenhöhle.
2. Flüssigkeit enthaltende Blase.

Bullös
Großblasig, mit Blasenbildung einhergehend.

Bullöses Pemphigoid
Blasenbildung in der Haut, meist bei Patienten über 60 Jahren. Hauptsächlich am Hals, den Achseln und Leistenbeugen oder Oberschenkeln. Symptome sind pralle Blasen mit blutigem Inhalt. Nach Platzen verkrusten diese und können sich infizieren. Diagnose durch Gewebsentnahme. Die Behandlung erfolgt mit Kortison, fallweise Antibiotika und eventuell Chemotherapie.

Buphthalmus
Auch: Hydrophthalmus. Durch eine Abflußstörung im Auge sind diese (ein- oder beidseitig) schon bei der Geburt stark vergrößert. Es kommt zu hohem Augendruck, Lichtscheu, Rötung und Tränen. Die operative Korrektur muß in den ersten Lebensmonaten erfolgen!

Burkitt-Lymphom
Auch: Lymphoblastisches Lymphom. Ein Lymphkrebs. Auslöser oder Vermittler ist das Epstein-Barr-Virus. Häufig in Schwarzafrika, kommt fast nur bei Kindern vor. Zahlreiche Geschwülste an Hals, Nieren und Leber, letztlich auch Knochenmark. Spricht gut auf Strahlen- und Chemotherapie an. Der sog. afrikanische Typ ist durch Chemotherapie heilbar.

Burning-feet-Syndrom
Nachts auftretendes schmerzhaftes Brennen der Füße, manchmal auch mit örtlicher Schweiß- und Schuppenbildung. Die Beschwerden sind durch Kühlung zu lindern. Möglicherweise die Folge von Ernährungsstörungen bzw. Vitaminmangel. Direkte Ursache ist eine Nervenschädigung durch Sauerstoffmangel.

Burn-out-Syndrom
Seelisches »Ausgebranntsein«. Eine Form der vorwiegend seelischen Überforderung bei »Helfer-Berufen«: Krankenschwestern, Ärzte, Sozialarbeiter, Krankenpfleger. Führt zur völligen Vernachlässigung der eigenen Person und zu Aggressionen gegen Mitmenschen.

Bursa
Beutel, Tasche, Schleimbeutel.

Bursektomie
Operative Entfernung eines Schleimbeutels.

Bursitis
Entzündung eines Schleimbeutels, Bursopathien.

BW
Brustwirbel.

BWG
➪ Bland-White-Garland-Syndrom.

BWK
Brustwirbelkörper.

BWS
Brustwirbelsäule.
Bypass
Umgehung. Gemeint ist der künstliche, vorübergehend oder auf Dauer angelegte Umgehungskreislauf. Meist wird damit die Umgehungsoperation bei verengten Herzkranzgefäßen bezeichnet.
- ◆ *Aortokoronarer B.:* Verbindung zwischen Hauptschlagader (Aorta) und Herzkranzgefäß (Koronarie).
- ◆ *Femoropoplitealer B.:* Verbindung zwischen Oberschenkelschlagader und Knieschlagader.
- ◆ *Portokavaler B.:* Verbindung zwischen Pfortader und Hohlvene.
- ◆ *Splenorenaler B.:* Verbindung zwischen Milz- und Nierenschlagader.

B-Zellen
Bestimmter Zelltyp in der Bauchspeicheldrüse (Pankreas). Erzeugt Insulin.
B-Zellen-Defekte
Ausdruck eines Fehlers in der körpereigenen Abwehr. Hat schwer verlaufende Infektionen zur Folge, ebenso Lymphknoten- und Milzschwellung.

C

Ca
Carcinom (Krebs). ➪ Karzinom.
Caecum
Blinddarm. Der sackförmige Anfangsteil des Dickdarmes. An seinem unteren Ende befindet sich der Wurmfortsatz (Appendix vermiformis).
Caecus
Blind, nicht sehend.
Café-au-lait-Fleck
Milchkaffeefarbener Hautfleck. In manchen Fällen schon bei der Geburt vorhanden. Kann ein Teilsymptom der ➪ Neurofibromatose sein.
CAH
Chronisch aggressive Hepatitis (Leberentzündung).
Calcaneus
Fersenbein.
Calcaneussporn
»Fersensporn«. Eine Fußbeschwerde.

Calcinosis
Krankhafte Ablagerung von Kalziumsalzen im Gewebe. Auch: Kalzinose.
Caldwell-Operation
Radikaloperation der Kieferhöhle. Dabei wird die Schleimhaut der Kieferhöhle völlig entfernt und ein bleibendes Fenster zum unteren Nasengang angelegt.
Callus luxurians
Überschießend gebildetes Knochengewebe nach Knochenbruch. Führt zur Einschränkung der Beweglichkeit und verursacht Störungen der Durchblutung und der Nervenversorgung.
Calvaria
Schädeldach.
Calvities
Glatzköpfigkeit.
Campylobacter
Stäbchenförmige Bakterien im Magen und Darm.
- ◆ *C. pylori, Helicobacter pylori:* Erzeugen und unterhalten Geschwüre im Magen und Zwölffingerdarm. Nachweis durch Gewebsentnahme und Urease-Test. Behandlung mit Metronidazol und Ampicillin, enthalten im Präparat Helicocin.
- ◆ *C. jejuni:* Erreger von fieberhaften Darmentzündungen mit Gelenkbeschwerden. Lebt im Dünndarm.

Candida albicans
Hefepilz, ein normaler Mitbewohner im Darm des Menschen. Kann bei Immunschwächekrankheit, bei Tumoren, Chemotherapie und sehr schlechtem Allgemeinzustand zu lebensbedrohenden Pilzinfektionen Anlaß geben.
Candidiasis
Pilzerkrankung durch Candida. Auch: Kandidamykose. Der Pilz wächst krankhaft an Haut, Schleimhaut und inneren Organen. Zur C. führen langdauernde Verabfolgung von Antibiotika, Chemotherapie, Zuckerkrank-heit und Immunschwächekrankheit. Behandlung mit pilztötenden Mitteln.
CAPD
Continous ambulatory peritoneal dialysis. Die fortlaufende ambulante Bauchfellwäsche bei Nierenversagen.
Capillitium
Behaarte Kopfhaut.
Caput
1. Kopf.
2. »Kopf« eines Muskels oder Gelenkes.

Carcinom
➪ Karzinom.

Carcinoma in situ
Krebs in der Ruhephase. Sehr häufig völlig heilbar, z. B. der Ruhekrebs am Muttermund der Gebärmutter.
Carcinophobie
⇨ Karzinophobie.
Cardia
⇨ Kardia.
Cardiomyopathie
⇨ Kardiomyopathie.
Caro luxurians
»Wildes Fleisch«. Überschießend wucherndes Gewebe in schlecht gepflegten Wunden oder Operationsnarben.
Carotinikterus
Gelbfärbung der Haut durch reichliche Verfütterung von Karottensaft im 1. Lebensjahr. Wegen der guten Fettlöslichkeit von Carotin wird diese Gelbfärbung durch gleichzeitige Milchgaben gefördert.
Carotis
Kurzbezeichnung für die Halsschlagader. Die Mehrzahl heißt Carotiden.
Carpaltunnelsyndrom
Beschwerden, die durch eine Einengung des Handwurzelkanals durch eine Verdickung der quer verlaufenden Handwurzelsehne entsteht. Der durch den Kanal laufende Medianus-Nerv hat zuwenig Platz und wird durch Druck geschädigt. Schmerzen und Taubheitsgefühl entstehen an den ersten drei Fingern. Diagnose durch ⇨ EMG und Röntgen. Die Operation mit Durchschneidung des verdickten Bandes ist meist nicht zu umgehen.
Carpus
Handwurzel. Besteht aus acht gelenkig miteinander verbundenen Knöchelchen.
Cataracta
Die als grauer Star bezeichnete Linsentrübung.
- C. *calcarea:* Durch Kalk- und Cholesterineinlagerungen verkalkter Star.
- C. *calorica:* Durch langdauernde Einwirkung von starker Wärmestrahlung ausgelöster Star. Berufskrankheit bei Gießern und Glasbläsern.
- C. *complicata:* Star als Komplikation einer Augenkrankheit.
- C. *congenita:* Angeborener Star.
- C. *diabetica:* Star bei Zuckerkrankheit.
- C. *e radiatione:* Durch Bestrahlung ausgelöster Star. Strahlenstar.
- C. *juvenilis:* Star beim jüngeren Menschen.
- C. *matura:* Reifer Star, mit Abnahme des Volumens und Verwischung der Linsenstruktur.

- *C. polaris:* Polstar, am vorderen und hinteren Linsenpol gelegen.
- *C. secundaria:* Neuerliche Starbildung nach Staroperation.
- *C. senilis:* Altersstar, beginnt als speichenförmige Trübung.
- *C. tetanica:* Star bei Versagen der Epithelkörperchen.
- *C. traumatica:* Wundstar nach Augenverletzungen.
- *C. zonularis:* Schichtstar in der tieferen Linsenrinde. Kapselstar. Angeboren oder als Folge einer Rötelnerkrankung in der Schwangerschaft.

Catgut
Nahtmaterial. Wird vom Körper aufgesaugt. Eine verlängerte Aufsaugezeit hat Chromcatgut. Ursprünglich aus dem Darm der Katze (cat) hergestellt, jetzt vor allem aus Ziegen-, Schaf- und Rinderdünndarm.

Caudal
Steißwärts, nach unten gerichtet.

Causa
Grund, Ursache. ⇨ Kausal.

CAV
Chronische arterielle Verschlußkrankheit. Die Verengung der Schlagadern.

Cavum
Hohlraum. z. B. Cavum uteri: Hohlraum in der Gebärmutter.

Cephalea
Kopfschmerz.

Cerclage
1. Operatives Anlegen eines Ringes, Reifens oder einer Umschlingung des Muttermundes. Angewendet bei Schwäche des Halteapparates mit Gefahr der Früh- bzw. Fehlgeburt.
2. Umschlingung von Knochenteilen mit Draht oder Kunststoff bei Splitter- und Trümmerbrüchen.
3. Afterumschlingung bei Operationen dortselbst.

Cerebellär
Zum Kleinhirn gehörend.

Cerebellum
Kleinhirn.

Cerebral
Auch: zerebral. Zum Gehirn gehörig.

Cerebrospinal
Gehirn und Rückenmark betreffend. Auch: zerebrospinal.

Cerebrum
Gehirn. Auch: Zerebrum.

Cerumen
Ohrenschmalz. Nichts Krankhaftes. Wird von den Drüsen des Ohrganges zur

besseren Reinigung von Staub und Fremdkörpern gebildet. Muß nur bei übermäßiger Absonderung entfernt werden.

Cervicalsyndrom
➪ Zervikalsyndrom.

Cervicitis gonorrhoica
Entzündung des Muttermundes beim Tripper (➪ Gonorrhö) der Frau. Führt zu Ausfluß.

Cervix
Hals. z. B. Cervix uteri: Gebärmutterhals.

CF
Cystische Fibrose. ➪ Mukoviscidose.

Ch
Charriere. Maßeinheit für den Durchmesser von Kathetern und Sonden. 1 Charriere entspricht $^1/_3$ mm.

Chalazion
Hagelkorn. Entzündung der Drüsen unter der Lidhaut. Wird erbsgroß und ist kaum schmerzhaft.

Charcotsche Trias
Drei zusammenhängende Symptome bei ➪ Multipler Sklerose: Skandierende (abgehackte) Sprache, Zittern bei beabsichtigter Bewegung und Augenzittern (Nystagmus).

Charr.
Abkürzung für Charriere. ➪ Ch.

CHE
Cholezystektomie. Operative Gallenblasenentfernung.

Cheilitis
Lippenentzündung.

Cheilognathopalatoschisis
Mißbildung im Bereich von Mund und Gesicht mit Lippen-, Kiefer- und Gaumenspalte. »Wolfsrachen«.

Cheilognathoschisis
Mißbildung im Bereich der Oberlippe und des Oberkiefers, Lippen-Kiefer-Spalte.

Cheiloschisis
Lippenspalte.

Chemolitholyse
Chemische Auflösung von Steinen durch innerliche Anwendung chemischer Substanzen. Vor allem gegen Steine der Gallenblase.

Chemonukleolyse
Chemische Auflösung des Bandscheibenvorfalls. Es wird das eiweißauflösende

Enzym Papain in den Bandscheibenkern injiziert, was eine schnelle Auflösung bewirkt.

Chemotherapie

Chemische Behandlung von bösartigen Tumoren mittels Medikamenten, die direkt auf die Krebszellen einwirken. Die Medikamente werden genau auf die Tumorart abgestimmt. Sie müssen ausreichend dosiert und lange genug gegeben werden. Kann allein durchgeführt werden oder gemeinsam mit Operation und Bestrahlung. Ob eine Ch. erfolgreich ist, hängt von der Art des Tumors ab, das heißt aus welchen Zellen sich der Krebs zusammensetzt. Je früher man mit einer Ch. beginnt, desto besser sind die Erfolgschancen. Erstaunlich hohe Heilungsraten werden bei Krebsen des Blutes und der Lymphknoten, aber auch bei bösartigen Tumoren von Hoden, Brust, Prostata, dem Wilms-Tumor (der Niere) und gewissen Zelltypen der Lunge erreicht. Die Patienten bekommen meistens in vier- bis sechswöchigen Abständen Infusionen mit den Präparaten. Nach anfänglichem stationärem Aufenthalt kann die Behandlung oft ambulant weiter gegeben werden. Die zeitliche Beanspruchung beträgt meist nur einige Stunden.

Eine Ch. kann starke Nebenwirkungen auslösen. Fast immer kommt es zum Haarausfall, allerdings wachsen nach Beendigung der Therapie in praktisch allen Fällen die Haare wieder nach. Auch die Darmschleimhaut und die Blutbildung werden betroffen, ebenso kann das Brechzentrum im Gehirn gereizt werden. Zusatzmedikamente können aber heute den Großteil der Symptome in erträglichen Grenzen halten. Wichtige Voraussetzungen für eine Ch. sind Geduld und Vertrauen des Patienten.

Cheyne-Stokes-Atmung

Periodische Zu- und Abnahme der Atemzüge, gefolgt von Atemstillständen. Kommt teilweise auch während des Schlafes von Gesunden vor, sonst bei Störungen des Atemzentrums.

Chiasma opticum

Sehnervenkreuzung in der mittleren Schädelgrube.

Chips

Knochenspäne. Für Transplantationszwecke verwendet bzw. als Knochenreserve.

Chiropraktik

Behandlung krankhafter Störungen im Bereich der Wirbelsäule durch Anwendung bestimmter Handgriffe.

Chlamydien

In der Zelle lebende Bazillen, »Manteltierchen«. Es gibt viele Unterarten von Chlamydien. Erzeugen ➪ Trachom, Lymphknotenerkrankungen und viele andere Erkrankungen.

Chlamydienpelveoperitonitis
Bauchfellentzündung durch Chlamydien. Verursacht schwerste Krankheitszeichen. Diagnose durch Labor und Bauchspiegelung. Behandlung medikamentös, bei starker Ausbreitung ist die Operation notwendig.

Chloasma
Farbänderung der Haut durch Pigmentverschiebung. Am häufigsten ist das Chloasma uterinum in der Schwangerschaft. Wird auch als »Mutterflecken« bezeichnet. Hellgelbe bis dunkelbraune schmetterlingsförmige Flecken an der Stirn, am Nasenrücken und Kinn. Bildet sich nach der Entbindung wieder zurück.

Choanen
Paarig-hintere Nasenöffnung zum Rachen.

Chol-
Bedeutet als Wortteil »Galle«.

Cholämie
Erhöhung des Gallenfarbstoffes im Blut. Vorkommen bei Verschluß der ableitenden Gallenwege oder Leberzellschaden.

Cholangiographie
Röntgendarstellung der Gallenwege mittels Kontrastmittel.

Cholangiolithiasis
Gallengangssteine. ⇨ Gallenkolik.

Cholangioskopie
Spiegelung der Gallenwege.

Cholangitis
Entzündung der Gallenwege. ⇨ Gallenkolik.

Cholaskos
Austritt von Galle in den Bauchraum.

Choledochoduodenostomie
Operative Herstellung einer Verbindung zwischen Gallengang und Zwölffingerdarm.

Choledocholithiasis
Steinleiden des Gallenganges.

Choledochoskop
Instrument zur Spiegelung des Gallenganges.

Choledochotomie
Operative Eröffnung des Gallenganges.

Choledochus
Kurzbezeichnung für den Ductus choledochus, den 6–8 cm langen, außerhalb der Leber liegenden Hauptgallengang. Er leitet die Gallenflüssigkeit von der Gallenblase in den Zwölffingerdarm.

Choledochusdrainage
Ableitung des operativ eröffneten Gallenganges zur zeitlich befristeten Galleableitung z. B. als Sicherheitsmaßnahme nach Gallenblasenentfernung.
Choledochusstenose
Einengung des Gallenganges. Am häufigsten im Mündungsbereich, an der Papille im Zwölffingerdarm. Die Ursache ist meist eine verengende ➪ Papillitis.
Cholelithiasis
Gallenblasensteine. ➪ Gallenkolik.
Cholelitholyse
Auflösung von Gallensteinen durch chemische Mittel. Ist nur bei Steinen bestimmter Zusammensetzung möglich, langwierig, nebenwirkungsreich und äußerst unsicher.
Cholelithotripsie
Zertrümmerung von Gallensteinen mittels Ultraschall. Vor allem bei Steinen, die im Röntgen nicht sichtbar sind. Die Gallenblase muß bei dieser Behandlungsart funktionstüchtig sein, und es muß mit der Einnahme von gallensteinauflösenden Medikamenten kombiniert behandelt werden.
Cholerese
Bildung der Gallenflüssigkeit in den Leberzellen. Pro Tag wird ca. 1 l abgesondert.
Choleretika
Die Galleerzeugung steigernde Mittel. Auch Gallensäuren, Fette und Fettsäuren wirken in diesem Sinne.
Cholestase, intrahepatisch
Gelbsucht durch Gallenstauung innerhalb der Leberzellen oder den kleinsten in der Leber gelegenen Gallengängen. ➪ Ikterus.
Cholesteatom
Auch: Margaritom oder Perlgeschwulst. Eine Art Tumor am Rande des Trommelfelles. Er besteht aus Hautzellen und kann die Gehörknöchelchen durch Druck zerstören. Behandlung durch operative Entfernung.
Cholezystektomie
Chirurgische Gallenblasenentfernung. ➪ Gallenkolik.
Cholezystitis
Gallenblasenentzündung. ➪ Gallenkolik.
Cholezystoduodenostomie
Operative Verbindung zwischen Gallenblase und Zwölffingerdarm. Angewendet zur Umgehung eines Abflußhindernisses im Gallengang, das auf sonstigem operativem Weg nicht zu beseitigen ist.
Cholezystographie
Röntgendarstellung der Gallenblase mittels Kontrastmittel.

Cholezystolithiasis
Gallenblasensteine. ➪ Gallenkolik.
Cholezystopathie
Überbegriff für Störungen und krankhafte Veränderungen der Gallenblase.
Cholostase
Stauung der Gallenflüssigkeit in der Gallenblase.
Chondrektomie
Operative Entfernung des Gelenkknorpels.
Chondritis
Knorpelentzündung. Meist ist gleichzeitig auch der Knochen mit entzündet.
Chondrocalcinosis articularis
Einlagerung von Kalksalzen in den Gelenkknorpel. Kommt bei Stoffwechselstörungen wie Gicht vor, auch erblich oder aus unbekannten Gründen. Diagnose mittels Röntgen.
Chondrom
Gutartige, langsam wachsende Knorpelgeschwulst.
Chondromalazie
Krankhafte Erweichung des Knorpelgewebes. Meist die Folge einer Stoffwechselstörung, Entzündung oder chronischen Überlastung. Diagnose durch Röntgen und ➪ MR.
Chondropathia patellae
Knorpelschaden der Hinterwand der Kniescheibe. Ursachen sind fehlerhafte Anlage, Überbeanspruchung und Verletzungen. Typische Symptome sind Schmerzen beim Treppabwärtsgehen und deutliches Reiben beim Andrücken der Kniescheibe. Sichere Röntgenbefunde sind nicht zu erheben. Diagnose mittels ➪ MR. ➪ Kniebeschwerden.
Chondrosarkom
Krebs des Knorpelgewebes, besonders von Rippen, Schultergürtel, Oberarm, Oberschenkel und Becken. Kommt selten vor. Die meisten Patienten sind über 40 Jahre alt. Geringe Neigung zu Absiedelungen. Die Ansprechbarkeit auf Strahlen- und Chemotherapie ist nicht sehr groß. ➪ Knochentumoren.
Chondrose
Abnützungskrankheit des Knorpels.
Chorea
»Veitstanz«. Eine Bewegungsstörung, verursacht durch Schädigung gewisser Gehirnanteile. Es kommt zu unwillkürlichen, nicht beherrschbaren Zusammenziehungen von Muskeln in fast allen Körpergegenden. Zusätzlich auch Grimassieren und Sprechstörungen.
Choreoathetose
Bewegungsunruhe mit serienweise auftretenden zuckenden und bizarr ge-

schraubten Bewegungen. Kommt bei verschiedenen Krankheiten des Gehirns vor.

Chorioidea
Gefäßreiche Aderhaut des Auges. Sie versorgt die Netzhaut.

Chorioiditis
Aderhautentzündung des Auges. Immer ist auch die Netzhaut mitbeteiligt.

Chorioidoiritis
Entzündung von Aderhaut und Regenbogenhaut des Auges.

Chorionkarzinom
Bösartige Form der ➪ Blasenmole, der bösartige Zottenkrebs. Gleichbedeutende Namen sind destruierendes Chorionadenom, Plazentom, Deciduoma, fetaler Zottenkrebs. Ch. erzeugt Hormone und wächst in die Umgebung ein.

◆ *Orthotopes Ch.:* In Gebärmutter oder Eileiter.

◆ *Ektopisches Ch.:* In Scheide, Eierstock, Darm, Leber.

Der Chorionkrebs entsteht nach Blasenmolen, Fehlgeburten, aber auch ohne Schwangerschaft. Der schwammig-brüchige Tumor bricht in Blutgefäße ein und siedelt Metastasen in Lunge, Leber und Gehirn ab.

Chorioretinitis
Entzündung von Aderhaut und Netzhaut des Auges.

Chromosomen
Träger der Erbanlagen. Sie sind Bestandteil jedes Zellkernes.

Chromosomenanomalien
Außergewöhnliche Veränderungen der Chromosomen. Können zu Mißbildungen führen. Am bekanntesten sind das ➪ Down-Syndrom (Trisomie 21) und das ➪ Klinefelter-Syndrom (XXY).

Chronisch
Langdauernd, schwierig zu heilen. Gegenteil: ➪ akut.

Chylektasie
Örtliche Erweiterung eines Lymphgefäßes.

Chymus
Nahrungsbrei. Die vom Magen angedauten und in den Darm gelangenden Nahrungsmittel.

Cimino-Shunt
Operativ geschaffene Verbindung zwischen Schlagader und Vene am Unterarm. Wird bei Bedarf »angebohrt« (punktiert) zur Hämodialyse (Blutwäsche).

Cingulum
Gürtelförmiger Verband um den Brustkorb mit der häufigsten Anwendung nach Rippenbrüchen.

Circumzision
➪ Zirkumzision.

Cirrhose
➪ Zirrhose.

CLL
Chronische lymphatische ➪ Leukämie. Eine Blutkrebsart der weißen Blutkörperchen.

Claudicatio intermittens
Das Verhalten der Patienten, die an Durchblutungsstörungen der Beine leiden. Die Sauerstoffnot im durchblutungsgestörten Bein führt zu Muskelschmerzen und zwingt zu Gehpausen und zu vorübergehendem (intermittierendem) Hinken (Claudicatio). Besser bekannt ist das Verhalten als »Schaufensterkrankheit«. ➪ Durchblutungsstörungen.

Claudicatio spinalis
Durchblutungsnot im Rückenmark des Brustkorbes. Kommt vor bei verengter Hauptschlagader (Aortenstenose) durch übermäßigen Blutabzug in die Beine.

Clavicula
Schlüsselbein.

Clavus
Auch: Klavus. Hornzellenwucherung der Haut, Hühnerauge, Leichdorn. Durch Druck auf die knochennahe Haut entsteht eine umschriebene schmerzhafte Hornhautverdickung mit einem zentralen, in die Tiefe gerichteten Sporn. Operative Beseitigung.

Clusterkopfschmerz
Anfallsweise auftretender Kopfschmerz mit Wochen bis Monate dauernden Perioden. Cluster (engl.) sind Haufen, Schwärme. ➪ Kopfschmerzen.

CML
Chronische myeloische ➪ Leukämie. Eine Blutkrebsart gewisser weißer Blutkörperchen.

COAD
Chronische obstruktive Atemwegserkrankung. Entsteht durch Verengung der Bronchien.

COAP
Medikamentenschema für die Chemotherapie.

Coarctatio aortae
➪ Aortenisthmusstenose.

Coccygodynie
Akuter Steißbeinschmerz verschiedenster Ursache. Kommt häufiger bei Frauen vor, Schmerzen sind meist an der Steißbeinspitze. Ursächlich bei Reizung der Nervenwurzeln und als Folge von Verletzungen. Diagnose mittels Röntgen. Das Labor ist unauffällig.

Cockett-Venen
Über dem Fußknöchel verlaufende, »durchbohrende« Venen.
COCM
Kongestive Kardiomyopathie. Eine besondere Art der Herzerkrankung.
COE
Chronische obstruktive Emphysembronchitis. Bronchitis mit Lungenblähung und Einengung der Bronchien.
Coitus
➪ Koitus.
COLD
Chronische Lungenkrankheit.
Colica mucosa
Dickdarmstörung mit kolikartigen Schmerzanfällen und schleimhältigen Darmentleerungen. Gelegentlich bei jüngeren Frauen mit gesteigerter Nervosität.
Colitis
Auch: Kolitis. Schleimhautentzündung des Dickdarms.
Colitis ulcerosa
Entzündung von Dickdarm und Mastdarm. Die Krankheit verläuft chronisch und neigt zu häufigen Rückfällen. Die Ursache ist unbekannt. Die Schleimhaut des Darmes ist entzündet, verstärkt durchblutet, leicht verletzlich, blutend, geschwürig (ulzerös) und mit Abszessen durchsetzt. Mit der Zeit bilden sich kleine Polypen und Narben, der normale Darmaufbau geht verloren. Am häufigsten sind Mastdarm und der unterste Dickdarmabschnitt (Sigmoid) befallen. In 10% der Fälle wird der ganze Dickdarm in die Krankheit einbezogen. Symptome sind blutig-eitrige Durchfälle, bis zu 20mal täglich, auch nachts. Bauchkrämpfe mit Abgang von Schleim und Blut. Der Stuhlgang selbst ist oft normal, manchmal sogar verstopft. Allgemein kommt es zu Müdigkeit, Appetitlosigkeit, Fieber, Blutarmut und Abmagerung.

- *Hämorrhagische Proktitis:* Die Entzündung ist auf die letzten 15 cm des Mastdarmes beschränkt. Milder Verlauf mit wenig Abgang von Schleim und Blut und kaum Allgemeinbeschwerden.
- *Toxisches Megakolon:* Der ganze Dickdarm ist maximal gebläht, es kommt zur Vergiftung des Körpers mit sehr großer Gefahr des Durchbruches in die freie Bauchhöhle.

Diagnose durch Labor, Spiegelung (➪ Coloskopie) und Röntgen. Komplikationen sind Durchbruch, Bauchfellentzündung, Blutung, Darmverengung, krebsige Entartung. Behandlung medikamentös; zusätzlich Einläufe, Wasser- und Mineralstoffausgleich. Diät hat keinen Sinn. Im akuten Fall ist Intensivbehandlung erforderlich.

Collum
Hals.
Colon
Dickdarm.
Coloskopie
Auch: Koloskopie. Spiegelung des Dickdarmes. Als Vorbereitung zur Untersuchung ist die gründliche Darmreinigung erforderlich. Dies läßt sich durch Spülung (Lavage) erreichen. Hiezu muß am Vortag der Untersuchung die Menge von 3–5 l einer mineralischen Lösung getrunken werden. Die Folge davon ist ein milder Durchfall. Oft genügt aber auch nur die Einnahme eines flüssigen Abführmittels wie X-Prep.
Untersuchungsziel der C. ist die Erkennung von Entzündungen und Tumoren. Kleine – gutartige – Schleimhauttumoren bis ca. 3 cm Größe können während der Untersuchung mit der elektrischen Schlinge abgetragen werden. Aus allen anderen krankhaften Gewebeteilen kann man Proben (Biopsien) entnehmen.
Colostoma
➪ Kolostoma.
Colpitis
➪ Kolpitis.
Coma
➪ Koma.
Combustio
Verbrennung.
Commotio cerebri
Gehirnerschütterung. Die Hirnschädigung durch stumpfe Gewalteinwirkung auf den Schädel und das Hirn. Typisch sind die kurze, 1–3 Stunden dauernde Bewußtseinstrübung oder Bewußtlosigkeit, Atem- und Kreislaufstörungen, Übelkeit, Brechreiz oder Erbrechen sowie ➪ Amnesie für die Zeit vor oder nach dem Unfall. Diagnose durch den Nervenarzt, Röntgen, ➪ EEG, ➪ CT und ➪ MR.
Compliance
1. Maß für die Dehnbarkeit der Lunge.
2. Maß für die Behandlungsdisziplin eines Patienten (z. B. für das Pilleneinnehmen).
Computertomographie
Röntgenschichtuntersuchung mit computergestützter Verarbeitung, meist nur CT genannt. Der Patient liegt dabei in einer Röntgenröhre und Detektoren drehen sich um den Körper. In den Detektoren werden die Röntgenstrahlen in elektrische Signale umgewandelt und im Computer zu Querschnittsbildern

zusammengesetzt. Zur Verstärkung der Kontraste wird in unklaren Fällen noch zusätzlich ein Kontrastmittel injiziert. CT hat wegen der hervorragenden Bilddarstellung bei den meisten Körperbereichen das »normale« Röntgen verdrängt.

Condylomata acuminata

»Spitze Feigwarzen«, verursacht durch eine Virusinfektion. Entsteht, wenn begünstigende Umstände vorliegen wie Ausfluß, feuchte, rissige Hautstellen oder Ekzeme. Die Warzen wachsen karfiolartig, und die Hautbüschel sind bis zur Basis entfaltbar. In der Diagnose ist die Abgrenzung von den syphilisverursachten »breiten Feigwarzen« (Condylomata lata) wichtig, ebenso von krebsigen Veränderungen. Die Behandlung besteht in der Abtragung mit dem »scharfen Löffel«.

Condylus

Gelenkkopf, -knorren, -fortsatz.

Congelatio

Erfrierung.

Conjunctivitis

➪ Konjunktivitis.

Conn-Syndrom

Krankheitsbild, das durch die krankhafte Absonderung des Hormons Aldosteron aus der Nebennierenrinde entsteht. Die Ursache ist ein drüsiger einseitiger Tumor oder eine beidseitige Zellwucherung der Nebennieren. Hauptsymptome sind Bluthochdruck und Kaliummangel. Diagnose durch Labor und ➪ CT. Die Behandlung ist medikamentös und bei einseitigem Tumor operativ durch Entfernung der Nebenniere. ➪ Hyperaldosteronismus.

Continua

Auch: Febris continua. Ununterbrochenes Fieber.

Contre-coup

Indirekte, durch Stoßwellen übertragene Erschütterung des Kopfes, wodurch auf der gegenüberliegenden Seite der stumpfen Gewalteinwirkung eine gedeckte Hirnverletzung auftritt.

Contusio cerebri

Schädelprellung. Entsteht durch Einwirkung stumpfer Gewalt auf den Schädel. Symptome sind Kopfschmerzen, Erbrechen und durch Schmerzreflexe eventuell Bewußtseinsverlust. Zur Sicherheit ist die Überwachung auf einer Intensivstation erforderlich.

Coombs-Test

Testmethode zum Nachweis von Antikörpern gegen rote Blutkörperchen.

COPD

➪ Emphysembronchitis.

COPE
Chronisches obstruktives Lungenemphysem. Atemwegsleiden mit Lungenblähung und Bronchialverengung.
COPP
Abkürzung für die verwendeten Medikamente bei der Chemotherapie der ➪ Hodgkin-Krankheit.
Cor
Herz.
- *C. adiposum:* Fettherz.
- *C. arteriosum:* Linke Herzhälfte.
- *C. bovinum:* »Ochsenherz«. Krankhaft vergrößertes Herz.
- *C. dextrum:* Rechte Herzhälfte.
- *C. pulmonale:* Krankhaft vergrößertes Herz mit übermäßiger Größenzunahme der rechten Herzhälfte. Vorkommen bei Bronchialasthma, Tuberkulose, Silikose u.a.

Corium
»Lederhaut«. Hautschicht mit Nerven und Gefäßen.
Cornea
Hornhaut des Auges.
Cor pulmonale
Chronisches Versagen der rechten Herzkammer. Verursacht durch eine Lungenkrankheit, die zu einer erhöhten Druckbelastung führt. Symptome sind Atemnot, Angina pectoris, Blausucht, Vermehrung der roten Blutkörperchen, Ausbildung von Trommelschlegelfingern und -zehen.
Corpus
Auch: Korpus. Mehrzahl: Corpora. Körper, Hauptteil eines Organs.
Cornu cutaneum
Hornartige Hautveränderung, die in Krebs übergehen kann. Muß operativ entfernt werden.
Corpus-luteum-Insuffizienz
Eine Form der weiblichen Unfruchtbarkeit. Das Corpus luteum (»Gelbkörper« des Eierstockes) besteht aus umgewandelten Zellen des »gesprungenen Eies« und wirkt als Drüse, die Östrogen erzeugt. Die Insuffizienz (Versagen) zeigt sich in einem treppenförmigen Temperaturanstieg mit verkürzter Phase erhöhter Temperatur.
Corticosteroide
Bezeichnung für Kortikoide. Gemeint ist immer »Kortison« (in der Anwendung als Medikament).
Cortison
➪ Kortison.

Costa
Die Rippe.
Costo-Clavicularsyndrom
Störung mit Beeinträchtigung der Nerven, Venen und Schlagadern des Armes. Tritt auf bei Fehlstellungen des Brustkorbes und nach Brüchen des Schlüsselbeines mit nachfolgender Einengung des Raumes zwischen Schlüsselbein und 1. Rippe. Symptome sind Armschmerzen, verstärkt bei schwerem Tragen oder Arbeiten mit erhobenem Arm, dazu Schwäche und Schrumpfung der Handmuskeln wegen Durchblutungsstörungen der Finger. Diagnose durch Röntgen, ➪ EMG, eventuell Angiographie. Behandlung mit Krankengymnastik, medikamentös, eventuell operativ.
Cotton-wool-Herde
Wolkig-helle, kleine Entzündungsherde am Augenhintergrund. Vorkommen bei Entzündungen und Zuckerkrankheit. Diagnose durch Augenspiegelung.
Couplet
Das Aufeinanderfolgen von zwei Extraschlägen des Herzens.
Courvoisiersches Zeichen
Über längere Zeit bestehende schmerzlose Vergrößerung der Gallenblase als Hinweis auf deren tumorbedingten Verschluß.
Coxa
Hüfte.
Coxalgie
Hüftschmerz.
Coxitis
Entzündung des Hüftgelenkes. Ursachen sind Rheuma, Tuberkulose, Bakterien und Allgemeinerkrankungen. Nachweis durch Röntgen, Labor und Ultraschall. Ist mit Ultraschall ein »Erguß« nachweisbar, kann durch Punktion die Entlastung und Keimbestimmung erfolgen. Behandlung durch Ruhigstellung, physikalische Anwendungen und bei bakterieller Entzündung Operation mit Spülung.
CPAP
Continuous Positive Airway Pressure. Ständige Atmung bzw. Beatmung gegen erhöhten Druck. Anwendung beispielsweise bei ➪ Schlafapnoe.
CPH
Chronisch persistierende Hepatitis. Eine lange bestehen bleibende Entzündung der Leber.
Crampussyndrom
Beschwerden durch Muskelkrämpfe. Es bestehen schmerzhafte, nicht unterdrückbare Muskelzusammenziehungen (Crampi), besonders in den Waden, aber auch in anderen – oder allen – Muskeln. Die Ursachen sind vielfältig:

Durchblutungsstörungen, Krampfadern, Reizungen von Nervenwurzeln, »Ischias«, Verengungen im Rückenmark, Störungen der Schilddrüse, Wasser- und Mineralstoffstörungen. In den meisten Fällen bleibt die Ursache ungeklärt. Behandlung medikamentös.

Crena ani

Afterfurche.

Cresendo-Angina

Geht aus einer ursprünglich stabilen ➪ Angina pectoris hervor. »Crescendo« ist eine andere Bezeichnung für »instabile« Angina. Die Herzanfälle werden »anders«, stärker, dauern länger und treten auch in Ruhe auf. Die Behandlung wird zunehmend wirkungslos.

CRI

Chronische respiratorische Insuffizienz. Ein langdauerndes Versagen der Atmung.

Crohnsche Krankheit

Schubweise verlaufende, chronische Entzündung von Dünn- und Dickdarm, aber auch Magen. Erzeugt Schmerzen, Durchfälle und Abmagerung. Diagnose durch Spiegelung des Darmes und Gewebsentnahme. Das wirksamste Medikament ist Kortison. ➪ Morbus Crohn.

Croup

➪ Krupp.

Crush

Krankheitsbild, das durch den Zerfall größerer Muskelmassen nach schweren Verletzungen entsteht. Kann durch Nierenversagen lebensbedrohend sein.

Crux

1. Qual, schwierige Situation, unlösbare Aufgabe.
2. Kreuz.

CT

➪ Computertomographie.

CTG

Cardiotokographie. Gleichzeitige Registrierung der kindlichen Herztöne und der Wehentätigkeit.

CTS

Carpaltunnelsyndrom. Verengung des Gefäß-Nerv-Tunnels am Handgelenk.

Cubitus

Ellbogen.

CURS

Chronisches unspezifisches Respirationssyndrom. Ein nicht durch Erreger bedingtes Atemwegsleiden.

Curschmann-Steinert-Krankheit
Erbliche Krankheit der Muskulatur. Gestört sind vor allem die Muskeln für die Fingerbeuger, die kleinen Handmuskeln (schwacher Händedruck), die Kau- und Zungenmuskeln (verwaschene Sprache), die Lidmuskeln (hängendes Lid) und andere. Zusätzlich Haarausfall und Störung der Geschlechtsfunktionen.

Curvatur
Wölbung, Krümmung. Gemeint ist meistens die kleine oder große C. (Kurvatur) des Magens.

Cushing-Syndrom
Bezeichnung für ein Krankheitsbild, das durch übermäßige Kortisonzufuhr entsteht. Das Hormon Kortison wird entweder im Überschuß vom Körper selbst produziert, oder es gelangt als Medikament in den Organismus. Ist der Körper selbst die Ursache, gibt es folgende Möglichkeiten der Entstehung:

- Gut- und bösartige Wucherungen der Nebennierenrinde.
- Hormonüberproduktion von ACTH in der Hirnanhangsdrüse. Dieses Hormon reizt die Nebennierenrinde zu vermehrter Leistung.
- Alkoholmißbrauch.

Die Symptome sind Vollmondgesicht und Fettleibigkeit als Stammfettsucht, Büffelnacken, Hautstreifen (Striae) durch Hautzerreißung, Hautblutungen und Schrumpfung der Haut: Sie wird papierdünn und höchst verletzlich. Erscheinungen der Vermännlichung (Virilisierung) sind auf die Mehrproduktion von Hormonen zurückzuführen, die »männerähnlich« wirken (Androgene). An den Knochen kommt es zur Entkalkung (Osteoporose). Weitere vielfältige Symptome folgen: Muskelschwäche und Muskelschwund, Verkleinerung der Geschlechtsdrüsen und Ausbleiben der Menstruation, Vermehrung der roten und weißen Blutkörperchen, Zuckerkrankheit, Kaliummangel und Bluthochdruck. Die Diagnose wird mit Hilfe des Labors gestellt, wobei der Dexamethason-Kurztest am wichtigsten ist. Weitere Verfahren sind ⇨ CT und ⇨ MR der Hirnanhangsdrüse sowie CT, MR und Ultraschall der Nebenniere. Der Heilverlauf beim Cushing-Syndrom hängt von der frühzeitigen Diagnose ab, bei erfolgreicher Behandlung kann mit der Rückbildung aller Symptome gerechnet werden.

Die Behandlung ist operativ mit Entfernung des wuchernden Gewebes und zusätzlich medikamentös. Nach der Operation müssen gewisse Dosen Kortison lebenslang eingenommen werden, zum Teil werden auch »Antikortisone« benötigt.

Cushingoid
Bezeichnung für ähnliche Symptome wie bei ⇨ Cushing-Syndrom.

Cutis marmorata
»Marmorierte« Haut. Kommt bei Durchblutungsstörungen vor und zeigt sich

in einer netzförmigen, bläulichen Hautzeichnung an einzelnen Körperstellen oder allgemein. Meist als Folge von Hitze oder Kälte.

CVAP

Abkürzung für die verwendeten Medikamente bei der Chemotherapie.

CVI

1. Zerebrovaskuläre Insuffizienz. Versagen der geistigen Kräfte wegen Durchblutungsstörungen.
2. Chronische venöse Insuffizienz. Chronische Venenschwäche mit Krampfadern usw.

Cyanose

➩ Zyanose.

Cyklothymie

➩ Zyklothymie.

Cystadenom

Auch: Kystadenom. Drüsiger, gutartiger Tumor, der Kugel- oder Spaltzysten bildet. Ausgehend von Eierstock, Brust, Niere, Lunge, Schilddrüse und Hoden. Operative Behandlung.

Cyste

➩ Zyste.

Cystische Fibrose

➩ Mukoviszidose.

Cystitis

➩ Zystitis.

C-Zellkarzinom

Bösartiger Tumor der Schilddrüse. Ausgang von den C-Zellen der Schilddrüse.

D

D1–D12

Kurzbezeichnung für die zwölf Brustwirbel.

Da-Costa-Syndrom

Auch: Effort-Syndrom, Soldier's heart. Ungefährliche Funktionsstörung, welche den Betroffenen aber sehr belastet und beunruhigt. Es kommt dabei anfallsweise zu stundenlangen Schmerzen mit stichartigen Beschwerden in der Herzgegend und beim Einatmen zu Engegefühl in der Brust. In typischer Weise bessern sich alle Symptome durch körperliche Belastung. Begleitet werden die Symptome oft von Herzklopfen, Unruhe, Schweißausbruch, Zittern, Durchfall und Harnflut. Manchmal sind auch – harmlose – EKG-Veränderungen zu sehen. Die Ursachen für diese Störung liegen immer im seelischen Bereich, z. B. bei erhöhter Erwartungsangst. EKG und Belastungs-EKG reichen zur Diagnose meistens aus. Eine spezielle Behandlung ist nicht erforderlich.

Dämmerattacken
Krankheitszeichen bei einer bestimmten Form der ➪ Epilepsie. Das Bewußtsein ist beeinträchtigt, der Patient wirkt abwesend und macht gewisse automatische – zur jeweiligen Situation völlig unpassende – Handlungen wie Schlucken, Trampeln, Schnarchen, Lachen oder Stöhnen.

Dakryoadenitis
Entzündung der Tränendrüse. Verläuft akut mit schmerzhafter Schwellung des Oberlides und Ausbildung des »Mandelauges«. Die Bindehaut schwillt an, ebenso die vor dem Ohr liegenden Lymphknoten. Bei der chronischen Form wird die Schwellung schmerzlos, das Oberlid bekommt »Paragraphenform«.

Dalrymplesches Zeichen
Weite Lidspalte durch Zurückziehung des Oberlides. Ein Symptom bei Überfunktion der Schilddrüse, der »Basedow'schen« Krankheit. ➪ Exophthalmus.

Darmatonie
Der Spannungszustand und die Zusammenziehfähigkeit der Darmwand sind stark herabgesetzt oder fehlen. Der Grund liegt in einer Störung der Darmnerven. D. kann angeboren sein und ist dann örtlich begrenzt. Meistens jedoch tritt sie im Laufe des Lebens durch eine Schädigung des Darmes auf infolge Verletzungen, Vergiftungen oder Operationen. Diagnose durch Röntgen, teilweise Ultraschall und ➪ CT. Behandlung operativ und medikamentös.

Darmatresie
Angeborenes Fehlen der Darmlichtung. Muß operativ beseitigt werden.

Darmflora
Normalerweise im Dickdarm befindliche Kleinlebewesen, z. B. Colibakterien und Darmhefen. Störungen der D. sind möglich durch einseitige Ernährung, Antibiotika, Pilzüberwucherung und Abführmittel.

Darmpassage
Transport der Nahrung durch den Darm.

Darmrohr
Zur Ableitung von Darmgasen oder zum Zwecke der Spülung bzw. für Einläufe wird in den Dickdarm vorübergehend ein Gummirohr eingelegt.

Darmspiegel
Flüssigkeitsspiegel im Dünn- und/oder Dickdarm bei Darmverschluß. Sichtbar im Röntgen.

Darmsteifung
Krampfhafte Versteifungen des Darmes vor einer Verengung.
Darmstenose
Verengung der Darmlichtung, führt zur Behinderung der Darmpassage.
Dauerkatheter
Katheter, der für längere Zeit (Wochen bis Monate) in der Blase (oder im Nierenbecken) belassen wird. Dient der Ableitung des Harnes bei Abflußstörungen.
DD
➪ Differentialdiagnose.
Debil
Leicht schwachsinnig.
Debilität
Leichtester Grad von Schwachsinn. Sonderschulfähig.
Debridement
1. Durchtrennung strangförmiger Verwachsungen.
2. Abtragung oberflächlicher, abgestorbener Wundbezirke.
Debulking
Methode der Tumorverkleinerung durch Laser.
Defäkation
Stuhlentleerung.
Defense musculaire
Abwehrspannung der Muskulatur, z. B. die der Bauchdecken.
Defibrillation
Wiederherstellung der normalen elektrischen Reizleitung im Herzen durch einen gezielten Stromstoß. Das dazu benötigte Gerät ist der Defibrillator.
Defluvium capillitii
Haarausfall, Glatzenbildung.
Degeneration
Abbau von Organen oder Körperteilen bzw. Abnützungserscheinungen z. B. der Knochen oder der Wirbelsäule.
De Quervainsche Thyreoiditis
Ursächlich ungeklärte Form der Schilddrüsenentzündung.
Dehydratation
Auch: Dehydration. Mangel an Körperwasser durch die Störung des Wasser- und Elektrolythaushaltes.
Dekompensation
Erschöpfung. Der Ausgleich (Kompensation) einer Funktionsstörung reicht nicht mehr aus. Abläufe, die sonst den Ausgleich herbeiführen, entgleisen oder versagen.

◆ *Kardiale D.:* Herzversagen.
◆ *Renale D.:* Nierenversagen.
◆ *Vaskuläre D.:* Gefäßversagen, z. B. im Gehirn bei Verkalkung.

Dekubitus
Wundliegen. Geschwüre mit abgestorbenem Gewebe an Druckstellen der Haut von bettlägerigen Patienten.

Delir
Als Nervenstörung eine ➪ Psychose mit »abgesunkenem« Bewußtsein, fehlender örtlicher und zeitlicher Orientierung, Verkennung der Umwelt mit falschen und wahnhaften Vorstellungen. Typisch ist auch die starke Unruhe der Hände. Die eigentümlichen Hand- und Fingerbewegungen bezeichnet man auch als »Flockenlesen« oder »Fädenziehen«. Ein Delirium ist rückbildungsfähig.

Delirant
Das Delirium betreffend, im Delirium sein.

Deliriös
Mit Delirien verbunden.

Delirium tremens
➪ Alkoholismus.

Deltahepatitis
Besondere Form der Leberentzündung. Durch das Delta-Virus hervorgerufen.

Demand-Schrittmacher
Ein Herzschrittmacher, der je nach Herz- und Kreislauferfordernis mit elektrischen Impulsen einspringt. Ist die Herzaktion wieder normal, schaltet er sich ab.

Demarkation
Scharfe Abgrenzung zwischen gesundem und krankem Gewebe.

Dementia senilis
Altersblödsinn. Schwachsinnigkeit, die durch eine Verkalkung der Hirngefäße ausgelöst wird.

Demenz
Auch: Dementia. Erworbener Schwachsinn, organisch bedingte Hirnschädigung. D. bedeutet den Verlust von erworbenen geistigen Fähigkeiten, vor allem des Gedächtnisses, weiters verändert sich die Persönlichkeit. ➪ Psychose.

Demineralisation
Verarmung des Körpers an Mineralsalzen, z. B. bei der ➪ Osteoporose.

Dens
1. Zahn. Mehrzahl: Dentes.
◆ *D. caninus:* Eckzahn.
◆ *D. deciduus:* Milchzahn.
◆ *D. incisivus:* Schneidezahn.

◆ *D. molaris:* Mahlzahn.
◆ *D. praemolaris:* Vorderer Backenzahn
◆ *D. permanens:* Bleibender Zahn.
◆ *D. serotinus:* Weisheitszahn.
2. Kopfwärts gerichteter zapfenförmiger Fortsatz des 2. Halswirbels.

Dental
Die Zähne betreffend, zu den Zähnen gehörend.

Dentalfluorose
Gestörte Zahnbildung durch übermäßige Zufuhr von Fluor während der Zahnentwicklung. Besonders leidet der Schmelz, er ist nur mangelhaft ausgebildet und wird später fleckig, gelb-bräunlich verfärbt. Gegen Karies sind die Zähne jedoch widerstandsfähig.

Dentalinfektion
Von einem Zahn oder »Dentalherd« ausgehende Infektion. Auch als Herdinfektion bezeichnet.

Dentifikation
Zahnbildung.

Dentin
Zahnbein. Die durch ihren Mineralgehalt (Fluor, Kalzium) knochenähnliche, gelblich-weiße Substanz, welche die Zahnhöhle umschließt. Sie ist im Wurzelbereich vom Zement, im Kronenbereich vom Schmelz umgeben. Dentin wird lebenslang von innen nach außen gebildet.

Dentition
Das »Zahnen«, der Durchbruch des Milchgebisses und des bleibenden Gebisses. Auch: Dentitio.
◆ *D. difficilis:* Störung im Durchbruch der bleibenden Zähne.
◆ *D. praecox:* Vor dem 6. Lebensmonat einsetzendes Zahnen.
◆ *D. secunda:* Durchbruch der bleibenden Zähne.
◆ *D. senilis, D. tarda:* Verspätetes Einsetzen des Durchbruches bleibender Zähne.
◆ *D. tertia:* Durchbruch eines 3. Zahnes im Alter oder eines bisher zurückgehaltenen (retinierten) Zahnes. Kommt selten vor.

Dentitionszyste
Bildung einer Zyste durch das vorzeitige Abheben eines »Zahnsäckchens« von der Krone eines Zahnes, der noch nicht durchgebrochen ist. Komplikationen sind Vereiterung und Geschwüre.

Dento-
Bedeutet als Wortteil »Zahn«, »Zähne«.

Dentogen
Von den Zähnen ausgehend.

Dentogene Sinusitis maxillaris
Nasennebenhöhlenentzündung, ausgehend von einem Zahnherd. Kann von selbst entstehen oder nach zahnärztlicher Behandlung von entzündlichen Herden der Zahnwurzel.

Depigmentierung
Entfernung oder Verlust des Hautfarbstoffes. Die angeborene D. entspricht dem Albinismus. ➪ Vitiligo

Depilation
Enthaarung.

Depression
Seelische Störung mit gedrückter, pessimistischer Stimmungslage, »traurige Verstimmung«. Häufig sind Angstzustände, eine Komplikation ist die Neigung zur Selbsttötung.

- *Agitierte D.:* Eine Form der endogenen D. Anstatt der Hemmung herrscht hier eine unruhige, ängstliche Betriebsamkeit und gehetzte Unruhe.
- *Anaklitische D.:* Bei Kindern, die längere Zeit von der Bezugsperson getrennt waren, gefühllos und kalt behandelt wurden. Auch: Anlehnungsdepression.
- *Arteriosklerotische D.:* Bei Hirngefäßverkalkung. »Seichte« Traurigkeit, monotones Jammern, unruhiges Getriebensein, inhaltsleere Wahnvorstellungen.
- *Endogene D.:* Ursächlich spielen viele Umstände eine Rolle. Bekannt ist eine gewisse erbliche Neigung, Störungen der Nervenüberträger (Neurotransmitter) und der »inneren Uhr« sind wichtige Auslöser.
- *Exogene D.:* Seelische D. als Begleitsymptom, verursacht durch körperliche Erkrankungen bei Hirnverkalkung, Hirnverletzung und Allgemeinerkrankungen. Auch nach Vergiftungen und Operationen.
- *Neurotische D.:* Entsteht durch teilweise oder ganz verdrängte Konflikte.
- *Pharmakogene D.:* Nach Behandlung mit Nervenmitteln, welche die allgemeine Aktivität dämpfen.
- *Psychogene D.:* D., die als Reaktion auf eine tiefe seelische Erschütterung auftritt. Auch: psychoreaktive D.
- *Senile D.:* Im Alter, mit zunehmendem Hervortreten negativer Charakterzüge. Ängstliches Getriebensein, Wertlosigkeits- und Schuldgefühle, Krankjammern, Schlaflosigkeit, Wahnideen hinsichtlich persönlicher »Nichtsnutzigkeit«.
- *Somatogene D.:* ➪ exogene D.
- *Symptomatische D.:* ➪ exogene D.
- *Vitale D.:* ➪ endogene D.
- *Zyklothyme D.:* ➪ endogene D.; Wechsel von endogener D. mit Manie.

Depressiv
Traurig, niedergeschlagen, an einer Depression erkrankt.

Depressive Neurosen
Seelische Störung mit den Symptomen der traurigen Verstimmung. ➪ Neurosen.

Deprivation
Verlust bestimmter Fähigkeiten, z. B. des Bewußtseins.

Dermabrasion
Entfernen der obersten Hautschichten durch Abschleifen.

Dermatitis
Akute Hautentzündung mit Rötung, Schwellung und eventuell Lymphabsonderung. Führt zur Ausbildung von Bläschen, Krusten und Schuppen. Ursachen sind chemische oder physikalische Schädiger, Allergien, infektiöse Erreger, Parasiten und anderes. Wenn die Hautentzündung ohne erkennbare Ursache auftritt, nennt man sie idiopathisch. Liegt der Grund für D. außen, heißt sie exogen, bei innenliegenden Ursachen endogen.

Dermatom
Ein bestimmtes Hautareal, das von einem bestimmten Rückenmarksnerv versorgt wird.

Dermatomykosen
Durch Pilze verursachte Erkrankung der Haut, z. B. Candida-Infektion.

Dermatomyositis
Seltene Krankheit, die chronisch-schleichend und mit ungünstigem Ausgang verläuft. Betrifft die Haut, Muskeln und inneren Organe. Beim Erwachsenen liegt öfters gleichzeitig ein Krebsleiden vor. Symptome sind Bewegungsschmerzen, Muskelschrumpfung, Schwellungen und Rötungen der Haut, Hautverfärbungen. Später auch Gewichtsabnahme, Muskelschwäche, Schluckstörungen und Komplikationen am Auge, Herz, an den Lungen und Nieren sowie im Verdauungstrakt. Das Kreatinin im Blut nimmt zu. Diagnose durch Labor, Gewebsentnahmen, Röntgen, Spiegelung, Ultraschall und ➪ CT. Am wichtigsten in der Behandlung ist Kortison.

Dermatopolymyositis
Eine Form der ursächlich unklaren Gefäßentzündung mit Beteiligung der Haut und vieler Muskeln.

Dermatose
Sammelbegriff für jede Art von krankhafter Hautveränderung, z. B. Dermatitis. Manchmal werden Dermatose und Dermatitis gleichbedeutend gebraucht.

- *Allergische D.:* Die bei Allergie hervorgerufenen Hautveränderungen, häufig berufs- oder arzneimittelbedingt. Die Diagnose stützt sich auf Tests an der Haut.

Dermatosklerose
Straffe Hautschrumpfung mit Streckung und Massenzunahme der Hautfasern bei ➪ Sklerodermie.
Dermatostomatitis
Entzündung von Haut und Mundschleimhaut.
Dermatozoenwahn
Wahnhafte Vorstellung, an einer durch Tiere (Parasiten) hervorgerufenen Hauterkrankung zu leiden. Kommt bei verschiedenen seelischen Störungen vor, häufig bei älteren Patienten.
Dermographismus
Die »Hautschrift«. Tritt dann auf, wenn die Haut nach Bestreichen – in der Art des Schreibens – mit einer örtlichen Gefäßreaktion reagiert.
◆ *D. alba:* Weiße Schrift durch Gefäßverkrampfung.
◆ *D. rubra:* Rote Schrift durch Gefäßerweiterung.
Dermoidzyste
Harmlose Zyste, die durch den Einschluß gewisser Oberhautzellen entsteht.
Desault-Verband
Spezieller Verband zur zeitweiligen Ruhigstellung des Schultergelenkes, z. B. nach einem Bruch des Schlüsselbeines.
Descensus
Auch: Deszensus. Meist ist damit die »Senkung« eines Organs, das Herausgleiten aus seinem natürlichen Lager im Organismus gemeint. Häufig im Zusammenhang mit Befunden bei Frauen als Descensus uteri (Gebärmuttersenkung) oder Descensus vaginae (Scheiden-Blasen-Senkung).
Desensibilisierung
»Unempfindlichmachung« gegenüber allergischen Stoffen. Wichtige Maßnahme in der Behandlung des allergischen Asthmas.
Desinfizieren
Krankheitserreger abtöten.
Deskriptiv
Beschreibend.
Desobliteration
Wiederherstellung einer verlegten Gefäßlichtung, z. B. die Ausschälung eines Gerinnsels aus einem Blutgefäß.
Desquamation
Abschilferung der obersten Hornhautschichten.
Destruktiv
Zerstörend, zersetzend.
Deszendens
Abkürzung für das Colon descendens (absteigender Dickdarm).

Detritus
Überrest zerfallener Zellen.
Deviation
Abweichung vom Normalen.
Devital
Leblos, abgestorben. Ein wurzelbehandelter Zahn ist devital.
Dexter
Rechts.
Dezelerationstrauma
Verletzung durch die plötzliche Unterbrechung einer rasch ablaufenden Bewegung. Am häufigsten passiert dies bei einem Auffahrunfall.
Dezi-
Bedeutet als Wortteil »Zehntel«.
Diabetes insipidus
Wasserharnruhr. Es kommt zu einer Harnflut (➪ Polyurie) durch die verminderte Wirkung des wasserzurückhaltenden Hormons ADH. Es gibt dafür zwei hauptsächliche Gründe:

- *D. i. renalis:* Die Niere spricht schlecht auf ADH an.
- *Zentraler D. i.:* Durch ADH-Mangel.

Die Ursachen der zentralen (im Gehirn bedingten) Wasserharnruhr sind Entzündungen, Verletzungen, Tumoren und erbliche Leiden mit bereits angeborener Störung. In 40% der Fälle läßt sich keine sichere Ursache festlegen, der Arzt spricht dann von »idiopathisch«. Die Ursachen der nierenbedingten Wasserharnruhr (ADH-Resistenz) sind chronisches Nierenversagen, Nierenkrankheiten durch zuviel Kalzium oder zuwenig Kalium im Blut, Abflußstörungen der Niere und erblich bedingte angeborene Leiden. Auch medikamentöse Ursachen kommen in Frage, z. B. die Einnahme von Lithium.
Die Diagnose wird im Labor mit speziellen Tests gestellt. Die Behandlung ist operativ bei Tumoren, sonst medikamentös.
Diabetes mellitus
Zuckerkrankheit. Es gibt eine große Zahl an Einteilungen, bei uns hat sich (derzeit) folgende durchgesetzt:

- *Typ I:* Insulinabhängige Zuckerkrankheit. Die insulinproduzierenden Inselzellen gehen zugrunde, die Krankheit entsteht durch einen absoluten Insulinmangel.
- *Typ IIa:* Der Patient kommt ohne Insulin aus und ist nicht übergewichtig. Relativer Insulinmangel, medikamentös läßt sich mehr Insulin aus dem Organ herauspressen.
- *Typ IIb:* Der Patient kommt ohne Insulin aus, ist aber übergewichtig. Zuckerkrankheit wird durch Gewichtsreduktion gebessert.

- *Typ II MODY:* Eine seltene Sonderform. MODY bedeutet »maturity-onset type diabetes in young people«. Nicht insulinbedürftig. Entspricht dem Typ II, kommt bei jungen Menschen vor und wird vererbt.
- *Schwangerschaftsdiabetes:* Entsteht in den ersten drei Monaten durch die Wirkung des Hormons HCG, das dem Insulin entgegenwirkt.

Weitere Formen ergeben sich durch Erkrankungen der Bauchspeicheldrüse (Pankreas), Krankheiten hormoneller Ursache, Drogen oder chemisch verursachte Erkrankungen, das Nichtansprechen der »Rezeptoren« auf Insulin, verschiedene Erbkrankheiten.

Weitere Begriffe in der »Sprache« der Zuckerkrankheit sind:

- *Prädiabetes:* Jene Zeitspanne, bevor der Zuckerbelastungstest (Glucosetoleranztest) krankhaft ausfällt.
- *Latenter D.:* Noch keine fühlbaren Zuckersymptome, der Belastungstest fällt aber positiv (krankhaft) aus.
- *Manifester D.:* Der Nüchternblutzucker liegt bereits über 120, es ist Zucker im Harn nachweisbar, und meist sind Symptome vorhanden.

Symptome der Zuckerkrankheit sind viel Harnlassen (Polyurie), viel Durst und Trinken (Polydipsie), Gewichtsverlust, Störungen der Wundheilung, Anfälligkeit für Infektionen, Leistungsabfall, Kreislaufstörungen, Herzklopfen, Völlegefühl, Erbrechen und Restharn (die Blase kann auf Grund einer Nervenstörung nicht völlig entleert werden).

Diagnose durch das Labor. Der Nüchternblutzucker liegt über 120, alle weiteren Werte über 140–200. Beim Zuckerbelastungstest – zum Nachweis des »versteckten« (latenten) Diabetes – ist der Nüchternwert unter 120, der 2-Stunden-Wert nach Einnahme von 100 g Traubenzucker (Glukose) bei 140–200.

Die Langzeitkontrolle der Zuckerkrankheit umfaßt noch die Messung von HbA1c und der Fructosamine, Harn auf Eiweiß, Nierenfunktion, Blutdruck und Augenhintergrund.

Kurzfristige Komplikationen sind Unterzuckerung (Hypoglykämie, oft nur »Hypo« genannt), Übersäuerung des Blutes (Ketoazidose und Laktazidose) sowie Koma.

Langfristige Komplikationen sind das diabetische Spätsyndrom und das metabolische Syndrom.

- *Diabetisches Spätsyndrom:* Es erkranken die kleinen Blutgefäße, was man diabetische Mikroangiopathie nennt. Besonders gefährdet sind die Niere und die Netzhaut des Auges. An der Niere entsteht die ➪ Kimmelstiel-Wilson-Krankheit mit Bluthochdruck und Nierenversagen. Am Augenhintergrund drohen Blutungen und Gefäßaussackungen, letztlich die Erblindung. Als diabetische Neuropathie bezeichnet man zuckerbedingte Nervenstörungen. Am diabetischen Fuß äußert sich dies in Schmerzverlust, Neigung zu Infektionen und Absterben von Gewebe (Nekrosen). Die großen und mittleren Blutgefäße neigen zu vorzeitiger Verkalkung, die Folgen sind Herzinfarkt und ➪ Claudicatio intermittens bei jüngeren Menschen.

◆ *Metabolisches Syndrom:* Insulin verliert teilweise seine Wirkung auf die Muskeln, dadurch wird zum Ausgleich mehr Insulin ausgeschüttet. Der Patient mit Neigung zum metabolischen Syndrom ist an folgenden Merkmalen erkennbar:
  - Auffällige Familienkrankengeschichte für Diabetes Typ II mit Herzinfarkt,
  - Fettansatz besonders am Oberkörper,
  - Bluthochdruck, Fettblut, Gicht und Fettleber.

Die Behandlung umfaßt vor allem eine angepaßte Kost, mit der ein Normalgewicht erreicht wird. Der normalgewichtige Diabetiker braucht Fette und Eiweiß nicht zu berechnen.

Üblicherweise wird die Diät mit Austauschtabellen berechnet. Bei den Kohlenhydraten sind 12 g Kohlenhydrate = 1 BE (Broteinheit). Das Behandlungsziel bei der Zuckereinstellung umfaßt:
- Normalen Blutzucker zwischen 70 und 160 bei normalem HbA1c bzw. Fructosamine,
- kein Zucker im Harn,
- normale Blutfette und
- Normalgewicht.

Reicht Diät nicht aus und besteht keine Insulinabhängigkeit, werden Zuckertabletten gegeben (orale Antidiabetika). Ein Mittel, das die Zuckeraufnahme im Darm hemmt – und damit die Gefahr des Blutzuckeranstieges vermindert –, ist Acarbose.

Nicht verwendet werden dürfen (Kontraindikation) zuckersenkende Tabletten bei Diabetes mellitus Typ I, Koma, Schwangerschaft und Überempfindlichkeit gegen Sulfonylharnstoffe (diese Substanz enthalten die meisten Pillen mit Ausnahme von Glucobay).

Teilweise können Tabletten auch mit Insulin kombiniert werden. Das Hauptanwendungsgebiet für Insulin ist der Typ I und der »Sekundärversager« (ein Patient, der auf zuckersenkende Tabletten nicht mehr ausreichend gut anspricht). Bei den verschiedenen Insulinarten unterscheidet man die Altinsuline mit einer Kurzwirkdauer von 4–6 Stunden, Intermediärinsuline mit einer Wirkdauer von 10–20 Stunden und lang wirksame Insuline mit einer Wirkungsdauer von 28–36 Stunden. Es werden praktisch nur mehr die teilweise künstlich hergestellten Humaninsuline (dem menschlichen Insulin angeglichen) verwendet. Die früheren Schweine- und Rinderinsuline werden nur mehr verwendet, wenn ein Patient gut damit eingestellt ist.

- *Insulindosierung:* Anfangs- und Durchschnittsdosierungen liegen bei 10 bis 20 Einheiten eines Intermediärinsulins, meist 2/3 morgens und 1/3 abends.
- *Insulinresistenz:* Man versteht darunter die Insulin-Unterempfindlichkeit bei insulinbehandelten Diabetikern. Besserung bringt oft der Wechsel der Insulinsorte.
- *Basis-Bolus-Konzept:* Zur Deckung des Basisbedarfs wird 1- oder 2mal in 24 Stunden ein lang wirkendes »Verzögerungsinsulin« gegeben. Die von den Mahlzeiten abhängigen Zuckerspitzen werden durch jeweiliges Injizieren von einigen Einheiten Altinsulin abgefangen.
- »*Pens*«: Injektionshilfen, bei denen ein »Drücker« (wie an einem Kugelschreiber) eine Einheit pro Klick (OptiPen1), zwei Einheiten pro Klick (OptiPen2) oder vier Einheiten pro Klick (OptiPen4) freigibt.
- *Insulinpumpentherapie:* Ein angeschlossenes Gerät mißt fortlaufend den Blutzucker und dosiert automatisch die notwendige Menge Insulin. Angewendet bei schwangeren Insulindiabetikerinnen und schweren Komplikationen.
- *Transplantation der Bauchspeicheldrüse:* Wird im allgemeinen nur gemeinsam mit einer Nierentransplantation durchgeführt. Bei erfolgreicher Einheilung besteht Insulinfreiheit!
- *Glomerulosklerose:* Auch: Kimmelstiel-Wilson-Syndrom. Eine Komplikation der Zuckerkrankheit. Es kommt zu einer Verdichtung und Verhärtung (Sklerose) der Nierenkörperchen. Dies führt zum Eiweißverlust und zum Nierenversagen. Oft gemeinsam mit Netzhauterkrankung (Retinopathia diabetica) auftretend.
- *Koma:* ➪ Koma.
- *Polyneuropathien:* ➪ Polyneuropathien.

Diabetisches Spätsyndrom

➪ Diabetes mellitus.

Diabetogen

Die Zuckerkrankheit auslösend. Auch: durch Zuckerkrankheit bedingt.

Dialyse

Blutwäsche oder Bauchfellwäsche bei Nierenversagen.

Dialysebehandlung

Beginnt im allgemeinen bei Kreatininwerten über 10 und Harnstoffwerten über 200, fallweise auch schon bei einem Kreatininwert unter 7.

Dialyseosteopathie

Komplikation einer über lange Zeiträume durchgeführten Dialyse. Es kommt zur Knochenerweichung (Osteomalazie) und Überfunktion der Nebenschilddrüsen. Zusätzlich entstehen durch das Nierenversagen Vitamin-D-Mangel und ein Mangel an Blutkalzium.

Diaphragma
Zwerchfell.
Diaphyse
Mittleres Knochenstück eines Röhrenknochens.
Diaplazentar
Auf dem Wege über den Mutterkuchen (übertragen).
Diarrhoe, akute
Durchfall. Die zu häufige Entleerung zu dünner Stühle. Der Stuhl ist meist breiig, wäßrig und übelriechend. Bei einer Infektion können Schleim und Eiter dabei sein, Blut auch bei der ➪ Colitis ulzerosa. Die Ursachen sind Bakterien, Viren und Parasiten wie Würmer oder Amöben. In Frage kommen auch Bakteriengifte, Schwermetalle wie Arsen, Quecksilber, Blei oder Chrom. Weiters Medikamente wie Abführmittel, Digitalis, Antibiotika und Mittel der Chemotherapie. Nicht zu vergessen sind ursächlich Alkohol, Nikotin und Kaffee – in mißbräuchlichen Dosen. Bestrahlungen der Darmgegend können ebenso Durchfälle auslösen wie die Vielzahl möglicher Nahrungsmittelallergien (Schokolade, Hefe, Nüsse usw.). In der Behandlung sind leichte Kost, Flüssigkeit, Salz und Zucker wichtig.
Diarrhoe, chronische
Fortgesetzte, mehr als dreimalige (in 24 Stunden) Entleerung zu dünner Stühle. Eine Vielzahl an Funktionsstörungen und organischen Krankheiten kann dazu führen. Die häufigsten Ursachen sind der Reizdarm und der seelisch bedingte Durchfall. Allen gemeinsam sind der beschleunigte Darmdurchlauf, der verstärkte Flüssigkeitseinstrom in den Darm und die verminderte Flüssigkeitsaufnahme aus dem Darm. In der Diagnostik kommen neben dem Labor vor allem Röntgen und Spiegelung des Magen-Darm-Traktes zum Zug.
Diastema
Auffällige Lücke zwischen zwei Zähnen, die nicht durch einen Zahnverlust bedingt ist.
Diastole
Erschlaffungsphase des Herzens.
Diastolikum
Herzgeräusch während der Erschlaffungsphase des Herzmuskels.
Diät
Ernährungseinschränkung.
- ◆ *Eiweißarme D.:* Bei bestimmten Nierenerkrankungen erforderlich. Bekannt sind »Schwedendiät« und »Kartoffel-Ei-Diät« mit 20–25 g Eiweiß täglich.
- ◆ *Glutenfreie D.:* Notwendige Kostform bei ➪ Zöliakie mit lebenslangem Meiden von Mehl aus Weizen, Hafer, Roggen und Gerste. Die Stärkeprodukte daraus sind erlaubt. Ersatz: Kartoffeln, Reis, Mais, Hirse, Buchweizen.

- *Lipidsenkende D.:* Verringerung der Gesamtfettaufnahme, weniger gesättigte Fettsäuren, verringerte Cholesterin- und Kochsalzaufnahme.
- *Steinträger-D.:* Viel trinken und ballaststoffreiche Mischkost. Besondere Vorschriften gelten je nach Steinart.

Diathese

Neigung zu einer bestimmten Krankheit oder Störung.

Dickdarmkrebs

Meist handelt es sich um von der Schleimhaut ausgehende Drüsenkrebse (Adenokarzinome). Am häufigsten sitzen sie im Mastdarm (Rektum) und im Blinddarm (Zökum). Der Häufigkeitsgipfel liegt zwischen dem 60. und 70. Lebensjahr. Die Ursachen sind teils vielfältig, teils unklar. Fettreiche, schlackenarme Kost scheint entscheidend zu sein, auch gibt es eine gewisse familiäre Neigung. Die Beschreibung des Tumors folgt der Einteilung nach Dukes von A bis D, je nachdem, welche Schichten der Darmwand vom Krebs befallen sind. Wieweit sich der Tumor ausgebreitet hat und ob Metastasen abgesiedelt wurden, ist in der TNM-Klassifikation (➪ TNM) dargelegt. Symptome bleiben oft sehr lange aus. Sehr verdächtig sind unklare Bauchschmerzen, Wechsel zwischen Verstopfung und Durchfall, Gewichtsverlust, Blut und Schleim im Stuhl, Blutarmut und Darmverschluß. Am wichtigsten für die Diagnose ist die ➪ Coloskopie; zusätzlich Röntgen, Labor und Ultraschall. Eine wichtige Rolle im Labor spielen die Tumormarker CEA und CA19-9. Sie sind aber auch in fortgeschrittenen Fällen nicht immer positiv! Der Heilverlauf hängt davon ab, ob der Tumor auf den Dickdarm begrenzt ist. Die einzig erfolgreiche Behandlung besteht in der radikalen operativen Tumorentfernung. Die Nachsorge erstreckt sich über 6 Jahre, im Einzelfall auch länger.

- *Analkarzinom:* Krebs der Gegend um den Darmausgang.
- *Isolierte Lebermetastasen:* Örtliche Krebsabsiedelungen in der Leber.
- *Isoliertes Lokalrezidiv:* Örtliches Wiederaufflackern des Krebses.
- *Kolonkarzinom:* Dickdarmkrebs.
- *Rektumkarzinom:* Mastdarmkrebs.

Dickdarmtumoren

Sie sind insgesamt häufig. Die gutartigen Polypen werden allgemein als Vorläufer des Krebses angesehen, daher sollten sie vorsorglich entfernt werden.

Diencephalon

Zwischenhirn.

Differentialdiagnose

Ein Verfahren, das für die richtige Erkennung von Krankheiten häufig notwendig ist. Es geht dabei um die Abgrenzung und Erkennung einer bestimmten Krankheit. Diese bestimmte Krankheit befindet sich in einer Gruppe mit anderen Krankheiten mit ähnlichen – zum Teil sogar übereinstimmenden –

Symptomen. Die Differentialdiagnostik berücksichtigt also jede mögliche in Frage kommende Diagnose. Im Befund liest sich das so, daß »aus differentialdiagnostischen Erwägungen weitere Untersuchungen geplant sind«.

Diffus

Ausgebreitet, ohne Abgrenzung. Gegenteil: örtlich, lokal. Die diffuse Ausbreitung einer Krankheit ist meist schlecht. Ein Behandlungsziel ist immer, den Krankheitsprozeß zu ➪ lokalisieren.

Diffusionsstörung

Störung der Gaswanderung, z. B. der erniedrigte Gastransport von den Lungenbläschen ins Blut.

Digitale Radiographie

Radiographie mittels Computer. Der Röntgenstrahl trifft nicht auf einen Film, sondern auf einen Detektor (Empfänger), der elektronische Impulse an einen Computer weitergibt. Dieser berechnet ein digitales Bild, das aus vielen Bildpunkten (so wie am Fernsehschirm) besteht.

Digitale Subtraktionsangiographie

DSA. Röntgen-Technik der Gefäßdarstellung, die mit sehr wenig Kontrastmittel auskommt. Die ➪ Punktion des zu untersuchenden Gefäßes ist nicht mehr notwendig, das Kontrastmittel wird nur in die Vene gespritzt und verteilt sich dann im Blutkreislauf.

Digitalis

Herzstärkender Stoff aus dem Fingerhut, z. B. in den Präparaten Digimerck, Lanitop, Novodigal enthalten.

Digitalisierung

Behandlung mit ➪ Digitalis, meist bei der Herzschwäche 3. und 4. Grades.

Digitus

Finger.

Dignität

Aussage, ob Gut- oder Bösartigkeit vorliegt.

Dilatation

Erweiterung. Die krankhafte Erweiterung von Hohlorganen oder Gefäßen. Gegenteil: Stenose (Verengung).

Dioptrie

Maßeinheit für die Brechkraft von Linsen.

Dip

Auch: Dippen. Meist ist damit das Absinken des Blutdruckes oder der Atemluftmenge gemeint.

Diphtherie-Krupp

Der bei Rachen-Kehlkopfdiphtherie vorkommende »echte« Krupp: entzündliche Kehlkopfenge mit Atemnot und Pfeifgeräusch, Atemgeräuschen vorwiegend beim Einatmen sowie bellendem Husten. Führt allmählich zu Stimmverlust (Aphonie). Wegen Erstickungsgefahr muß ein Schlauch in die Luftröhre eingebracht (➪ Intubation) oder die Luftröhre operativ eröffnet werden (➪ Tracheotomie).

Diphtherie-Tetanus-Impfung
Üblicherweise im 4. Lebensmonat durchgeführt. 2. Teilimpfung nach einem Monat, Auffrischungen im 12. bis 18. Lebensmonat, im 7. und 14. Lebensjahr.

Diplegie
Beidseitige Lähmung des gleichen Körperabschnittes.

Diplo-
Bedeutet als Wortteil »doppelt«.

Diplopie
Doppeltsehen.
- *Binokulare D.:* Beim Schielen, durch Abbildung auf nicht zusammenpassenden Netzhautpunkten.
- *Monokulare D.:* Auf einem Auge wird ein Punkt auf zwei Netzhautstellen abgebildet.

Dipsomanie
Periodische Trunksucht.

Discus
Scheibe, Zwischenscheibe. Meist für Bandscheibe verwendet.

Disease
Krankheit.

Diskektomie
Operative Entfernung einer Bandscheibe.

Diskolyse
Medikamentöse Behandlung des Bandscheibenvorfalls mittels chemischer Auflösung.

Diskopathie
Krankhafte Veränderung an der Bandscheibe. Meist für Bandscheibenschaden verwendet.

Diskrimination
Unterscheidung, z. B. verschiedener Tonhöhen.

Diskus
➪ Discus.

Dislokation
Andere Lage oder Verlagerung, z. B. von Knochenteilen nach einem Knochenbruch.

Disponiert
Empfänglich, z. B. für eine bestimmte Krankheit.

Disposition
Anfälligkeit für bestimmte Krankheiten. Bedeutet auch die ererbte oder erworbene Bereitschaft, auf gewisse Schädlichkeiten außergewöhnlich – nämlich krankhaft – zu reagieren.

Dissektion
Zerschneidung, Aufspaltung, z. B. einer Gefäßwand.

Dissemination
»Aussaat« einer Krankheit, z. B. im Sinne der Absiedelung von Krebsgeschwülsten, Metastasen.

Dissimulation
Ableugnung oder Verbergen von Krankheitszeichen. Gegenteil: Simulation.

Distal
Weiter entfernt von der Körpermitte bzw. vom Herzen. Gegenteil: proximal. Im gleichen Sinn wie distal wird peripher (Gegenteil: zentral) gebraucht.

Distanzgeräusch
Atem- oder Herzgeräusch, das bereits ohne Stethoskop wahrnehmbar ist.

Distorsion
Verdrehung, Verzerrung von Gelenken. Verrenkung mit sofortiger Selbsteinrichtung des Gelenkes. Führt zur Überdehnung oder Zerreißung von Bändern und Kapseln, eventuell zu Knorpelabsprengungen. Symptome sind Schwellung, Gelenkerguß, abnorme Beweglichkeit, als Spätschaden ein Schlottergelenk.

Distorsionsfraktur
Knochenbruch bei schwerer Verrenkung, meist wird dabei ein Knochenstück abgeschert.

Diszitis
Entzündung einer Bandscheibe.

Diurese
Harnbildung und -ausscheidung.
- ◆ *Forcierte D.:* Die medikamentös gesteigerte D. als Maßnahme bei Vergiftungen.
- ◆ *Osmotische D.:* Dies ist die normalerweise ablaufende D. Tritt gesteigert auf bei erhöhtem Blutzucker und Trinken von Meerwasser.

Diuretica
Harntreibende Mittel. Auch: Saluretika. Kaliumsparende D. verhindern die Ausschwemmung des Kaliums.

Divertikel
Blindsackartige Schleimhautausstülpung, Aussackung eines Hohlorgans, z. B. Harnblase oder Darm.

Divertikulitis
Entzündung eines ➪ Divertikels.

Divertikulose

Schleimhautausstülpung durch die Darmwand. Es handelt sich dabei um falsche Divertikel. Ohne Entzündung (➪ Divertikulitis) handelt es sich meistens um eine Zufallsentdeckung im Röntgen oder in der Spiegelung, und es bestehen keine Symptome. Bedeutungsvoll werden sie durch Entzündung, Blutung, Verengung, Durchbruch oder bakterielle Besiedelung.

- *Dünndarmdivertikel:* Sitzen meistens im Zwölffingerdarm oder im unteren Teil des Krummdarmes (➪ Ileum), dort als Meckelsches Divertikel. Ohne Komplikationen machen sie keine Symptome. Mögliche Komplikationen sind Blutung, Durchbruch, Abflußbehinderungen oder verstärkter Vitamin-B12-Verbrauch durch bakterielle Besiedelung.
- *Dickdarmdivertikel:* Werden mit zunehmendem Lebensalter immer häufiger, die Hälfte der über 60 Jahre alten Menschen hat Divertikel. Besonders betroffen davon ist der Sigma-Teil des Dickdarmes. Sonst symptomlos, machen sie bei akuter Entzündung die Symptome der linksseitigen Wurmfortsatzentzündung, mit Bauchfellbeschwerden und Fieber. Die chronische Entzündung erzeugt Druck, Schmerzen, Krämpfe im linken Unterbauch und eine dort tastbare Geschwulst. Komplikationen der Entzündung sind Abszesse, Verengungen, Durchbrüche und Blutungen.

Diagnose durch Röntgen und Spiegelung. Die allgemeine Behandlung erfolgt mit schlackenreicher Kost und krampflösenden Mitteln. Bei Entzündungen werden Breitbandantibiotika notwendig, bei Komplikationen die operative Entfernung des divertikeltragenden Darmanteils.

DK

➪ Dauerkatheter.

Dolent

Schmerzhaft. Gegenteil: ➪ indolent.

Dolichocolon

Angeborene, übermäßige Länge des Dickdarms. Gibt häufig zu hartnäckiger Verstopfung Anlaß.

Dopaminmangel

Entsteht durch das Zugrundegehen von melaninhaltigen Zellen im Gehirn. Führt zur ➪ Parkinson-Krankheit.

Doppelniere

Auch: Langniere. Zweigeteilte Niere als Fehlbildung durch unvollständige Verschmelzung der Teile der Nierenanlage. Meist mit doppeltem Nierenbekken und getrennten Harnleitern. Nachweis durch Röntgen und Ultraschall. Bedarf, wenn keine Komplikationen auftreten, keiner Behandlung.

Doppleruntersuchung

Ultraschalluntersuchung der Blutgefäße mittels Sonde.

Dorsal
Zum Rücken gehörig, am Rücken, rückseitig.
Douglas-Raum
Tiefste Stelle im kleinen Becken, zwischen Mastdarm und Gebärmutter.
Douglasabszeß
Im hinteren ➪ Douglas-Raum vorkommender, abgesackter Abszeß. Ist von der Scheide und vom Mastdarm als »Tumor« zu tasten. Kommt bei entzündlich-eitrigen Prozessen von Eileiter und Eierstock vor. Wird im allgemeinen operativ behandelt.
Down-Syndrom
Mongolismus. Auch: Trisomie 21. Ursächlich besteht ein überzähliges Chromosom. Die Patienten sind geistig behindert und haben eine Reihe besonderer körperlicher Merkmale. Häufig kommen folgende Symptome vor: Entwicklungsverzögerung, mongolischer Gesichtsausdruck, Fehlbildungen am Kopf, große Zunge, Herzfehler, Fehlbildungen im Magen-Darm-Trakt. Diagnose durch Chromosomenanalyse. Eine ursächliche Behandlung gibt es nicht. Wichtig sind Frühförderung und Krankengymnastik.
Drain
Verschiedene Hilfsmittel zum Ableiten von Wundabsonderungen, z. B. Gaze, Laschen, Fäden oder Röhrchen.
Drainage
Ableitung aus einem Organ oder Hohlorgan.
Dranginkontinenz
Nicht beherrschbarer, befehlsartiger Harndrang. Ursächlich liegen meist Prostataleiden, Blasen- oder Harnröhrenentzündungen vor.
Dressler-Myokarditis
Krankheitsbild, das Tage bis Wochen nach einem Herzinfarkt auftritt. Symptome sind Fieber, Herzschmerzen, Rippenfell- und Herzbeutelentzündung. Es handelt sich wahrscheinlich um eine allergisch bedingte Reaktion.
Drop-attack
Plötzliches Zubodenstürzen ohne Bewußtseinsverlust. Vorkommen bei Durchblutungsstörungen des Gehirns.
Drüsenfieber
Auch: Infektiöse Mononukleose, Pfeiffersches Drüsenfieber. Viruserkrankung mit besonderen weißen Blutkörperchen im Blutbild.
Die Symptome sind zuerst wie bei Grippe mit Kopf-, Glieder- und Halsschmerzen sowie Fieber. Die Lymphknoten am Hals und Hinterkopf schwellen an. Eine Angina zeigt sich mit Belägen und Geschwüren, die Milz schwillt an, und ein Ausschlag am Körper tritt auf. Diagnose durch das Labor. Komplikationen sind Entzündungen von Herz, Leber, Niere und Hirnhäuten. Die Behandlung

besteht in Bettruhe, eventuell mit der Gabe von Serum, Antibiotika und Kortison.

DSA

➪ Digitale Subtraktionsangiographie.

Dubiös

Zweifelhaft, meist negativ wertende Aussage über den weiteren Krankheitsverlauf.

Dubreuilh-Krankheit

➪ Lentigo maligna.

Ductus

Gang, Kanal, Ausführungsgang von Drüsen.

Ductus Botalli

Im Mutterleib und kurz nach der Geburt noch bestehende Verbindung zwischen Aortenbogen und Lungenschlagader. Verödet nach der Geburt. Bleibt sie bestehen, stellt dies einen Herzfehler dar, der operativ korrigiert werden muß.

Duhring-Krankheit

Auch: Dermatitis herpetiformis. Eine chronische, vielgestaltige Hautentzündung mit Bläschen, Knötchen und Rötungen, mit heftigem Jucken und Brennen. Über $^2/_3$ der Patienten haben gleichzeitig eine Darmkrankheit.

Dukes-Einteilung

Grad der Durchdringung von Darmwandschichten bei Darmkrebs. Ein nur oberflächlicher Befall wäre »Dukes A«.

Dumping-Syndrom

Sturzartige Magenentleerung nach ➪ Billroth-Operation. Auftreten zwischen zehn Minuten und zwei Stunden nach dem Essen mit Schweißausbruch und Kollapsgefühl. Der Grund liegt in Flüssigkeitsverschiebungen besonders nach Süßspeisen.

Duodenalgeschwür

Ulcus duodeni, Geschwür im Zwölffingerdarm.

Duodenitis

Entzündung des Zwölffingerdarms. Nachweis mit Spiegelung, Behandlung medikamentös.

Duodenum

Zwölffingerdarm. Der ca. 30 cm lange, hufeisenförmig verlaufende, auf den Magen folgende Anfangsteil des Dünndarms. Er geht in den Leerdarm (Jejunum) über.

Duodenoskopie

Zwölffingerdarmspiegelung. Kann kombiniert werden mit einer Spiegelung der Ausführungsgänge der Bauchspeicheldrüse und des Gallenganges. ➪ ERCP.

Duplex
Doppelt.
Duplex-Sonographie
Gleichzeitige Abbildung des Herzens oder der Blutgefäße und die Bewertung der Strömungsgeschwindigkeit des darin fließenden Blutes.
Dupuytrensche Fingerkontraktur
Fortschreitende Dauerbeugung der Finger durch Kontraktur (unwillkürliche Dauerverkürzung bestimmter Muskeln). (Wenn dies an den Zehen geschieht, spricht man von Ledderhose-Kontraktur.) Der Grund liegt in einer Schrumpfung der Hohlhandsehne unter Bildung von Strängen und Knoten. Am häufigsten ist der 4. und 5. Finger betroffen. Hauptsächlich erkranken Männer um das 50. Lebensjahr, oft besteht eine Kombination mit Zuckerkrankheit und Leberleiden. Die Krankheit verläuft in vier Stadien, zum Schluß haben die Stränge auch die kleinen Handmuskeln umwachsen, der Streckapparat ist an den Sehnen fixiert. Zur Diagnose ist das Röntgen hilfreich. Die Behandlung ist praktisch ausschließlich operativ.
Durahämatom
Bluterguß unter der harten Hirnhaut.
Durchblutungsstörungen, arterielle
- *Akuter Schlagadernverschluß:* Die Ursachen dafür sind örtliche Gerinnsel oder Embolien, Verletzungen und Aussackungen (➪ Aneurysmen). Hauptsymptom ist der peitschenartige Schmerz im Bein oder Arm. Bei vollständiger Blutleere bestehen Schmerzen, Blässe, Pulslosigkeit, Gefühllosigkeit, Lähmung und Schock. Gesichert wird die Diagnose durch ➪ Doppleruntersuchung, Gefäßröntgen und ➪ DSA. Der weitere Verlauf ist weitgehend davon abhängig, ob ein Umgehungskreislauf (Kollateralen) besteht.
- *Chronischer Schlagadernverschluß:* Fußt hauptsächlich auf den Folgen der Gefäßverkalkung, denn nur in einem kleinen Prozentsatz sind auch Entzündungen dafür verantwortlich. In fast 90% sind die Schlagadern der Beine betroffen. Die Beschwerden sind davon abhängig, in welcher Höhe der Gefäßverschluß besteht. Im allgemeinen kommt es zu den Symptomen der ➪ Schaufensterkrankheit. Typisch sind auch nächtliche Schmerzen mit Besserung nach Lagewechsel und Verstärkung der Schmerzen, wenn die Beine angehoben werden. Bewährt hat sich die Einteilung nach der Schwere der Beschwerden in sechs Stadien (nach Fontaine).

Aneurysmen der Schlagadern machen häufig erst Beschwerden, wenn das Aneurysma platzt. Dann allerdings droht Lebensgefahr, besonders, wenn es sich um ein Aneurysma der Hauptschlagader (Aorta) handelt. Das entzündliche Aneurysma der Bauchhauptschlagader dagegen macht Bauch- und Rückenschmerzen. Es ist öfters als pulsierender Mittelbauchtumor tastbar.

Ungünstig bei allen Gefäßverschlüssen sind Hochlagerung, Wärmezufuhr, Gefäßerweiterer und Warten auf Besserung (besonders beim akuten Verschluß!).

Durchblutungsstörungen, funktionelle

Durchblutungsstörungen durch eine Zusammenziehung des Gefäßes (und nicht – wie bei den organischen Durchblutungsstörungen – durch einen Gefäßverschluß durch Ablagerung oder Gerinnsel).

- *Akrozyanose:* Meist an Händen, Füßen, Gesicht und Nase. Bevorzugt bei Frauen, schon in der Pubertät, wird ab dem 30. Lebensjahr besser. Typisch sind Blaufärbung der betroffenen Bezirke, Kältegefühl und Schwitzen in Händen und Füßen. Oft findet sich auch eine marmorartige Zeichnung der Haut (Cutis marmorata) und ein taubes Gefühl.
- *Erythrozyanose:* Abart der Akrozyanose mit bläulich-roten Flecken an den Knien, Ober- und Unterschenkeln.
- *Pernio follicularis:* Bläuliche Verfärbung und verstärkte Hornbildung der Haarbälge an Armen und Beinen. »Gänsehaut«.
- *Pernionen:* Knötchen oder Pölsterchen von blauroter Farbe an den Körperenden. Sie neigen zu Blutungen, Blasen- und Geschwürsbildung.
- *Morbus Raynaud:* Anfallsweise Krämpfe der Schlagadern an den Fingern. Verläuft in typischer Weise phasenhaft. Frauen unter 40 Jahren sind betroffen, eine sichere Ursache ist nicht bekannt.
- *Raynaud-Syndrom:* Morbus Raynaud mit ursächlichen Zusammenhängen zu einer fast nicht zu überblickenden Vielfalt anderer Krankheiten, z. B. mit Fehlbildungen der Rippen, Verletzungen, Gefäßverkalkung, Rheuma, Nerven- und Blutstörungen, Vergiftungen und Hormonstörungen.
- *Zerebrale D.:* Durchblutungsstörungen der Blutgefäße im Gehirn. Führen im schlimmsten Fall zum ➩ Schlaganfall.

Durchgangssyndrom

Begriff aus der Nervenheilkunde für körperlich begründbare Störung, die sich in Stunden bis Tagen zurückbildet und ohne Bewußtseinsstörung abläuft. Die Symptome können Gemütsänderungen, Halluzinationen, Verfolgungsideen und Gedächtnisstörungen sein.

Durchlauf-Angina

➩ Angina pectoris.

Dys-

Auch: dis-. Bedeutet als Wortteil »krankhaft«, »fehl-«.

Dysästhesie

Schmerzhafte Mißempfindung durch eine Störung der oberflächlichen Nerven. Gewöhnliche Berührungsreize werden dabei als schmerzhaft empfunden.

Dysarthrie
Sprachstörung durch eine Störung der Aussprache. Die auslösende Ursache kann im Gehirn, in den Nerven oder im Kehlkopf sitzen.
Dyschezie
Schmerzhafter oder erschwerter Stuhlgang.
Dysfunktion
Fehlerhafte Funktion.
Dysgenesie
Anlagebedingte Fehlentwicklung.
Dyshormonale Blutungsstörung
Auch: Metropathia haemorrhagica, dysfunktionelle Blutungen. Störung der Regel (Menstruation) auf Grund einer fehlerhaften Hormonfunktion der Eierstöcke.
Dyskinesie
Fehlerhafter Bewegungsablauf, z. B. die Bewegungen der Herzkammern nach Herzinfarkt. Der Ausdruck erscheint oft in Ultraschallbefunden des Herzens.
Dyskinesie der Gallenblase
Gallenblasenbeschwerden mit Druck und Unbehagen nach den Mahlzeiten, Schmerzen und Koliken. Ein organisch faßbarer Befund aber liegt an der Gallenblase meist nicht vor.
Dysmenorrhoe
Menstruation mit kolikartigen Unterleibsbeschwerden. Unabhängig von der Blutungsstärke. Oft mit Allgemeinbeschwerden wie etwa Rückenschmerzen. Kommt bei Gebärmutterkrankheiten vor, kann aber auch seelisch bedingt oder ohne erkennbare Ursache sein.
Dysostosen
Störung der Knochenentwicklung, die sich auf einzelne Abschnitte des Skelettes beschränkt. Wird z. T. auch als Dysplasie bezeichnet. ➩ Hüftgelenkdysplasie.
Dyspareunie
Auch: Algopareunie. Schmerzen der Frau beim Geschlechtsverkehr. Bei Unterleibserkrankungen, Narben oder seelisch bedingt bei Ablehnung des Partners.
Dyspepsie
Verdauungsstörungen mit Blähungen, Gasbauch, Durchfällen, Koliken oder dauernden Leibschmerzen. Im allgemeinen nicht organisch bedingt, meist durch verstärkte Gärung oder Fäulnis und Störungen der Darmbeweglichkeit oder Darmflora.
Dysphagie
Schluckstörung. Damit ist das gefühlsmäßige Empfinden gemeint, daß ein

geschluckter Bissen steckenbleiben würde. Wenn eine Verengung der Speiseröhre zur Dysphagie führt, sind schon 2/3 bis 3/4 der Lichtung verlegt. ➪ Ösophaguserkrankungen.

Dysphonie

Störung der Stimmbildung bei Kehlkopferkrankungen bzw. fehlerhafter Funktion. Meistens als heisere, rauhe und/oder belegte Stimme. Besonders gestört ist die Singstimme.

Dysphorie

Die banale, seelische Alltagsverstimmung.

Dyspnoe

Gefühlsmäßig empfundene Atemnot, Lufthungergefühl. Entsteht entweder durch einen erhöhten Atemantrieb bei Sauerstoffmangel, Kohlendioxidüberschuß und Übersäuerung im Blut oder durch erhöhte Strömungs- oder Gewebewiderstände im Atemapparat. Vorkommen vor allem bei Krankheiten des Herzens und der Lunge.

Dysregulation

Fehlsteuerung.

- *Neurovegetative D.:* Fehlsteuerung des inneren, nicht dem Willen unterworfenen Nervensystems. Kann eine Vielzahl von Fehlfunktionen der Organe auslösen wie etwa Herzklopfen, Schwitzen, Durchfall, Verstopfung. An den Organen selbst ist kein krankhafter Befund zu erheben. ➪ Funktionelle Syndrome.
- *Orthostatische D.:* Fehlsteuerung mit niedrigem Blutdruck bei Lagewechsel und im Stehen. Unabhängig vom Blutdruck im Liegen. ➪ Hypotonie.

Dysthymie

Depressiv gefärbte Stimmung mit dem Gefühl, krank zu sein.

Dystonie, vegetative

Auch: vegetative Neurose, vegetative Stigmatisierung, psychovegetatives Syndrom, organneurotische Beschwerden. Beschwerden durch Störungen des Befindens, Verhaltens und der Organfunktionen. Art, Anzahl und Stärke der Symptome schwanken sehr stark. Krankhafte Veränderungen an den Organen sind nicht nachweisbar. Die Ursachen sind im einzelnen unbekannt, eine Rolle spielen gesellschaftliche Konflikte, Streß, Niedergeschlagenheit und gewisse erblich bedingte Verhaltensweisen. Die vielfältigen Symptome sind meist viele Jahre vorhanden und am häufigsten zwischen dem 20. und 40. Lebensjahr. Zwischen Mann und Frau besteht hinsichtlich der Symptome kein Unterschied. Typisch sind ➪ Globusgefühl, »Ameisenlaufen« an Mund, Zunge, Armen und Beinen, gehemmte Atmung, Herzklopfen, Gliederzittern, Aufstoßen, innere Unruhe, Konzentrationsschwäche, Erschöpfung, Niedergeschlagenheit, Angst und Schlafstörungen; weiters seelische Verletzbarkeit, einge-

schränkte Mitteilungsfähigkeit gegenüber Nahestehenden und Mißempfindungen an den Organen bis zu stärksten Dauerbeschwerden. Ein – späteres – Übergehen in »echte« Organkrankheiten findet sich nicht.
Die Behandlung besteht in Psychotherapie, ergänzt durch milde Psychopharmaka. Günstig sind verschiedene physikalische Anwendungen in möglichst aktiver Form, z. B. Kneipp-Anwendungen.

Dystopie

Vorkommen eines Organs oder Gewebes an einer ungewöhnlichen Körperstelle.

Dysurie

Schmerzhafter Harndrang mit erschwertem Wasserlassen, vor allem bei Erkrankungen von Blase, Prostata und Harnröhre.

E

Early cancer

Frühkarzinom, frühes Stadium eines Krebses.

Ebsteinsche Anomalie

Seltene angeborene Herzfehlbildung. Die rechte Herzkammerklappe (Trikuspidalis) ist in die rechte Kammer hineinverlagert und deformiert. Der rechte Vorhof ist vergrößert. Meist in Kombination mit einem Vorhofseptumdefekt. Nachweis durch Ultraschall und Herzkatheter.

EBV

Epstein-Barr-Virus. Erzeugt in unseren Breiten das ⇨ Drüsenfieber. In Schwarzafrika ist der Erreger verantwortlich für bösartige Lymphkrebse.

Echinokokkose

Bandwurmerkrankung durch den Parasiten Echinococcus granulosus (cysticus) bzw. Echinococcus alveolaris (multilocularis). Typisch sind Gelbsucht mit Nesselausschlag, Geschwülste in der Leber, eventuell auch in der Lunge, im Gehirn oder den Knochen. Die große Gefahr ist ein allergischer Schock bei plötzlichem Aufbrechen der Zysten. Die Übertragung geschieht durch Hunde und Füchse, welche die Parasiteneier mit dem Kot ausscheiden. Der Mensch nimmt die Eier vom Fell des Tieres oder über verschmutzte Waldbeeren bzw. Pilze mit dem Mund auf. Diagnose mit Labor, Ultraschall und Röntgen. Behandlung medikamentös mit Pantelmin oder chirurgisch.

Echokardiographie
Ultraschalluntersuchung des Herzens. Wichtig zur Erkennung von Herzfehlern, zur Dickenbestimmung der Herzwände, zur Beurteilung des Bewegungsablaufes und zunehmend auch Erkennung von Kranzgefäßstörungen.

Eclampsia imminens
Bei Schwangerschaftsbluthochdruck drohende Komplikation. Eine Vorstufe der ➪ Eklampsie. Zu den vorhandenen Symptomen Wasseransammlung, Eiweiß im Harn und Bluthochdruck gesellen sich Magen-Darm-Symptome, Sehverschlechterung und Hirnsymptome.

ECT
Kurzbezeichnung für eine spezielle Form der ➪ Computertomographie.

Eczema herpeticatum
Ausgedehnte »Fieberblasen-Infektion« der Haut bei bereits bestehender Hauterkrankung, z. B. Neurodermitis. Wenn die dichtstehenden, gedellten Bläschen platzen, entstehen blutige Abschürfungen.

Eczema marginatum Hebra
Auch: Epidermophytie, Tinea inguinalis. Pilzinfektion in der Harn-Geschlechtsgegend mit scharf begrenzten, geröteten Herden, Pusteln und Schuppung. Übergang auf das Gesäß. Behandlung medikamentös.

EEG
Elektroenzephalogramm. Methode zur Aufzeichnung von Nervenaktivitäten. Aus den bei der Untersuchung erhaltenen »Wellen« lassen sich Rückschlüsse auf die Hirnaktivität ziehen. Wichtig zur Erkennung und Beurteilung der Behandlung von Epilepsien.

Effort-Syndrom
Nichtorganisch bedingte Herzrhythmusstörung.

EGT
Errechneter Geburtstermin.

Eisenmangelanämien
Blutarmut durch Fehlen oder Mangel von Eisen. ➪ Anämie.

Eisenmenger
- *Komplex:* Angeborene Mißbildung des Herzens, die allerdings selten ist. Es besteht eine vierfache Fehlbildung (Tetralogie). Diese umfaßt ein Loch in der Kammerscheidewand (Septumdefekt), eine »reitende« Hauptschlagader, wobei die Blutzufuhr für die Hauptschlagader aus der rechten und linken Kammer erfolgt, Bluthochdruck in der Lunge und krankhafte Verdickung der rechten Herzkammerwand mit Blausucht durch Umkehrung des Blutstromes von rechts nach links. Es liegt eine Rechts-links-Strömung (Rechts-links-Shunt) vor. Nachweis durch Ultraschall und Herzkatheter.

◆ *Reaktion:* Umkehr der Strömungs-(Shunt-)richtung bei Eisenmenger-Komplex und -syndrom.

◆ *Syndrom:* Bezeichnung für alle angeborenen Herzfehler mit einem so stark ausgeprägten »Links-rechts-Shunt«, daß sich ein Widerstands-Bluthochdruck der Lunge bildet, der zu nachfolgender Strömungsumkehr und Blausucht führt. Wenn diese Strömungsumkehr eingetreten ist, darf im allgemeinen kein operativer Eingriff mehr gewagt werden, weil die Gefahr besteht, ein akutes Versagen der rechten Herzkammer auszulösen.

Ejakulat

Bei der Ejakulation ausgespritzte Samenflüssigkeit.

Ejakulation

Samenerguß, Ausspritzung der Samenflüssigkeit.

Ejakulationsstörungen

◆ *Anorgasmie:* Das Nichtauftreten eines Orgasmus.

◆ *Ejaculatio defizienz:* Fehlender, mangelhafter Samenerguß.

◆ *Ejaculatio praecox:* Vorzeitiger, das heißt vor Beginn des Geschlechtsverkehres erfolgender Samenerguß.

◆ *Ejaculatio retarda:* Verzögert ablaufender Samenerguß.

◆ *Retrograde Ejakulation:* Bei mechanischen Störungen wie Harnröhrennarben oder Nervenschäden des inneren Schließmuskels durch Zukkerkrankheit kann die Ejakulation verkehrt (retrograd) in die Harnblase erfolgen.

EKG

Elektrokardiogramm. Auch: Ekg. Die Herzstromkurve zeichnet die bioelektrischen Spannungen bei der Erregungsausbreitung und -rückbildung auf. Die Ableitung erfolgt mit Elektroden von der Körperoberfläche oder – bei Operationen – direkt vom Herzen. Die EKG-Aufzeichnung ist auch mittels spezieller, ins Herz eingebrachter Elektroden möglich (His-Bündel-EKG). Die Form des EKGs wird durch zahlreiche Umstände bestimmt, vor allem Erregungsdauer, Erregungsableitungs- und -rückbildungsstörungen.

Eklampsie

Eine schwangerschaftsbedingte Erkrankung, die im letzten Schwangerschaftsdrittel (➪ EPH-Gestose), während der Geburt oder im Wochenbett auftritt.

◆ *Drohende E.:* Kopfschmerzen, Schwindelgefühle, Augenflimmern und Sehstörungen, Schmerzen im Oberbauch, Magenkrämpfe, Unruhe, ansteigender Blutdruck über 200 (1. Wert).

◆ *Eklampsieanfall:* Plötzliche, blitzartige Krämpfe wie bei Epilepsie. Austritt von Schleim aus dem Mund, Atemstillstand, Kehlkopfkrampf, nachfolgende Bewußtlosigkeit. Übergang in tiefes Koma ist möglich. Gefahren sind Zungenbiß, Einatmung von Fremdkörpern und Verletzung von Armen, Beinen und Wirbelsäule. Die (sofortige) Behandlung erfolgt unter den Bedingungen einer Intensivstation.

Ektasie

Ausweitung, Ausbuchtung von Hohlorganen oder Blutgefäßen.

Ektopie

Angeborene oder erworbene Verlagerung eines Gewebes oder Organs an die Körperoberfläche oder an eine ungewöhnliche Stelle innerhalb des Körpers.

Ektopie-Blutungen

Auch: Pseudoerosion. Schmierblutung aus dem Muttermund der Gebärmutter. Meistens schwach auftretend nach »Kontakt« durch Geschlechtsverkehr oder bei/nach der Stuhlentleerung. Der Grund dafür ist eine Vorstülpung der Schleimhaut des Gebärmutterhalses nach außen. Ein insgesamt häufiger Befund während der Geschlechtsreife und Schwangerschaft. Diagnose durch den Frauenarzt. Diagnostisch ist die Ektopie von einer Fehlgeburt und dem Muttermundkrebs abzugrenzen.

Ektropium

Anhaltende teilweise Aufwärtswölbung der Bindehaut eines Augenlides. Sie geht mit Bindehautentzündung und Tränenträufeln einher.

◆ *E. cicatriceum:* Durch Narben.

◆ *E. paralyticum:* Durch Lähmung.

◆ *E. senile:* Im Greisenalter durch Schrumpfung.

Ekzem

Akut oder chronisch verlaufende Erkrankung der Haut. Der flächenhafte Befall ist gegenüber der gesunden Haut nicht sicher abgrenzbar. Es entstehen Knötchen, Bläschen, Schuppungen, Verhornungen und Rötungen. Der Begriff Ekzem wird oft gleichbedeutend mit ➪ Dermatitis verwendet. Ursächlich verantwortlich für das Ekzem sind Unverträglichkeitsreaktionen der Haut, Allergien oder Giftwirkungen. Auslösend oder verstärkend wirken Überreaktionen der Haut, Abnützungserscheinungen und Störungen der Schweiß- und Talgdrüsentätigkeit sowie der Befall mit Bakterien und Pilzen. Die Komplikationen von Ekzemen sind Infektion mit Bakterien, Lymphknotenentzündung, Herpesinfektion und der Übergang in eine allgemeine schuppende Hautrötung, eventuell am ganzen Körper.

Die allgemeine Behandlung besteht im Meiden auslösender Stoffe. Akute Entzündungen werden feucht mit Lotionen und Cremen behandelt, und bei Nässen und Krustenbildung gibt man fett-feuchte Verbände. Bei tieferem Befall der Haut kommen Kortison und Steinkohlenteer in Frage. Kortison sollte im Gesicht, Windelbereich und in Gelenkbeugen nach Möglichkeit nicht verwendet werden. Die innere Behandlung erfolgt fallweise mit juckreizstillenden

➩ Antihistaminika und Kortison. Bei Neurodermitis sind auch Klimakuren und autogenes Training einen Versuch wert.

- *Neurodermitis (constitutionalis atopica):* Auch: Endogenes E. Es besteht eine vererbte Ekzemneigung mit jahrelangem schubweisem Verlauf meist bis zur Pubertät, danach werden Hauterscheinungen seltener. 3–4% aller Kinder sind davon betroffen, in ²/₃ der Fälle kommt es zu Erstsymptomen im 1. Lebensjahr. Ein sicherer, die Haut schädigender Stoff läßt sich meist nicht nachweisen. Oft besteht eine familiäre Neigung mit verstärktem Talgfluß, Ekzemen, allergischem Asthma und Heuschnupfen. Meist ist im Blut der abwehrende Eiweißkörper IgE erhöht nachzuweisen. Neben der Vererbung und Allergiebereitschaft werden auch psychosomatische Ursachen diskutiert. Die Symptome der Neurodermitis sind trockene Haut mit Rissen bei Dehnung (Mundwinkel und Ohrläppchen). Im Winter kommt es zu Verdikkungen, Rötungen und Schrunden. Der starke Juckreiz führt zu nächtlichen »Kratzorgien«. Als »Milchschorf« bezeichnet man den Belag der Kopfhaut mit Schuppen auf rotem Grund. Das Aussehen des Neurodermitis-Ekzems schwankt mit dem Alter. Beim Säugling besteht vorwiegend ein nässendes E. im Gesicht und Windelbereich, bei Jugendlichen sind besonders die Gelenkbeugen befallen. Beim Erwachsenen verbleibt oft nur ein örtliches Handekzem. Die Beschwerden bessern sich im Sommer und werden im Winter schlechter. Im Labor werden Blutbild und IgE bestimmt, außerdem soll nach auslösenden allergischen Stoffen (Allergenen) gesucht werden: Hühnereiweiß, Kuhmilcheiweiß, Hausstaubmilben, Weizenmehl, Soja usw.
- *Photoallergisches E.:* Durch Hautkontakt mit einem auslösenden Stoff und anschließende Belichtung. Die Symptome – wie beim Kontaktekzem – zeigen sich ausschließlich an belichteten Hautstellen. Nachweis durch Epikutantestung (➩ Epikutan). Medikamente, die auslösend wirken können, sind Psychopharmaka, Sulfonamide, zuckersenkende Tabletten, Pilz- und Desinfektionsmittel, Rheumamittel, Kosmetika und Parfums.
- *Seborrhoisches E.:* Vermehrte Talgproduktion aus verschiedenen Ursachen. Pilze und Bakterien können zusätzlich wirken. Symptome sind gelblich-fettige Schuppen auf geröteter Haut, fallweise Juckreiz. Vorkommen besonders an Gesicht, Kopfhaut und Schweißrinnen, der Übergang auf den ganzen Körper ist möglich. Besserung im Sommer.
- *Seborrhoisches E. bei Säuglingen:* Besonders im Kopf-Hals-Brust-Bereich sowie in Körperfalten.

Elektrokonversion

Behandlung von schnellen Herzrhythmusstörungen mittels eines Gleichstromstoßes. Der Einsatz erfolgt EKG-gesteuert in Kurznarkose. Wird mit diesem Verfahren ein Kammerflimmern beseitigt, spricht man von Defibrillation.

Elektrolytkoma
Tiefe Form der Bewußtlosigkeit durch eine Änderung der Körpersalze nach Art und Menge.

Elektromyographie
Auch: EMG. Das Verfahren leitet die von den Muskeln abgegebenen Ströme an der Haut ab und stellt sie graphisch dar. Es hilft mit zu unterscheiden, ob Störungen des Bewegungsablaufes von den Nerven oder den Muskeln ausgehen.

Elektroneurographie
ENG. Ableitung der elektrischen Ströme von den Nerven. Es läßt sich damit die Leitungsgeschwindigkeit von Nerven messen.

Embolektomie
Operative Entfernung eines Gerinnsels aus einer Schlagader nach Eröffnung des Blutgefäßes.

Embolie
Plötzlicher Verschluß eines Blutgefäßes, meist einer Schlagader, durch einen Gefäßpfropf (Embolus). Zu einem Embolus kann jedes Gebilde werden, das auf dem Blutweg verschleppt wird, z. B. Parasiten, Bakterien, Zellhaufen, Tumorbruchstücke, Fett, Luft, Fremdkörper usw. Die Embolie kennzeichnet den Folgezustand, der durch Funktionsausfälle der betroffenen Organe entsteht.

- *Lungenembolie:* Verlegung der Lungenschlagadern durch abgesprengte Gerinnseln, seltener Fett- oder Luftembolie. Führt zu akuter Atemnot, Herzrasen, Druckgefühlen, Fieber, Bluthusten und Schock.

Embolisation
Künstlicher Verschluß von Blutgefäßen, um ein Tumorgebiet von der Blutzufuhr abzuschneiden. Man verwendet dazu einen Katheter, durch den eine kunststoffhältige Flüssigkeit verabreicht wird, die bei Kontakt mit Blut verklumpt und somit das Gefäß verschließt. Angewendet auch zur Stillung von Blutungen in einem schwer zugänglichen Gefäßbereich, z. B. des Gehirns. Dabei werden kleinste Muskelgewebeteilchen als »Gerinnsel« eingebracht.

Embolus
⇨ Embolie.

Embryo
Menschliche Leibesfrucht von der Empfängnis bis zum 85. Schwangerschaftstag. Danach spricht man von einem ⇨ Fetus.

Embryopathia rubeolaris
Auch: Gregg-Syndrom. Kann durch eine Röteln-Infektion innerhalb der ersten drei Schwangerschaftsmonate beim Kind zu Mißbildungen führen. Am häufigsten sind Herzfehler, grauer Star, Zahndefekte und Innenohrschäden.

Embryotransfer
ET. Ei und Samenzelle werden außerhalb des Körpers für 48–72 Stunden »bebrütet« und anschließend der leiblichen oder aber auch »Mietmutter« in die Gebärmutterhöhle eingepflanzt.

Emesis gravidarum
Leichtes, vor allem morgendliches Erbrechen in den ersten drei Schwangerschaftsmonaten. Hat normalerweise keinen Krankheitswert. Wohl aber, wenn es in ➪ Hyperemesis gravidarum übergeht.

EMG
➪ Elektromyographie.

Emmetropie
Normalsichtigkeit des Auges. Gegenteil: Ametropie.

Emphysem
Übermäßiges oder ungewöhnliches Vorkommen von Luft in Körpergeweben, -organen oder -höhlen. Üblicherweise ist das ➪ Lungenemphysem gemeint.

Emphysembronchitis
Auch: COPD. Entzündung der Bronchien mit Lungenblähung.

Empyem
Eiteransammlung in einer Körperhöhle oder einem Hohlorgan, z. B. als Herzbeutel-, Gelenk- oder Bauchhöhlenempyem.

Enanthem
Schleimhautausschlag im Mund und Rachen. Vorkommen bei Scharlach, Masern, Röteln und Giftwirkungen.

Encephalitis
➪ Enzephalitis.

Encephalomyelitis disseminata
➪ Multiple Sklerose.

Enchondrom
Knorpelgeschwulst, die sich innerhalb des Knochens entwickelt.

Endangitis
Entzündung der Gefäßinnenwand.

◆ *E. obliterans:* Verschlußkrankheit der Schlagadern durch einen entzündlichen Wandprozeß der Schlagadern. Führt zur Anlagerung von Gerinnseln und zum Gefäßverschluß. Es erkranken fast ausschließlich rauchende junge Männer. Führt auch zum Gefäßverschluß an den Armen, ein Gliedmaßenverlust ist häufig. Die inneren Organe sind nicht befallen.

Endarteriektomie
Ausräumen eines Gerinnsels aus einer Schlagader unter Mitnahme der Gefäßinnenhaut (Intima).

Endemische Struma
Der »einheimische« Kropf als Folge eines weitverbreiteten Jodmangels. ➪ Struma.

Endocarditis gonorrhoica
Entzündung der Herzinnenhaut als Folge einer ➪ Gonorrhoe.

Endogen
Von innen heraus. Gegenteil: Exogen.

Endogenes Ekzem
➪ Ekzem/Neurodermitis.

Endogene Psychose
➪ Psychose.

Endokard
Die Herzinnenhaut.

Endokardfibrose
Eine Gruppe von Herzerkrankungen gehört dazu. Es kommt zu einer bindegewebigen Verdickung der Herzinnenhaut.

Endokarditis
Entzündung der Herzinnenhaut.

- *Bakterielle E.:* Entzündung der Herzinnenhaut durch Bakterienbefall besonders im Bereich der Klappen.
- *Rheumatische E.:* Ist die Folge einer überschießenden (allergischen) Reaktion auf beta-hämolysierende Streptokokken. Auftreten bei rheumatischem Fieber, betroffen ist die Innenhaut der Klappen.
- *Prothesenendokarditis:* Komplikation nach Einsetzen einer künstlichen Herzklappe. Die Frühendokarditis tritt bis zu sechs Wochen nach der Operation auf. Symptome sind Fieber, Herzversagen und Milzschwellung. Die Spätendokarditis tritt sechs Wochen nach der Operation oder später auf. Symptome wie bei ➪ Endokarditis lenta. Die Behandlung erfolgt mit Antibiotika, die Auswahl richtet sich nach der Art des Erregers.

Endokarditis lenta
Entzündung der Herzklappen, am häufigsten durch Streptokokken. Dauert länger als sechs Wochen.

Endokrin
In den Blutkreislauf absondernd, die hormonproduzierenden Organe betreffend; oft auch einfach für »hormonell« verwendet. Gegenteil: ➪ exokrin.

Endokrine Hypertonie
➪ Hypertonie.

Endokrine Orbitopathie
Auch: E. Ophthalmopathie. Durch Abwehrreaktionen der Bluteiweißkörper bedingte Entzündung des Augeninhaltes mit besonderer Beteiligung der Au-

genmuskeln. Führt zu Beweglichkeitseinschränkung des Auges, Hornhautgeschwüren und Sehnervschädigung. Diagnose durch Ultraschall, ➪ CT, Labor. Behandlung medikamentös, selten operativ.

Endokrine Stimmstörung

Vermännlichende Stimmveränderung bei Frauen durch die Gabe männlicher Hormone oder muskelaufbauender Hormone (Anabolika, Dopingmittel). Die Stimmstörung ist nicht rückbildungsfähig! Besonders gefährdet sind »männliche« Frauentypen sowie Frauen im Wechsel bzw. danach.

Endokrinium

Gesamtheit der Hormone, der Hormonhaushalt.

Endometriose

Vorkommen von Gebärmutterschleimhaut in anderen Körpergegenden. Die Schleimhautwucherung ist gutartig, hormonabhängig und kommt daher nur im geschlechtsreifen Alter vor. Nach dem Wechsel verkümmert das Gebilde, und die Beschwerden vergehen. Die meist starken Beschwerden treten nur vor und während der Menstruation auf. Oft werden die kolikartigen Unterbauchschmerzen von Rückenbeschwerden und Schweregefühl im Leib begleitet. In schweren Fällen kommt es zu einem hohen Schmerzmittelverbrauch während der Regel.

Diagnose durch den Frauenarzt, Ultraschall, Labor und ➪ Laparoskopie. Behandlung mit »Pille«, Orgametril oder Danokrin. Fallweise auch Operation.

Endometritis

Entzündung der Gebärmutterschleimhaut. Meist durch aus der Scheide eingeschleppte normale Eigenkeime oder durch krankheitserregende Außenkeime, selten durch Keimaussaat auf dem Blutweg bedingt.

Endonasal

Im Naseninneren.

Endoprothese

Prothese aus körperfremdem Material zur Einpflanzung in das Körperinnere. Am häufigsten als Gelenk- und Gefäßprothese.

Endosalpingitis

Auf die Schleimhaut beschränkte Entzündung des Eileiters.

Endoskopie

Spiegelung der inneren Organe, hauptsächlich der Hohlorgane Speiseröhre, Magen, Darm, Bronchien und Blase. Sie erfolgt durch lichtleitende Glasfaserbündel.

- *Arthroskopie:* Spiegelung eines Gelenkes.
- *Bronchoskopie:* Spiegelung der Bronchien.
- *Choledochoskopie:* Spiegelung des Gallenganges.
- *Gastroskopie:* Magenspiegelung.

- *Kuldoskopie:* Die Betrachtung des ➪ Douglas-Raumes vom hinteren Scheidengewölbe aus.
- *Laparoskopie:* Spiegelung der Bauchhöhle.
- *Mediastinoskopie:* Spiegelung des Raumes zwischen den Lungen, im Brustkorb.
- *Ösophagoskopie:* Spiegelung der Speiseröhre.
- *Rektoskopie:* Mastdarmspiegelung.
- *Thorakoskopie:* Spiegelung der Brusthöhle.
- *Urethroskopie:* Spiegelung der Harnröhre.
- *Zystoskopie:* Spiegelung der Harnblase.

Endosonographie

Untersuchungsmethode, die ➪ Endoskopie mit Ultraschall verbindet. An der Spitze des Endoskops befindet sich eine rotierende Ultraschallsonde. Gleichzeitig sind auch Gewebsentnahmen möglich. Speiseröhre, Magen, Darm und Harnblase können damit noch genauer untersucht werden. Die E. eignet sich besonders gut zur Abschätzung eines Tumorstadiums.

End-zu-End-Anastomose

Wiedervereinigung von Hohlorganen (z. B. Darm) nach teilweiser Gewebsentfernung oder die End-zu-End-Vereinigung von Sehnen, Nerven und Gefäßen.

End-zu-Seit-Anastomose

Chirurgische Verbindung zwischen einem durch Gewebsentfernung verkleinerten Hohlorgan und einem für die Vereinigung seitlich eröffneten anderen Hohlorgan. Wichtig für die Gefäßchirurgie und im Magen-Darm-Trakt.

ENG

➪ Elektroneurographie.

Enhancement

1. Steigerung einer medikamentösen Wirkung.
2. Verstärkung der Röntgendichte bei der ➪ Computertomographie.

Enkopresis

Einkoten, Kotschmieren im Afterbereich. Ist oft mit Bettnässen (Enuresis) verbunden. Vorkommen bei körperlich-geistigen Entwicklungsstörungen oder Rückfall in frühkindliche Verhaltensweisen.

Enophthalmus

In die Augenhöhle zurückgesunkener Augapfel. Vorkommen bei starker Abmagerung, nach Unfällen und im Alter.

Enteritis

Entzündung der Darmwand. Der Ausdruck wird meist nur für die Entzündung des Dünndarmes verwendet. Bei Kombination mit einer Magenschleimhautentzündung spricht man von Gastroenteritis, bei Kombination mit einer Dickdarmentzündung von Enterocolitis.

◆ *E. regionalis:* Auch: ➪ Crohnsche Krankheit. Schubweise, chronisch verlaufende Entzündung der ganzen Darmwand. Hauptsächlich betroffen ist der untere Dünndarm, Übergreifen ist aber auch auf Dickdarm, Magen und sogar Speiseröhre nicht selten. Die eigentlichen Ursachen sind unbekannt, vermutet werden gravierende Störungen in der körpereigenen Abwehr. Die Krankheit beginnt schleichend mit krampfartigen Schmerzen, die sich bei der Stuhlentleerung verstärken. Durchfälle treten auf, viel seltener besteht Verstopfung. Durch Blutstühle kommt es zu Blutarmut. Nachweis durch Spiegelung mit Gewebsentnahme, Röntgen und Labor. Wichtig in der Behandlung ist Kortison, oftmals sind operative Eingriffe notwendig.

◆ *Strahlenenteritis:* E. actinica. Durch Bestrahlung hervorgerufene Schleimhautentzündung.

Entero-

Bedeutet als Wortteil »Darm-«.

Enterokolitis

Schleimhautentzündung von Dünn- und Dickdarm.

Enteroptose

Allgemeine Senkung der Baucheingeweide. Anlagemäßig bedingt durch Bindegewebsschwäche oder im Laufe des Lebens durch starke Abmagerung mit Lockerung der Bauchdecken sowie nach zahlreichen Geburten.

Entropium

Einwärtsstülpung des Lidrandes durch Narben nach Verletzung oder Operation, seltener durch Lidkrampf. Führt zum Scheuern der Wimpern am Augapfel.

Enukleation

»Ausschälen« eines Organs, Tumors oder Fremdkörpers, z. B. Enucleatio bulbi (Ausschälen des Augapfels aus der Augenhöhle).

Enuresis diurna

Einnässen tagsüber nach dem vollendeten 2. Lebensjahr ohne sonstige Symptome. Ursachen sind Mißbildungen im Harntrakt, Reizungen durch Waschmittel, Würmer und ähnliches, Nervenleiden, Infektionen, Reifungsstörungen von Gehirn und Rückenmark. Manchmal ist Einnässen auch nur das Symptom einer Verhaltensstörung. In jedem Fall ist eine ausführliche diagnostische Klärung nach einem Stufenplan erforderlich. Ist eine Organerkrankung ausgeschlossen, erfolgt die Behandlung mit Psychotherapie, Blasentraining, Klingelmatratze und Medikamenten.

Enuresis nocturna

Einnässen, Bettnässen nachts.

Enzephalitis

Auch: Encephalitis. Gehirnentzündung durch Bakterien, Viren oder Parasiten.

Manchmal auch für ein allergisches Geschehen im Gehirn gebraucht. Verläuft meist unter Beteiligung der Hirnhäute. Symptome sind Bewußtseinstrübung, psychische Veränderungen, Fieber, Nervenausfälle und Krämpfe.

◆ *Zeckenenzephalitis:* ➪ Frühsommer-Meningoenzephalitis.

Enzephalomalazie

Hirnerweichung, meist herdförmig durch Gerinnsel oder Sauerstoffmangel. Führt zu Nervenausfällen und diversen Störungen des Sprechens, von Bewegungen usw.

Enzephalomyelitis

Entzündung des Gehirns und des Rückenmarks, meist als Infektion durch Viren, aber auch durch Gifte und Allergien.

Enzephalopathie

Gehirnerkrankung, Gehirnleiden organischer Ursache.

Enzyminfarkt

Auch: Fermentinfarkt. Herzinfarkt, der sich – vorerst – nur in der auffälligen Erhöhung gewisser Enzyme, z. B. GOT, GPT, CK, LDH, zeigt und im ➪ EKG »stumm« bleibt.

EPH-Gestose

E steht für Edema (Ödem oder Wasseransammlung), P für Proteinurie (Eiweißausscheidung im Harn) und H für Hypertonie (Bluthochdruck). Auch: SIH, HES, Spätgestose, hypertensive Krankheit in der Schwangerschaft. Komplikation in der Schwangerschaft. Schließt auch die Folgen der Krankheit, vor allem die Herz- und Nieren- sowie Gefäßkomplikationen, mit ein.

5–10% der Schwangeren erkranken daran. Von den Symptomen her stehen der Bluthochdruck und Eiweißausscheidung im Harn im Vordergrund. Eine ursächliche Behandlung ist nicht bekannt, zumal auch die Ursachen für die EPH-Krankheit unbekannt sind. Hilfreich sind eiweißreiche, kalorienbeschränkte Diät und Bettruhe, weiters Blutdrucksenkung, Eiweißersatz mit Plasma, wassertreibende Mittel und Hemmung der Blutgerinnung.

◆ *Eklampsia imminens:* Zusätzlich zu den Symptomen Gehirn- und Magen-Darm-Störungen, Sehverschlechterung.

◆ *Eklampsie:* Epileptische Streck-Zuckkrämpfe. Wichtig sind Geburtseinleitung bzw. Kaiserschnitt.

◆ *HELLP-Syndrom:* Auflösung der roten Blutkörperchen, verminderte Blutplättchen, Leberschäden mit starker Erhöhung der Leberwerte. Kommt einmal auf 150 bis 300 Entbindungen vor. Fühlbare Symptome sind rechtsseitige Oberbauchschmerzen, Übelkeit und Erbrechen, Kopfschmerzen, Sehstörungen. Es drohen Nierenversagen, Überwässerung der Lunge, Hirnblutung oder Aufbrechen eines vorher bestehenden Blutschwammes in der Leber. Wichtig ist die schnelle Schwangerschaftsbeendigung durch Kaiserschnitt, anschließend Schockbekämpfung und Behandlung der Blutgerinnungsstörung. Unterbringung auf Intensivstation!

Epicondylopathie

Auch: Epicondylitis. Krankhafter Prozeß an einem Gelenkknorren (➪ Epicondylus) durch Entzündung oder Abnützung. Meist ist der seitliche Gelenkknorren des Oberarmes (Epicondylopathia humeri) gemeint. Führt zu Druck- und Spontanschmerzen. Verstärkt werden die Beschwerden z. B. durch Faustschluß, Wringen von Wäschestücken oder beim Tennisspielen. Örtlich kann sich eine entzündliche Schwellung finden. Tritt nach Überanstrengung auf, z. B. als Tennisellbogen. ➪ Tendopathie.

Epicondylus

Fortsatz eines Gelenkknorrens.

Epidermis

Oberhaut der Haut.

Epidermiszysten

Flüssigkeitsgefüllte Hohlräume in der Oberhaut. Entstehen durch Entwicklungsstörungen, Verletzungen oder Verschluß von Drüsenausführungsgängen. Behandlung durch operative Totalausschälung, sonst Wiederholungsgefahr.

Epidermophytie

Pilzbefall der unbehaarten Haut. Auch: ➪ Tinea.

Epididymektomie

Operative Entfernung des Nebenhodens.

Epididymitis

Entzündung des Nebenhodens. Entsteht durch Harnwegsinfektionen, Prostataleiden, Dauerkatheter, auf dem Blutweg von anderen Infektionen hergeleitet oder bei Tuberkulose. Macht Schmerzen und Fieber, gelegentlich aber nur das Symptom des »harten« Nebenhodens (bei Tuberkulose). Diagnose mit Labor und Ultraschall. Behandlung mit Antibiotika, fallweise operativ.

Epidural

Am Schädel zwischen äußerer, harter Hirnhaut und Schädelknochen gelegen.

Epidurales Hämatom

Durch Verletzung einer Hirnhautschlagader (Arteria meningea) verursachte Blutung zwischen Schädelknochen und harter Hirnhaut. Führt zum Zusammendrücken des Gehirns. Symptome sind die rasche Eintrübung des Bewußtseins, verlängerte Bewußtlosigkeit, ungleiche Pupillenweite und Nervenausfälle. Typisch ist das luzide (symptomfreie) Intervall: Zwischen dem Zeitpunkt der Verletzung und dem Auftreten von Gehirnsymptomen liegt eine beschwerdefreie Zeitspanne! Diagnose durch ➪ CT. Die Behandlung erfolgt durch möglichst rasche operative Eröffnung des Schädels (Trepanation) und Entleerung des Blutergusses.

Epigastrium
Oberbauch. Jene Bauchregion, die zwischen den beiden Rippenbögen und dem Nabel liegt.

Epiglottitis
Schleimhautentzündung des Kehldeckels.

◆ *E. phlegmonosa acutissima:* Akute, schwerste eitrige Entzündung des Kehldeckels durch eine Infektion mit der Bakterie Haemophilus. Führt zu Schluckstörung, Geräuschen bei der behinderten Einatmung, Atemversagen und giftigen Auswirkungen auf den ganzen Körper. Fieber von 38–40°C. Vom ersten Symptom bis zum Atemversagen vergeht oft nur eine Stunde! Lebensrettend wirken Antibiotika und die Einführung eines Schlauches in die Luftröhre (Intubation). Intensivbehandlung! Bis dahin und auf dem Transport: beruhigen, aufrecht sitzen lassen, Sauerstoff. Keine Spateluntersuchung des Kehlkopfes, bis zur Intubation besser Maskenatmung.

Epikrise
Schlußbetrachtung eines Krankheitsverlaufes, Abschlußbericht über einen Patienten.

Epikutan
Der Haut aufliegend. Ein Test an der obersten Hautschicht ist ein Epikutantest.

Epilation
Entfernung von Körperhaaren aus kosmetischen Gründen oder zu Behandlungszwecken, vor allem bei Pilzkrankheiten.

Epilepsie
Oberbegriff für Anfälle und Anfallsleiden verschiedenster Ursache. Epilepsie ist auch kein einheitliches Symptom, da es sehr unterschiedliche Formen der Anfälle gibt. Ursachen sind Tumoren, Blutungen und Abszesse im Gehirn, Narben nach Verletzungen, Entzündungen und Infarkten, Entzündungen des Gehirns und seiner Gefäße, Mißbildungen und Geburtsverletzungen, Erkrankungen innerer Organe, Störungen der Blutsalze besonders von Kalzium. Weiters Unterzuckerung, Überwässerung, Alkoholismus und Vergiftungen. Nicht so selten ist Erblichkeit, und in einem gewissen Prozentsatz der Fälle läßt sich auch gar keine sichere Ursache finden.
Diagnose durch Nervenarzt, ➪ EEG, ➪ CT, ➪ MR und eventuell Gefäßröntgen. Im allgemeinen ist die Behandlung medikamentös mit Sanierung einer eventuell vorliegenden Grundkrankheit.

◆ *Chronische E.:* Anfälle auch ohne erkennbaren äußeren Anlaß.

◆ *Fokale Anfälle:* Herdbedingte Anfälle, z. B. die Jackson-Anfälle. Es kommt zu rhythmischen Anfällen, Zuckungen und Mißempfindungen, die auf einen Arm oder ein Bein beschränkt sind, das Bewußtsein bleibt erhalten. Eine Sonderform sind halbseitige Anfälle. Als komplexe fokale Anfälle

werden die Dämmerzustände (psychomotorischen Anfälle) bezeichnet. Dabei kommt es immer zu einer Bewußtseinstrübung. Der auslösende Herd liegt dabei im Temporallappen des Gehirns.
Der Patient schildert oft nur ein »komisches« Gefühl, alles sei wie im Traum und »sehr weit weg«. Angstgefühle, »Filmriß« und »Deja-vu«-Erlebnisse. Patienten wirken abwesend und machen gewisse automatische Körperbewegungen wie »Nesteln«, Schlucken, Kauen, Trampeln oder Scharren. Anfallsdauer liegt bei 1–2 Minuten.

- *Gelegenheitsanfälle:* Epileptische Anfälle durch bestimmte Medikamente, durch übermäßigen Alkohol und Schlafmangel, bei Alkoholentzug oder Fieberkrämpfen.
- *Generalisierte Anfälle:* Auch: GM, Grand-mal. »Große« Anfälle mit Streck- und Zuckkrämpfen. Anfänglicher Schrei, dann plötzliches Hinstürzen mit Bewußtseinsverlust und Sturzverletzungen, Streckung des Oberkörpers, von Armen und Beinen, vorübergehender Atemstillstand, dann regelmäßiges Zucken von Armen und Beinen. Darauf Nachschlaf, Müdigkeit, Kopfschmerzen und Konzentrationsstörungen. Zu den generalisierten Anfällen gehören auch die Absencen und das ➪ Petit-mal des Jugendalters.
- *Status epilepticus:* Verlängert verlaufender Anfall über 10–15 Minuten oder wenn das Bewußtsein zwischen den Anfällen nicht zurückkehrt. Der Anfall ist lebensbedrohend! Auch ein herdförmiger (fokaler) Anfall kann in einen Status übergehen!

Epileptiform
Einer Epilepsie ähnlich.

Epipharnyx
Nasenrachen.

Epipharynx-Karzinom
Krebs des Nasenrachens. Führt zu einseitiger Behinderung der Nasenatmung und Nasenbluten. Oft ist das erste Symptom nur ein vergrößerter Lymphknoten in der Halsgegend. Behandlung mit Operation und Strahlen.

Epiphysenfuge
Wachstumszone des Knochens. Jene Knorpelscheibe, die bei der Verknöcherung der knorpeligen Knochenvorstufen zurückbleibt. Sie dient bis zum Epiphysenschluß als Wachstumszone. Bleibt sie darüber hinaus bestehen, führt dies zum Riesenwuchs, der vorzeitige Schluß bewirkt Zwergwuchs.

Epiphysennekrose
Absterben des Knochens in der ➪ Epiphysenfuge. Führt zum Untergang des Gelenkkopfes und einer chronischen Gelenkerkrankung.

Epiphysiolyse
Epiphysenlösung. Entsteht von selbst (spontan) oder durch eine Verletzung als

Sonderform des Knochenbruchs bei Jugendlichen. Führt unbehandelt zu einer Wachstumsstörung des Knochens.

Episiotomie
(Scheiden-) Dammschnitt zur Erweiterung des Scheideneingangs. Wird durchgeführt zur Verhütung eines Dammrisses oder zur Erleichterung bzw. Beschleunigung der Geburt. Anschließende Wundversorgung durch Dammnaht.

Episkleritis
Entzündung des lockeren Bindegewebes auf der Lederhaut (Sklera) des Auges.

Epispadie
Mißbildung der oberen Harnröhre. Die Harnröhrenmündung ist entweder erweitert oder ein klaffender Spalt. Öfters gleichzeitig auch andere Mißbildungen.

Epistaxis
Nasenbluten. Ursachen sind örtliche Verletzungen der Blutgefäße, Bluthochdruck, Gefäßverkalkung, Infektionen und Störungen der Blutgerinnung. Nicht selten auch ohne erkennbare Ursache. Wird tamponiert oder verschorft.

Epithel
Oberflächliches Deckgewebe. Bekleidet die Haut und die inneren Hohlorgane.

Epitheliom
Jede Geschwulst mit dem Ausgangspunkt im ➪ Epithel. Oft nur für gutartige Tumoren verwendet.

Epithelkörperchen
Nebenschilddrüsen, Glandulae parathyreoideae. Sie erzeugen das ➪ Parathormon.

Epithelkörperchenadenom
Gutartige Wucherung eines oder mehrerer Epithelkörperchen. Die dadurch gesteigerte Hormonbildung führt zum ➪ Hyperparathyreoidismus.

Epithese
Ersatzteil, um fehlende Organteile im Kopf- und Gesichtsbereich zu verdekken, z. B. »künstliche Nase«.

EPT
Endoskopische Papillotomie. Die Spaltung der ➪ Papille im Rahmen einer Spiegelung.

Eradikation
Vollständige Vernichtung bzw. Ausrottung einer Krankheit. Die medikamentöse Beseitigung des ➪ Campylobacter im Magen wird auch als Eradikation bezeichnet.

Erbscher Punkt
Wichtigster Abhörpunkt des Herzens. Liegt im 3. Zwischenrippenraum links neben dem Brustbein. Fast alle Herzgeräusche sind dort wahrnehmbar.

ERC
Endoskopische retrograde Cholangiographie. Kontrastmittelröntgen des Gallenganges mittels Spiegelung.

ERCP
Endoskopische retrograde Cholangio-Pankreatikographie. Kontrastmittelröntgen mittels Spiegelung von Gallen- und Bauchspeicheldrüsengang. Ein biegsamer Schlauch (Endoskop) wird in den Zwölffingerdarm eingeführt. Mit einer Sonde werden die Ausführungsgänge von Gallengang bzw. der Gang der Bauchspeicheldrüse aufgesucht. Nun wird unter Röntgenkontrolle ein Kontrastmittel in die Gänge gespritzt. Durch das »röntgendichte« Kontrastmittel können somit die Gänge im Röntgen gesehen werden.

ERCS
Endoskopisch retrograde Cholangioskopie. Spiegelung des Gallenganges.

Erektil
Schwell-, erektionsfähig.

Erektile Dysfunktion
ED. Störungen der Gliedversteifung können organisch oder durch mangelnde Funktion und teilweise seelisch bedingt sein. Fördernd sind Rauchen, Zukkerkrankheit, Fettblut und Bluthochdruck, Medikamente wie Blutdruck- und Fettblutsenker sowie Alkoholismus. In $^2/_3$ aller Fälle liegt eine organisch bedingte Ursache vor. Es handelt sich vorwiegend um Schäden an Schlagadern und Venen, um Nervenschäden sowie Folgen von Verletzungen. Für die Diagnose wichtig sind die genaue Krankengeschichte, das Labor, Ultraschall, der SKIT (Schwellkörperinjektionstest), nächtliche Messungen des Penisumfanges, Kontrastmittelröntgen des Penis, Gefäßkatheter, Nervenleituntersuchungen und psychologische Tests. Behandlungsmöglichkeiten der ED sind SKAT (Schwellkörper-Autoinjektionstherapie), gefäßchirurgische Eingriffe, Penisprothesen und Psychotherapie.

Erektion
Gliedversteifung.

Erethisch
Aufgebracht, erregt, reizbar.

Ergometrie
Belastungsprüfung von Herz und Kreislauf. Getestet wird am Fahrradergometer, Laufband, als Kletter-, Stufen- oder Steigetest. Gemessen werden Herzpuls, Blutdruck, EKG, Atmung, Sauerstoffaufnahme und Kohlendioxidabgabe, Sauerstoffsättigung des Blutes und weitere Werte und Funktionen. Wichtig zum Nachweis von Belastungsbluthochdruck, verminderter Durchgängigkeit der Herzkranzgefäße, Rhythmusstörungen und allgemein zur Beurteilung der Leistungsfähigkeit von Herz und Kreislauf.

Erguß
Eine Flüssigkeitsansammlung in Körperhöhlen. Ein Pleuraerguß ist eine Flüssigkeitsansammlung in der Brusthöhle zwischen Rippen- und Lungenfell.
Erosion
Oberflächlicher Schleimhautschaden. Nässender, nicht blutender Substanzverlust der Haut oder Schleimhaut, Vorstufe zum Geschwür.
Erosionsblutung
1. ➪ Ektopie-Blutungen.
2. Blutungen bei erosiver ➪ Gastritis.
Erosiv
Mit Bildung von Erosionen einhergehend, z. B. bei der Magenentzündung.
ERPC
Endoskopische retrograde Pankreatikocholangiographie. Kontrastmittelröntgen der Bauchspeicheldrüsengänge und der abführenden Gallenwege mittels Spiegelung.
ERPT
Endoskopische retrograde Papillotomie. Die Spaltung der ➪ Papille auf endoskopischem Weg.
Ersatzsystolen
Extraschläge des Herzens, die verspätet einfallen. Der Zeitraum zwischen Normalschlag und Ersatzsystole ist länger als der zwischen zwei Normalschlägen.
ERST
Erregungsrückbildungsstörung. Ein EKG-Befund bei Sauerstoffmangel des Herzmuskels.
Erysipel
Rotlauf. Eine akute Entzündung der Haut oder Schleimhaut. Erreger sind Bakterien, meist beta-hämolysierende Streptokokken oder Staphylokokken. Die Inkubationszeit beträgt einige Stunden bis zwei Tage. Am häufigsten von einem Rotlauf betroffen sind die Beine und das Gesicht.
Das Erysipel zeigt sich in einer flächenhaften, scharf begrenzten Rötung mit zungenförmigen Ausläufern. Üblicherweise besteht hohes Fieber bis 40°C, und die Lymphknoten sind geschwollen. Auch der Allgemeinzustand ist beeinträchtigt. Bei schwerer Verlaufsform können sich Blasen bilden, und das befallene Gewebe kann absterben. Gefährlich ist ein Erysipel an der Schleimhaut der Stimmritze, am Penis oder der weiblichen Scham.
Allgemeine Komplikationen sind das Übergreifen auf die Nieren, Blutvergiftung und Rheuma. Die Behandlung besteht in der ein- bis zweiwöchigen Einnahme von Penicillin.
Erythema
Hautrötungen, örtlich oder ausgebreitet, verschwinden auf Druck.

Erythema exsudativum multiforme
Allergisch bedingte Erkrankung der Haut mit Rötung, Blasen und Schwellung. Die Schleimhäute sind schwer in Mitleidenschaft gezogen mit Blutungen, Krusten, Belägen usw. Auch Lunge und Niere können mit erkranken. Es kommt zu Fieber, und das Essen kann sehr erschwert sein. Das Allgemeinbefinden ist erheblich gestört. Die schwerste Form dieser Erkrankung wird auch als Steven-Johnson-Syndrom bezeichnet. Nach einer Krankheitsdauer von bis zu acht Wochen kann es später noch zu Rückfällen kommen. Die Behandlung besteht in der äußerlichen Pflege von Haut und Schleimhaut, in schweren Fällen ist Kortison notwendig.

Erythema infektiosum
»Ringelröteln« oder »5. Krankheit«. Gutartige Infektion, die vor allem bei Mädchen im Frühjahr und Herbst epidemieartig auftritt. Die infektionsbedingte Rötung der Haut beginnt schmetterlingsartig im Gesicht und geht von dort auf die Streckseiten von Armen und Beinen, dann auf Oberkörper und Gesäß über. Die flächenhaft zusammenfließenden, bläulich-roten Herde blassen im Zentrum ab und bilden ring- und landkartenartige Figuren. Schleimhaut und Lymphknoten werden nicht befallen. An Allgemeinerscheinungen kann leichtes Fieber vorkommen. Die Inkubationszeit beträgt 7–14 Tage.

Erythema migrans
Entzündlich-infektiös bedingte Rötung der Haut. Die flächenhafte, großbogig begrenzte Rötung breitet sich unter Abblassung des Zentrums langsam über große Flächen aus. Im Zentrum der abblassenden Rötung befindet sich meist ein Zeckenstich. Ein typisches Kennzeichen ist das E. chronicum migrans für die ➪ Lyme-Borreliose.

Erythema nodosum
Allergisch bedingte Hauterkrankung mit vielen Ursachen. Eine Rolle spielen Infektionen, vor allem mit Streptokokken, aber auch Schwangerschaft und Medikamente. Am häufigsten erkranken Frauen zwischen 20 und 30 im Bereich der Unterschenkel daran. Die auftretenden hellroten Knoten können bis zu walnußgroß werden, sie schmerzen auf Druck und liegen hauptsächlich an der Vorderseite der Unterschenkel. Fieber bis 39°C, im Blut ist die Senkung beschleunigt. Zur Abheilung kommt es nach 3–6 Wochen. Behandelt wird mit Umschlägen und Entzündungshemmern.

Erythrasma
Hauterkrankung in der Harn-Geschlechtsgegend und in den Achseln, seltener an anderen Hautstellen. Erreger ist die Bakterie Corynebacterium minutissimum. Die befallenen Herde sind scharf begrenzt, rotbraun. Die Oberfläche ist durch eine Schilferung leicht gefältelt. Die Behandlung erfolgt mit antibiotisch wirksamen Cremen.

Erythrodermie
Allgemein ausgebreitete Hautrötung mit Schuppung.
Erythroleukämie
Akuter Blutkrebs mit Beteiligung der Wachstumsstätten für die roten Blutkörperchen.
Erythroplasie Queyrat
Krankhafte Veränderung an der Schleimhaut von Lippen, Mund, Scham oder Eichel. Ist scharf begrenzt, feuchtglänzend und gilt als Vorkrebs.
Erythrozyanose
Flächenhafte, brennende oder juckende Hautrötung bläulicher Tönung mit Schuppung um die Haarbälge.
Erythrozyturie
➪ Hämaturie.
ES
➪ Extrasystolen.
ESWL
Extrakorporale Stoßwellen-Lithotripsie. Ultraschallzertrümmerung von Nierensteinen.
Etagenwechsel
Absteigen einer Erkrankung von den oberen zu den unteren Luftwegen.
Ethmoid
Siebbein.
Ethmoiditis
Gemeint ist üblicherweise die Sinusitis ethmoidalis, die Entzündung der Siebbeinhöhle. Die eitrige Ethmoiditis bei Kindern neigt fallweise zum Durchbruch in die Augenhöhle.
Eu-
Die Vorsilbe bedeutet »gut«, »normal«, »richtig«.
Eugnathie
Normale Ausbildung des Kausystems, -apparates.
Euphorie
Erhöhtes, der Realität nicht angemessenes Glücks- bzw. Lebensgefühl. Kann als Nebenwirkung von Medikamenten oder bei Abbauprozessen des Gehirns auftreten.
Eupnoe
Normales, unauffälliges Atmen.
Euthyreose
Normale Schilddrüsenfunktion.
Ewing-Sarkom
Knochenkrebs. Der Hauptbefall liegt um das 13. Lebensjahr. Am häufigsten

sind Oberschenkel, Becken, Wadenbein, Schienbein und Oberarm betroffen. Örtlich Schmerzen und Schwellung, gelegentlich Fieber, später Blutarmut, erhöhte Blutsenkung. Bei Diagnosestellung liegen in 20% der Fälle bereits Metastasen vor. Diagnose mit Röntgen, ➪ CT, Knochen-Szintigraphie (➪ Szintigraphie) und Gefäßröntgen. In der Behandlung werden Operation, Strahlen und Chemotherapie kombiniert.

Exanthem

Hautausschlag. Ziemlich gleichmäßige, öfters über den ganzen Körper ausgebreitete Hauterscheinung, die wieder vergeht. Häufig bei Infektionskrankheiten wie Masern, Röteln, Scharlach, Typhus oder Fleckfieber.

- *Arzneimittelexanthem:* Ausschlag als allergische Folge auf die Einnahme bestimmter Medikamente.
- *Generalisiertes E.:* Auf den ganzen Körper ausgebreiteter Ausschlag.
- *Postvakzinales E.:* Impfkomplikation. Tritt wenige Tage bis zu 2 Wochen nach einer Impfung auf.

Exanthema subitum

Auch: »Dreitagefieber«, »Roseola infantum«, »Pseudorubellae«, »postfebriles Exanthem«, »Zahorsky« oder »6. Krankheit«. Virusbedingte Infektionskrankheit mit Ausschlag bei Säuglingen und Kleinkindern. Die Inkubationszeit beträgt 1–2 Wochen. Typisch ist ein 3–4 Tage dauerndes Fieber, das auf die bekannten fiebersenkenden Mittel schlecht oder gar nicht anspricht. Kurz vor oder während der Entfieberung tauchen große, blaßrote Flecken auf, die ca. 2 Tage anhalten.

Exkoriation

Hautabschürfung.

Exkretion

Ausscheidung.

Exo-

Die Vorsilbe bedeutet »außerhalb«.

Exogen

Von außen. Gegenteil: endogen.

Exogene posttraumatische Osteomyelitis

Eine von außen entstandene Knochenentzündung. Kommt häufiger beim älteren Menschen vor, besonders nach offenen Knochenbrüchen, Stichwunden und Operationen. Die Behandlung erfolgt medikamentös mit Antibiotika und operativ durch Ausräumung des abgestorbenen Gewebes, Wundreinigung usw.

Exokrin

Nach außen (Haut) oder in Hohlorgane (Verdauung) absondernd. Gegenteil: ➪ endokrin.

Exophthalmus
Krankhaftes ein- oder beidseitiges Vortreten des Augapfels aus der Augenhöhle. Kann zur Unmöglichkeit des Lidschlusses führen. Verursacht Komplikationen wie Doppeltsehen und Austrocknung der Hornhaut. Ursächlich verantwortlich ist eine Zunahme des Gewebes in der Augenhöhle hinter dem Augapfel durch Hormonstörungen, Entzündung, Tumoren oder Stoffwechselleiden.

Exostosen
Nach außen gerichtete Knochenneubildungen, »Auswüchse«, die von der Knochenoberfläche ausgehen. Die häufigsten Ursachen sind Druck (Schuhdruck etc.) und Entzündungen.

- *Exostosebecken:* Auch: »Dornbecken«, »Stachelbecken«. Einzelne oder vielfache Auswüchse im Becken. Können zu einem Geburtshindernis werden.
- *E. im Gehörgang:* Sind bei Sportschwimmern und Tauchern häufiger.
- *Kartilaginäre E.:* Knochenauswüchse, die ihren Ausgang vom Knorpel nehmen.
- *Multiple, kartilaginäre E.:* Vielfache, oft symmetrische Auswüchse, die das ganze Skelett betreffen. Führen zu Kleinwuchs oder Zwergwuchs. Exostosen verursachen eine allgemeine Einschränkung der Beweglichkeit, Lähmungen durch Druck, Gelenkfehlstellungen und Durchblutungsstörungen. Auch eine bösartige Entartung ist möglich.

Expansion
Ausdehnung, z. B. eines Krankheitsprozesses (Tumor). Meist ist damit ein bösartiger Tumor oder ein sich ausbreitendes Tumorleiden gemeint.

Expansiv
Mit ⇨ Expansion einhergehend.

Expektorantien
Mittel zum besseren Aushusten.

Exploration
Ausforschung, Untersuchung. Gewöhnlich taucht der Begriff im Zusammenhang mit einer ausführlichen Untersuchungsprozedur auf.

Exposition
Aussetzung, z. B. gegenüber Wind und Wetter, Kälte, Hitze, Lärm, Staub oder Strahlen.

Exprimat
Das Material, das aus einem Organ, z. B. den Mandeln, durch »Ausdrücken« gewonnen werden kann.

Exsikkationsekzem
Ekzem, das als Folge von stärker austrocknenden Waschprozeduren mit Seifen und Lösungen auftritt. Äußert sich in trockener Schuppung der Haut, im Zentrum sind die Hautherde gerötet.

Exsikkose
Austrocknung des Organismus durch eine negative Flüssigkeitsbilanz. Verläuft immer kombiniert mit einer Störung des Salzhaushaltes.

Exspektativ
Abwartend. Der Arzt wartet – ohne eingreifende Diagnostik oder Behandlung – den Krankheitsverlauf ab und wendet vorläufig noch keine speziellen Maßnahmen an.

Exspiration
Ausatmung.

Exspirium
Phase der Ausatmung.

Exstirpation
Entfernung eines Gewebeteiles oder einer Geschwulst. Auch die Organentfernung kann gemeint sein.

Exsudat
Bei einer Entzündung aus den Gefäßen ausgetretene Flüssigkeit.

Extension
Bezeichnet in der Chirurgie die Streckung des Körpers oder einer Gliedmaße durch die Anwendung von Zug bzw. Gegenzug. Dazu gibt es Hilfsgeräte wie das Extensionsbett oder den Extensionsnagel.

Extern
Außen, äußerlich. Gegenteil: ➪ intern.

Externa
Äußerlich anzuwendende Heilmittel.

Extra-
Die Vorsilbe bedeutet »zusätzlich«, »außerhalb«. Gegenteil: ➪ intra-.

Extrahepatisch
Außerhalb der Leber.

Extrakorporale Befruchtung
Es wird aus dem Eierstock ein Ei entnommen, außerhalb des Körpers mit Samenzellen befruchtet und nach erfolgreichem Befruchtungsvorgang wieder in die Gebärmutterhöhle eingesetzt. Ist notwendig, wenn die Eileiter überhaupt nicht angelegt sind oder – operativ nicht korrigierbar – entzündlich verschlossen sind.

Extraktion
Herausziehen, z. B. eines Zahnes. Bezeichnet auch die Entfernung von Fremdkörpern.

Extrapyramidales Syndrom
Krankheitsbild bei Schädigung jener Nervenbahnen, die außerhalb (extra) der Pyramidenbahn (bestimmte Nervenfasern vom Rückenmark ins Gehirn) ver-

laufen. Gestört sind vor allem die Muskelspannung und gewisse Bewegungsabläufe.

Extrasystolen

ES. Extraschläge des Herzens. Entstehen als eine vorzeitige Zusammenziehung des Herzmuskels durch eine abnormale Erregungsbildung im Herzmuskel. Der normale Grund- oder Sinusrhythmus des Herzens wird dadurch beeinträchtigt. Das regelmäßige Auftreten von Extraschlägen wird als Allorhythmie bezeichnet. Ventrikuläre E. sind Extraschläge der Herzkammer, sie haben öfters eine krankhafte Bedeutung.

Extrauteringravidität

Schwangerschaft mit einem außerhalb der Gebärmutter eingenisteten, befruchteten Ei. Meistens im Eileiter vorkommend (Tubargravidität), im Eierstock (Ovarialgravidität) oder in der Bauchhöhle (Abdominalgravidität). Die vielfältigen Ursachen sind z. B. Entzündungen, Verklebungen oder angeborene Fehlbildungen. Häufiger auch bei Frauen mit einer »Spirale«. Diese »außergebärmütterliche« Schwangerschaft wird oft nur als EU bezeichnet. Sie endet meist mit einem Fruchtkapselaufbruch als Fehlgeburt. Symptome sind Ausbleiben der Regel (➪ Amenorrhoe), Schwangerschaftszeichen, Druck- und Schweregefühl im Unterbauch, kleine Gebärmutter. Das Aufbrechen führt zu akuten Bauchsymptomen, Schmerzen und Zeichen der massiven Blutung. Diagnose durch Labor, Ultraschall und Bauchspiegelung. Wichtig ist – wegen der Blutungskomplikationen und eventuell nachfolgender Schwangerschaften – die Früherkennung. Bis zu 10% der EUs wiederholen sich! Behandlung mit Operation und Entfernung erkrankter innerer Geschlechtsorgane.

Extremitäten

Arme und Beine.

Extremitätenableitungen

Bestimmte Form des ➪ EKG. Dabei werden die elektrischen Herzströme von Armen und Beinen abgeleitet.

Extrinsic asthma

Äußeres, allergisches Asthma mit bekannter Ursache oder Auslöser.

Extubation

Wiederentfernung eines Luftrohres (Tubus) aus der Luftröhre, z. B. nach Beendigung einer Narkose.

Exzidieren

Herausschneiden, das chirurgische Entfernen von Geweben oder Organen.

Exzitiert

Aufgeregt, erregt.

EZ

Ernährungszustand.

F

Fabella
Kleines, gelegentlich vorkommendes Knöchelchen neben dem seitlichen Oberschenkelknorren.

Faktorenmangel
Mangel an Blutgerinnungsfaktoren. Kann angeboren sein oder durch schwere Leberleiden entstehen. Symptome ergeben sich aus der verstärkten Blutungsneigung. Diagnose durch das Labor, Behandlung mit Faktorenkonzentrat.

Fakultativ
Möglich, eventuell. Gegenteil: ➪ obligat.

Fallotsche Krankheit
Angeborene Mißbildung des Herzens. Besteht aus Verengung der Lungenschlagader (Pulmonalis), Loch in der Herzkammer (Ventrikelseptumdefekt), krankhafter Verdickung der rechten Herzkammer (Hypertrophie) und »reitender« Hauptschlagader (Aorta). Symptome sind Blausucht, Atemnot und Minderwuchs. Die operative Behandlung erfolgt als Blalock-Operation. Je nach der Zahl der Mißbildungen im Herzen spricht man von Trilogie (3 Fehler), Tetralogie (4 Fehler) und Pentalogie (5 Fehler).

Falsch negativ
Irrtum in der Diagnose. Ein bestimmter Test auf die vermutete Krankheit verläuft negativ, obwohl die Krankheit vorhanden ist.

Falsch positiv
Irrtum in der Diagnose. Ein bestimmter Test auf die vermutete Krankheit verläuft positiv, obwohl die Krankheit nicht vorhanden ist.

Farbasthenopie
Farbensehschwäche.

Farmerlunge
Allergische Lungenbläschenentzündung auf schimmeliges Heu. Symptome sind Husten, Engegefühl, Frösteln und Abgeschlagenheit einige Stunden nach der Aussetzung, z. B. Stallfütterung. Diagnose mit Labor und Lungenfunktion. Behandlung mit Staubschutzmasken und Kortison.

Favus
Pilzinfektion hauptsächlich am behaarten Kopf, seltener an anderen Stellen oder den Nägeln. Symptome sind schuppige Rötungen, die in Narben mit Glatzenbildung übergehen können. Die Behandlung des F. erfolgt mit Pilzmitteln.

Fäzes
Kot.

Fazialisparese
Lähmung des Gesichtsnervs. Auf der betroffenen Gesichtshälfte sind alle mimischen Muskeln – zeitweilig – gelähmt. Nicht möglich sind bei der Gesichtslähmung das Stirne-in-Falten-Legen, Wangenaufblasen, Zähnezeigen und der Lidschluß. Öfters läßt sich keine Ursache finden. Sonst kommen Entzündungen und Tumoren im Kopf- bzw. Gehirnbereich in Frage. Behandlung mit Kortison, Gesichtsübungen und Krankengymnastik.

FCV
Abkürzung für »Sekundenkapazität«. Ein Meßwert der Lungenfunktion.

Febril
Fieberhaft, fiebrig. Gegenteil: ➪ afebril.

Febris
Fieber. Temperaturbereich über 37,5°C im Mund (oral) oder über 38,0°C im Mastdarm (rektal) gemessen. Jede erhöhte Temperatur darunter wird als subfebril bezeichnet.
◆ *F. septica:* Plötzlich einsetzendes Fieber mit hohem Temperaturanstieg und Schüttelfrost. Bei Blutvergiftung.

Fecit
Gemacht, ausgeführt. Steht üblicherweise am Ende eines Operationsberichtes und gibt den namentlichen Aufschluß darüber, wer hauptverantwortlich die Operation durchgeführt hat.

Feedback
Rückmeldung von körperlichen Vorgängen an das steuernde Organ. Wird erfolgreich zur Behandlung von seelisch stark mit beeinflußten Störungen und Krankheiten verwendet. Meist als ➪ Biofeedback bezeichnet.

FEF
Forcierter expiratorischer Fluß. Ein Meßwert in der Lungenfunktion.

Feinnadelbiopsie
Auch: FNP, Feinnadelpunktion. Technik der Gewebsentnahme, bei der mit einer speziellen Kanüle Gewebe entnommen wird. Diese Kanülen haben ein besonders günstiges Verhältnis zwischen Außen- und Innendurchmesser. Dadurch kann trotz dünnen Kalibers ein größerer Gewebszylinder gewonnen werden. Wird oft unter Kontrolle des Ultraschalles ausgeführt, bevorzugte Organe sind Leber, Lunge, Schilddrüse und Prostata.

Feinnadelpunktion
➪ Feinnadelbiopsie.

Felty-Syndrom
Sonderform des chronisch entzündlichen Rheumatismus. Schwere Verlaufsform mit Schwellungen der Lymphknoten und der Milz, Verminderung der weißen Blutkörperchen, eventuell auch der Blutplättchen. Diagnose

durch Labor und Röntgen. Behandlung mit Medikamenten, eventuell auch operativ.

Feminisierung

Verweiblichung. Das Vorkommen und die Entwicklung weiblicher Geschlechtsmerkmale beim Mann. Vorkommen nach Kastration und Behandlung mit weiblichen Geschlechtshormonen (z. B. beim Prostatakrebs).

Femoralis

Kurzbezeichnung für Arteria femoralis (Oberschenkelschlagader).

Femoralis-Neuropathie

Erkrankung des Oberschenkelnervs mit Schmerzen und Gewebsschrumpfung. Kommt bei Zuckerkrankheit und Alkoholismus vor als Ausdrucksform einer ⇨ Polyneuropathie. Diagnose durch ⇨ EMG. Die Behandlung der Ursache ist vorrangig, zusätzlich Vitamine und Krankengymnastik.

Femur

Oberschenkel.

Fernmetastase

Eine Krebsabsiedelung fern des Ursprungstumors. Die Absiedelung erfolgt über die Blut- oder Lymphgefäße.

Fernröntgen

Röntgenuntersuchung, die der Feststellung von Fehlstellungen der Zähne dient. Auch das zukünftige Wachstum des Kiefers kann damit abgeschätzt werden.

Fersensporn

Auch: Calcaneussporn, Haglund-Ferse, dorsaler Fußhöcker. Eine Form der ⇨ Exostosen. Knöcherner Auswuchs am Fersenbein, je nach Lage als vorderer oder hinterer Fersensporn bezeichnet. Ursachen sind chronische Reizzustände an Sehnen und Bändern. Symptome sind Druck- und Bewegungsschmerzen, oft bestehen auch keine Symptome. Diagnose durch Röntgen. Behandlung mit Einlagen, selten operativ.

Fertil

Fruchtbar.

Fertilität

Fruchtbarkeit.

Fertilitätsstörung

Störung der Fruchtbarkeit. Die Gründe können in den Geschlechtsorganen oder in einer Hormonstörung liegen.

Fetal

Auch: fötal. Zum Fetus gehörend, den Fetus betreffend.

Fetal-distress-Syndrom

Blutübersäuerung durch eine akute oder chronische Mangelversorgung des

Mutterkuchens (Plazenta). Wurde früher auch intrauterine Asphyxie genannt. Unter den vielfältigen Ursachen spielen vor allem Herz- und Lungenkrankheiten der Mutter eine Rolle. Diagnose durch Labor mit Bestimmung der Blutgase, ➪ EKG, Spiegelung der Fruchthöhle (Amnioskopie) und ➪ CTG. Behandlung durch operative Entbindung.

Fetopathie
Sammelbegriff für Krankheiten, welche bereits beim Fetus auftreten. Sie sind eine Folge der Fruchtschädigung während der Fetalperiode. Ursachen sind Infektionen, Hormon- und Stoffwechselstörungen, Gifte (Alkoholismus) oder Unverträglichkeiten der Blutgruppen.

- *Fetopathia diabetica:* Bei Zuckerkrankheit der Schwangeren. Das Kind ist übergroß mit einem Geburtsgewicht über 4000 g. Symptome sind Neigung zu Unterzuckerung, intensiver Hautrötung, Blausucht und Atemstörungen.

Fettembolie
Verschleppung von Fetttröpfchen auf dem Blutweg in andere Gefäße und Organe. Vorkommen nach Knochenbrüchen, Operationen und Starkstromverletzungen. Die Symptome sind von der betroffenen Örtlichkeit abhängig.

Fettgewebsnekrose
Örtliches Absterben, Zugrundegehen von Fettgewebe. Vorkommen nach Quetschungen, Erfrierungen, Injektionen fettgiftiger Mittel und bei Entzündung der Bauchspeicheldrüse.

Fettzirrhose
Eine Form der Leberzirrhose als Folgezustand einer Fettleber.

Fetus
Menschliche Leibesfrucht vom 85. Schwangerschaftstag bis zur Geburt. Vorher spricht man von einem ➪ Embryo.

FEV
Forciertes exspiratorisches Volumen. Ein Meßwert in der Lungenfunktion.

FEV1
Forcierte exspiratorische Einsekundenkapazität. Verstärkte Ausatmungsluftmenge in der 1. Sekunde der Ausatmung.

FEV1/VC in %
Rechnerisch erhältlicher Wert in der Lungenfunktion. Ergibt den Schweregrad des Atemwiderstandes (➪ Obstruktion), normal über 75%.

Fibrinogenmangel
Mangelerscheinung bei schweren Lebererkrankungen und Blutkrebs. Begünstigt Blutungen.

Fibrinolysetherapie
Medikamentöse Auflösung von Gerinnseln. Bei Gefäßverschlüssen, Herzin-

farkt, Lungeninfarkt, Beinvenengerinnseln usw. Verwendet werden dazu Fibrinolytika.

Fibroadenom

Gutartige Geschwülste aus Bindegewebe und eingeschlossenen Drüsen.

Fibrom

Gutartiger Bindegewebstumor. Bei zahlreichem Vorkommen wie im Rahmen der ➪ Neurofibromatose besteht erhöhte Krebsgefahr.

Fibrosarkom

Seltener, bösartiger Bindegewebskrebs.

Fibrose

Krankhafte Verhärtung des Bindegewebes in Organen.

◆ *Lungenfibrose:* Chronisch und mit Rückfällen verlaufende Gewebsverhärtung der Lunge. Führt nach langer Dauer zur »Wabenlunge«. Ursachen sind die Einatmung giftiger Stäube und Dämpfe, Infektionen, giftig wirkende Medikamente, Pilzmittel, radioaktive Strahlen, Herzschwäche, Allgemeinkrankheiten des Bindegewebes, Gefäßentzündungen, Rheuma u. a. m. Die Hälfte aller Fälle von Lungenfibrose bleibt diagnostisch ungeklärt. Die Hauptsymptome sind Atemnot unter Belastung und Husten ohne wesentlichen Auswurf. Besonders Menschen im Bergbau oder der Landwirtschaft sind davon betroffen. Stallfütterung und Vogelhaltung sind besonders gefährlich. Wichtig für die Diagnose ist die ➪ Broncho-alveoläre Lavage. In der Behandlung sind Atemschutz und Kortison am wichtigsten.

◆ *Retroperitoneale F.:* Auch: Morbus Ormond. Durch eine Wucherung des Gewebes werden die hinter dem Bauchfell (retroperitoneal) verlaufenden Organe und Gefäße »eingemauert«. Dies führt etwa an den Harnleitern zur Stauung und Ausbildung einer Wasser(sack)niere. Die Einschnürung von Darmanteilen führt zum Darmverschluß, an den Blutgefäßen entstehen ➪ Thrombosen.

◆ *Zystische F.:* ➪ Mukoviszidose.

Fibrosierende Alveolitis

Gehört zur Gruppe der Lungenfibrosen. Symptome sind Husten, Atemnot bei Belastung, »Knisterrasseln« und ➪ Trommelschlegelfinger. Ein diagnostisches Hilfsmittel ist das Lungenröntgen. Die Diagnose wird aber vornehmlich durch den Ausschluß (per exclusionem) anderer in Frage kommender Krankheiten gestellt. In der Behandlung kann Kortison helfen, auch die Lungentransplantation muß in Erwägung gezogen werden.

Fibrositis

Auch: Weichteilrheumatismus. Überbegriff für schmerzhafte Zustände und krankhafte Vorgänge an den Muskeln und Weichteilen des Skeletts (Bänder, Sehnen, Beinhaut, Nervenscheiden usw.).

Fibula
Wadenbein.
Fibulare Bandruptur
Häufigste Bandverletzung im oberen, seitlichen Sprunggelenk. Druckschmerz, Schwellung, Bluterguß. Diagnose durch Röntgen mit einer »gehaltenen Aufnahme« (dabei wird händisch versucht, das Gelenk in verschiedene Richtungen zu bewegen, um damit eine krankhafte Aufklappbarkeit des verletzten Gelenkes unter dem Röntgenschirm nachzuweisen). Behandlung mit Gips oder operativ.
Fieberkrampf
Äußert sich als epileptischer Anfall. Kommt bei kleineren Kindern im Rahmen von fieberhaften Infektionen vor. Ursächlich wirken Infektionen der Atemwege, des Magen-Darm-Traktes und der Harnorgane. Der Häufigkeitsgipfel liegt um das 2. Lebensjahr, Krankheitswiederholungen kommen in 40% der Fälle vor. Zum Unterschied vom einfachen Fieberkrampf dauern die komplizierten Fieberkrämpfe länger, sie wiederholen sich und sind oft mit Nervenausfällen verbunden.
Der Anfall tritt kurz vor oder im Fieberanstieg auf. Die Art der Anfälle kann sehr stark variieren. Nach dem Anfall mehr oder weniger tiefer Schlaf, auch Bewußtlosigkeit und Lähmungen sind möglich. Diagnose durch ➪ EEG, Labor und ➪ Punktion der Hirn/Rückenmarkflüssigkeit. In der Behandlung stehen beruhigende und fiebersenkende Mittel im Vordergrund. Wichtig bei komplizierten Fieberkrämpfen ist – zur Vorbeugung – die langfristige Einnahme von krampfunterdrückenden Medikamenten.
Fieberzustände
Gemeint ist unklares Fieber, Fieber ohne Organbefund. Auch: FUO (Fever of unknown origin). In Frage kommen Infektionen, vor allem die Tuberkulose, Blutkrebs, allergische Organkrankheiten, Rheuma und Darmkrankheiten, selten Gehirnkrankheiten, auch Tropeninfektionen und alle Stadien einer AIDS-Erkrankung. Die grundsätzliche Diagnostik beinhaltet Labor, ➪ EKG, Röntgen, Ultraschall und radioaktive Untersuchungen, dazu kommen Gewebsentnahmen und ➪ Punktionen des Knochenmarks.
Filiae
Auch: Filialtumoren, Metastasen. Absiedelungen (»Töchter«) einer Krebsgeschwulst.
Filialisiert
Von Tochtergeschwülsten (Filiae) durchsetzt.
Final
Das Ende, den Schluß bildend. Ein finaler Zustand geht mehr oder weniger dem Tod voran.

Fingerarthrose
➪ Arthrose.
Fingerkontrakturen
Unwillkürliche Dauerverkürzung bestimmter Muskeln an den Fingern. Führt zu anhaltenden Gelenkzwangstellungen. Dazu gehören die ➪ Dupuytrensche Fingerkontraktur, die Entzündung von Sehnen und Sehnenscheiden und der »schnellende« Daumen/Finger.
Fissur
Schmerzhafter, linienförmiger, geschwürig veränderter Haut-Schleimhauteinriß der Aftergegend, welcher bis an den inneren Schließmuskel heranreicht. Verursacht sehr starke Schmerzen beim Stuhlgang, gelegentlich auch kleine Blutungen.
Fistel
Unnatürliche, krankhafte Verbindung zwischen zwei Organen, z. B. zwischen Mastdarm und Scheide. Muß meist operativ korrigiert werden.
- *Analfistel:* Fistel mit Ursprung im After oder Mastdarm. Verzweigt sich der Fistelgang, wird dies als »Fuchsbaufistel« bezeichnet. Kommt nach Entzündungen, Abszessen und Tuberkulose vor. Erfordert oft umständliche und immer wiederkehrende operative Eingriffe.
- *Paraprothetische F.:* Auftreten einer Fistel nach operativer Einsetzung einer Herzklappe. Die Fistel entsteht dabei zwischen Klappenring und Herzwand. Führt zu Geräuschen und stärkerem Blutzerfall. Diagnose durch Ultraschall.

Fistulektomie
Operative Entfernung eines Fistelganges.
FIV
Forciertes inspiratorisches Volumen. Ein Meßwert in der Lungenfunktion.
Fixateur externe
Metallstab zur Stabilisierung von Knochenteilen nach einem Knochenbruch. Wird von Nägeln unterstützt.
FK
Fremdkörper.
Flapping tremor
Flatterartiges Zittern im Endstadium von Leberleiden.
Flatulenz
➪ Meteorismus.
Flatus
Wind, Blähung. Die durch den After abgehenden Darmgase.
Flektieren
Ein Gelenk beugen.

Flexion
Beugung eines Gelenkes, Abknickung.
Flimmerarrhythmie
Völlige Unregelmäßigkeit des Herzschlages bei »Flimmern« des Herzvorhofes. Ursächlich liegen meistens Überlastung oder Verkalkung des Herzmuskels zugrunde.
Flimmerskotom
Anfallsweise, halb- oder beidseitig auftretende Flimmerempfindung im Auge, ausgelöst durch eine Durchblutungsstörung des Gehirns. Kommt als Vorläufer oder Begleitsymptom einer Migräne oder als Hauptsymptom der Augenmigräne vor. Wenn es dadurch zu höhergradigen Gesichtsfeldausfällen kommt, spricht man von Amaurosis fugax.
Floppy infant
Schlaffes Kind. Krankhafter Allgemeinzustand von Kindern mit Muskelerkrankung, Gehirn- oder Rückenmarksschäden.
Florid
Blühend. Bezeichnet den frischen Krankheitscharakter, die stark ausgeprägte Krankheit.
Flow
Durchfluß von Gasen (Luft) oder Flüssigkeiten (Harn) in der Zeiteinheit.
Fluid lung
Feuchte Lunge. Die Überwässerung der Lunge. Vorkommen bei zu rascher Infusion von Flüssigkeiten, bei zu großen Transfusionen und bei Harnvergiftung (Urämie) durch Nierenversagen.
Fluktuieren
Schnell wechseln, schwanken. Hin und her schwappen.
Fluor genitalis
Meist nur »Fluor« genannt. Dick- oder dünnflüssiger Scheidenausfluß. Die Ursachen sind Hormonmangel, Allgemeinkrankheiten wie Infektionen oder Blutarmut, Entzündungen des Muttermundes, der Gebärmutter und Eileiter, Krebse der Geschlechtsorgane, Geschlechtskrankheiten und AIDS, Fremdkörper, chemische Gifte.
Diagnostische Abklärung durch den Frauenarzt und diverse Labortests. Eventuell sind auch die Abschabung (➪ Abrasio) von Gebärmutterschleimhaut und die Bauchspiegelung notwendig. Die Behandlung ist von der zugrunde liegenden Ursache abhängig, sonst Hormone, Antibiotika, Pilzmittel, Spülungen.
◆ *F. albus:* »Weißfluß«. Vermehrte, nicht entzündliche, weißliche Scheidenabsonderung. Kommt vor allem bei jungen Mädchen in der 1. Zyklushälfte, besonders vor dem Eisprung vor.

- ◆ *F. cervicalis:* Der Ausfluß hat seine Ursache in Absonderungen aus dem Muttermund, z. B. bei Entzündungen oder Tumoren.
- ◆ *F. neonatorum:* Milchig-schleimiger Ausfluß beim Neugeborenen. Der Grund liegt in der hormonellen Umstellung. Ohne krankhafte Bedeutung.
- ◆ *F. vaginalis:* Vermehrte Absonderung aus der Scheide durch chemische Reizung, Pessare oder Infektionen mit Bakterien, Pilzen oder Trichomonaden. Häufig Juckreiz, eventuell auch Schmerzen.

Flush

Spontan oder nach körperlicher Anstrengung anfallsweise auftretende Hautrötung. Betroffen ist vor allem der Oberkörper, im Kopf kommt es zu starkem Hitzegefühl. Tritt bei gewissen Tumoren wie dem ➪ Karzinoid auf.

Flush syndrome

➪ Flush als Nebenwirkung von Medikamenten. Ist die Folge einer erhöhten Ausschüttung des Stoffes Serotonin z. B. nach Trinken von Alkohol bei gleichzeitiger Antabus-Einnahme (Antabus: Verekelungsmittel bei Alkoholismus).

Flüssigkeitsretention

Zurückhalten von Flüssigkeit, Wasser, im Körper bei Ausscheidungsstörungen. Führt zu einem gestörten Wasser-Salz-Haushalt und zur Zunahme des Körpergewichtes. Vorkommen bei Herz- und Nierenleiden, Hormonstörungen oder Einnahme gewisser Medikamente (Kortison).

FMEF

Mittelexpiratorischer Flow. Ein Meßwert in der Lungenfunktion.

Fötid

Stinkend, stark übelriechend.

Fötor

Starker, unangenehmer Geruch.

- ◆ *F. ex ore:* Mundgeruch.
- ◆ *F. hepaticus:* Typischer Geruch nach frischer Erde bei schweren Leberleiden.

Fogarty-Katheter

➪ Katheter mit einem aufblasbaren Ballon an der Spitze zur Entfernung von Gerinnseln aus Blutgefäßen.

Fokus

Herd, Streuherd einer Infektion.

Follikel

Drüsenbläschen, kleiner Schlauch. Meist ist damit die Zellhülle des gereiften Eies im Eierstock gemeint.

Follikelpersistenz

Verharren des Follikels (im Eierstock) im bläschenförmigen Zustand ohne Eintreten des Eisprunges. Führt zu verspäteter, dann aber verlängerter und verstärkter Regelblutung.

Follikulitis
Durch Bakterien oder Pilze verursachte oder aber nichtinfektiöse Entzündung des Haarfollikels. Häufiger bei Zuckerkrankheit.

Folsäuremangel
Mangel an Folsäure bei ungenügender Zufuhr von außen, bei Dünndarmstörungen, erhöhtem Bedarf in der Schwangerschaft. Führt zu Störungen der Blutbildung mit Blutarmut, verminderten weißen Blutkörperchen. Folsäure ist enthalten in Pflanzenblättern und Leber.

Fontanelle
Angeborene, natürliche Knochenlücke am Schädeldach von Neugeborenen. Normalerweise gibt es sechs solcher Lücken, die sich bis zum 2. Lebensjahr schließen.

Fontanellenpunktion
An der vorderen Fontanelle wird eine Nadel zur Absaugung von Flüssigkeit eingeführt. Dient zum Nachweis verdächtiger Blutungen im Bereich der Hirnhäute.

Foramen
Öffnung, Vertiefung, Loch.

Foramen ovale
Loch in der Herzscheidewand. Es ist in der Vorgeburtsperiode noch vorhanden und verschließt sich spätestens bis zum Zeitpunkt der Geburt.

Forceps
Auch: Forzeps. Geburtszange.

Forestiersche Krankheit
Verstärkte Knochenbildung an der Wirbelsäule älterer Menschen. Zwischen den Knochenteilen der Wirbelsäule kommt es zu regelrechter »Spangenbildung«, was zu einer Versteifung des Rückgrates führt.

Fötus
➪ Fetus.

Forward failure
»Vorwärtsversagen« des Herzens. Dabei beruht das Herzversagen auf einer drastischen Minderung des Schlagvolumens.

Foudroyant
Sehr rasch einsetzend, rapid verlaufend, blitzartiger Krankheitsverlauf.

Fraktionierte Bestrahlung
Aufteilung der Gesamtstrahlendosis auf kleine, tägliche Rationen. Diese Methode führt zur besseren Verträglichkeit einer Bestrahlung.

Fraktur
Knochenbruch. Bei einer offenen F. sind auch die Weichteile und die Haut angespießt, durchbohrt oder zerrissen. Bei jedem Verdacht auf F. werden

mindestens zwei Röntgenbilder in zwei verschiedenen »Ebenen« angefertigt.

Bei besonderer Fragestellung werden »gehaltene« Aufnahmen gemacht. Händisch wird dabei versucht, das verletzte Gelenk in verschiedene Richtungen zu drehen, um eine krankhafte Aufklappbarkeit des Gelenkes nachzuweisen. Die gehaltene Aufnahme soll zusätzliche Zerreißungen an Sehnen und Bändern der Gelenke nachweisen. Auch ➪ CT kann erforderlich sein.

Die Behandlung von Frakturen erfolgt durch Ruhigstellung mit elastischer Binde, durch Gipsverband oder ➪ Osteosynthese.

- *Instabile F.:* Knochenbruch, bei dem die beiden Knochenteile nicht in der richtigen Stellung (zum Wiederzusammenwachsen) »halten«. Muß speziell geschient bzw. operiert werden.
- *Luxationsfraktur:* Gleichzeitig mit dem Knochenbruch ist auch ein Gelenk ausgerenkt (luxiert).
- *Schenkelhalsfraktur:* Bruch im Hals, zwischen Schaft und Kopf des Oberschenkels. Wird üblicherweise operiert.
- *Spontanfraktur:* Knochenbruch ohne entsprechende Verletzung. Kommt häufiger als Wirbelbruch durch Metastasen von Tumoren der Brust, Prostata, Lunge, Niere und Schilddrüse vor.

Frakturkallus

Bindegewebiges Ersatzgewebe, das im Bruchspalt gebildet und später knöchern durchwachsen wird.

Fremdkörperaspiration

Ansaugung von Fremdkörpern wie Schleim, Blut, Erbrochenes in die Luftröhre und Lunge.

Frequent

Beschleunigt, z. B. frequenter Puls.

Frequenz

Anzahl der Atemzüge oder der Pulsschläge pro Minute.

Frontal

An der Vorderseite befindlich, z. B. Frontalzahn.

Frozen shoulder

»Gefrorene Schulter«. Auch: Periarthritis humeroscapularis. Entzündlich beeinflußte, starke Abnützung des Schulter-Schulterblattgelenkes unter Mitbeteiligung der Schultergelenkweichteile. Zusätzliche Diagnose durch ➪ MR. Behandlung mit Bestrahlung, physikalischen Anwendungen, Injektionen, Kortison.

Fruchtwasserembolie

Eindringen von Fruchtwasser in den mütterlichen Blutkreislauf durch Zerreißungen der Eihaut. Führt bei massivem Eindringen zu Kreislaufkollaps, oft sogar zu raschem Tod. Ein verzögertes Eindringen führt zu Störungen der Blutgerinnung und eventuell zu tödlichen Blutungen durch einen Mangel des Blutgerinnungsstoffes Fibrinogen.

Frühabort

Fehlgeburt bis zur 16. Schwangerschaftswoche.

Frühgeburt

Schwangerschaftsbeendigung zwischen der 29. und 38. Schwangerschaftswoche.

Frühgestose

➪ Gestose.

Frühkarzinom

Frühstadium eines Krebses. Meistens ist das auf die Schleimhaut beschränkte Frühkarzinom des Magens gemeint. Sehr gute Heilungschance bei Operation.

Frühsommer-Meningoenzephalitis

FSME. Durch den Zecken Ixodes ricinus (Holzbock) übertragene Infektionskrankheit. Kann zu Entzündung der Hirnhäute (➪ Meningitis) und des Gehirns (➪ Enzephalitis) führen. Verursacht schlaffe Lähmungen. Diagnose durch Antikörpernachweis im Blut. Eine spezielle Behandlung ist nach dem Krankheitsausbruch nicht mehr möglich. Vorbeugung mit dem FSME-Impfstoff.

Frustran

Ohne Wirkung, ergebnislos, vergeblich.

Fulminant

Blitzartig, überfallsartig, z. B. fulminanter Krankheitsbeginn.

Fundoplicatio

Operationsmethode an der Speiseröhre bzw. am Magen. Die Operation dient der Wiederherstellung einer normalen Schluß- und Ventilfunktion des Speiseröhren-Magenüberganges.

Fundus

Grund. Meist ist der Augenhintergrund gemeint.

Funktionell

Den Vorgang betreffend. Manchmal auch als Gegenteil zu »organisch« verwendet. Wenn der Befund davon spricht, daß die Beschwerden funktionell bedingt seien, ist gemeint, daß das eigentliche Organ zwar gesund ist, aber fehlgesteuert funktioniert. Bei einem organischen Defekt ist das Organ selbst krank, obwohl dessen Funktion noch ausreichend sein kann.

Funktionelle Syndrome

➪ Dystonie, vegetative.

Funktionelle gastrointestinale Syndrome

Störungen des Magen-Darm-Traktes, ohne daß die Organe selbst eine erkennbare Krankheit aufweisen. Symptome sind Drücken, Schmerzen, Völlegefühl,

Übelkeit, Appetitlosigkeit, Gasbauch, Verstopfung oder Durchfall. Oft bestehen gleichzeitig auch Störungen des Kreislaufes und der Harnorgane. Die Ursachen liegen im psychosomatischen Bereich. Berufliche und private Belastungen spielen eine Rolle, ebenso schlechte Eßgewohnheiten wie hastiges Essen, zu reichliches und fettes Essen sowie übermäßiger Gebrauch von Alkohol, Nikotin und Kaffee. Die Störungen beginnen meist lange vor dem 50. Lebensjahr.

Funktionelle Herzbeschwerden

Sie sind vor dem 40. Lebensjahr häufig. Es bestehen verschiedenste Beschwerden im Herzbereich, im Vordergrund steht die (völlig unbegründete) Angst, an einer schweren Herzkrankheit zu leiden. Diese Angst führt zu einer Schonhaltung. Typisch ist, daß die Beschwerden durch körperliche Belastung nicht ausgelöst werden, vielmehr durch Aktivität bzw. Bewegung verschwinden. Betroffen sind ängstlich-depressiv verstimmte Menschen, auslösend sind Trennungserlebnisse, Unfälle, schwere Krankheiten (anderer Art). Diagnose durch EKG und Belastungs-EKG, Behandlung durch Beratung und psychologische Zuwendung.

Funktionelle Rhythmusstörungen

Störungen des Herzschlages, ohne daß eine organisch bedingte Krankheit vorliegt. Besonders junge Menschen sind davon betroffen. Diagnose durch ausführliche Herzuntersuchung, vor allem Belastungs-EKG. Behandlung mit Gesprächstherapie.

◆ *Extrasystolie:* Zusatzschläge, verschwinden bei körperlicher Belastung.
◆ *Hyperton-hyperkinetisches Syndrom:* Wie bei hypodynamischem Syndrom, aber überschießender Anstieg von Puls und Blutdruck bei Belastung und im Stehen.
◆ *Hyperzirkulationssyndrom:* Unnötige Mehrleistung des Herzens, Herzklopfen und erhöhter Blutdruck ohne entsprechenden Bedarf.
◆ *Hypodynamische Syndrome:* Niedriger Blutdruck, zuwenig Herzleistung für den augenblicklichen Bedarf.
◆ *Paroxysmale Tachykardie:* Anfallsweise schneller Herzschlag, bei Aufregungen.
◆ *Phobische Syndrome:* Mit Angst, erhöhtem Blutdruck und »Herzsensationen«. Die Patienten sind gefühlsmäßig krank, in Wirklichkeit aber völlig herzgesund.
◆ *Sinusarrhythmie:* Wechsel des Herzschlages zwischen schnell und langsam.
◆ *Sinustachykardie:* Schneller Herzschlag.

Funktionelles kardiovaskuläres Syndrom

Verschiedene Störungen von Herz und Kreislauf, ohne daß die entsprechenden Organe eine echte Krankheit aufweisen.

Furunkel
Eiterbeule, Blutgeschwür. Schmerzhafte, tiefgehende knotige Entzündung des Haarbalges mit zentraler Einschmelzung des Gewebes (Nekrose). Diese Einschmelzung durchbricht die Haut und wird abgestoßen, darauf folgt eine narbige Heilung. Erreger sind die Bakterien Staphylokokken. F. treten einzeln oder gehäuft und eventuell schubweise auf.
Furunkulose
Das wiederholte Auftreten von Furunkeln, öfters als Komplikation einer Stoffwechselkrankheit, z. B. bei Zuckerkrankheit.
◆ *Fingerrückenfurunkel:* An den behaarten Stellen des Fingerrückens. Kann in die Tiefe, auf Sehnen und die Hohlhand übergreifen. Behandlung durch Ruhigstellung und Antibiotika.
◆ *Gehörgangsfurunkel:* Schmerzen beim Kauen und bei Berührung, Rötung und Schwellung des äußeren Gehörganges. Behandlung mit Antibiotika.
◆ *Gesichtsfurunkel:* Grundsätzlich gefährlich wegen Eiterverschleppung ins Gehirn.
Fusion
Vereinigung der Bilder des rechten und linken Auges zu einem einzigen Bild.
Fußgelenksarthrose
➪ Arthrose.
FVC
Forcierte Vitalkapazität. Ein Meßwert in der Lungenfunktion.

G

Galaktographie
Auch: Duktographie. Röntgen der Milchgänge in der Brust durch ➪ Punktion über die Brustwarze.
Gallenblasendyskinesie
➪ Funktionelle gastrointestinale Syndrome.
Gallenblasenkarzinom
Krebs der (meist steinhältigen) Gallenblase. Wird erst spät entdeckt, wenn durch eine Abflußhemmung der Gallenflüssigkeit eine Gelbsucht (Ikterus) auftritt. Führt zur langsamen Verlegung der Gallenwege. Koliken bestehen nicht, öfters dagegen langjährige Gallensymptome. Diagnose durch Ultraschall

und ➪ CT. Die Behandlung ist operativ, Strahlen und Chemotherapie sind wenig wirksam.

Gallengangsdyskinesie

➪ Funktionelle gastrointestinale Syndrome.

Gallengangskarzinom

Krebs des Gallenganges. Siehe ➪ Gallenblasenkarzinom.

Gallenkolik

Koliken durch Steine oder Entzündungen in den Gallengängen oder der Gallenblase.

- *Asymptomatische Gallensteine:* Vorhandensein von Gallensteinen, aber ohne Symptome. Fallweise ist die vorbeugende Operation zu empfehlen.
- *Cholezystitis:* Entzündung der Gallenblase. Die Ursache ist in 90% der Fälle eine Steingallenblase, ausgelöst wird die Entzündung oft durch eine üppige Mahlzeit.
  Die akute Entzündung erzeugt starke Schmerzen im rechten Oberbauch mit Abwehrspannung, Blähbauch, Übelkeit und Fieber, gelegentlich Erbrechen. Diagnose durch Labor, Ultraschall und ➪ CT. Behandlung mit Antibiotika, danach operative Entfernung.
  Bei der chronischen Entzündung kommt es zu immer wiederkehrenden Koliken und rechtsseitigen Oberbauchbeschwerden, Unverträglichkeit fetter Speisen, Übelkeit und Windigkeit. Komplikationen sind die Entzündung der Bauchspeicheldrüse und die krebsige Entartung. Diagnose durch Labor, Ultraschall und ➪ CT. Behandlung mittels Operation.
- *Gallenblasensteine:* Die wichtigsten sind Cholesterinsteine, Pigmentsteine und gemischte (Kalk-)Steine. Fördernd wirken erbliche Veranlagung, Übergewicht, Zuckerkrankheit, gewisse Formen der Blutarmut und Störungen der Gallenwege. ²/₃ aller Gallenblasensteine sind symptomlos. Akute und chronische Entzündungen der Gallenblase werden häufig durch Steine ausgelöst. Diagnose durch Ultraschall, Behandlung durch Operation.
- *Gallengangssteine:* Steine können den abführenden Gallengang zeitweilig oder dauernd, teilweise oder völlig verschließen. Symptome sind Gelbsucht und Cholangitis (Entzündung des Gallenganges). Ist der Verschluß vollständig, hat dies eine schwere Gelbsucht mit Ansteigen des Gallenfarbstoffes Bilirubin im Blut zur Folge. Beim akuten Verschluß bestehen Schmerzen, Fieber und Gelbsucht. Diagnose durch Ultraschall und ➪ CT, eventuell ➪ ERCP oder ➪ Laparoskopie. Behandlung mittels Operation.

Galopprhythmus

»Dreierrhythmus« des Herzens mit einem dritten, zusätzlichen Herzton. Kann Ausdruck von Entzündungen oder Herzfehlern sein, kommt auch bei Herzversagen vor und ist bei Jugendlichen gelegentlich ohne krankhafte Bedeutung.

Gammopathie
⇨ Paraproteinämie.

Ganglion
1. Überbein. Gallerthältiges Gebilde an Gelenken und oberflächlichen Sehnen des Hand- und Fußrückens.
2. Geflecht von Nervenzellen.

Gangränös
»Brandig«, abgestorben, nicht lebend.

Ganzkörperpletysmographie
Methode zur Messung des Atemwiderstandes. Der zu Untersuchende sitzt dabei in einer luftdicht abgeschlossenen Kammer.

Garin-Bujadoux-Bannwarth-Krankheit
Zusammenfassung von Symptomen des 2. Stadiums mit Beteiligung der Nerven bei der ⇨ Lyme-Borreliose. 1–12 Wochen nach dem Zeckenbiß kommt es zu wandernden Schmerzen mit »Ameisenlaufen« und schlaffen Lähmungen. Gesichtsnervlähmung.

Gastrektomie
Operative Magenentfernung.

Gastrinom
Tumor der Bauchspeicheldrüse. Die Tumorzellen erzeugen im Überschuß das auf dem Blutweg in den Magen transportierte Hormon Gastrin. Die massive Überreizung der säureproduzierenden Magenschleimhautzellen führt zu auffälligen, sich wiederholenden Geschwüren in Magen und Zwölffingerdarm. Der Tumor ist in fast $^2/_3$ der Fälle bösartig. Diagnose durch Ultraschall, ⇨ CT und Spiegelung der Gänge in der Bauchspeicheldrüse (⇨ ERCP). Behandlung durch Operation. Medikamentös läßt sich die Gastrinwirkung durch das Präparat »Losec« aufheben.

Gastritis
Entzündung der Magenschleimhaut. Kann sehr starke Symptome mit Schmerzen und Völlegefühl machen, aber auch fast völlig symptomlos verlaufen. Diagnose durch ⇨ Gastroskopie und Gewebsentnahme. Behandlung mit Diät, krampflösenden und säurehemmenden Mitteln. Siehe auch ⇨ Reizmagen.

- *G. acuta:* Oft ausgelöst durch Alkohol, Gifte, Medikamente (Rheuma- und Schmerzmittel!).
- *Chronisch-atrophische G.:* Entzündlicher Prozeß mit Schwund der Drüsen und Dünnerwerden der Schleimhaut.
- *Erosive G.:* Schleimhautdefekte auf den Kämmen der Schleimhautfalten, meist entzündlich bedingt.
- *Hämorrhagische G.:* »Ätzgastritis«. Es kommt zu Blutungen in der Schleimhaut, besonders nach Giften, Laugen, Säuren und auch Medikamenten.

◆ *Urämische G.:* Bei Harnvergiftung durch Nierenversagen.

Gastroduodenal

Magen und Zwölffingerdarm betreffend.

Gastroenteritis, akute

Gleichzeitige Schleimhautentzündung des Magens und des Dünndarms, gelegentlich auch des Dickdarms. Kommt hauptsächlich bei Infektionen durch Bakterien und Viren vor. Alle Verdauungssymptome sind möglich, meist Durchfall, Erbrechen, Übelkeit, auch Fieber. Diagnose durch Labor und Stuhlproben. Behandlung mit Diät und Flüssigkeitsersatz, eventuell Antibiotika.

Gastroenterologische Diagnostik

Diagnosemöglichkeiten bzw. zeitlicher Ablauf bei Verdacht auf eine Magen-Darm-Erkrankung.

◆ *Bauchspeicheldrüse:* Sekretin-Pankreozymintest, PABA-Test und Pankreolauryltest (alle zur Prüfung der Funktion), Ultraschall, ➪ CT, ➪ Angiographie, ➪ PTC.

◆ *Dickdarm:* Transitzeitbestimmung mit radioaktiven Mitteln, Röntgen (Irrigoskopie) und ➪ Coloskopie.

◆ *Dünndarm:* Röntgen, Endoskopie, D-Xylose-Test (Zöliakienachweis), Laktose-Belastungstest (Nachweis der Milchzuckerstörung), H2-Atemtest (Messung der Nahrungsverweilzeit), Se HCAT-Test (empfindlicher Test für den unteren Dünndarm), Schillingtest (Blutarmut), ➪ Angiographie, Stuhluntersuchung.

◆ *Leber:* Labor, Ultraschall, ➪ CT, ➪ PTC, Röntgen (Gallenwege). Zusätzlich Gewebsentnahmen aus allen Organen und fallweise Bauchspiegelung.

◆ *Magen:* ➪ Gastroskopie. Gastrodiagnost (Magensaftbestimmung).

◆ *Mastdarm:* ➪ Manometrie, elektrische Messungen der Muskeln, Proktorektoskopie (Mastdarmspiegelung).

◆ *Speiseröhre:* Ösophagoskopie (Speiseröhrenspiegelung), Röntgen, ➪ Manometrie, Langzeit-pH-Metrie (Säuremessung), radioaktive Untersuchungen.

Gastrointestinal

Magen und Darm betreffend.

Gastrointestinale Störungen

➪ Funktionelle gastrointestinale Störungen.

Gastroparese

Verzögerung der Magenentleerung, öfters bei Reizmagen. Kann auch Ausdruck der Zuckerkrankheit sein, die zu einer organisch bedingten Nervenlähmung des Magens führt.

Gastroskopie

Magenspiegelung. ➪ Endoskopie.

GE
Gastroenterostomie. Operatives Herstellen einer Verbindung zwischen Magen und Dünndarm.
Geburtsterminbestimmung
Vom Datum des 1. Tages der letzten Regel werden 3 Monate abgezählt und sieben Tage hinzugezählt. Bei Abweichungen vom 28-Tage-Zyklus wird eine entsprechende Plus/Minuskorrektur vorgenommen.
Geburtstrauma
Während des Geburtsvorganges entstandene Verletzung bei Mutter oder Kind.
Gefäßdiagnostik, arterielle
Diagnose der Schlagadern. Sie umfaßt Inspektion (Ansehen), Palpation (Tasten) und Auskultation (Abhören) durch den Arzt. Weiters die Lagerungsprobe nach Ratschow (Beinbewegungen im Liegen), Faustschlußprobe und den Gehtest. Apparativ am wichtigsten ist die ➩ Doppleruntersuchung. Sehr genaue Ergebnisse liefern ➩ DSA, ➩ Arteriographie, ➩ CT und ➩ MR.
Gefäßdiagnostik, venöse
Die Blutadern oder Venen werden durch Betastung (Palpation) untersucht.
- *Perthes-Test:* Zuerst erfolgt das Abschnüren des Beines oberhalb der Krampfadern am stehenden Patienten mit einer einfachen Gummibinde. Danach muß der Patient herumgehen oder Kniebeugen machen. Sind die Verbindungen zu den tiefen Venen offen, fehlt also ein tiefliegendes Venengerinnsel, entleeren sich die Krampfadern.
- *Trendelenburg-Test:* Informiert über die Klappenfunktion der großen Venen am Bein: Zuerst werden am hochgehobenen Bein die Venen ausgestrichen. Danach muß man aufstehen, wobei händisch Druck auf die große Oberschenkelvene ausgeübt wird. Die Art der nun folgenden Venenfüllung läßt Rückschlüsse auf eine bestehende Klappenschwäche zu.
- *Kontrastmitteluntersuchung:* ➩ Phlebographie zum Ausschluß oder Nachweis von Gerinnseln. Sie hat die höchste diagnostische Treffsicherheit.
- *Doppleruntersuchung:* Die ➩ Doppleruntersuchung ergibt zu 70–90% richtige Diagnosen.

Gefäßruptur
Zerreißen oder Einreißen eines Blutgefäßes.
Gefäßstenose
Verengung eines Blutgefäßes.
Gelenkdistorsion
Zerrung eines Gelenkes durch übermäßige Beanspruchung oder indirekte Verletzung. Am häufigsten sind oberes und unteres Sprunggelenk, die Fingergelenke und das Kniegelenk betroffen. Symptome sind Schmerzen, Schwellung und Überwärmung. Diagnose durch Röntgen, Ultraschall und ➩ Arthro-

skopie. Behandlung durch Ruhigstellung, Gips und fallweise Operation (bei Kapsel- und Bandrissen).

Gelenkdysplasien

Mangelhafte Ausbildung eines »Gelenkpartners«. Am häufigsten sind Schulter, Hüfte, Knie und Sprunggelenke betroffen. Die Ursache ist meist ein Erbleiden. Es kommt zu Verrenkungen und vorzeitigem Gelenkverschleiß, Fehlstellungen und verminderter Belastbarkeit. Diagnose durch Röntgen, Ultraschall und ➪ CT. Behandlung mit Gymnastik, Spreizhosen (Hüfte), Muskeltraining und fallweise Operation.

Gelenkentzündung

Siehe auch ➪ Arthritis.

- *Infektionsbedingte G.:* Auch: nichtrheumatische Arthritis, septische Arthritis. Sie ist die Folge einer direkten Infektion durch Bakterien wie z. B. Staphylokokken. Fördernd sind Zuckerkrankheit, höheres Lebensalter und bestehende Abnützungen an den Gelenken. Wichtig ist die frühzeitige Untersuchung der Gelenkflüssigkeit durch ➪ Punktion. Darauf Ruhigstellung und Antibiotika, bei Nichtansprechen Operation und ➪ Drainage.
- *Postinfektiöse G.:* Auch: Infektarthritis. Tritt nach Infektionen mit Viren und Bakterien auf.
- *Reaktive G.:* Nach durchgemachten Infektionen mit verschiedenen Erregern kommt es als Reaktion darauf zu einer Gelenkentzündung. In der Gelenkflüssigkeit selbst lassen sich keine Erreger nachweisen. Diagnose sonst durch das Labor. Der Krankheitsverlauf ist üblicherweise günstig.

Andere nichtrheumatische Gelenkentzündungen gibt es bei ➪ Colitis ulzerosa, ➪ Crohnscher Krankheit, ➪ Sarkoidose, Schuppenflechte, Blutkrankheiten u.a. Die Behandlung erfolgt mit Rheumamitteln und fallweise Kortison.

Gelenkerkrankungen

- *Degenerative G.:* Krankheiten der Gelenke aufgrund einer übermäßigen oder vorzeitigen Abnützung.
  Sonderformen sind, siehe unten, die Chondrocalcinose, die Polymyalgia rheumatica und das Reiter-Syndrom.
- *Chondrocalcinose:* Kalksalze werden in den Gelenkknorpel eingelagert, was typische Röntgenbefunde erzeugt. Ursächlich spielt die Vererbung eine Rolle, zum Teil sind Stoffwechselstörungen die Verursacher.
- *Polymyalgia rheumatica:* Eine schmerzhafte Einschränkung der Beweglichkeit vornehmlich der Schulter- und Hüftmuskeln. Führt auch zu seelischer Verstimmung und Gewichtsabnahme. Im Labor sind hochgradige Entzündungszeichen vorhanden (Blutsenkung über 100). Sind auch die Schlagadern befallen, kommt es zu typischem Schläfenkopfschmerz; man spricht dann von Polymyalgia arteriitica.

◆ *Reiter-Syndrom:* Oft ist die Krankheit die Folge einer Infektion im Magen-, Darm- oder Harntrakt. Typisch ist das Befallensein mehrerer Gelenke, Bindehautentzündung und Entzündung der Harnröhre. Auch die Haut kann von Schuppungen und Knötchen befallen sein. Die Krankheit neigt zu Rückfällen. Männer sind viel häufiger davon betroffen als Frauen.

Gelenkinfektion

◆ *Spezifische Infektion:* Ursachen sind eine bestehende Tuberkulose oder Syphilis. Der Gelenkerguß ist bei Tuberkulose trüb, bei der Syphilis gelblich-grün. Symptome sind verminderter Allgemeinzustand, Nachtschweiß, erhöhte Temperaturen, Leistungsabfall, Schonhaltung des Gelenkes. Diagnose durch Labor, Röntgen, Ultraschall und radioaktive Methoden. Behandlung mit Tuberkulosemitteln bzw. Antibiotika, fallweise Operationen.

◆ *Unspezifische Infektion beim Erwachsenen:* Die Infektion erfolgt auf dem Blutweg oder durch direkte Einwirkung auf das Gelenk (Operation, Injektion, Verletzung). Die Erreger sind meist Staphylokokken. Das befallene Gelenk ist schmerzempfindlich auf Druck, Stauchung und Bewegung. Das Allgemeinbefinden ist stark beeinträchtigt, die Schmerzen sind sehr stark, das Fieber hoch. Diagnose durch Labor, Röntgen, Ultraschall und radioaktive Methoden. Behandlung durch ➪ Gelenkpunktion, Antibiotika, fallweise Operation.

◆ *Unspezifische Infektion beim Säugling:* Die Erreger sind fast immer Staphylokokken, die Infektion erfolgt auf dem Blutweg über die Nabelschnur, von der Haut aus, über Lungenentzündungen usw. Symptome sind gestörtes Allgemeinbefinden, hohes Fieber, örtlich Entzündung und Gelenkschonung. Diagnose durch Labor, Ultraschall und radioaktive Methoden. Behandlung mit Antibiotika, bei schwerem Verlauf Operation.

Gelenkkontusion

Gelenkprellung, direkte Verletzung durch Quetschung.

Gelenkpunktion

Anstechen einer Gelenkhöhle. Dient zum einen der Flüssigkeitsentlastung bei einem Gelenkerguß und zum anderen der Gewinnung von Gelenkflüssigkeit zur Keimbestimmung. Gegenanzeigen für eine Punktion sind Hauterkrankungen an der Punktionsstelle, Entzündungen in der Gelenkumgebung. Besondere Gefahren bestehen bei Tuberkulose, Zuckerkrankheit und ➪ Gonorrhoe.

Gelenkrheumatismus

➪ Polyarthritis.

Gemelli

Zwillinge.

Gemini

Zwillinge.

Generalisiert
Allgemein ausgebreitet, z. B. generalisierte Krankheit.
Genese
Entstehung, Entwicklung.
Genetik
Lehre von der Vererbung.
Genitaltuberkulose
Tuberkulose der Geschlechtsorgane.
- *Chronische G.:* Verursacht Eileiterentzündungen, Abszesse und täuscht Zysten vor. Ausbleiben der Menstruation (➪ Amenorrhoe).
- *Latente G.:* Typisch sind Ausbleiben der Menstruation und Unfruchtbarkeit.
- *Progressive G.:* Verläuft unter einer Entzündung von Eileiter und Bauchfell und mit Bauchwassersucht, erzeugt Schmerzen, Ausfluß und Zyklusstörungen. Behandlung mit Tuberkulosemitteln, fallweise Operation.
- *Subakute G.:* Wird wegen milder, undeutlicher Symptome oft nicht diagnostiziert.
- *Tuberkulose der äußeren Geschlechtsorgane:* Selten.

Geriatrie
Altersheilkunde.
Gesichtsneuralgie
Entsteht durch die Reizung von Nervenfasern oder der Nervenwurzel. Führt zu anfallsweisen oder dauernden, blitzartigen Schmerzen. Auslösend sind Sprechen, Kauen, Schlucken, Berührung und Kälte. Das Schmerzgebiet kann ein- oder beidseitig sein. Auch Begleitsymptome wie Schwindel, Rötung oder Augentränen kommen vor. Diagnose durch Nervenarzt, weiters Röntgen, ➪ CT, ➪ MR, Hör- und Gleichgewichtsprüfung, Untersuchung der Hirnflüssigkeit (Liquor), zusätzliche Prüfung durch Augen- und Zahnarzt. Behandlung medikamentös, fallweise operativ.
Gestose
Ausdruck einer Stoffwechselentgleisung aufgrund der Schwangerschaft.
- *Frühgestose:* Beginnt in der 6. bis 8. Woche. Verstärktes Erbrechen bis zum unstillbaren Erbrechen. Sodbrennen, Durst, erhöhte Temperatur, Gewichtsabnahme, Wasserverlust, Störungen des Salzhaushaltes und der Niere mit der Gefahr einer Nierenschädigung.
- *Spätgestose:* ➪ EPH-Gestose.

GI
➪ Gastrointestinal.
Gibbus
»Spitzbuckel« der Wirbelsäule. Die Abknickung mit dem »Spitz« nach hinten betrifft nur wenige Wirbelkörper. Kann nach Tuberkulose, Unfällen oder

Knochenerweichung auftreten. Der Grund liegt im Zusammenbrechen eines oder zweier Wirbelkörper.

Gicht

Häufigste Gelenkerkrankung des Mannes. Erblich bedingt und familiär gehäuft. Ursache ist die überhöhte Harnsäure im Blut (über 7). Verläuft mit Kristallbildung von Harnsäure im Gelenk, mit Knoten in der Haut und Steinen in der Niere. Symptome des akuten Gichtanfalls sind plötzlicher, extremer Schmerz mit Rötung und Schwellung des Gelenkes sowie Fieber. Der Anfall dauert unbehandelt bis zu 10 Tage. Behandlung mit Medikamenten, Bettruhe und Diät (purinarme Kost), kein Alkohol.

- *Asymptomatische Hyperuricämie:* Erhöhte Harnsäure ohne Beschwerden. 95% der Menschen bleiben symptomfrei. Eine Beschränkung der Kost ist notwendig, Medikamente sind je nach Höhe der Harnsäure erforderlich.
- *Chronische G.:* Führt zu Fehlstellungen, Knochenzerstörung und -umbau, Weichteilschwellungen. In der Niere führt die Steinbildung zu Koliken, Bluthochdruck, Eiweißausscheidung, Entzündung und Nierenversagen. Behandlung mit Harnsäurehemmern oder Förderern der Harnsäureausscheidung.
- *Interkritische G.:* Zeitraum bei G., der ohne Anfall vergeht.
- *Sekundäre Hyperuricämie:* Erhöhter Harnsäurespiegel aus anderen Gründen, entweder durch vermehrte Harnsäurebildung oder verminderte Harnsäureausscheidung.
- *Vermehrte Harnsäurebildung:* Bei Blutkrebs, Chemo- und Strahlentherapie, hochkalorischer Kost mit viel Purin sowie Fasten.
- *Verminderte Harnsäureausscheidung:* Bei Nierenkrankheiten, Alkoholismus, Zuckerkrankheit, Fasten, verschiedenen Stoffwechselstörungen und gewissen Medikamenten.

Die Diagnose der G. erfolgt durch das Labor.

Giemen

Fast pfeifendes Atemgeräusch, das besonders bei Asthma vorwiegend während der Ausatmung auftritt.

Giftelimination

Alle Maßnahmen zur Entfernung von Giftstoffen aus dem Körper. ⇨ Antidota.

Gilchrist-Verband

Verband zur Ruhigstellung nach Oberarmbruch.

Gingiva

Zahnfleisch.

Gingivektomie

Operative Abtragung der Zahnfleischtaschen.

Gingivostomatitis

Entzündung von Zahnfleisch und Mundhöhle.

- *Aphthen:* Einzeln oder zu mehreren stehende »Geschwürchen« der Schleimhaut. Die Herde sind bis zu linsengroß und schmerzen. Es findet sich ein gelblicher Belag mit einem roten Randsaum. Die Herde heilen in 6–10 Tagen ab.
- *Chronisch rezidivierende Aphthen:* Auch: habituelle Aphthen. Immer wiederkehrende Aphthen. Vorkommen bei Magenproblemen, öfters sind mehrere Familienmitglieder davon betroffen.
- *Gingivostomatitis:* Entzündung der Mundschleimhaut und des Zahnfleisches, auch die Zunge kann mit beteiligt sein.
- *G. acuta:* Entzündliche, schmerzhafte Schleimhautschwellung der Mundhöhle, des Zahnfleisches und der Zunge, oft in Form weiß-grauer Beläge. Kommt vor bei schlechter Zahnpflege, Rauchern und Alkoholikern sowie als allergische Reaktion.
- *G. herpetica:* Zahlreiche Aphthen im Mund mit Schmerzen und erschwerter Nahrungsaufnahme. Das Allgemeinbefinden ist gestört mit Fieber und Schwellung der Lymphknoten. Ursache ist die Infektion mit Herpes-Viren. Ein schwerer Verlauf ist besonders – durch Abwehrschwäche – nach akuten Infektionen möglich.
- *G. hyperplastica:* Chronische Entzündung des Zahnfleisches. Ursachen sind Schwangerschaft und Blutkrebs, weiters Medikamente gegen Epilepsie. Operative zahnärztliche Eingriffe können nötig werden.
- *Stomatitis ulceromembranacea:* Hochentzündliche Aphthenerkrankung mit Lymphknotenschwellung, Speichelfluß und Mundgeruch. Die kleinen Geschwüre an Zahnfleich, Wange, Zunge und Gaumen sind rund und am Grund schmierig belegt. Das Allgemeinbefinden ist beeinträchtigt, und es besteht Fieber.

Gipslonguette

Gipsverband mit langen streifenförmigen Gipsplatten.

Glans penis

Eichel. Der vorderste Teil des männlichen Gliedes.

Glaukom

Auch: Glaucom. Grüner Star. Der Innendruck des Auges ist – zeitweilig oder dauernd – krankhaft erhöht. Führt zu Gesichtsfeldausfällen und Minderung der Sehkraft. Diagnose durch die augenärztliche Druckmessung. Behandlung mit Tropfen und Salben, fallweise Operation.

- *Absolutes G.:* Erblindung als Endzustand eines G.
- *G. acutum congestivum:* Glaukomanfall.
- *Chronisches G.:* Schleichend verlaufendes G.
- *Glaukomanfall:* Entwickelt sich innerhalb von Stunden durch eine Druckerhöhung auf das Drei- bis Fünffache. Kommt vor allem bei älteren Men-

schen vor. Symptome sind steinharter Augapfel, weite Pupillen, Kopfschmerzen und Sehstörungen. Erfordert rasche medikamentöse Behandlung und bei Nichtansprechen Operation.

- *G. imminens:* Drohendes G.
- *Infantiles G.:* G. bei Kleinkindern.
- *Primäres G.:* Entsteht durch eine Abflußbehinderung des Kammerwassers.
- *Sekundäres G.:* Eine Folge anderer ➪ Augenerkrankungen, z. B. von Entzündungen.

Glioblastom
Unterart von Gehirntumoren aus der Stützsubstanz des Gehirns. Sie kommen vor allem im Alter häufiger vor und wachsen sehr schnell.

Gliome
Überbegriff für Gehirntumoren aus der Stützsubstanz. Metastasieren nicht.

Glisson-Schlinge
Zugvorrichtung zur Streckung der Wirbelsäule.

Globalinsuffizienz
Versagen der rechten und linken Herzkammer bei Herzschwäche.

Globuli
Kugelförmig zubereitete Arzneimittel. Meist sind Scheidenzäpfchen gemeint.

Globusgefühl
Gefühl des »Kloßes« im Hals. Das Speichelschlucken oder Leerschlucken kann erschwert sein. Verläuft häufig mit Räusperzwang und einer angedeuteten Stimmstörung. Öfters bei Frauen zwischen 50 und 60 Jahren. Meistens besteht auch eine übersteigerte – unangebrachte – Angst vor Krebs. Behandlung mit Stimmübungen und Atemgymnastik, Psychotherapie, eventuell auch Psychopharmaka.

Glomerula
Nierenkörperchen. Die kleinsten Funktionseinheiten im harnerzeugenden Apparat der Niere.

Glomerulonephritis
Entzündung der ➪ Glomerula. Verläuft mit Eiweiß- und Blutausscheidung im Harn, Bluthochdruck, Wassereinlagerung im Körper und Nierenschmerzen. Die Glomerulonephritis ist die zweithäufigste Ursache für ein Nierenversagen. Entsteht oft als Folge anderer Krankheiten mit Bildung von Antikörperzusammenlagerungen.

- *Chronische G.:* Führt zu doppelseitiger Schrumpfniere.
- *Hämorrhagische G.:* Führt zu massiver Blutausscheidung im Harn.
- *Membranöse G.:* Verursacht die Einlagerung von Membranen in der Niere.
- *Proliferative G.:* Sammelbezeichnung für Glomerulonephritis-Formen mit besonderer Schädigungsart.

Glomerulosklerose, diabetische
➪ Diabetes mellitus/Glomerulosklerose.

Glomustumor
Die von einem Gefäß-Nervenknäuel ausgehende Geschwulst. Am häufigsten ist der Glomus-caroticum-Tumor in der Gabelung der Halsschlagadern.

Glossitis
Entzündung der Zunge. Symptome sind Schmerzen, Brennen, Fremdkörpergefühl, Speichelfluß, Schluck- und Sprachstörungen als Folge der eingeschränkten Zungenbeweglichkeit. Auch Allgemeinerscheinungen kommen vor.

Glossopharyngeus-Neuralgie
Nervenschmerz durch Reizung des Zungen-Rachen-Nervs. Führt zu blitzartigen Schmerzen im Mandel-Zungen-Bereich und im Mittelohr, ausgelöst durch Schlucken oder Sprechen. Manchmal kommt es auch zu Herzrhythmusstörungen bis zum Herzstillstand. Behandlung medikamentös, fallweise operativ.

Glottisödem
Akute lebensbedrohende Schwellung der Schleimhaut an der Stimmritze. Notwendig sind hohe Dosen Kortison, eventuell auch ➪ Intubation oder ➪ Koniotomie.

Glukokortikoide
Hormone, die in der Nebennierenrinde gebildet werden, z. B. Glukagon. Als G. bezeichnet man auch alle künstlich hergestellten, von diesen Nebennierenrindenhormonen abgeleiteten Präparate. Im weitesten Sinn werden diese Mittel als »Kortison« zusammengefaßt. Kortisone erhöhen den Blutzucker, bauen Eiweiß, Knochen und Muskeln ab, dämpfen die Entzündung und allergische Reaktionen. Als Medikament angewendet werden sie bei Entzündungen, Allergien, Schock, Unterfunktion der Nebennierenrinde und zur Unterdrückung der körpereigenen Abwehr. Daraus ergeben sich auch die möglichen Nebenwirkungen mit Knochenentkalkung, Hautschrumpfung, Infektanfälligkeit und Geschwüren im Magen-Darm-Trakt.

Glukosetoleranz, verminderte
➪ Diabetes mellitus/latenter.

Glukosurie
Ausscheidung von Zucker im Harn.

Glutenfreie Diät
Notwendige Kostform bei ➪ Zöliakie.

Glykoside
Häufige Kurzbezeichnung für Digitalisglykoside. Herzwirksame Stoffe aus dem Fingerhut (➪ Digitalis). Sie verstärken die Herzkraft, haben aber viele Nebenwirkungen.

GM
⇨ Epilepsie.
Gnathoschisis
Kieferspalte. Eine angeborene Mißbildung des Oberkiefers.
Gonaden
Keimdrüsen des Menschen (Eierstock und Hoden).
Gonadendysgenesie
Fehlentwicklung der Keimdrüsen oder auch ihr Fehlen. Führt häufig zu Kleinwuchs und diversen Wachstumsstörungen.
Gonarthritis
Auch: Gonitis. Kniegelenkentzündung. Verschiedene Formen davon sind die Kniegelenkeiterung, der Gelenkerguß oder die Gelenktuberkulose. Die Bezeichnung Gonarthritis wird häufig auch für nicht entzündlich bedingte Abnützungsleiden des Kniegelenkes benützt.
Gonarthrose
Die nicht entzündlich bedingte Erkrankung des Kniegelenkes. Ursachen sind Übergewicht, Unfallfolgen, Krampfadern, Fehlstellungen. Symptome sind Belastungsschmerzen, die in Ruhe nachlassen, sowie Druckschmerzen am Gelenkspalt. Diagnose durch Röntgen und ⇨ MR. Behandlung mit Entlastung, Gewichtsabnahme, Rheumamitteln und in fortgeschrittenen Fällen operativ.
Gonokokkensepsis
Blutvergiftung bei Tripper mit Fieber, Gelenkschmerzen und knötchenförmigem Ausschlag an Händen und Füßen. Bedarf energischer antibiotischer Behandlung.
Gonorrhoe
Tripper. Geschlechtskrankheit mit einer Inkubationszeit von 2–7 Tagen. Der Erreger ist Neisseria gonorrhoeae. Die Diagnose wird beim Mann durch einen Abstrich von der Harnröhre, bei der Frau durch Abstriche von Harnröhre, Muttermund und den Bartholinischen Drüsen gestellt. Behandelt wird mit Antibiotika. Wegen zunehmender Unwirksamkeit (Resistenz) werden Penicilline und Tetracykline nicht mehr verwendet. Nach abgeschlossener Behandlung müssen Kontrollabstriche und – nach 6 Wochen – Blutproben auf Syphilis gemacht werden.
Grading
Schema, um Tumoren nach ihrer Bösartigkeit einzuteilen. G1 ist niedrige, G3 hohe Bösartigkeitsstufe.
Graefesches Zeichen
Zurückbleiben des Oberlides beim Blick nach unten. Kommt vor als Symptom der ⇨ Basedowschen Krankheit.

Graft versus host reaction
Komplikation nach einer Knochenmarktransplantation. Die Spenderzellen attackieren die Organe des Empfängers. Besonders häufig ist die Reaktion in Haut, Schleimhaut und im Magen-Darm-Trakt.
Grand-mal
➪ Epilepsie.
Granulom
Gutartige, überschießende Bildung von Gewebe mit knotigen Gebilden zur Abkapselung von Entzündungsherden, Fremdkörpern usw.
Granulomatose
Zahlreiches Auftreten von Granulomen bei sehr verschiedenen Krankheiten.
◆ *Allergische G.:* Symptome sind Asthma bronchiale, Entzündungen und Geschwüre im Nasen-Rachen-Raum, Herzschwäche, Bauchbeschwerden mit blutigen Durchfällen, Hautblutungen, Gelenk- und Nervenbeteiligung, Fieber und Gewichtsverlust. Diagnose durch Labor und Lungenröntgen. Behandlung wie bei Wegenersche G.
◆ *Wegenersche G.:* Betroffen sind hauptsächlich Lungen, Nasennebenhöhlen, Nieren, Augen, Gelenke, Haut und Herz. Symptome sind Schnupfen, Nasenbluten, Geschwüre in Mund und Rachen, Augenentzündung, Husten, Heiserkeit, Bluthusten, Nierenversagen, Gelenkschmerzen, Fieber und Gewichtsverlust. Die Ursache ist meistens unbekannt. Diagnose durch Labor und Röntgen. In der Behandlung spielen Chemotherapie, Kortison und die Hemmung der Blutgerinnung die größte Rolle.
Gravid
Schwanger.
Gravidität
Auch: Graviditas. Schwangerschaft.
◆ *G. abdominalis:* Bauchhöhlenschwangerschaft.
◆ *G. extrauterine:* Damit werden alle Formen der Schwangerschaft bezeichnet, bei der die Einnistung des Eies außerhalb der Gebärmutterhöhle stattfindet.
◆ *G. ovarica:* Eierstockschwangerschaft.
◆ *G. tubarica:* Eileiterschwangerschaft.
Gregg-Syndrom
➪ Embryopathia rubeolaris.
Günthersche Erkrankung
Angeborene Krankheit der Blutbildung, der Leber und Milz. Es kommt zu einer besonderen Empfindlichkeit gegenüber Licht. Dies führt später zu Verstümmelungen an Fingern, Nase, Ohrmuscheln und Augenlidern, Blutarmut, Milzschwellung. Ungünstiger Krankheitsverlauf.

Guillain-Barré-Syndrom
Auch: Radikuloneuritis, Neuronitis. Akute Nervenentzündung. Vorkommen nach Impfungen, Virusinfektionen, Störungen der körpereigenen Abwehr und auch ohne erkennbare Ursache. Führt zu Nervenausfällen, Lähmungen, Gefühlsstörungen, Muskelkrämpfen, Schmerzen und Störungen der Bewegung. In der akuten Phase sind Kortison und Chemotherapie wirksam, auch die ➪ Plasmapherese kann wirksam sein.

Gyn.
Gynäkologisch. Frauenärztlich.

Gynäkomastie
Außergewöhnliche Größenzunahme der Brust bei Männern. Diagnostische Sicherung durch Röntgen und fallweise Gewebsentnahme.

- *Echte G.:* Verweiblichung der männlichen Brust bei Hormonstörungen, Zwittern. Besonders häufig bei der hormonellen Behandlung des Prostatakrebses, auch bei Leberkrankheiten.
- *Falsche G.:* Einseitig durch Fettgeschwülste, beidseitig als Fettbrust bei Fettsucht.

H

Haarzellenleukämie
Seltener Lymphkrebs. In der Behandlung ist Interferon wirksam.

Habituell
Gewohnheitsmäßig, ständig, verhaltenseigen, zu einem bestimmten Charakter gehörend.

Habitus
Erscheinung, Haltung, Erscheinungsbild eines Menschen, Aussehen.

Hackenfuß
Pes calcaneus. Angeborene Fehlstellung oder verletzungs- bzw. operationsbedingt. Führt zu unsicherem Gang und kurzem Fuß mit steiler Ferse, der Zehenstand ist nicht möglich. Diagnose mit Röntgen. Behandlung mit Gips (angeboren) oder durch Operation.

Haglund-Ferse
➪ Fersensporn.

Halbseitenlähmung
➪ Hemiplegie.

Hallux
Große Zehe.
- *H. flexus:* Die Großzehe ist im Grundgelenk zusammengekrümmt. Kommt bei Hirnlähmungen vor.
- *H. malleus:* Die Großzehe ist in Hammerzehenstellung, in Beugestellung gekrümmt und versteift. Kommt vor bei chronischem Rheumatismus.
- *H. rigidus:* Schmerzhafte Bewegungseinschränkung und Versteifung des Großzehengrundgelenkes.
- *H. valgus:* Ballengroßzehe, X-Großzehe. Abweichung der Großzehe im Grundgelenk nach der Wadenbeinseite. Ursache ist eine Zugwirkung der wadenbeinwärts verlagerten und verkürzten Streck- und Beugesehnen der Großzehe. Auslösend dafür können Krampfzustände durch schuhbedingte Fehlstellungen sein. Auch der Muskel, welcher die Großzehe anzieht, spielt dabei mit.
- *H. varus:* Abweichung der Großzehe zur Fußinnenseite. Meist angeboren.

Halluzinationen
Sinnestäuschungen. Die Wahrnehmungen entsprechen nicht der Wirklichkeit. H. kommen bei Geisteskrankheiten wie Schizophrenie, nach Vergiftungen, Hirnverletzungen, Epilepsie oder Drogengebrauch vor.
- *Akustische H.:* »Stimmenhören«. Vor allem bei Schizophrenie.
- *Gustative H.:* Meist unangenehme Geschmacksempfindungen.
- *Haptische, taktile H.:* Es kommt zu Mißempfindungen wie Stiche, Bestrahlung, Elektrisieren, Berührung.
- *Hypnagoge H.:* Flüchtige, bruchstückhafte Halbschlaf- und Schlummerbilder beim Einschlafen.
- *Kinästhetische H.:* Bewegungswahrnehmungen als aufgezwungene Bewegung.
- *Olfaktive H.:* Unangenehme Geruchsempfindung. Meist bei Schizophrenie.
- *Optische H.:* H. des Gesichtssinnes mit Personen, Tieren oder Gegenständen in szenenhaften Abläufen.

Halsrippensyndrom
Einengung in der seitlichen Halsgegend durch Bindegewebsstränge. Wird verstärkt durch Anlegen des Armes bei gleichzeitiger Kopfdrehung zur Gegenseite durch eine Dehnung der Rippenhebermuskeln. Führt zur Pulsabschwächung. Behandlung durch Physiotherapie.

Halswirbelsyndrom
⇨ Zervikalsyndrom.

Häm-
Bedeutet als Wortsilbe »Blut-«, z. B. Hämoglobin (Blutfarbstoff).

Hämangiom
Gutartige Gefäßgeschwulst durch Wucherung von Blutgefäßen in der Haut, Unterhaut, Schleimhäuten, aber auch inneren Organen. Blutschwämme und Feuermäler zählen dazu. In der Leber vorkommend, sind sie oft schwierig von Metastasen zu unterscheiden.

Hämangiom, kavernöses
Meist schon bei der Geburt vorhandener Blutschwamm. 10% aller Kinder haben ein kavernöses H. hauptsächlich im Gesicht und am Rumpf. Im Laufe der ersten 10 Lebensjahre bilden sie sich zu 90% teilweise oder gänzlich zurück. Komplikationen sind Blutungen, Infektionen und Mangel an Blutplättchen. Örtliche Behandlung mit Kälte, Röntgenstrahlen oder Laser.

Hämarthros
Bluterguß in einem Gelenk.

Hämatemesis
Bluterbrechen, z. B. aus Nase oder Rachen, aus Krampfadern der Speiseröhre oder dem Magen. Vorkommen bei Geschwüren, Tumoren, Störungen der Blutgerinnung, Schleimhautleiden und Verletzungen von Blutgefäßen. Frisches Magenblut ist hellrot, wird aber nach längerem Verweilen im Magen – durch den Einfluß der Salzsäure – kaffeesatzartig.

Hämato-
Bedeutet als Wortteil »Blut«, »zum Blut gehörig«.

Hämatochezie
Blutstuhl. Das Blut kann mit freiem Auge sichtbar oder im Labor chemisch nachweisbar sein. Kommt vor bei Tumoren, Geschwüren, Hämorrhoiden und Gelbsucht durch Gallengangsverschluß. Kommt das – sichtbare – Blut aus den unteren Darmabschnitten, ist es rötlich. Blut aus den oberen Abschnitten erscheint dunkler bis schwärzlich (➪ Melaena). Nachgewiesenes, aber mit freiem Auge nicht sichtbares Blut heißt »occultes Blut«.

Hämatogen
Auf dem Blutweg, z. B. hämatogene Infektion (auf dem Blutweg übertragen).

Hämatom
Bluterguß. Eine geschlossene Blutmasse außerhalb von Blutgefäßen.
- *Arterielles H.:* Durch Blutung aus einer Schlagader.
- *Epidurales H.:* Blutung zwischen harter Hirnhaut und Schädeldach.
- *Intradurales H.:* Blutung zwischen den Hirnhäuten.
- *Intrakranielles H.:* Bluterguß im Schädelinneren.
- *Intramurales H.:* Blutung zwischen den Schichten eines Blutgefäßes, z. B. beim ➪ Aneurysma.
- *Subdurales H.:* Bluterguß aus Venen, zwischen der harten und weichen Hirnhaut. Kann Symptome wie ein Hirntumor aufweisen.

◆ *Subkutanes H.:* Bluterguß im Unterhautgewebe.
◆ *Subperiostales H.:* Bluterguß zwischen Knochen und Knochenhaut.
◆ *Subunguales H.:* Bluterguß unter der Nagelplatte.

Hämatometra
Blutansammlung in der Gebärmutterhöhle.

Hämatosalpinx
Blutansammlung im Eileiter, z. B. nach Eileiterschwangerschaft oder bei ➪ Endometriose. Erzeugt wehenartige Schmerzen, eventuell auch Schock.

Hämaturie
Bluthharn, »roter« Harn. Auch: Erythrozyturie. Häufig durch Harnsteine bedingt, seltener durch Tumoren.

Hammerzehe
➪ Hallux/Hallux malleus.

Hämochromatose
»Eisenspeicherkrankheit«. Sie entsteht durch eine Eisenüberladung des Körpers aufgrund der Unfähigkeit des Organismus, das Eisenangebot zu bewältigen. In einem Teil der Fälle ist die Störung angeboren, zum Teil entsteht sie als Folge von Bluttransfusionen. Die angeborene Form führt zu Leberzirrhose, Zuckerkrankheit, Herzversagen, Haarverlust, Minderung aller Drüsenfunktionen und bronzeartiger Verfärbung der Haut. Die Behandlung ist medikamentös, der Krankheitsverlauf eher ungünstig.

Hämodialyse
Blutwäsche. Entfernung überschüssiger Stoffwechselschlacken und Gifte durch »Ersatzniere«.

◆ *Extrakorporale H.:* An den Blutkreislauf wird ein Gerät, der Hämodialysator, angeschlossen. In seinen halbdurchlässigen Membranen wird das Blut »entschlackt« und dann eventuell mit Traubenzucker und Salzen angereichert.
◆ *Intrakorporale H.:* Dialyse »innerhalb« des Körpers; »Bauchfellwäsche«. Bestimmte Lösungen werden mittels Katheter in die Bauchhöhle gelassen, wo sie einige Stunden verweilen. Das Bauchfell »wäscht« das Blut, anschließend wird die verbrauchte Waschlösung wieder aus der Bauchhöhle abgelassen.

Hämodilution
Blutverdünnung. Die Plasmamenge steigt im Verhältnis zur Menge der roten Blutkörperchen an. Erfolgt natürlicherweise nach schweren Blutverlusten, Nierenversagen und Überwässerung durch Infusionen. H. wird auch zur Behandlung verwendet mit dem Ziel, die Durchblutung der kleinen Blutgefäße zu verbessern. Möglich ist dies mit »Plasmaexpandern« oder durch Aderlaß.

Hämoglobinurie
Zeitweises Auftreten des roten Blutfarbstoffes Hämoglobin im Harn, der selbst frei ist von roten Blutkörperchen. Auftreten nach Bluttransfusion mit gruppenfremdem Blut, Blutarmut durch Blutzerfall, bei Allergien gegen Kälte und Wärme.

Hämolyse
Auflösung und Zerstörung der roten Blutkörperchen. Auch der normale Abbau (»Blutmauserung«) zählt dazu (die Lebensdauer der roten Blutkörperchen beträgt 120 Tage). Zur krankhaften H. kommt es bei verschiedenen Störungen des Blutfarbstoffes, durch Gifte, Herzklappenprothesen, Abwehrreaktionen und angeborener Minderwertigkeit der roten Blutkörperchen.

Hämolytisch-urämisches Syndrom
Akut auftretende Blutarmut mit Blutzerfall bei gleichzeitigem Nierenversagen. Kommt bei Infektionen im Kleinkind- und Säuglingsalter vor.

Hämophilie
Erbliche Bluterkrankheit bei Männern. Führt zu Störungen der Blutgerinnung und zu abnormen Blutungen. Meistens handelt es sich um einen Mangel an den Blutgerinnungsfaktoren VIII und IX.

- *Hämophilie A:* Faktor-VIII-Minderung. Blutungen nach kleinsten stumpfen Verletzungen. Besonders Gelenke und Muskeln sind betroffen. Behandlung mit Frischblut und Faktor VIII.
- *Hämophilie B:* Faktor-IX-Mangel. Gleiche Symptome wie A.
- *Hämophilie C:* Mangel an Faktor XI. Auch: Rosenthal-Krankheit.
- *Kalziprive H.:* Blutungsneigung durch Kalziummangel.
- *Vaskuläre H.:* Auch: Willebrand-Jürgens-Syndrom. Gerinnungsstörung durch einen »Plättchenfaktor«.

Hämophthalmus
Blutung in die Augenhöhle oder ins Auge selbst.

Hämoptoe
Bluthusten. Es wird reines Blut oder blutiger Auswurf ausgehustet. Kommt vor bei Lungentuberkulose mit Gewebszerfall, Lungenkrebs, Lungenembolie und erweiterten Bronchien (➪ Bronchiektasen). Das Blut stammt meist aus Venen.

Hämoptyse
➪ Hämoptoe.

Hämorrhagische Diathese
Neigung zu Blutungen. Sie kann angeboren oder im Laufe des Lebens entstanden sein. Ursachen sind – neben der Erblichkeit – Gifte, Infektionen, Allergien und Reaktionen der körpereigenen Abwehr. Direkt verantwortlich und auslösend sind eine Verminderung der Blutplättchen, Erkrankungen der Blutplättchen, Verminderung der Blutgerinnungsfaktoren (➪ Hämophilie) und schließ-

lich Erkrankung der Blutgefäßwände. Üblicherweise erfolgt die Abklärung an Spezialkliniken. In der Behandlung wird versucht, die Ursache zu bekämpfen, sonst muß der fehlende Stoff ersetzt werden.

Hämorrhagische Proktitis

Entzündung des Mastdarmes mit Blut- und Schleimabgang und Durchfällen. Kaum Allgemeinsymptome. Eine Sonderform der ➪ Colitis ulzerosa.

Hämorrhoiden

Krampfaderähnliche Gefäßerweiterungen am unteren Ende des Mastdarmes. Ursachen sind langdauernde Verstopfung, Bewegungsmangel, Mißbrauch mit Abführmitteln, schlackenarme und gewürzreiche Kost sowie – vermutlich – eine gewisse Neigung. H. werden nach ihrer Größe, Lage und danach, ob sie sich wieder zurückbilden können, in die Stadien I (mäßig) bis IV (schwerste Form) eingeteilt. Die Untersuchung erfolgt durch Spiegelung, Proktorektoskopie. Behandlung durch Verödung, Abbinden und Operation. Wichtig ist die Regulierung der Verdauung und meistens auch Änderung der Lebensweise.

Hämorrhoidalprolaps

Hervortreten, »Vorfallen« von Hämorrhoiden durch den Afterschließmuskel nach außen. Verursacht Blutungen, Nässen, Undichtigkeit, Schmerzen. Eine Behandlung ist nur operativ möglich.

Hämosiderose

Allgemeine oder nur örtliche Ablagerung von Eisen im Körper.

Hämostyptika

Mittel, Medikamente für die Blutstillung.

Hang over

»Überhängen«, Nachwirken von Medikamenten, die am Vortag eingenommen wurden. Betrifft als unerwünschte Nebenwirkung besonders Beruhigungs- und Schlafmittel.

Harnblasentumoren

Krebse der Harnblase. Sind am häufigsten zwischen dem 60. und 70. Lebensjahr vor allem bei Männern. Eine große Rolle in der Tumorerzeugung spielt der Harn, er enthält viele als Krebserreger nachgewiesene Stoffe. Ein hohes Tumorrisiko haben Raucher und Patienten mit Schmerzmittelmißbrauch. Ein erhöhtes Risiko besteht bei beruflichen Arbeiten mit Benzin, Aluminium, Gummi, Leder und Farbstoffen. Wegen der Neigung und Wiederholungsgefahr müssen Patienten mit Blasentumoren lebenslang kontrolliert werden. Symptome sind Blutharn als Haupt- und Frühsymptom und alle Beschwerden einer länger dauernden und auf die übliche Behandlung nicht ansprechenden Blasenentzündung. Diagnose durch Labor, Röntgen, Spiegelung mit Gewebsentnahme, Ultraschall, ➪ CT und ➪ MR. Eingestuft werden die Tumoren nach dem ➪ TNM-Schema. Das größte Problem in der Behandlung liegt darin, daß es keinen vollwertigen Ersatz für eine operativ entfernte Blase gibt.

Harninkontinenz

Unfähigkeit, den Harn zu halten. Bei jeder Form von »Harnschwäche« ist eine genaue diagnostische Klärung durch die Fachärzte für Urologie, Frauenheilkunde und Neurologie erforderlich.

- *Dranginkontinenz:* Der Harndrang ist befehlsartig und nicht beherrschbar. Die Ursachen liegen in Entzündungen, Nervenleiden, Tumoren und chemischen Störungen der Organe Blase und Prostata.
- *Streßinkontinenz:* Der Harnverlust tritt nicht immer auf, sondern je nach Situation und Belastung. Im Stadium I nur bei Husten, Pressen und Niesen. Im Stadium II auch bei schneller Bewegung und im Stadium III auch in Ruhe, nicht jedoch im Liegen. Stadium II und III müssen immer operiert werden. Ursächlich verantwortlich für die Streßinkontinenz ist eine Schwäche des Beckenbodens, wie sie bei Frauen nach Entbindungen und ➪ Descensus der Gebärmutter vorkommt.
- *Totale Inkontinenz:* Der Harnverlust ist dauernd und nicht kontrollierbar. Ursachen sind Verletzungen, Mißbildungen, Komplikationen wie Fisteln nach Operationen und Nervenleiden.

Die Behandlung erfolgt mit Beckenbodengymnastik und Medikamenten, fallweise durch Operation.

Harnkonkrement

Harnstein. Vorkommen in Harnblase, Harnleiter oder Nierenbecken.

Harnretention

➪ Harnverhaltung.

Harnstottern

Unterbrechungen des Harnstrahles während der Harnentleerung. Finden sich öfters bei fortgeschrittener, gutartiger Vergrößerung der Prostata.

Harnverhaltung

Auch: Harnsperre. Unfähigkeit, die Harnblase von selbst zu entleeren. Führt zum Anstieg des Blaseninnendruckes mit Blasenüberdehnung. Die Harnblase wird als »Tumor« sicht- und tastbar. Führt zur Harnrückstauung in Harnleiter und Nierenbecken, eventuell auch zum Aufhören der Harnproduktion in der Niere. Nachweis durch Ultraschall, Beseitigung durch Katheter.

- *Reflektorische H.:* Kommt vor nach Operationen, Verletzungen und Trinken kalter Getränke.

Harnwegsinfektion

HWI. Erkrankung der Harnwege durch verschiedene Krankheitserreger, vor allem Bakterien. Wird durch eine Harnstauung begünstigt. Meist handelt es sich um eine »aufsteigende« Infektion von »unten« (durch die Geschlechtsorgane), selten wird die Infektion auf dem Blut- oder Lymphweg verschleppt. Häufigstes Symptom ist Brennen beim Wasserlassen und häufiger Harndrang. Nachweis durch Harnlabor, Behandlung mit Antibiotika.

Harnwegsobstruktion

Verlegung der ableitenden Harnwege. Oft handelt es sich dabei um Harnsteine, Schleimhautverklebungen nach Entzündungen, angeborene »Klappen«, abnormal verlaufende Blutgefäße, Strahlenschäden und Folgen von Operationen. War die Verlegung nicht beidseitig, so führt sie behandelt zur Harnstauungsniere und unbehandelt – nach 3 Monaten – zur Harnstauungsniere mit völligem Funktionsverlust der Niere. Symptome treten bei langsamer Entstehung erst im fortgeschrittenen Stadium auf mit Schmerzen in der Lendengegend, Bauchbeschwerden, Gewichtsverlust, Koliken, Abgeschlagenheit, Fieber und Bluthochdruck, weiters Übelkeit, Erbrechen und gehäufter Harndrang. Die wichtigste Erstuntersuchung ist der Ultraschall, danach erst Röntgen und radioaktive Untersuchungen. Die Behandlung ist im allgemeinen operativ.

Hashimoto-Thyreoiditis

Form der Schilddrüsenentzündung. Das Krankheitsgeschehen spielt sich in der körpereigenen Abwehr ab. Es werden große Mengen Antikörper gegen Schilddrüsengewebe gebildet, ins Organ selbst wandern weiße Blutkörperchen ein, und es kommt zu bindegewebiger Durchwachsung. Die Schilddrüse wird mäßig stark vergrößert und ist schmerzlos. Die Entzündung ist die häufigste Art der erworbenen Unterfunktion der Schilddrüse. Nachweis durch Labor und Ultraschall mit Gewebsentnahme. Behandlungsseitig ist der Krankheitsverlauf praktisch nicht zu beeinflussen, bei Unterfunktion werden Schilddrüsenhormone eingenommen.

Hautemphysem

Luft- oder Gasansammlung in der Unterhaut. Vorkommen bei verletzungsbedingter Eröffnung lufthältiger Organe oder als Komplikation bei ärztlichen Eingriffen, z. B. der Luftfüllung von Körperhöhlen. Typisch ist das »Schneeballknirschen« unter der Haut mit wegdrückbarer Schwellung. Eine spezielle Behandlung ist meist nicht erforderlich, die Luft wird vom Körper aufgesaugt.

Hauttumoren, gutartige

Die häufigsten Typen sind Fibrome (mit Bindegewebe), Histiozytome und Lipome (Fettgeschwülste). Das Lipom hat mit Fettstoffwechselstörungen selbst nichts zu tun! Beim gehäuften familiären Auftreten spricht man von Lipomatosis. Lipome sind erbs- bis eigroß, gut verschieblich und sitzen gerne an Armen oder Beinen. Behandlung durch operative Entfernung.

Hauttumoren, bösartige

Dazu zählen das maligne ➪ Melanom, die ➪ Lentigo maligna, der ➪ Morbus Bowen und ➪ Morbus Paget, der extramammäre Paget, das ➪ Basaliom und

⇨ Spinaliom. Sonderformen sind Lippen-, Zungen-, Penis- und Schamkarzinom, das inflammatorische ⇨ Mammakarzinom und die Hautmetastasen.

HAV

Hepatitis-A-Virus. Erreger der infektiösen Leberentzündung »A«.

HBV

Hepatitis-B-Virus. Erreger der infektiösen Leberentzündung »B«.

H2-Blocker

Medikamente gegen überschießende Magensäure.

HCM

Hypertrophische Kardiomyopathie. Besondere Form der Herzmuskelerkrankung mit Vermehrung des Muskelgewebes.

HDV

Hepatitis-D-Virus. Erreger der infektiösen Leberentzündung »D«.

Headgear

Kopfgestell, das bestimmte Kräfte nach innen auf die Mahlzähne und den Oberkiefer überträgt. Das wichtigste dabei ist die Rückwärtsrichtung der ersten Backen- bzw. Mahlzähne. Verwendung als wichtiges Hilfsmittel zur Zahnregulierung.

Headsche Zone

Hautgebiet, das durch Nerven mit einem inneren Organ in direkter Verbindung steht. Krankhafte Veränderungen der inneren Organe können daher in bestimmten Hautgegenden Schmerzreize auslösen.

Hebephrenie

⇨ Schizophrenie.

Heberdenarthrose

Abnützungen der Fingerendgelenke mit zweihöckrigen, knorpelig-knöchernen Wucherungen besonders an den Streckseiten der Basis. Führt oft zu erheblichen örtlich-entzündlichen Begleiterscheinungen. Das Endglied weicht zur Daumenseite ab. Behandlung mit Rheumamitteln, Einreibungen und physikalischen Anwendungen.

Hefemykosen

Pilzinfektionen durch Candida albicans. Die Behandlung erfolgt mit pilzhemmenden Mitteln (Antimykotika). Örtlich mit Lösungen und Cremen, innerlich mit Tabletten, z. B. Nystatin.

- *Candida-Mykosen der Atemwege:* Hauptsächlich bei Immunschwäche oder Chemotherapie.
- *Candida-Mykosen des Genitaltraktes:* Die Vulvovaginitis candidomycetica verursacht Ausfluß, Jucken und Rötung, in schweren Fällen Beläge, Knötchen und Ekzeme. Begünstigt durch die »Pille«. Die Candida-Balanitis verursacht an der Eichel Knötchen mit gerötetem Hof und Juckreiz.

- *Candida-Mykosen der Haut und Schleimhäute:* Als »Mundsoor« vor allem beim Säugling, beim Erwachsenen praktisch nur bei Immunschwäche.
- *Candida-Mykosen des Verdauungstraktes:* Die Entzündung der Speiseröhre (Candida-Ösophagitis) verläuft mit Schluckbeschwerden, Sodbrennen. Diagnose durch Spiegelung. Die Darmentzündung durch Candida (Candida-Enteritis) verursacht Völlegefühl, Kollern, Blähbauch, gelbliche Stühle. Bei Kindern besteht die Gefahr von Geschwüren.

Heißer Knoten
Knoten in der Schilddrüse, der besonders stark radioaktives Jod speichert. H. K. produzieren im Übermaß Schilddrüsenhormon, das vor allem Herz und Kreislauf in übersteigerter, krankmachender Form antreibt.

Helicobacter pylori
➪ Campylobacter.

HELLP-Syndrom
➪ EPH-Gestose.

Hemeralopie
Tagsichtigkeit. Die Fähigkeit des Auges zur Dunkelanpassung ist stark herabgesetzt. Die Ursache ist eine gestörte Funktion oder der völlige Ausfall des Stäbchenapparates der Netzhaut. Die Störung ist angeboren, oder sie entsteht im Laufe des Lebens bei Vitamin-A-Mangel und Augenkrankheiten.

Hemi-
Bedeutet als Vorsilbe »halb-«.

Hemianopsie
Halbseitiger Ausfall des Gesichtsfeldes durch eine Schädigung der Sehbahn.

Hemiblock
Ein EKG-Befund. Bezeichnet den »Linksschenkelblock« mit Blockierung des vorderen oder hinteren Stranges.

Hemikolektomie
Operative Entfernung des halben Dickdarmes. Erfolgt entweder rechtsseitig oder linksseitig. Gründe dafür sind Darmverschluß, Gefäßkomplikationen, Tumoren und Entzündungen.

Hemikranie
Kopfschmerz, der auf eine Kopfhälfte (links oder rechts) beschränkt ist. Kommt bei Migräne und grünem Star vor.

Heminephrektomie
Operative Entfernung der erkrankten Hälfte einer ➪ Doppelniere oder einer Verschmelzungsniere bei gleichzeitiger Entfernung des abnormal liegenden Harnleiters.

Hemiparese
Leichtgradige Lähmung einer Körperhälfte.

Hemiplegie
Vollständige Lähmung einer Körperhälfte. Die Störung der Muskeltätigkeit liegt im allgemeinen in der jeweils gegenüberliegenden Hälfte des Gehirns. Die Behandlung erfolgt medikamentös und mittels Physiotherapie, z. B. ➪ Bobath-Methode.
Hemiplegisch
Durch Hemiplegie bedingt, mit Hemiplegiezeichen.
Hemmkörper-Hämophilie
Bluterkrankheit, die vor allem nach wiederholten Bluttransfusionen auftritt. In der körpereigenen Abwehr entstandene Antikörper bzw. Hemmkörper oder Immuninhibitoren wirken gegen die Blut-Faktoren VIII und IX.
Hepar
Leber.
Hepatektomie
Operative Entfernung der Leber.
Hepatisch
Zur Leber gehörig, mit der Leber in Zusammenhang.
Hepatisches Koma
➪ Koma.
Hepatitis
Leberentzündung. Entsteht am häufigsten durch Viren und Alkohol. Führt zu Appetitlosigkeit, Störung des Allgemeinbefindens und Lebervergrößerung. Diagnostischer Nachweis durch Labor, Ultraschall und Leberpunktion.

- *Akute H.:* Entzündliche Reaktion der Leber. In den meisten Fällen ist – wenn nicht näher erläutert – damit die durch Viren verursachte Leberentzündung gemeint.
- *Alkoholische H.:* Bei massivem Alkoholmißbrauch. Geht mit Fieber, Gelbsucht und Blutzerfall einher.
- *Medikamenteninduzierte H.:* Vorhersehbar ist eine entzündliche Reaktion bei Paracetamol und 6-Mercaptopurin. Sonst kann sie prinzipiell – nicht vorhersehbar – bei jeder Medikamenteneinnahme vorkommen.
- *Virushepatitis allgemein:* In nur einem knappen Viertel verläuft die Krankheit mit Gelbsucht, die große Mehrzahl ohne erkennbare Gelbsucht. Vorläufer (➪ Prodrom) sind allgemeines Unwohlsein, Mattigkeit, Abgeschlagenheit, Appetitlosigkeit, Kopfschmerzen und Übelkeit. Möglich sind Verstopfung oder Erbrechen, Gliederschmerzen, Juckreiz, dunkler Harn, etwas Fieber. Eigentliche Symptome der Krankheit sind vergrößerte und schmerzhafte Leber und bei 25% eine vergrößerte Milz. Wenn eine Gelbsucht (Ikterus) auftritt, dann geht dies gewöhnlich innerhalb weniger Tage vor sich, und die Gelbfärbung kann einen Monat oder länger anhalten. Der Harn ist

dunkel und der Stuhl hell (➪ Acholie). Diagnose durch Bestimmung der Leberwerte, Virusuntersuchung, zusätzlich Ultraschall und eventuell Leberpunktion. Ein kleiner Prozentsatz der Hepatitisfälle mündet in eine ➪ Zirrhose oder eine Narbenleber. Eine ursächliche Behandlung der Hepatitis ist derzeit noch nicht möglich, bedeutende Fortschritte sind aber durch die Gabe von Interferon erzielt worden. Bei über einem Viertel der Patienten führt die konsequente Interferonbehandlung zu einem Stillstand der chronisch-entzündlichen Verläufe. Wichtig sind gelockerte Bettruhe, leicht verdauliche Kost und strenges Alkoholverbot.

- *Virushepatitis A, HAV:* Hat eine Inkubationszeit von 15–45 Tagen. Die Krankheit hält einige Wochen an und tritt öfters epidemisch auf. Die H. A heilt zu 100% aus, eventuelle Restsymptome sind Magen-Darm-Beschwerden und eine Erhöhung des Gallenfarbstoffes im Blut. Wenn Krankheitswiederholungen vorkommen, ist eher an eine Neuinfektion als Virushepatitis C zu denken.
- *Virushepatitis B, HBV:* Mit einer Inkubationszeit von 25–180 Tagen kommt sie eher sporadisch vor. Übertragen wird sie durch Blut, Speichel und andere Körperflüssigkeiten. Oft Übergang in chronischen Verlauf.
- *Virushepatitis C:* Sie wird nicht durch Virus A oder B verursacht, und deshalb auch als Non-A-Non-B-Hepatitis bezeichnet. Öfters nach Bluttransfusionen zu beobachten. Die Hälfte der Fälle geht in einen chronischen Verlauf über.
- *Virushepatitis D:* Delta-Hepatitis. Sie tritt nur bei Patienten mit einer Virushepatitis B als zusätzliche Infektion auf und erscheint dann als »akuter Schub« der Krankheit.

Weitere Formen werden als Typ E und Typ Nicht C bezeichnet, die Typen F und G sind derzeit noch Gegenstand der Forschung.

- *Begleithepatitis:* Spezielle Leberbeschwerden bestehen meistens nicht. Vorkommen bei ➪ Mononukleose, Kinderlähmung, Fleckfieber, ➪ Syphilis, ➪ Tbc, ➪ Salmonellose, Blutvergiftung, ➪ Malaria, ➪ Sarkoidose und ➪ Morbus Hodgkin.
- *Chronische H.:* Entzündungszeichen der Leber sind noch nach 6 Monaten nachweisbar. Die Ursache für das Chronischwerden liegt in besonderen Reaktionen der körpereigenen Abwehr. Typische Symptome sind Müdigkeit, Gewichtsabnahme, Leistungsknick, Übelkeit und unklare Bauchbeschwerden. Gewisse Nahrungsmittel und besonders Alkohol werden nicht vertragen. Wenn die Entzündung in eine Zirrhose übergeht, tauchen krankhafte Veränderungen an der Haut (Leberhautzeichen) auf, und die Milz ist vergrößert. Diagnose durch Labor und Gewebsentnahme.
- *Chronisch aktive H.:* ➪ CAH, chronisch aggressive H. Anhaltende Entzündung der Leber mit Übergreifen in die Leberzellen und Neigung zur

Zirrhose. Besondere Behandlungsmöglichkeiten bestehen mit Interferon.

- *Chronisch persistierende H.:* CPH. Gewebsmäßig lassen sich über Jahre – unverändert bleibende – Entzündungszeichen nachweisen. Eine besondere Behandlung ist weder erforderlich noch möglich.
- *Toxische H.:* H. durch lebergiftige Stoffe und Medikamente (Chloroform, Alkohol, Mittel gegen Epilepsie und Tuberkulose, Hormone, Antibiotika, Beruhigungsmittel und Chemotherapie). Oft erst nach wiederholter Einnahme.
- *Virusinfektionen mit H.:* Gibt es bei Gelbfieber, ➪ Mononukleose, ➪ Zytomegalie, ➪ Herpes, Coxsackie und ➪ Mumps.

Hepatitisimpfung
Die Impfung gegen Hepatitis A erfolgt mit dem Impfstoff Havrix. 1 Monat nach der 1. Impfung wird die 2. Dosis verabreicht, die 3. Impfung erfolgt 6–12 Monate danach. Ebenso wird gegen Hepatitis B mit dem Impfstoff Engerix-B vorgegangen.

Hepatobiliär
Leber und Galle betreffend.

Hepatoblastom
Bösartiger »Mischtumor« der Leber bei Kleinkindern.

Hepatogen
Von der Leber ausgehend.

Hepatom
Tumoröse Veränderung der Leber. Gutartige Hepatome sind meist Leberzelladenome, bösartige heißen Leberzellkarzinome.

Hepatomegalie
Vergrößerung der Leber. Vorkommen bei Versagen der rechten Herzkammer, Leberentzündung, Stoffwechselstörungen, Fettleber, »Speicherkrankheiten« (Krankheiten mit abnormer Speicherung von Fetten und Zuckerstoffen in den Organen), Tumoren, Wurmbefall und Blutkrebsen. Nachweis durch Tastung und Ultraschall.

Hepatopathien
Auch: Hepatose. Lebererkrankung.
Eine Hepatose verläuft meist als chronische Hepatitis oder Fettleber.

- *Cholestatische H.:* Lebererkrankung mit Gallestauung, öfters durch Arzneimittel. Geht eventuell in eine Zirrhose über.

Hepatosplenomegalie
Gleichzeitige Vergrößerung von Milz und Leber. Vorkommen bei Stauung der Pfortader, »Speicherkrankheiten« (Krankheiten mit abnormer Speicherung von Fetten und Zuckerstoffen in den Organen), Blutkrebs und bösartigen Krankheiten der Lymphknoten. Nachweis durch Ultraschall.

Hepatotoxisch
Lebergiftig. Gewisse Medikamente und Alkohol wirken auf die Leber hepatotoxisch.

Hereditär
Erblich, erbbedingt.

Hermaphroditismus verus
Zwitterdasein. Es ist gleichzeitig Gewebe von Eierstock und Hoden vorhanden.

Hernie
Bruch. Ausstülpung von Eingeweide durch eine angeborene oder erworbene Bruchpforte (Lücke der Bauchwand). Als Bruchsack dient meist das Bauchfell, Bruchinhalt sind meist Dünndarm, Netz oder Magen.
Nach Möglichkeit sollten alle Brüche operativ behoben werden.

- *Brachyösophagus:* Bruch durch die Zwerchfellöffnung mit verkürzter Speiseröhre.
- *Hiatusgleitbruch:* Hinaufgleiten von Organteilen in die Brusthöhle. Der Speiseröhrenverschluß ist meist nicht gestört.
- *Hiatushernien:* Sind die häufigste Form des Zwerchfellbruches. Magenabschnitte werden vorübergehend oder dauernd durch eine Zwerchfellöffnung in die Brusthöhle verlagert. Sie sind angeboren oder erworben. Begünstigt werden sie durch Alter, Schwäche des Bindegewebes und Fettsucht. Etliche der Hiatushernien machen keine Beschwerden, auch wenn man sie im Röntgen und in der Spiegelung nachweisen kann. Bei einer Schwäche des Speiseröhren-Schließmuskels kommt es zum ➪ Reflux. Die Behandlung erfolgt meist medikamentös, nur bei starken, anhaltenden Beschwerden auch durch Operation.
- *Leistenhernie:* Häufiger beim Mann vorkommend, stellen sie den überwiegenden Teil aller Brüche. Bauchpressen und schwere Arbeit fördern die Leistenhernie.
- *Paraösophageale H.:* Der Bruchsack liegt zwischen Speiseröhre und Umrandung der Bruchpforte. Der Speiseröhrenverschluß ist meist normal.
- *Schenkelhernie:* Bei der Frau dreimal häufiger als beim Mann, sie ist immer erworben und nicht angeboren. Der Bruchsack liegt unterhalb des Leistenbandes. Komplikationen sind Venenstauung, Entzündungen, Vernarbungen und Verwachsungen, Störungen der Harnentleerung und der Hodenfunktion (beim Mann). Die Einklemmung führt zum Darmverschluß (Ileus).
- *Thoraxmagen:* Der ganze Magen liegt im Bruchsack, die große ➪ Kurvatur zeigt nach oben.

Herniotomie
Operative Versorgung eines Bruches (➪ Hernie).

Herpangina

Angina bei Infektion mit Herpes-Viren. Führt zu Bläschenbildung an den Mandeln. Ist gutartig, neigt aber zu Rückfällen.

Herpes simplex

Hauterkrankung durch Herpes-Viren. Es kommt nach einer Infektion nur zu einem unvollständigen Schutz gegen eine neuerliche Infektion, deswegen sind Rückfälle sehr häufig. 90% der Erstinfektionen verlaufen ohne Symptome. Nach einer erstmaligen Infektion mit Herpes-Viren kommt es immer wieder zu Krankheitswiederholungen. Diese neuerlichen Erkrankungen entstehen dadurch, daß die Viren wieder aktiviert werden. Möglich ist dies durch Sonnenbestrahlung (Sonnenbrand), Fieber und die Menstruation. Auch zusätzliche Infektionen von außen sind möglich. Besonders befallen sind die Lippen, Wangen und Mundschleimhaut. Die Hauptsymptome sind eine entzündliche Rötung mit gruppiert stehenden Bläschen, die etwas später in Knötchen und Krusten übergehen. Meist sind auf der entsprechenden Seite auch die Lymphknoten geschwollen. Die Abheilung geschieht normalerweise ohne Narben. Bei einer schweren Verlaufsform – bei Abwehrschwäche – kommt es zu Allgemeinerscheinungen mit Fieber und Kraftlosigkeit und starker Schwellung der Lymphknoten. Die örtliche Behandlung geschieht mit Salben, schwere oder wiederholte Herpeserkrankungen behandelt man auch innerlich mit Medikamenten.

- *Ekzema herpeticatum:* Herpesinfektion bei schon bestehender Hauterkrankung. Bildet viele isolierte Bläschen, die zusätzlich infiziert werden.
- *Gingivostomatitis herpetica:* Auch: Stomatitis aphthosa. Dies ist die häufigste Form der erstmaligen Infektion, besonders bei Kleinkindern. Befallen ist die Schleimhaut von Mundhöhle und Zahnfleisch.
- *H. gestationis:* Blasenbildende Hauterkrankung in der Schwangerschaft.
- *Herpes-Sepsis:* Meist bei Neugeborenen, die von der erkrankten Mutter infiziert werden. Leber und Milz schwellen an, es kommt zu Blutungen und Hirnsymptomen durch eine herpesbedingte Hirnentzündung.

Herpes-Hepatitis

Leberentzündung mit Herpesinfektion, verursacht durch das Herpes-Virus 1. Es werden auch andere Organe befallen, und ein schwerer Verlauf ist möglich.

Herpes zoster

➪ Zoster.

Herz-Kreislauf-Diagnostik

Sie umfaßt jene Untersuchungen, mit denen eine Aussage über die Leistungsfähigkeit von Herz, »Kreislauf« und Blutgefäßen ermöglicht wird.

- *Belastungs-EKG:* Auch: ➪ Ergometrie. Die Belastungsstärke richtet sich nach Alter, Geschlecht und Gewicht. Das Hauptziel der Untersuchung ist der

Nachweis einer ungenügenden Leistung der Herzkranzgefäße. Nicht durchgeführt werden darf das Belastungs-EKG bei stark krankhaftem EKG schon in Ruhe, bereits bekannter Angina pectoris, Herzschwäche, starkem Bluthochdruck, akuter Entzündung des Herzmuskels.

- *Betablocker-EKG:* EKG-Schreibung nach Injektion eines ➪ Betablockers. Wenn sich gewisse EKG-Veränderungen dadurch normalisieren, bedeutet dies weitgehend den Ausschluß einer organisch bedingten Herzerkrankung.
- *Gehtest:* Gehen im Sekundentempo über eine ebene Teststrecke. Eine Durchblutungsstörung der Schlagadern (➪ Schaufensterkrankheit) kann grob abgeschätzt werden. Sie wird in 5 Schweregrade eingeteilt.
- *Herzröntgen:* Dient zur Darstellung der Herzgröße mittels zweier Aufnahmen am ruhenden Menschen von vorne und von der Seite.
- *Langzeit-Blutdruckmessung:* Ein kleines, tragbares Gerät mißt unter Alltagsbedingungen (über 12–48 Stunden 1–6mal pro Stunde) automatisch den Blutdruck. Es können damit Behandlung und Krankheitsverlauf des Bluthochdruckes sehr genau verfolgt werden. Wichtige Untersuchung für alle Fälle von schwerergradigem Bluthochdruck.
- *Langzeit-EKG:* Holter-EKG. Ein kleines, tragbares Gerät mißt unter Alltagsbedingungen (über 24–48 Stunden) automatisch die elektronischen Herzströme. Sehr wichtige Untersuchung für die Behandlung bzw. Kontrolle von Herzrhythmusstörungen.
- *Myokardszintigraphie:* Radioaktive Untersuchung mit Thallium. Der injizierte radioaktive Stoff zeigt schlecht oder gar nicht durchblutete Bezirke im Herzmuskel bzw. Infarkte. Wichtig zur Beurteilung der Durchblutung nach Eingriffen an den Herzkranzgefäßen.
- *Radionuklid-Ventrikulographie:* Die Hohlräume des Herzens werden mittels eines radioaktiven Stoffes in Ruhe und unter körperlicher Belastung dargestellt. Das Hauptziel der Untersuchung ist der Nachweis von nicht beweglichen Abschnitten der Herzwand.
- *Ratschowsche Lagerungsprobe:* Rollende Fußbewegungen im Liegen mit senkrecht angehobenen Beinen. Für die Beurteilung des Schweregrades und zur Behandlungskontrolle einer Durchblutungsstörung.
- *Sauerstoffpuls:* Beim Belastungs-EKG werden Sauerstoffverbrauch und Herzpuls fortlaufend gemessen. Dient dem Nachweis einer »versteckten« Herzmuskelschwäche.
- *Schellong-Test:* Puls und Blutdruck werden erst im Liegen und dann im Stehen 5 Minuten lang fortlaufend gemessen. Dient der Erfassung von nicht organisch bedingten Kreislaufstörungen.
- *Steh-EKG:* EKG-Schreibung nach zehnminütigem Stehen. Erkannt werden damit vor allem nervös bedingte Formen des schnellen Herzschlages.

◆ *Ultraschall-Doppler-Methode:* Die Qualität der Blutströmung wird mittels Ultraschall gemessen. Diese einfache, rasche und unblutige Methode hilft bei der Abschätzung des Schweregrades einer Schlagadernverengung. Heutzutage d i e Gefäßuntersuchung.

Herz-Lungen-Transplantation

Gemeinsam durchgeführte Verpflanzung von Herz und Lunge. Probleme bestehen beim derzeitigen Stand der Technik noch bezüglich der Konservierung der Lunge.

Herzbeuteltamponade

Die vermehrte Ansammlung von Flüssigkeit und Blut im Herzbeutel führt zur Zusammendrückung des Herzens, wodurch die notwendige Erschlaffung des Herzens verhindert wird. Die Folgen sind eine Hemmung des in das Herz einfließenden Blutes mit Stauung der Organe im Oberbauch, Verminderung der Herzfüllung und damit Blutdruckabfall, beschleunigter Puls und Blausucht.

Herzdekompensation

Herzversagen, bei dem durch verschiedene Mechanismen und Regulationen des Organs und des Kreislaufes kein Ausgleich mehr geschafft wird.

Herzglykoside

Digitalisglykoside. ⇨ Glykoside.

Herzhypertrophie

Zunahme der Herzmuskelmasse und des Herzgewichtes durch Vergrößerung der Herzmuskelzellen.

◆ *Exzentrische H.:* Muskelmassevermehrung mit gleichzeitiger Erweiterung der Herzhöhlen.
◆ *Familiäre idiopathische H.:* Erblich bedingte Herzvergrößerung durch Vermehrung der Muskelmasse ohne Einschränkung der Strombahn.
◆ *Konzentrische H.:* Muskelmassevermehrung mit Einschnürung der Herzhöhlen.

Herzinfarkt

Im Befund meist als Myokardinfarkt bezeichnet. Liegt dann vor, wenn ein örtlicher Bezirk des Herzmuskels auf Grund fehlender Durchblutung abstirbt. Fast immer ist dabei die linke Herzkammer betroffen. Die häufigste Ursache ist eine Verkalkung von Herzkranzgefäßen mit Bildung eines Gefäßgerinnsels. Vorläufer der Symptome sind Angst und Vernichtungsgefühl mit Schmerzen in der Herzgegend, die auf übliche Mittel wie z. B. Nitroglycerin nicht ansprechen. Die Schmerzen strahlen in den Hals, beide Oberarme und den Oberbauch aus. Es folgen Rhythmusstörungen und Blutdruckabfall mit Kollapsneigung. Eigentliche Symptome sind dann Übelkeit, Atemnot, Bewußtseinsstörungen und Anstieg der Körpertemperatur.

Diagnose durch EKG und Labor. Die wichtigsten Laborwerte heißen CK,

CK-MB, Myoglobin, Troponin, GOT, GPT und LDH. Örtlich genau nachgewiesen werden kann ein H. mit ➩ Myokardszintigraphie. Die größten Komplikationen sind Rhythmusstörungen, Schock, Herzschwäche und Herzwanddurchbruch. Behandlung mit Schmerzstillung, Schockbekämpfung und Gerinnselauflösung (Thrombolyse). Eine Dehnung mittels in das Kranzgefäß eingeführter Ballonkatheter ist nach 6–8 Tagen möglich. Später wird häufig eine künstliche Hemmung der Blutgerinnung (»Künstlicher Bluter«), die Antikoagulation, eingeleitet. Die wichtigsten Untersuchungen nach H. sind Belastungs-EKG, Ultraschall des Herzens und der Herzkatheter.

Herzinsuffizienz
Korrekte Bezeichnung für die fortgeschrittene Herzschwäche, das Herzversagen. Sie nimmt mit dem Alter zu und wird durch eine ungesunde Lebensweise beschleunigt. Ursachen sind Erbkrankheiten, familiäre Neigung, Herz- und Herzklappenfehler, Bluthochdruck, Zuckerkrankheit, Alkoholismus, Gefäßverkalkung, Lungenleiden und Infektionen. Ein geringer Teil ist ursächlich unbekannt.

- *Akute H.:* Akutes Versagen des Herzens aufgrund einer plötzlichen Mehrbelastung, die vom Herzmuskel nicht bewältigt werden kann.
- *Chronische H.:* Weiterbestehendes Pumpversagen des Herzens durch eine fortbestehende Mehrbelastung.
- *Globalinsuffizienz:* Beide Herzhälften sind verantwortlich für das Pumpversagen.
- *Linksherzinsuffizienz:* Hauptsächlich die linke Herzkammer ist schuld an der Herzschwäche.
- *Rechtsherzinsuffizienz:* Hauptsächlich die rechte Herzkammer ist schuld an der Herzschwäche. Es ist praktisch immer so, daß das Versagen einer Kammer auch die andere in das Versagen mit einbezieht.

Die Einteilung der Herzschwäche folgt der NYHA (New York Heart Association). Stadium I bedeutet beschwerdefrei, Stadium II Beschwerden bei mittelschwerer Belastung, Stadium III Beschwerden bei geringer Belastung und Stadium IV Beschwerden schon in Ruhe. Symptome sind Herzklopfen, Extraschläge, Herzgeräusche, Stauung der Venen, Blausucht, Atemnot bei Belastung, Husten, Bronchitis, Wasseransammlungen in den Beinen und im Bauch, Müdigkeit, Schwindel. Diagnose durch EKG, Lungen-Herz-Röntgen, Ultraschall des Herzens, radioaktive Untersuchung, Labor, Lungenfunktion, Ultraschall des Oberbauches, Herzkatheter und eventuell Gewebsentnahme aus dem Herzmuskel. Die Allgemeinbehandlung besteht in Ruhe, Kochsalzbeschränkung, Sauerstoff und Rauchverbot. Medikamentös benötigt man Wassertreiber (Diuretika), ACE-Hemmer (z. B. Hypren) und Digitalis (z. B. Novodigal). Je nach Komplikationen werden weitere Medikamente verwendet.

Herzkatheter
Dünnste Schläuche werden von außen in das Herz eingebracht. Möglich werden dadurch die Austastung der Herzhöhlen, Druckmessung einzelner Herzabschnitte, die Herzfehlerdiagnostik, Blutentnahmen und die Prüfung der Herzkranzgefäße auf Durchgängigkeit. Werden die rechten Herzkammern und die Lungenschlagadern untersucht, geht man von einer Vene ein. Zur Untersuchung der linken Herzhälfte und der Herzkranzgefäße punktiert man eine Schlagader, meist die Oberschenkelschlagader. Das Verfahren bedarf einer Röntgeneinrichtung, kann aber ambulant durchgeführt werden.

Herzklappenprothesen
Klappenprothesen aus Metall und Kunststoff oder »Bioprothesen« werden hauptsächlich bei krankhaften Verengungen oder Undichtigkeiten der Klappe an der Hauptschlagader (Aorta) und der Zweizipfelklappe (Mitralklappe) eingesetzt. Die Träger von künstlichen Herzklappen müssen sich an gewisse Geräusche über dem Herzen gewöhnen, vor allem an den »Klick«: Er entsteht durch eine prothesenbedingte Verstärkung normaler Klappenschluß- und -öffnungstöne. Die Beachtung des Klicks ist wichtig, da ein Leiserwerden oder Verschwinden des Klicks eine fehlerhafte Prothesenfunktion anzeigen kann. Nach der Klappeneinsetzung muß die Blutgerinnung gehemmt werden (Antikoagulation). Bei Bioprothesen ist dies nicht erforderlich. Komplikationen der H. sind Gerinnsel, Blutzerfall, Undichtigkeiten und Entzündung der Herzinnenhaut. Prothesenträger brauchen bei allen Infektionen, vor und nach operativen Eingriffen bzw. zahnärztlichen Operationen unbedingt Antibiotika.

Herzklappensprengung
Erweiterung einer verengten Herzklappe. Dies kann operativ geschehen oder durch Einführen eines Katheters, der an seiner Spitze einen aufblasbaren Ballon trägt.

Herzkrankheit, koronare
➪ Angina pectoris.

Herzneurose, phobische
Symptome mit Angst und verschiedenen Störungen des Herzens und Kreislaufes, die aber alle nicht organisch bedingt sind. Der Betroffene fühlt sich herzkrank mit Pulsjagen, Blutdruckerhöhungen und hat Angst vor Herzstillstand. Die phobische H. erfordert oft umfangreiche Diagnostik und ist schwierig zu behandeln.

Herzrhythmusstörungen
Die Störung der normalen Herzschlagfolge kann regelmäßig, unregelmäßig, dauernd oder zeitweilig sein. Ursachen sind Entzündungen, Sauerstoffmangel, Gifte, Medikamente wie Digitalis oder Mittel gegen H. (!), Herzkatheter und – am häufigsten – nervös bedingte Störungen ohne eine organische Krankheit.

Symptome sind »Herzklopfen«, Schmerzen, Schwindel, Schweißausbrüche und Angst, im Anschluß an einen Anfall kommt es oft zu einer Harnflut. Manchmal bestehen überhaupt keine Symptome. Halten gefährliche H. länger an, entwickelt sich ein Herzversagen oder Schock.

Zur Diagnose braucht man EKG und Langzeit-EKG. Die aus der Kammer kommenden Extraschläge (ES) werden nach »Lown« eingeteilt: Lown 0 = keine ES; Lown I = weniger als 30 ES pro Stunde; Lown II = mehr als 30 ES pro Stunde; Lown IIIa = verschiedengestaltige ES; Lown IIIb = auf Normalschläge folgen jeweils ES; Lown IVa+b = auf Normalschläge folgen 2 oder mehrere ES (Salven); Lown V = die R-Zacke des EKGs folgt auf die T-Zacke.

Die Behandlung erfolgt medikamentös mit Antiarrhythmika, fallweise Digitalis, Hemmung der Blutgerinnung, Beruhigungsmitteln, Zufuhr von Elektrolyten (Kalium, Magnesium usw.) und Entwässerung. Wenn Medikamente nicht ansprechen, muß ein Herzschrittmacher eingepflanzt werden, manchmal ist auch eine vorübergehende (temporäre) Schrittmachersonde ausreichend. Vorher kann noch eine elektrische Regularisierung mit Stromstößen bestimmter Stärke versucht werden.

- *Absolute Arrhythmie bei Vorhofflimmern oder -flattern:* Die Herztätigkeit ist völlig regellos mit wechselnder Kammerschlagzahl. Die regelmäßigen Wellen im EKG nennt man Flattern, die unregelmäßigen Flimmern.
- *Ersatzextrasystolen:* Der Extraschlag fällt verspätet ein. Meist medikamentös oder organisch bedingt.
- *Extrasystolen, Extraschläge, ES:* Vorzeitig einfallende Erregungen und Schläge. Ventrikuläre ES sind durch eine Funktionsstörung oder organisch bedingt, während ES aus dem Vorhof des Herzens fast immer eine organische Ursache haben. Ventrikuläre oder Kammer-ES sind dann eher harmlos, wenn ihre Häufigkeit unter 5 pro Minute liegt.
- *Karotissinus-Syndrom:* Plötzliche Verminderung des Herzschlages mit eventueller Bewußtlosigkeit durch verstärkte Nervenreize im Karotissinus (Ansammlung sehr empfindlicher Nervenzellen in der Gefäßgabelung der Halsschlagader).
- *Morgagni-Adams-Stokes-Syndrom:* Durch totale »Blöcke« im Herzen kommt es zu kurzdauernder Bewußtlosigkeit infolge der schlechten Gehirndurchblutung. Häufige Ursache ist der extrem langsame Herzschlag.
- *Paroxysmale supraventrikuläre Tachykardie:* Anfallsweises Herzrasen mit meist mehr als 140 Schlägen pro Minute. Anfang und Ende der Rhythmusstörung sind abrupt. Eine der möglichen organischen Ursachen ist die Überfunktion der Schilddrüse.
- *Sick-Sinus-Syndrom:* Wechsel verschiedener Arten von Rhythmusstörungen durch ein Zugrundegehen des reizbildenden Sinusknotens.

- *Sinusarrhythmie:* Normalerweise vorhandene Abhängigkeit des Herzschlages von der Atmung. Es wechseln die Abstände zwischen den R-Zacken.
- *Sinusbradykardie:* Langsamer (normaler) Herzschlag unter 60 pro Minute.
- *Sinustachykardie:* Erhöhung des Herzschlages auf über 100 pro Minute. Organische und nichtorganische Ursachen sind gleich häufig.
- *Ventrikuläre Tachykardie:* Kammerschlagfolge von über 180 pro Minute. Es kann zu den Zeichen des Herzversagens kommen.
- *Vorhoftachykardie:* Regelmäßige Frequenzerhöhung in Ruhe und bei Belastung. Im EKG werden nicht alle Erregungen in die Kammer übergeleitet. Ursächlich nur organisch und durch Gifte, z. B. ein Zuviel an Digitalis.
- *Wandernder Schrittmacher:* Rhythmusstörung mit geändertem Ort der Reizbildung.

Herzschrittmacher, künstliche

Mit zunehmendem Alter nimmt die Notwendigkeit für eine Schrittmachereinpflanzung zu. Die Hauptgründe für eine Implantation (Einpflanzung) sind Rhythmusstörungen mit einer dauerhaften Senkung des Herzschlages auf unter 50 pro Minute, Extraschläge und gefährliche Rhythmusstörungen. Ein Schrittmacher ist dauernd (permanent) vorhanden oder nur vorübergehend (provisorisch, temporär). Provisorische Schrittmacher setzt man etwa bei Rhythmusstörungen durch frischen Herzinfarkt, bei Harnvergiftung oder bei bzw. nach Herzwiederbelebung ein. Schrittmacherpatienten werden in festgelegten zeitlichen Abständen kontrolliert. Die Abstände zwischen den Kontrollen hängen vom Schrittmachertyp und der Dauer der Einpflanzung ab. Die tägliche Kontrolle erfolgt durch den Patienten selbst mit Zählung des Pulses.

Herztransplantation

Gründe für die Verpflanzung eines Herzens sind das unbehandelbare Herzversagen bei den ➪ Kardiomyopathien und die schwerstmögliche Herzerkrankung durch geschädigte Herzkranzgefäße bei Patienten unter 55 Jahren. Nicht durchgeführt wird sie trotz der genannten Krankheiten bei schwerer, herzbedingter Abzehrung des Körpers und Hochdruck des Lungenkreislaufes. Wichtig ist die Unterdrückung der körpereigenen Immunabwehr durch Chemotherapie. Eine mögliche drohende Abstoßung wird durch Gewebsentnahmen aus der Herzinnenhaut erkannt (Endomyokardbiopsie).

Herzwandaneurysma

Sackförmige Ausbuchtung der Herzwand an einer infarktgeschädigten Stelle, meist im Herzspitzenbereich. Gefährlich wegen der Gefahr eines plötzlichen Einrisses. Kann durch Aneurysmektomie operativ beseitigt werden.

Herzwandruptur

Durchbruch der Herzwand, meistens ist die linke Herzkammer betroffen. Eine gewöhnlich tödliche Komplikation bei großem Herzinfarkt. Kommt in typischer Weise zwischen dem 8. und 12. Tag nach dem Infarkt vor. Entsteht meist durch das Abreißen von Papillarmuskeln im Herzen. Später droht ein Einriß durch ein ➪ Herzwandaneurysma. Dabei kann die dünne Aneurysmawand dem Herzinnendruck nicht mehr standhalten.

Heterolog

Nicht übereinstimmend. Gegenteil: Homolog.

Heufieber, -schnupfen

Schnupfensymptome, die jedes Jahr zur Blütezeit von Bäumen, Sträuchern, Blumen und Gräsern auftreten. Oft zusammen mit anderen allergischen Leiden der Haut oder Bronchialasthma. Symptome sind Niesattacken, geschwollene Nasenschleimhaut, wäßriger Nasenfluß, Brennen und Jucken in den Augen, Nase und Rachen, Lichtscheu und Kopfschmerzen. Das Allgemeinbefinden ist gestört, auch leichte Temperaturen kommen vor. Häufig sind die Nasennebenhöhlen mit beteiligt. Die Behandlung erfolgt örtlich und allgemein mit abschwellenden, antiallergischen Mitteln. Wichtig ist das Fernhalten (Karenz) von allergieauslösenden Stoffen (Pollen).

HF

Herzfrequenz. Die Anzahl der Herzschläge pro Minute.

HHK

Hypertensive Herzkrankheit. Herzleiden aufgrund hohen Blutdruckes.

Hiatus

Öffnung, Spalt, meist im Zusammenhang mit der Öffnung im Zwerchfell.

Hiatushernie

➪ Hernie

Hiatusinsuffizienz

Störung des Schluckmechanismus durch eine von der normalen Form abweichende Gestaltung des Überganges von der Speiseröhre in den Magen. Kann in eine Verschlußschwäche des Magenmundes übergehen.

Highgrade

Sehr bösartig.

Hilus

Mündung, Pforte, Stiel, auch der Ein- und Austrittsbereich von Blutgefäßen in einem Organ, z. B. Nierenhilus.

Hirnatrophie

Schwund des Nervengewebes im Gehirn. Die häufigste Ursache dafür ist Gefäßverkalkung. Nachweis durch ➪ MR. Symptome sind geistiger Abbau, Wesensänderung, epileptische Anfälle.

Hirntumoren

Diese Geschwülste nehmen ihren Ausgang entweder vom Hirngewebe selbst, von den Hirnblutgefäßen oder den Hirnhäuten. Sehr bösartig und am häufigsten sind die rasch wachsenden ➪ Glioblastome. Häufig, aber gutartig sind die langsam wachsenden ➪ Meningeome. Die möglichen Symptome hängen von der Geschwindigkeit des Wachstums und vom Ort des Tumors ab. Beginn oft mit einem epileptischen Anfall und mit schleichenden Wesensveränderungen. Sehstörungen und teilweise Lähmungen können auftreten. Bei Kleinhirntumoren sind Schwindel und Gangunsicherheit häufig. Kommt es im Kopf zu Drucksteigerungen, entstehen Kopfschmerzen und Erbrechen. Hör- und Gleichgewichtsstörungen sind nicht selten. Bei Ausbleiben der Regel, Riesenwuchs und Potenzstörungen ist an einen Tumor der Hirnanhangsdrüse (Hypophyse) zu denken. Diagnose durch Nervenarzt, ➪ CT, ➪ MR und Gefäßröntgen. Behandlung operativ, »Gamma Knife« und mit Strahlen. Eine Behandlung mit Medikamenten ist nicht möglich.

Hirndruck

Führt zu Kopfschmerzen, Erbrechen, Augen- und Atemstörungen, Krampfanfällen und seelischen Veränderungen wie Verlangsamung, Teilnahmslosigkeit (Apathie), Somnolenz (Schläfrigkeit) bis zum Koma. Ursachen sind Hirntumoren, Infektionen wie Hirnhautentzündung, Venengerinnsel, Durchblutungsstörungen wie Schlaganfall, Hirnblutungen, Gehirnkomplikationen durch Bluthochdruck und Sauerstoffmangel. Diagnose durch Nervenarzt, Spiegelung des Augenhintergrundes, ➪ CT und ➪ MR. Normales Röntgen und ➪ EEG sind meist nicht zielführend. Die Behandlung ist nach Möglichkeit ursächlich und muß oft in der Intensivstation erfolgen.

Hirninfarkt

Bezirksweiser Gewebsuntergang des Gehirns durch eine schwere Durchblutungsstörung. Erzeugt Ausfälle und Lähmungen je nach Sitz und Ausdehnung des Infarktes. Diagnose durch ➪ CT und ➪ MR.

- *Hämorrhagischer H.:* In den Hirninfarkt blutet es hinein.
- *Inkompletter H.:* Unvollständiger H. Es gehen nur die gegen Sauerstoffmangel besonders empfindlichen Ganglienzellen zugrunde, die Stützsubstanz des Gehirns bleibt erhalten.
- *Kompletter H.:* Alle Gewebsanteile eines Gehirnbezirkes gehen zugrunde.

Hirnödem, traumatisches

Überwässerung des Gehirns mit Drucksteigerung. Symptome ➪ Hirndruck. Ursache ist eine Verletzung (Trauma).

Hirnorganischer Verwirrtheitszustand

Symptome sind mangelnde Orientierung in Ort, Zeit und Raum und eventuell Bewußtseinstrübung. Die Gedanken sind verworren, der Umwelt wird mit Angst, Verkennung und Aggressivität begegnet. Ursachen sind Durchblutungsstörungen und altersabhängige Abbauprozesse des Gehirns, Schädel-Hirn-Verletzungen und schwere Allgemeinkrankheiten. In der Behandlung werden dämpfende Mittel benötigt, wichtig ist die mögliche Beseitigung einer auslösenden Grundkrankheit.

Hirntrauma

➪ Schädel-Hirn-Trauma.

Hirschsprungsche Krankheit

Auch: Megacolon congentium. Ein ringförmiger Anteil des unteren Dickdarmes (Colon) hat keine Nervenzellen, wodurch dieser Darmanteil unfähig ist, den Stuhl weiter zu transportieren. Die Stuhlmassen stauen sich vor dieser Engstelle und weiten den davor gelegenen Darmabschnitt aus. Die Krankheit beginnt schon im Säuglingsalter und führt zu Verstopfung bis zum Darmverschluß. Diagnose durch Röntgen und Gewebsentnahme. Behandlung durch Operation.

Hirsutismus

Männlicher Behaarungstyp bei Frauen. Gründe sind die vermehrte Bildung männlicher Hormone (Androgene) in Eierstock oder Nebennieren, ein Mangel an weiblichen Hormonen (Östrogenen) nach dem »Wechsel« und schließlich die Behandlung mit entsprechenden Hormonen. Oft ist die Behaarung Ausdruck einer übergeordneten Hormonstörung, z. B. des ➪ Cushing -Syndroms.

Hissches Bündel

Teil des Reizleitungssystems im Herzen.

Histiozytom

Auch: Fibroxanthom. Gutartiger Hauttumor.

Histologie

Die Lehre vom Gewebeaufbau.

HIV

Human Immunodeficiency Virus. Menschliches Immunschwächevirus. AIDS-Erreger.

HIV-Enzephalopathie

Gehirnerkrankung bei ➪ AIDS.

HIV-Infektion

➪ AIDS.

HLA-System

Wichtiges Regulationssystem des Körpers. Es ist erblich an den Genen fixiert und spielt eine große Rolle in der Immunabwehr.

HNANB

Hepatitis-Non-A-Non-B. ➪ Hepatitis.

Hochwuchs

Längenwachstum über 192 cm bei Knaben und über 180 cm bei Mädchen.

Hodendistorsion

➪ Hodentorsion.

Hodenektopie
Auch: Hodenhochstand, Kryptorchismus, Retentio testis, Hodenretention. Lageanomalie des Hodens. Der Hoden liegt nicht im Hodensack. Die Fehllage eines oder beider Hoden kommt durch eine unterbliebene Wanderung des Hodens vor der Geburt von der Bauchhöhle in den Hodensack zustande. Ursachen sind mechanische Hindernisse und hormonelle Störungen. Symptome sind ein leerer Hoden, der Hoden ist woanders oder, wie bei der Retentio abdominalis, überhaupt nicht zu tasten.

- *H., eigentliche:* Der Hoden liegt unter der Bauchhaut, am Damm, Oberschenkel oder gekreuzt auf der anderen Seite.
- *Physiologischer Hodenhochstand:* Bei 3–4% der gesunden neugeborenen Knaben ist der Hoden noch nicht ganz in den Hodensack gewandert.
- *Retentio testis:* Der Hoden liegt innerhalb seiner »Abstiegsstrecke« als Retentio abdominalis (Bauchhoden), als Retentio inguinalis (im Leistenkanal) oder als Retentio praescrotalis (vor dem Hodensack). Von einem Gleithoden spricht man, wenn der Hoden vor dem äußeren Leistenring liegt, sich aber unter Spannung in den Hodensack verlagern läßt.

Die Diagnose erfolgt durch den Urologen bzw. den Kinderarzt. Der Hodenhochstand muß wegen der möglichen krebsigen Entartung solcher Hoden unbedingt noch vor dem 2. Lebensjahr beseitigt werden. Die medikamentöse Behandlung umfaßt die Gabe eines Hormons der Hirnanhangsdrüse.

Hodenhochstand
➪ Hodenektopie.

Hodenkarzinom
➪ Hodentumoren.

Hodennekrose
Der Hoden stirbt ab, falls nicht innerhalb weniger Stunden die ➪ Hodentorsion aufgehoben wurde.

Hodenretention
➪ Hodenektopie.

Hodentorsion
Verdrehung (Torsion) des Hodens. Führt akut zu extremen Schmerzen, die entweder plötzlich, z. B. beim Sport, aber ebenso in Ruhe oder während des Schlafens auftreten können. Neben den Schmerzen bestehen Brechreiz, Hochstand des Hodens und die Zeichen einer akuten Baucherkrankung. Das ganze Krankheitsbild nennt man akutes Skrotum. Die sichere Diagnose ist mit Ultraschall möglich. Der Versuch einer »Entdrehung« der H. scheitert meistens, die – sofortige – Operation ist unumgänglich. Später muß auch die zweite gegenüberliegende Hodenseite zwecks Fixierung des Hodens im Hodensack operiert werden.

Hodentumoren
Insgesamt sind sie selten und kommen hauptsächlich beim Jugendlichen und jungen Mann vor. Die Ursachen sind weitgehend unbekannt. Häufiger sind Hodenkrebse bei ➪ Hodenektopien, weshalb diese vor dem 2. Lebensjahr korrigiert werden sollten. Von der Häufigkeit des Vorkommens wichtig sind Keimzelltumoren, wozu Seminome und Nichtseminome oder Teratokarzinome und Sonderformen wie das reife Teratom und das Chorionkarzinom zählen. Ein Mischtumor ist das Seminom-Teratokarzinom.
H. haben einige interessante Besonderheiten: Sie sind auch nach Absiedelung (Metastasierung) sehr oft noch heilbar, und sie sind äußerst empfindlich gegenüber Strahlen und Chemotherapie. Symptome sind die schmerzlose Hodenvergrößerung. Er wird hart, und gleichzeitig besteht oft ein Wasserbruch. Rückenschmerzen und Ischias deuten auf Metastasen hin. Diagnose durch Ultraschall und die Tumormarker, weiters ➪ CT, Röntgen u. a. Als Sofortbehandlung wird in jedem Fall der betroffene Hoden operativ entfernt (Semikastration). Die Chemotherapie richtet sich nach der Zellart des Tumors.
Hodgkin-Krankheit
Auch: maligne Lymphogranulomatose, Paltauf-Sternberg-Krankheit. Eine bösartig verlaufende Krankheit des Lymphgewebes. Je nach Zellart gibt es sehr verschiedene Tumortypen. Die Symptome sind Lymphknotenschwellungen, Milzvergrößerung, Fieber, Hautjucken, Veränderungen der Haut und Schleimhäute, Abzehrung und Blutarmut. Diagnose durch Labor, Ultraschall, Röntgen, ➪ CT, eventuell ➪ MR, Gefäßröntgen und Operation. Behandlung mit Strahlen, Chemotherapie, Operation und Interferon.
Hoffa-Krankheit
Entzündung und Verhärtung des Fettkörpers im Kniegelenk. Entsteht durch gehäufte Verletzungen, z. B. beim Sport.
Hörsturz
Hörminderung. Sie setzt einseitig, akut und plötzlich ein. Ursächlich verantwortlich sind Durchblutungsstörungen in den kleinsten Gefäßen des Innenohres. Auslösend und fördernd sind Infektionen, Zuckerkrankheit, Krankheiten der Schlagadern, Gifte und Allergien, Unterblutdruck, Unterfunktion der Schilddrüse, und in vielen Fällen läßt sich auch keine Ursache finden. Symptome des Hörsturzes sind einseitiges Druckgefühl im betroffenen Ohr und ein hochfrequentes Ohrgeräusch. Schwindel und Nervenausfälle gibt es meist nicht. Diagnose durch ➪ Audiogramm. Für eine erfolgreiche Behandlung ist die frühzeitige Diagnose entscheidend. Wichtig sind intensive durchblutungsfördernde Maßnahmen. Krankheitswiederholungen kommen vor.
Hohlfuß
Auch: Pes excavatus, Ballenhohlfuß, Klauenhohlfuß, Hackenhohlfuß. Führt

zu vermehrten Schwielen am Fußaußenrand und Schmerzen über den Mittelfußknochen. Diagnose durch Röntgen, Behandlung mit Einlagen oder Operation.

Hohlwarze
Eingezogene oder völlig verdeckte weibliche Brustwarze. Verursacht Stillschwierigkeiten.

Holter-EKG
➩ Herz-Kreislauf-Diagnostik.

Homolog
Übereinstimmend. Gegenteil: Heterolog.

Hordeolum
Gerstenkorn des Auges. Entsteht durch eine akute, eitrige Entzündung der kleinen Lidranddrüsen. Symptome sind Spannung, Rötung und Druckgefühl des Lides. Am Lidrand bildet sich ein Eiterpünktchen. Bei gehäuftem Auftreten steckt oft eine Zuckerkrankheit dahinter! Behandlung mit antibiotischer Augensalbe.

Hornerscher Symptomenkomplex
Lidsenkung, Pupillenverengung und Zurücksinken des Augapfels durch eine Lähmung der vom Sympathikus-Nerv versorgten »glatten« Augenmuskeln. In schweren Fällen ist auch die Schweiß- und Tränenbildung beeinträchtigt.

Horton's Disease
➩ Arteriitis cranialis.

Hospitalisieren
In ein Krankenhaus oder Pflegeheim einliefern.

Host-versus-graft-Reaktion
Transplantatabstoßung.

Hufeisenniere
Mißbildung der Niere. Muß keine Funktionseinbuße bedeuten, macht meist keine Beschwerden.

Hüftarthrodese
Künstliche Versteifung des Hüftgelenkes bei schwerer Abnützung.

Hüftdysplasie
➩ Hüftgelenkdysplasie.

Hüftgelenkdysplasie
Auch: Dysplasia coxae congenita, Luxatio coxae. Angeborene Hüftverrenkung. Zeigt Flachheit und Steilheit der Hüftpfanne, eine »Flachpfanne« mit Unterentwicklung des Pfannenerkers und einer abnormen Weite des Hüftgelenkes. Führt zu vorzeitigem Gelenkverschleiß. Diagnose durch Röntgen und frühzeitig beim Säugling durch Ultraschall. Behandlung mit Spreizhosentherapie und später operativ.

Hüftkopfepiphysenlösung
Ablösung des Hüftkopfes in der Wachstumszone des Knochens. Kommt häufiger im 10.–17. Lebensjahr vor, gemeinsam mit anderen geschlechtlich-hormonellen Mißbildungen oder Fehlentwicklungen. Wichtig ist die rechtzeitige Erkennung, um ein Abrutschen des gelösten Kopfes nach oben zu vermeiden. Dies gelingt nur durch Operation. Eine mögliche Wasseransammlung im Hüftgelenk läßt sich am besten mit dem Ultraschall erkennen.
Hüftkopfnekrose
Zugrundegehen des Oberschenkelkopfes durch örtliche Durchblutungsstörung, Entzündungen oder Unfälle. Verursacht eine schmerzhafte Beugung im Hüftgelenk. ➪ Perthes-Krankheit.
Humerus
Oberarmknochen.
Humoral
Die Körperflüssigkeiten betreffend.
Hustenfraktur
Rippenbruch durch Hustenanfall, z. B. bei ➪ Osteoporose.
HW
1. Halswirbel.
2. Hinterwand (des Herzens).
HWI
1. Harnwegsinfektion.
2. Hinterwandinfarkt.
HWK
Halswirbelkörper.
HWS
Halswirbelsäule.
HWS-Syndrom
Im weitesten Sinn sind damit alle Beschwerden gemeint, die von der Halswirbelsäule ihren Ausgang nehmen. Meist handelt es sich um Abnützungsprozesse der Knochen und Bandscheiben. Diagnose durch Röntgen und ➪ CT.
Hydro-
Wortteil mit der Bedeutung »Wasser-«, z. B. ➪ Hydrocephalus.
Hydramnion
Übermäßige Fruchtwassermenge.
Hydrocele
Auch: Hydrozele. Wasserbruch, z. B. im Leistenkanal oder Hodensack.
Hydrocele testis et funiculi spermatici
Meist nur als Wasserbruch bezeichnet. Es kommt zu einer krankhaften Wasseransammlung zwischen den Häuten von Hoden und Samenstrang. Der

Wasserbruch kommt oft vor, vor allem bei Neugeborenen. Wenn die Hydrocele nicht angeboren ist, sind die Ursachen Entzündungen, Verletzungen und Tumoren. Bei gleichzeitigem Leistenbruch und sehr großen Wasserbrüchen wird frühzeitig operiert.

Hydrocephalus

Hydrozephalus. Wasserkopf. Angeboren oder erst später durch eine Abflußstörung des Gehirnwassers (Liquor), z. B. durch einen Tumor, entstanden. Die Drucksteigerung des Gehirns führt bei noch wachsendem Schädel zu dessen Vergrößerung (»Ballonschädel«). Später kommt es zum Hervortreten der Augen, Kopfvenenstauung und Druck auf das Gehirn. Diagnose durch Ultraschall, Röntgen, ➪ CT und ➪ MR. In der Behandlung ist die Druckentlastung – vorrangig operativ – anzustreben.

Hydronephrose

Wasser(sack-)niere, Harnstauungsniere. Entsteht, wenn der Harnleiter völlig abgeklemmt ist. Ursachen sind Steine, Tumoren, Mißbildungen, Entzündungen, Verletzungen, Nervenleiden und Schwangerschaft. Durch den gestauten Harn wird das funktionsfähige Gewebe der Niere zu einem »Sack« ausgewalzt, und die Niere stirbt ab. Ein kompletter Verschluß führt nach spätestens 3 Monaten zum völligen Funktionsverlust der Niere. Bei rascher Entstehung sind Schmerzen oder Koliken die Folgen, bei langsamer Ausbildung können auch keine Symptome vorhanden sein. Nachweis durch Ultraschall, Röntgen, radioaktive Methoden und ➪ CT. Die Einteilung einer Hydronephrose in 3 Stadien folgt gewissen Röntgenveränderungen. Behandlung durch Entstauung des Harnleiters bzw. Operation. Eine funktionslose Niere kann, muß aber nicht unbedingt operativ entfernt werden.

Hydrophthalmus

Auch: Buphthalmus. Angeborene oder frühkindliche Vergrößerung des Augapfels durch eine Steigerung des Augeninnendruckes (ein- oder beidseitig).

Hydropie

Verstärkter Wassergehalt der Augenlinse.

Hydropisch

Mit Wasseranreicherung einhergehend.

Hydrops

Krankhafte Ansammlung von Flüssigkeit (durch Stauung oder Entzündung bedingt) in Körperhöhlen oder im Zwischengewebe.

Hydrosalpinx

Ansammlung klarer Flüssigkeit im Eileiter, der an beiden Enden verschlossen ist und sich dadurch sackförmig erweitert.

Hydrozele

➪ Hydrocele.

Hydrozephalus
⇨ Hydrocephalus.

Hygrom
Wassergeschwulst. Ein flüssigkeitsgefüllter, gutartiger, tumorähnlicher Beutel. Kann aus einem Schleimbeutel oder einer Sehnenscheide hervorgehen. Bei Beschwerden operative Entfernung.

Hypästhesie
Verminderte Empfindlichkeit für Berührungsreize und andere Sinnesreize.
◆ *Akustische H.:* Schwerhörigkeit.
◆ *Hypogeusie:* Verminderung der Geschmacksreize.
◆ *Hyposmie:* Verminderung der Geruchsempfindung.

Hypalgesie
Verminderte Schmerzempfindung. Vorkommen bei Schäden der Nervenbahn, aber auch seelisch bedingten Störungen.

Hypazidität
Verminderter Säuregehalt des Magensaftes.

Hyper-
Vorsilbe mit der Bedeutung »über«, »mehr«, »gesteigert«. Ähnliche Bedeutung hat auch »super-«. Gegenteil: hypo-.

Hyperaldosteronismus
Übermäßige Produktion des Hormons Aldosteron in der Nebennierenrinde. Das entstehende Krankheitsbild wird auch Conn-Syndrom genannt. Der Großteil der Patienten weist eine einseitige drüsig-tumoröse Vergrößerung der Nebennierenrinde, ⅓ weisen eine beidseitige Zellvermehrung auf. Bei wenigen Prozenten ist ein Bluthochdruck die Ursache. Die Hauptsymptome eines H. sind Bluthochdruck und Verminderung des Kaliumwertes im Blut. Die Diagnose erfolgt im Labor, gesichert wird die Diagnose zusätzlich mit Ultraschall, ⇨ CT und ⇨ MR. Behandelt wird medikamentös mit einem Aldosteronantagonisten (Gegenspieler des Aldosterons). Die operative Behandlung erfolgt durch einseitige Entfernung der Nebenniere (Adrenalektomie). Wenn die übermäßige Zellvermehrung in beiden Nebennieren vorhanden ist, müssen lebenslang Medikamente eingenommen werden.

Hyperalimentation
Überernährung.

Hyperalimentationssyndrom
Erkrankungen, die auf Überernährung beruhen.

Hyperämie
Vermehrte Blutfüllung in einem Organ oder Körperbereich.

Hyperästhesie
Gesteigerte Empfindlichkeit für Sinnesreize.

Hyperazidität
Auch: Hyperchlorhydrie. Übersäuerung des Magens. Gegenteil: Hypo- oder Subazidität.

Hyperbilirubinämie
Vermehrung des Gallenfarbstoffes Bilirubin im Blut über den Wert von 1,4. Vorkommen bei verstärktem Angebot durch Blutzerfall, bei Transportstörungen wie dem Morbus Meulengracht, bei der Neugeborenengelbsucht oder bei Ausscheidungsstörungen der Gallenflüssigkeit. Die starke Bilirubinvermehrung führt zur Gelbsucht.

Hypercholesterinämie
Übermäßige Mengen an Cholesterin im Blut. Bei der gewöhnlichen oder polygenen Hypercholesterinämie liegt die Ursache für die Cholesterinerhöhung in einer Vielzahl an Genen, zusätzlich in der Kostform und anderen mit der Umwelt zusammenhängenden Umständen; bei der familiären H. in einem Fehler des Stoffwechsels für den »schlechten« Cholesterinanteil (➪ LDL). Führt schon im 3. und 4. Lebensjahrzehnt besonders bei Männern zu Herzkrankheiten. Die Diagnose kann schon im Blut der Nabelschnur erfolgen.

Hyperdontie
Überzahl an Zähnen. Oft bestehen zusätzlich andere Fehlbildungen.

Hyperemesis gravidarum
Unstillbares Erbrechen der Schwangeren. Beginnt mit starkem Speichelfluß in der Frühschwangerschaft und dauert meist nicht länger als bis zur 16. oder 18. Woche. Die Ursachen sind Stoffwechselstörungen, Hormonumstellungen, seelische Probleme usw.

Hyperfibrinolyse
Krankhafte Steigerung der Auflösung von Fibrin, eines Blutfaserstoffes, der bei der Blutgerinnung unter Einwirkung von Thrombin aus Fibrinogen entsteht. Führt zu einem Mangel an Fibrinogen und damit zu gesteigerter Blutungsbereitschaft.

Hyperglykämie
Auch: Hyperglucosämie. Krankhafte Erhöhung des Blutzuckers. Kommt bei Zuckerkrankheit vor, bei Störungen der Hirnanhangsdrüse und der Nebenniere sowie bei Tumoren und bei der Behandlung mit Kortison.
◆ *Alimentäre H.:* Vorübergehend nach Zufuhr großer Mengen Kohlenhydrate.

Hypergnathie
Übermäßige Entwicklung des Kiefers.

Hyperhidrosis
Krankhaft vermehrte Schweißbildung.

Hyperinsulinismus
Vermehrte Absonderung von Insulin in der Bauchspeicheldrüse mit nachfol-

gend erhöhten Insulinwerten im Blut. Die anfallsweise hohen Insulinblutspiegel führen zu Unterzuckerung, kaltem Schwitzen, Übelkeit, Zittern, Herzklopfen.

Hyperkaliämie

Übermäßige Mengen an Kalium im Blut. Entsteht durch erhöhte Kaliumzufuhr oder durch eine Ausscheidungsstörung der Niere. Symptome sind Muskelschwäche, Gliederschwere, Gefühlsstörungen, Herzrhythmusstörungen bis zum Kammerflimmern.

Hyperkalzämie

Übermäßige Mengen an Kalzium im Blut. Diese Störung ist dann zu erwarten, wenn die Kalziumaufnahme im Darm zu hoch ist oder eine vermehrte Freisetzung von Kalzium aus den Knochen stattfindet. Diese Verhältnisse findet man bei Vitamin-D-Überdosierung, kalziumhältigen Medikamenten, Tumoren und Metastasen, länger dauernder Bettruhe und gewissen familiären Leiden. Mehr als 25 verschiedene Krankheitsbilder führen zu erhöhtem Blutkalzium. In 90% der Fälle liegt eine Überfunktion der Nebenschilddrüse oder ein Tumorleiden vor. Symptome sind Durst, Schwäche, Übelkeit, Erbrechen, Verstopfung, Schmerzen, Geschwüre im Magen-Darm-Trakt, vermehrtes Harnlassen, Harndrang, langsamer Herzschlag, Extraschläge, Verwirrtheit.

Hyperkalzämiesyndrom

Entsteht durch ➪ Hyperkalzämie. Kommt vor bei Überfunktion der Nebenschilddrüse, Vergiftung mit Vitamin D, bösartigen Tumoren, Knochenmetastasen.

Hyperkapnie

Übermäßig hoher Gehalt an Kohlendioxid im Blut.

Hyperkeratose

Übermäßig starke Verhornung der Oberhaut.

Hyperkinesie

Übermäßige Bewegungsaktivität. Die seelisch bedingte Bewegungsunruhe beim Kind wird auch Aufmerksamkeitsmangel-Syndrom genannt. Es sind häufiger Knaben davon betroffen. Die Ursachen sind teilweise unklar, diskutiert werden erbliche Umstände, organische Hirnschäden und Unverträglichkeitsreaktionen auf gewisse Nahrungsmittel. Kennzeichen sind die kurze Aufmerksamkeitsspanne, vermehrte Ablenkbarkeit und der Überschuß an motorischer Aktivität. Die Kinder können sich nicht konzentrieren und haben ständig den Drang zu laufen, klettern, hüpfen usw. Bekannt ist der »Zappel-Philipp«.

Hyperkinetisches Herzsyndrom

Nervös bedingte Kreislaufstörung mit verkürzter Kreislaufzeit. Symptome sind Herzgeräusche, geringe Herzvergrößerung, eventuell Blutdruckerhöhung und Herzjagen.

Hyperkyphose
Übermäßig rückwärts gerichtete Verbiegung der Wirbelsäule. Wenn dies spitzbogig geschieht, spricht man von einem ➪ Gibbus.

Hyperlipidämie
Auch: Hyperlipoproteinämie. Fettblut. Vermehrter Gehalt an Gesamtfetten im Blut. Die Diagnose erfolgt im Labor. Behandlung mit Diät, Bewegung, ungesättigten Fettsäuren (Pflanzenöle) und medikamentösen Fettsenkern.

- *Essentielle, primäre H.:* Erkennbar nach 12–16stündiger Nahrungskarenz, wird in mehrere Typen eingeteilt.
- *Symptomatische H.:* Ist die Folge einer bekannten Grundkrankheit, z. B. Zuckerkrankheit, Alkoholismus oder Unterfunktion der Schilddrüse.

Hyperlipolyse
Übermäßige Freisetzung an körpereigenem Fett.

Hyperlordose
Übermäßig nach vorne gerichtete Verbiegung der Wirbelsäule.

Hypermenorrhoe
Übermäßig starke Menstruation. Findet sich vor allem bei ➪ Endometriose der Gebärmutter und gleichzeitiger Zusammenziehschwäche des Organs.

Hypermetabolismus
Übersteigerter, krankhaft schnell ablaufender Stoffwechsel. Findet sich z. B. bei Überfunktion der Schilddrüse oder Tumoren der Nebenniere.

Hypermetropie
Weitsichtigkeit.

Hypermotilität
Gesteigerte Beweglichkeit von Hohlorganen. Kann im Magen-Darm-Trakt zu erheblichen Verdauungs- und Stuhlschwierigkeiten führen.

Hypernephrom
Auch: Nierenzellkarzinom. Bösartiger Nierentumor. Im mittleren bis höheren Alter vorkommend, sind seine Ursachen unbekannt. Symptome macht er meist erst im fortgeschrittenen Stadium, er bricht in Blutgefäße ein und kann ein Gewicht von mehreren Kilo erreichen. Die Symptome sind Schwäche, Blutarmut, Gewichtsverlust, Blutharn (allerdings spät), hohe Blutsenkung, Fieber, Gefühlsstörungen, Nerven- und Muskelentzündung, Magen-Darm-Beschwerden. Diagnose durch Ultraschall und ➪ CT. Das H. ist bei der Ultraschalluntersuchung (aus anderen Gründen durchgeführt) ein häufiger Zufallsbefund! Spezielle Laboruntersuchungen und Tumormarker gibt es nicht. Behandlung mit Entfernung der Niere. Die Bestrahlung nützt wenig, die Chemotherapie ist wirkungslos. Auch Metastasen aus Knochen, Hirn und Lunge werden operiert.

Hyperodontie
Überzahl an Zähnen.

Hyperopie
➪ Hypermetropie.
Hyperosmolares Koma
➪ Koma.
Hyperostose, ankylosierende
Versteifung der gesamten Wirbelsäule ohne sichere Ursache. Im Wachstumsalter kommt es zu Schiefwuchs. Symptome sind Muskelschmerzen auf der gebogenen Seite der Wirbelsäule und Zwischenrippenschmerzen auf der hohlen Seite.
Hyperoxie
Erhöhter Sauerstoffgehalt der Atemluft.
Hyperparathyreoidismus
- *Primärer H.:* Entsteht durch eine massive Überproduktion von Parathormon, eines Hormons der Nebenschilddrüse, das das Blutkalzium erhöht und den Phosphatspiegel erniedrigt. Die Ursache ist meist ein tumorartiges, gutartiges Wachstum eines Epithelkörperchens. Krebs ist selten. Symptome sind Steine und Verkalkungen der Niere, Harnflut, Vieltrinken, Schwäche, Depression, Magen-Darm-Beschwerden und Nierenversagen (»Stein und Bein und Magenpein«); weiters Rhythmusstörungen des Herzens und Entkalkung der Knochen. Diagnose durch Labor, Röntgen, radioaktive Knochenuntersuchungen, Messungen der Knochendichte, Ultraschall, ➪ CT und ➪MR. Die Behandlung ist chirurgisch mit Entfernung des befallenen Epithelkörperchens sowie medikamentös mit Gaben von Kalzium.
- *Sekundärer H.:* Kommt als Reaktion bei Knochenerkrankungen vor. Ein länger bestehender Kalziummangel im Blut (Hypokalziämie) führt zu verstärkter Absonderung von Parathormon und Ausschwemmung von Kalzium aus den Knochen. Die Folge ist eine Vergrößerung aller vier Epithelkörperchen.
- *Tertiärer H.:* Eine eigenständig gewordene Überfunktion der Nebenschilddrüse, z. B. bei chronischem Nierenversagen.

Hyperphosphatämie
Erhöhter Gehalt an Phosphat im Blut. Vorkommen bei Unterfunktion der Nebenschilddrüse.
Hyperplasie
Organvergrößerung durch Zellvermehrung.
Hyperpnoe
Erhöhte Atmung, ohne daß das Atemvolumen zunimmt.
Hyperprolaktinämie
Erhöhung des Gehalts an Prolaktin im Blut. Dieses Hormon wird im Vorderlappen der Hirnanhangsdrüse gebildet, es wirkt direkt auf die weibliche

Brustdrüse und die Milchproduktion. Eine krankhafte Erhöhung des Prolaktins kann bei beiden Geschlechtern vorkommen, z. B. bei Tumoren oder nach Behandlung mit gewissen Medikamenten, die Dopamin hemmen. Der erhöhte Hormonspiegel führt bei Frauen zu verstärktem Milchfluß und bei Männern zu Unterfunktion der Hoden. Diagnose durch Labor, ➪ CT und ➪ MR. Behandlung mit Medikamenten oder operativ.

Hyperpyrexie
Fieber über 40,5°C. Vorkommen bei Blutvergiftung, Hitzschlag und Malaria.

Hypersomnisches Syndrom
Organisch bedingte Schlafstörung mit verlängerter Schlafdauer.

Hypersplenismus
Zunahme aller Milzfunktionen um ein Vielfaches. Eine äußerlich erkennbare Vergrößerung des Organs ist dazu nicht erforderlich. Führt zu Zellverarmung des strömenden Blutes mit Blutarmut, Plättchenmangel und zu Wucherung des Knochenmarks.

Hypertension
Bluthochdruck.

Hypertensiv
Mit hohem Blutdruck einhergehend, blutdrucksteigernd.

Hypertensive Krise
Komplikation bei Bluthochdruck. Der Blutdruck steigt rasch und verfolgbar an. Symptome sind Kopfschmerz, Schwindel, Schweißausbrüche, Sehstörungen, Ohrensausen. Es droht eine übermäßige Belastung von Gehirn und Herz. Wichtig ist die rasche Blutdrucksenkung.

Hyperthermie
Überwärmung des Körpers gegen die Neigung des Wärmezentrums im Gehirn. Kommt vor bei zu starker Wärmezufuhr z. B. im heißen Bad. Unterscheidet sich vom Fieber dadurch, daß bei Fieber der »Temperaturregler« im Gehirn verstellt wird.

Hyperthyreose
Schilddrüsenüberfunktion. Führt zu einer Anfachung der Stoffwechselvorgänge. Eigentlich kennzeichnende Symptome gibt es daher für die Störung nicht. Typisch ist nur der erhöhte Hormonspiegel von T3 und T4 im Blut. In der Folge wird das schilddrüsenanregende Hormon TSH des Vorderlappens der Hirnanhangsdrüse gehemmt. Die Ursachen sind der Kropf bei der ➪ Basedowschen Krankheit, die Zellwucherung beim autonomen Adenom, die Jodbehandlung eines Knotenkropfes, Überdosierung von Schilddrüsenhormon, hormonproduzierende Tumoren und Schilddrüsenentzündungen. Symptome der Schilddrüsenüberfunktion sind gesteigerte seelische Erregbarkeit, erhöhte Erregbarkeit von Nerven und Muskeln, Schlafstörungen, Zittern, Hitzeunverträglich-

keit, Schwitzen, Durchfälle, Haarausfall, Gewichtsabnahme, Herzrhythmusstörungen, Knochenveränderungen. Jede Schilddrüsenüberfunktion kann auch mit wenigen Symptomen verlaufen, häufig ist dies im höheren Lebensalter so. Die einzigen Symptome sind dann schneller Puls und Herzrhythmusstörungen oder Durchfälle mit Gewichtsabnahme. Diagnose durch Labor, ➪ Szintigraphie und Ultraschall. Die Behandlung erfolgt mit schilddrüsenhemmenden Mitteln (Thyreostatika) und Schilddrüsenhormon. Bei großen Kröpfen wird operiert. Die Behandlung mit radioaktivem Jod macht man bei kleiner Schilddrüse und wiederholter Krankheit. Eine Gegenanzeige hiezu ist die Schwangerschaft.

- ◆ *H. factitia:* Entsteht durch eine Überdosierung von Schilddrüsenhormon.
- ◆ *H. bei funktioneller Autonomie:* In gewissen (autonomen) Arealen der Schilddrüse werden ungehemmt durch das Hormon TSH der Hirnanhangsdrüse Schilddrüsenhormone freigesetzt, die einerseits zu einer Ruhigstellung der TSH-Erzeugung führen und andererseits auch die Ruhigstellung der nichtautonomen Schilddrüsenteile bewirken.
- ◆ *H. bei Immunthyreopathie:* Entsteht durch schilddrüsenanregende Antikörper, welche die Schilddrüsenzellen zu vermehrter Hormonerzeugung anregen. Oft gleichzeitiges Vorkommen von Blutarmut, Zuckerkrankheit und Nebennierenleiden.
- ◆ *Jodinduzierte H.:* Überfunktion durch Jodzufuhr, z. B. über jodhältige Röntgenkontrastmittel oder Desinfektionsmittel wie Betaisadona. Jodsalz dagegen löst keine Überfunktion aus.
- ◆ *T3-Hyperthyreose:* Nur der T3-Spiegel ist erhöht. Kommt sowohl bei der Basedowschen Krankheit wie auch bei autonomen Schilddrüsenerkrankungen vor.

Hyperthyreote Krise

Akute und lebensbedrohende Überfunktion der Schilddrüse. Öfters nach Operationen, Jodbehandlung oder Allgemeinkrankheiten. Vorläufer der Störung sind der Wechsel von Muskelschwäche mit Bewegungsüberschuß, wechselweise Erregung und Bewußtseinstrübung, Schluckstörungen, verwaschene Sprache, erhöhte Temperatur und Austrocknung mit heißer Haut. Unbehandelt verläuft die Krise immer tödlich. Sie führt zu Lungenembolie, Herzrhythmusstörungen und Kreislaufversagen. Notwendig ist die Intensivbehandlung mit früher Operation.

Hyperton-hyperkinetisches Syndrom

Kreislaufstörung durch nichtorganische Ursachen. Typisch sind niedriger Blutdruck und Puls in Ruhelage mit starkem Anstieg im Stehen und bei Belastung mit überschießender Reaktion.

Hypertonie

Bluthochdruck. Ständiger Blutdruck über einem Wert von 140/90. Im Bereich von 140–160/90–95 spricht man von Grenzwerthochdruck. Essentiell nennt man den Bluthochdruck dann, wenn sich keine organische Ursache finden läßt. Als sekundär wird jener Blutdruck bezeichnet, bei dem sich gesicherte organische Ursachen finden lassen. Im Stadium I bestehen keine Organveränderungen, im Stadium II sind leichte Veränderungen an Herz, Auge und Niere feststellbar, und im Stadium III bestehen schwere Organveränderungen mit Versagen der linken Herzkammer, Netzhautblutungen und Hirnstörungen. Die schwerste Ausprägung ist die maligne H. Solange Komplikationen an den Organen fehlen, bestehen keine oder nur sehr schwache Symptome. Sonst finden sich Kopfschmerzen, Schwindel, Nasenbluten, Ohrgeräusche, Hörsturz u. a. Bei schwerer Organbeteiligung stehen die Symptome der jeweiligen Organe (Gehirn, Auge, Herz und Niere) im Vordergrund. Diagnose mit Labor, EKG, Herz-Lungen-Röntgen, Belastungs-EKG, Ultraschall des Herzens, der Gefäße und der Niere, Nierenröntgen und Augenuntersuchung. In der Behandlung soll ein zweiter Blutdruckwert von unter 85–90 erreicht werden. Sehr wichtig sind Gewichtsnormalisierung, Kochsalz- und Alkoholbeschränkung, körperliches Ausdauertraining, fettarme Kost und Nichtrauchen.

- *Endokrine H.:* Bluthochdruck durch Hormonkrankheiten.
- *Iatrogene H.:* Entsteht durch die Einnahme von Medikamenten, die den Blutdruck erhöhen.
- *Kardiovaskuläre H.:* Ursachen sind Herzfehler und niedriger Pulsschlag.
- *Neurogene H.:* Ursachen sind Entzündungen, Tumoren, Gefäßkrankheiten, Vergiftungen und Stoffwechselstörungen des Gehirns.
- *Renoparenchymatöse H.:* Ein- oder doppelseitige Nierenkrankheiten wie Entzündungen oder Zuckerkrankheit.
- *Renovaskuläre H.:* Verengungen, Verkalkungen und Mißbildungen der Nierengefäße sind schuld.

Hypertriglyzeridämie

Auch: Hyperlipämie. Die Erhöhung der Blutfette (Triglyzeride). Kommt angeboren vor oder bei Übergewicht, Einnahme der Pille und verschiedenen anderen Grundkrankheiten.

Hypertrophie

Organvergrößerung durch Vergrößerung der Zellen.

Hyperurikämie

Erhöhung der Harnsäure im Blut. Ist nicht gleichbedeutend mit Gicht. Bestehen bei erhöhter Harnsäure keine Beschwerden, nennt man dies asymptomatische H. Über 90% der Menschen mit H. bleiben lebenslang symptomfrei. Eine spezielle Behandlung ist nicht erforderlich, wohl aber die Einschränkung bei Alkohol, Innereien und Wild. Ausreichend sind kalorienarme Kost und körperliche Aktivität.

Hyperventilation
Gesteigerte Gesamtatmung. Kann durch Verschiebung der Blutgase zu Muskelkrämpfen führen. Eine H. kann willentlich herbeigeführt werden oder unwillkürlich bei nervösen Menschen unter besonderen Streßbedingungen entstehen. Eine durch Arbeit gesteigerte Atmung bezeichnet man nicht als H.

Hyphäma
Blutung in die vordere Augenkammer.

Hypno-
Wortteil mit der Bedeutung »Schlaf-«.

Hypnotika
Schlafmittel.

Hypo-
Vorsilbe mit der Bedeutung »unter«, »minder«, » weniger«. Gegenteil: hyper-.

Hypochondrische Neurose
Seelisch bedingte Störung mit ungewöhnlich ängstlicher Selbstbeobachtung und übersteigerter Furcht vor Krankheit. Sehr feinfühlige Menschen sind anfälliger für solche Neurosen, auslösend wirken manchmal schwere Krankheitsfälle in der Familie. Die besonderen Krankheitsbefürchtungen konzentrieren sich vor allem auf Herz, Magen und Darm, Harn- und Geschlechtsorgane sowie das Gehirn.

Hypodens
Ausdruck aus dem Röntgen bzw. ➪ CT. Bedeutet »von verminderter Dichte«.

Hypofibrinogenämie
Verminderter Fibrinogengehalt des Blutes. Je nach Ausmaß führt dies zu einer verstärkten Blutungsneigung.

Hypoglykämie
Absinken des Blutzuckers unter den Normalwert. Praktisch immer ergeben sich starke Symptome ab 40 mg/dl mit Gereiztheit, Konzentrationsschwäche, Kopfschmerz, Heißhunger, Schwitzen, Zittern, Unruhe, Enthemmung, Schläfrigkeit bis zur Bewußtlosigkeit.

Hypoglykämisch
Durch Unterzuckerung bedingt.

Hypoglykämisches Koma
➪ Koma.

Hypognathie
Unterentwicklung des Oberkiefers.

Hypokaliämie
Absinken des Kaliumspiegels im Blut. Es kommt zu Muskelschwäche, Abschwächung der Reflexe, Gefühlsstörungen, Blutdruckabfall, Herzklopfen mit schnellem Puls und EKG-Veränderungen.

Hypokalzämie
Erniedrigtes Blutkalzium. Symptome sind Krampfanfälle und gewisse Nerv-Muskelzeichen (Trousseau und Chvostek), Teilnahmslosigkeit, Vergeßlichkeit, Wahnvorstellungen, epileptische Anfälle. Die Behandlung besteht in der Einnahme von Vitamin D und Kalziumtabletten.

Hypokapnie
Verminderter Kohlendioxidgehalt im Blut, z. B. bei ➪ Hyperventilation.

Hypokinesie
Bewegungsarmut. Verminderung der willkürlichen und unwillkürlichen Bewegungen. Vorkommen bei der ➪ Parkinson-Krankheit, aber auch bei Depression oder ➪ Schizophrenie.

Hypomagnesiämie
Verminderter Gehalt an Magnesium im Blut. Symptome sind Zittern und Krämpfe bis zu epileptischen Anfällen, Verwirrtheit, Durchblutungsstörungen. Kann Herz, Magen, Darm und Niere in Mitleidenschaft ziehen.

Hypomenorrhoe
Zu schwache Regelblutung. Kommt vor bei Tuberkulose der Gebärmutterschleimhaut oder nach wiederholter Ausschabung der Gebärmutter. Meist besteht keine Unterfunktion der Eierstöcke. Eine Behandlung ist häufig nicht erforderlich.

Hypoparathyreoidismus
Unterfunktion der Nebenschilddrüsen mit verminderter Absonderung von Parathormon. Symptome sind Abfall des Blutkalziums und Anstieg des Blutphosphates mit Neigung zu ➪ Tetanie. Die chronische Unterfunktion führt zu spröder Haut, splitternden Nägeln, Haarausfall, seelischen Veränderungen und grauem Star. Ist die Unterfunktion frühzeitig vorhanden, drohen Zahn- und allgemeine Entwicklungsstörungen.

- *Parathyreopriver H.:* Meistens nach Kropfoperation (Strumektomie) mit unabsichtlicher Mitentfernung der ➪ Epithelkörperchen.
- *Primärer H.:* Bei Erkrankungen der Nebenschilddrüsen, z. B. durch Schrumpfung der Organe.

Hypophyse
Hirnanhangsdrüse. Liegt an der Hirnbasis und ist Erzeuger wichtiger Hormone, die den Großteil der Körperdrüsen dirigieren.

Hypophysentumoren
Die wichtigsten führen zu Riesenwuchs und zentral bedingtem ➪ Cushing-Syndrom, ein weiterer ist das Prolaktinom. Die Tumoren verursachen die Symptome der Hormonüberfunktion. Durch die wuchernden Tumorzellen werden in der Hirnanhangsdrüse selbst die normalen Organzellen zusammengedrückt und zerstört, was zu einer teilweisen oder vollständigen Organschwäche führt.

Am häufigsten sind das Prolaktinom und Tumoren, welche keine Hormone erzeugen. Die Diagnose erfolgt durch das Labor, ➪ CT, ➪ MR, Augen- und Nervenarzt.

- *Akromegalie:* Riesenwuchs. Die vermehrte Bildung von Wachstumshormon ist schuld am proportionierten Riesenwuchs (Gigantismus) – wenn die ➪ Epiphysenfugen noch offen sind.
- *Hormoninaktive Tumoren:* Sie machen meistens nur die Symptome eines teilweisen Versagens der Hirnanhangsdrüse. Hormonstörungen fehlen. Behandlung mit Operation, Strahlen und Medikamenten.
- *Prolaktinom:* Ein drüsiger Tumor, der das Hormon Prolaktin absondert. Bei der Frau sind die Tumoren meistens sehr klein, beim Mann wesentlich größer, da bei ihm hormonelle Frühzeichen fehlen. Bei der Frau kommt es zu Regelstörungen oder Ausbleiben der Regel und Milchaustritt aus der Brust, weiters zu Unterfunktion der Geschlechtsdrüsen und männlichem Behaarungstyp. Beim Mann kommt es zu Potenzstörungen und eventuell Sehstörungen wegen Druckes auf den Sehnerv. Diagnose durch Labor, ➪ CT, ➪ MR und Augenarzt. Behandlung mit Operation und Medikamenten.

Hypophysenvorderlappenunterfunktion

Auch: Hypopituitarismus. Tritt die Unterfunktion akut ein, besteht Lebensgefahr, bei einem schleichenden Verlauf gibt es oft nur wenige Krankheitszeichen. Akute Ursachen sind Blutungen, Verletzungen und Operationen am Organ. Chronische Ursachen sind Tumoren des Organs und darüber gelegene des Gehirns bzw. der Hirnhäute. Symptome bei der Frau sind Regelstörungen, Aussetzen der Regel (Amenorrhoe), Schrumpfung der Brust. Beim Mann kommt es zu Impotenz. Meist finden sich – bei beiden Geschlechtern – die Symptome der Schilddrüsenunterfunktion. Die Behandlung besteht im Ersatz der fehlenden Hormone.

Hypopigmentierung

Verminderter Farbstoffgehalt der Haut. ➪ Vitiligo.

Hypopituitarismus

➪ Hypophysenvorderlappenunterfunktion.

Hypoplasia uteri

Angeborene oder anlagebedingte Unterentwicklung der Gebärmutter.

Hypopnoe

Verminderte Atmung.

Hypoproteinämie

Verminderter Eiweißgehalt im Blut.

Hypopyon

Eiteraustritt in die vordere Augenkammer.

Hyposensibilisierung
Unempfindlichkeitsmachung mittels Impfung, z. B. bei allergisch bedingtem Bronchialasthma. Die Behandlungsmethode ist nicht in jedem Fall von Allergie erfolgreich. Die Aussichten sind umso besser, je kleiner die Zahl der Stoffe ist, gegen die man allergisch ist. Im Einzelfall ist mit gefährlichen Nebenwirkungen wie Kreislaufschock zu rechnen.

Hyposensives Syndrom
Auch: Vena-cava-Kompressionssyndrom, Supine-hypotensive-Syndrom. Kommt ab dem zweiten Drittel der Schwangerschaft vor. Wird durch ein Zusammendrücken der unteren Hohlvene (die das Blut aus dem Unterkörper zum Herz bringen soll) durch die schwangere Gebärmutter bewirkt. Symptome sind Blutdruckabfall, kleiner weicher Puls, eventuell Ohnmachten oder Krämpfe. Gefahren bestehen durch eine Mangeldurchblutung der Gebärmutter und durch vorzeitige Lösung des Mutterkuchens. Die »Behandlung« besteht in linker Seitenlagerung.

Hyposomnische Syndrome
Krankheitsbilder mit Schlafstörungen mäßigen Grades.

Hypospadie
Mißgebildete Harnröhrenmündung mit unvollständigem Schluß der Harnröhre. Die normale Harnentleerung und der Geschlechtsverkehr sind gestört bis unmöglich, es besteht praktisch immer die Unfähigkeit, den Harn zu halten. Oft finden sich gleichzeitig auch andere Mißbildungen wie Hodenfehllage, Leistenbruch und Zwittersymptome.

Hyposphagma
Flächenhafter Blutaustritt unter die Bindehaut des Auges.

Hypotension
Niedriger Blutdruck. ➪ Hypotonie.

Hypothalamus
Teil des Zwischenhirns. Steuert mit der Hirnanhangsdrüse den ganzen Hormonhaushalt.

Hypothermie
Unterkühlung. Sie entsteht durch eine verminderte Wärmebildung oder durch zu starken Wärmeverlust.

- *Kontrollierte, künstliche H.*: Unterkühlung durch gezielte äußerliche Kälteeinwirkung nach medikamentöser Ausschaltung der Wärmeregulation.
- *Neuroplegische, pharmakologische H.*: »Künstlicher Winterschlaf«. Bezweckt die Senkung des Sauerstoffverbrauches der Gewebe und erlaubt eine längere Unterbrechung der Blutzufuhr zu Herz, Gehirn, Leber und Niere bei Operationen.

Hypothyreose
Unterfunktion der Schilddrüse, kann bis zum Funktionsausfall gehen. Der Gehalt des Hormons Thyroxin im Blut ist vermindert. Symptome sind Kälteempfindlichkeit, Antriebsschwäche und rasche Erschöpfbarkeit; weiters Blutarmut, Verstopfung, Untertemperatur und Verlangsamung des Stoffwechsels, spröde, rissige Haut, struppiges Haar, Potenz und Libido sind abgeschwächt, es kommt zu Regelstörungen und Muskelschwäche, Abschwächung der Reflexe, Anstieg des Cholesterins, EKG-Veränderungen. Besteht die Unterfunktion im Wachstumsalter, dann sind Minderwuchs und eine Hemmung der geistigen Entwicklung die Folge. Diagnose mit Labor, Ultraschall und ➪ Szintigraphie. Behandlung mit Schilddrüsenhormon.

Hypotonie
Unterblutdruck. Ständiger Blutdruck beim Erwachsenen unter einem Wert von 105/60. Läßt sich keine Ursache dafür finden, bezeichnet man die H. als essentiell, sind Ursachen dafür bekannt, als sekundär. In Frage kommen als Ursache Herzfehler und Herzrhythmusstörungen, Hormonkrankheiten, Nervenleiden und Medikamente wie Psychopharmaka und wassertreibende Mittel. Symptome sind niedriger Blutdruck im Liegen und Stehen; dazu Müdigkeit, Neigung zum »Schwarzwerden« vor den Augen, Schwindel, Ohrensausen und Leeregefühl im Kopf, kalte Hände und Füße, »Herzbeschwerden«, Schlafstörungen und Nervosität.
Bei der orthostatischen Dysregulation kommt es zu Beschwerden beim Übergang vom Liegen zum Stehen. Die Ursache ist das Versacken des Blutes in die Beine. Begünstigt wird das durch Krampfadern, Bettlägerigkeit, Blutarmut und diverse Medikamente. Diagnose durch häufige Blutdruckmessungen, EKG, Steh-EKG, Belastungs-EKG und 24-Stunden-Blutdruckmessung. In der Behandlung sind Medikamente meistens entbehrlich. Wichtig sind körperliches Training sowie »Kneipp und Kur«. Beim Sport sind Übungen mit wechselnden Anforderungen wichtig. Passive Anwendungen wie Bäder usw. haben nur geringe Bedeutung.

Hypoventilation
Verringerte Gesamtatmung.

Hypovolämischer Schock
Durch ein Mißverhältnis zwischen Sauerstoffbedarf und Sauerstoffangebot bedingter Schock. Die Ursache ist ein kritisches Unterschreiten der Durchblutung lebenswichtiger Organe (hypovolämisch bedeutet, daß sich in der Blutgefäßbahn zuwenig »Flüssigkeit« befindet). Die Ursachen sind Blutverluste (z. B. Verletzungen), Plasmaverluste (z. B. Verbrennungen) sowie Wasser- und Salzverluste etwa bei Durchfällen oder Erbrechen. In der Behandlung ist der Volumenersatz wichtig.

Hypoxie
Verminderter Sauerstoffgehalt im Blut.
Hyster-
Wortteil mit der Bedeutung »Gebärmutter-«.
Hysterektomie
Operative Gebärmutterentfernung.
Hysterie
Verschiedene krankhafte Erscheinungsbilder mit einem beträchtlichen Mißverhältnis zwischen der unbewußten Selbstdarstellung eines Patienten und seinem tatsächlichen Wesen.
Hysterosalpingographie
Röntgendarstellung von Gebärmutter und Eileiter. Kontrastmittel wird in die Gebärmutter eingebracht und das Abfließen über die Eileiter im Röntgen beobachtet.

I

I. art.
Intraarteriell. Durch die Schlagader.
Iatrogen
Vom Arzt verursacht, durch ärztliche Einwirkung. Meist im negativen Sinn gebraucht.
ICR
Interkostalraum. Der Raum zwischen den Rippen.
Icterus
Auch: ➪ Ikterus. Gelbsucht.
- ◆ *I. gravidarum:* Gelbsucht bei der Schwangeren.
- ◆ *I. infectiosus:* Leptospireninfektion mit Gelbsucht.
- ◆ *I. intermittens:* Milde Gelbsucht bei Morbus Meulengracht. Immer wieder auftretend, aber harmlos.
- ◆ *I. neonatorum simplex:* Gelbsucht des Neugeborenen, tritt am 2.–3. Lebenstag auf und klingt nach 14 Tagen wieder ab.
- ◆ *I. praecox et gravis neonatorum:* Vorzeitig auftretende, schwere Gelbsucht des Neugeborenen bei Blutgruppenunverträglichkeit.
- ◆ *I. neonatorum prolongatus:* Über den 14. Tag hinausgehende, normale

Gelbsucht des Neugeborenen, vor allem bei Frühgeburten, Medikamentenunverträglichkeiten und Fehlbildungen der Gallenwege.

Idealgewicht

➪ Adipositas.

Idem

Derselbe, dasselbe; z. B. Status idem (unveränderter Zustand).

Idiopathisch

Krankhafter Zustand, der ohne erkennbare Ursache entstanden ist.

Idiopathisch fibrosierende Alveolitis

Erkrankungen, die das Lungengerüst und die Lungenbläschen betrifft. Symptome sind Husten, Atemnot bei körperlicher Belastung, Knisterrasseln beim Abhören und die Ausbildung von ➪ Trommelschlegelfingern. Diagnose durch Röntgen. Behandlung mit Kortison und Chemotherapie. Wegen des ungünstigen Krankheitsverlaufes ist die Lungentransplantation rechtzeitig zu erwägen.

Idiotie

Hochgradiger Schwachsinn.

I. E.

Internationale Einheit. Dosierungseinheit für Antibiotika und Impfstoffe.

IgA-Mangel-Sprue

Fettdurchfall (Sprue) bei einem Mangel an Abwehreiweißkörpern der Klasse A.

Ikterus

Auch: ➪ Icterus. Gelbsucht. Führt zu gelblicher Verfärbung der Haut und Schleimhäute sowie innerer Organe. Tritt ab 2 mg/dl Gesamtbilirubin im Blut auf. Diagnose mit Labor, ➪ CT, Spiegelung, ➪ Laparoskopie und Gewebsentnahme. Die Behandlung ist ganz von der zugrunde liegenden Ursache abhängig.

- *Gallenblasenkarzinom:* Wird oft erst durch die aufgetretene Gelbsucht erkannt. Diagnose mit Ultraschall und ➪ CT. Behandlung mit Operation.
- *Gallengangskarzinom:* Verursacht meist keine kolikartigen Beschwerden, oft bestehen nur mäßiggradig starke »Gallenbeschwerden«. Behandlung mit Operation. Strahlen und Chemie helfen nicht.
- *Hepatozellulärer I.:* Die Ursache ist eine Störung des Bilirubinstoffwechsels. Gründe dafür sind Blutzerfall, Gallestauung, Lebererkrankungen und angeborene Leiden. Symptome zeigen sich zuerst als Gelbfärbung der Augen. Diagnose mit Labor, Ultraschall, ➪ CT und Spiegelung.
- *Intrahepatische Cholestase:* Die Gelbsucht entsteht durch eine Störung der Gallenabsonderung in der Leberzelle selbst oder durch eine Verlegung der feinsten Gallekanälchen innerhalb der Leber. Ursachen sind Alkohol, Medikamente (Hormone!), Operationen und Bluttransfusionen. Symptome sind Fieberzacken, Lymphknotenschwellungen, Gelenkschmerzen und Hautjucken. Behandlung medikamentös.

◆ *Medikamentöser I.:* Leberschäden sind durch folgende Gruppen von Arzneimitteln möglich: Fiebersenker, Rheumamittel, Gichtmittel, Muskelentspanner, Nervendämpfer, Antidepressiva, Schlafmittel, Antikrampfmittel.

Iktus
Stoß, Schlag.

Ileitis
Entzündung des Krummdarmes. ➪ Morbus Crohn, Crohnsche Krankheit.

Ileostoma
Künstlicher Darmausgang aus dem Dünndarm.

Ileotransversostomie
Operative Verbindung zwischen ➪ Ileum und Querdarm (Colon transversum) des Dickdarmes. Notwendig bei schweren Entzündungen oder Tumoren.

Ileozäkal
Bereich, in dem der Dünndarm in den Dickdarm übergeht. Gilt als »Wetterwinkel« des Bauchraumes.

Ileum
Krummdarm. Der untere Teil des Dünndarms.

Ileum-Conduit
Ersatzblase aus Dünndarm.

Ileus
Darmverschluß. Der Darminhalt wird nicht mehr fortbewegt, was zu einem Druckanstieg in der Darmlichtung führt. Die Häufigkeit der Ursachen hängt vom Lebensalter ab. Beim Kleinkind sind es Einstülpungen und unterentwikkelte Darmabschnitte, im Kindesalter Verdrehungen oder der »Blinddarm«, beim Erwachsenen Leistenbrüche oder Verwachsungen nach Operationen und im höheren Lebensalter schließlich Krebse, Gallensteine und Verengungen des Dickdarmes. Die Diagnose erfolgt durch eine Leeraufnahme des Bauches (»Abdomen-Leer«). Durch einen Kontrastmitteleinlauf kann man die Höhe des Hindernisses feststellen. Beim Dünndarmverschluß kommt es zu frühem Erbrechen, und man sieht im Röntgen zahlreiche »Spiegel«. Der Dickdarmverschluß verursacht spätes Erbrechen, Bläh- und Trommelbauch und Spiegel im Blinddarm. Ileusgefahren sind die Bauchfellentzündung, der Durchbruch, Absterben des Darmes, Blutvergiftung und Schock. Die Behandlung erfolgt gewöhnlich durch (rasche) Operation.

Iliosakral
Darm- und Kreuzbein betreffend.

I. M.
Intramuskulär. Eine Injektion in den Muskel.

Imbezil
Mittelgradig schwachsinnig.

Imbezillität
Mittelgradiger Schwachsinn.

Immobil
Unbeweglich, ans Bett gefesselt. Gegenteil: ➪ mobil.

Immun
Unempfindlich, gefeit gegen Infektion.

Immundefektsyndrome
Mängel der körpereigenen Abwehr, sofern sie nicht Folgen einer anderen, bekannten Krankheit sind.

Immunisierung
Herbeiführen einer Immunität des Organismus.

- *Aktive I.:* Durch direkten Kontakt des Organismus mit dem Fremdstoff (Antigen).
- *Passive I.:* Durch Zufuhr von fertigen Abwehrkörpern (Immunglobulinen).

Immunität
Körpereigene Widerstandsfähigkeit, herbeigeführt durch ➪ Immunisierung.

Immunoblastisches Lymphom
Bösartige Lymphknotenschwellung bei bösartigem ➪ Non-Hodgkin-Lymphom.

Immunozytom
Auch: Lymphoplasmozytisches Lymphom. Bösartige Lymphgeschwulst. Nur durch spezielle mikroskopische Untersuchungen feststellbar. Es handelt sich um ein bösartiges Tumorwachstum von Lymphozyten. Nach den vorherrschenden Zellen unterscheidet man verschiedene Tumortypen.

Immunsuppression
Unterdrückung der Körperabwehr, die beispielsweise nach Transplantationen – meist lebenslang – notwendig ist, um Abstoßungsreaktionen zu verhindern.

Immuntherapie
Behandlung durch Medikamente, welche die körperliche Abwehr beeinflussen. Schließt z. B. die Gabe von Immunglobulinen oder die Interferonbehandlung ein.

Immunthyreopathie
Schilddrüsenerkrankung, meist im Sinne einer Überfunktion. Ausgelöst durch Antikörper, die die Schilddrüsenzellen zu vermehrter Hormonproduktion anregen.

Immunvaskulitis
Gefäßentzündung durch körpereigene Abwehrvorgänge.

Imperativ
Befehlend, bindend, zwingend; z. B. imperativer Harndrang (erzwingt sofortiges Harnlassen).

Impetiginisation
Bildung von Eiter, Knötchen und Flechten durch die bakterienbedingte Infektion einer bestehenden Hauterkrankung. Führt zu einer honiggelben Krustenbildung.
Impetigo bullosa
Auch: Bulla repens. Langsam weiterkriechende, nicht reißende Blase an Finger, Nagelwall, Handteller oder Fußsohle. Hautinfektion mit Bakterien.
Impetigo contagiosa
Durch Eitererreger hervorgerufene Hauterkrankung bei Kindern, hauptsächlich an Gesicht, Kopf und Händen. Nach Bläscheneinriß bilden sich gelbliche Krusten und örtliche Lymphknotenschwellungen.
Implantat
Dem Körper eingepflanztes Gewebestück künstlicher oder natürlicher Herkunft.
Implantation
Einbringen von natürlichen oder künstlichen Ersatzstücken, Prothesen.
Impotenz
Auch: erektile Dysfunktion, Impotentia coeundi. Unfähigkeit zum Beischlaf. Man spricht dann davon, wenn es bei ¾ aller Beischlafversuche zu keiner ausreichenden Gliedversteifung kommt. Die Ursachen sind vielfältig, begünstigend wirken Rauchen, Alkohol und Medikamente wie Blutdrucksenker oder Mittel gegen Fettblut.
Impulsiv-petit-mal
Kleiner epileptischer Anfall mit plötzlich einschießenden symmetrischen Muskelzuckungen (Myoklonien).
Inadäquat
Nicht passend, nicht entsprechend, unangemessen.
Inapparent
Nicht sichtbar, nicht wahrnehmbar; z. B. inapparente Infektion (durch die Sinne des Arztes nicht wahrnehmbar bzw. ohne fühlbare Symptome).
Inappetenz
Appetitlosigkeit.
Indifferent
Unbestimmt, gleichgültig, teilnahmslos, unentschieden, nicht gut und nicht schlecht, auch: wirkungslos (z. B. Arzneimittel).
Indifferenz
Gleichgültigkeit, Neutralität, z. B. von chemischen Stoffen in Arzneimitteln. Kann auch Wirkungslosigkeit bedeuten.
Indikation
1. Heilanzeige, medizinische Aufforderung, eine Untersuchung oder Behand-

lung in einer bestimmten Situation zu veranlassen. Gegenteil: Kontraindikation.
2. Die Umstände in bezug auf einen Schwangerschaftsabbruch.

Indolent

1. Geistig träge und gleichgültig. Meist im Zusammenhang mit »schmerzunempfindlich« oder »schmerzfrei« verwendet.
2. Keine Schmerzen verursachend.

Induktion

Stadium der Heilung durch Chemotherapie.

Induktionstherapie

Hochdosierte Anfangsbehandlung in der Tumortherapie mit der Absicht, eine ➪ Induktion herbeizuführen.

Induratio penis plastica

Narbige Gliedschrumpfung. Die Harnentleerung ist meist normal, der Geschlechtsverkehr wird erschwert oder unmöglich.

Induriert

Verhärtet, verdichtet.

Ineffektiv

Unwirksam.

Ineffizient

Unwirksam.

Infantil

Geistig oder körperlich zurückgeblieben, »kindlich«.

Infarkt

Gefäßverstopfung, durch Verschluß einer Schlagader abgestorbener Gewebsbezirk. Schwere Form der Durchblutungsstörung.

- *Hirninfarkt:* ➪ Schlaganfall.
- *Infarktpneumonie:* Lungenentzündung durch das Eindringen von Eitererregern in einen Lungeninfarkt.
- *Innenschichtinfarkt:* ➪ Herzinfarkt in den Wandschichten unter der Herzinnenhaut der linken Kammer. Macht keine infarkttypischen EKG-Veränderungen.
- *Lungeninfarkt:* ➪ Lungenembolie.
- *Rudimentärinfarkt:* Andere Bezeichnung für instabile ➪ Angina pectoris.

Infaust

Unglücklich, ungünstig; z. B. infauster Krankheitsverlauf.

Infektiöse Mononukleose

➪ Drüsenfieber.

Infektkrampf

➪ Fieberkrampf.

Infektstein
Harnsteinart aus Magnesium-Ammoniumphosphat.
Inferior
Unten, abwärts.
Infertilität
Unfruchtbarkeit. ➪ Sexualstörungen. ➪ Sterilität.
Infiltrat
Entzündungsherd in einem Organ. Bezieht sich häufig auf die Lunge.
Infiltration
1. Eindringen, z. B. eines Entzündungsherdes oder von Tumorausläufern.
2. Einspritzung eines Medikamentes in das Gewebe.
Infiltrativ
Einströmend, einsickernd, einwandernd. Ein infiltratives Wachstum ist die Ausbreitung eines bösartigen Tumors in andere Gewebe oder Organe.
Inflammation
Entzündung.
Influenza
Virusgrippe, hervorgerufen durch die Viren Influenza A und B. Nach einer Inkubationszeit von 1–3 Tagen kommt es zu Frösteln, Schüttelfrost und Fieber, Abgeschlagenheit und Appetitlosigkeit, Kopf-, Muskel- und Gelenkschmerzen. Die Schleimhäute der Atemwege sind entzündet, was sich in ➪ Katarrh, Halsschmerzen und Husten wegen der ➪ Tracheitis äußert. Komplikationen sind Lungenentzündung und entzündlicher Befall von Herz und Gehirn. Behandelt wird mit Bettruhe und Fiebersenkung. Antibiotika sind nur bei Komplikationen nötig. Vorbeugend ist die Grippeimpfung sinnvoll.
Infra
Auch: »sub-«. Vorsilbe mit der Bedeutung »unter-«.
Infraktion
Unvollständiger Knochenbruch mit Spalt-, Dellen- oder Stufenbildung.
Infundieren
Große Flüssigkeitsmengen in den Körper einführen.
Infusion
Flüssigkeit, die nicht über den Mund zugeführt wird, sondern z. B. durch die Vene.
Infusions-Cholangiographie
Ein lebergängiges Kontrastmittel wird mittels Infusion injiziert. Die Art und Weise, wie dieses Kontrastmittel in die Gallenwege ausgeschieden wird und in die Gallenblase abfließt, wird mit Röntgen dargestellt.
Inguinal
Leisten-, zur Leiste gehörig.

Inhalationsszintigraphie
Die Untersuchung dient der Messung der Lungenbelüftung und kann Gefäßverschlüsse und Embolien nachweisen. Dazu ist es notwendig, ein radioaktiv strahlendes Gas einzuatmen. Die Art und Menge der Verteilung des Gases in der Lunge wird anschließend mit dem Geigerzähler gemessen.
Inhibieren
Hemmen, unterdrücken.
Inhomogen
Nicht gleichartig.
Initial
Beginn-, zu Beginn, anfangs.
Inkarzeration
Einklemmung. Eine inkarzerierte Hernie ist ein eingeklemmter Bruch.
Inkompatibel
Unverträglich (in bezug auf Medikamente), unvereinbar, nicht zusammen passend. Gegenteil: Kompatibel.
Inkompatibilität
Unverträglichkeit, z. B. von Blutgruppen.
Inkomplett
Unvollständig.
Inkontinenz
Unvermögen, den Harn zu halten.
Inkorporieren
Einverleiben, in den Körper hinein bringen; z. B. im Zusammenhang mit dem Einbringen strahlender (radioaktiver) Stoffe in den Körper.
Inkubationszeit
Jener Zeitraum, der zwischen Ansteckung und Krankheitsausbruch vergeht.
Inkurabel
Unheilbar. Gegenteil: kurabel.
Inlay
Zahnfüllung, die nicht die Zahnhöcker bedeckt, sondern in der Mitte der Zahnkaufläche liegt. Hergestellt wird ein I. auf einem Modell. Es besteht aus Kunststoff, Porzellan oder Gold.
Innenschichtinfarkt
➪ Angina pectoris.
Inoperabel
Nicht operierbar, durch Operation nicht heilbar.
Inselzelladenom
Teils gut-, teils bösartige Geschwulst der Inselzellen der Bauchspeicheldrüse. Je nach der Hormonproduktion unterscheidet man ➪ Insulinom, Glucagonom,

➪ Gastrinom und Vipom. Nachweis durch Labor, Ultraschall mit Gewebsentnahme, ➪ CT und Gefäßröntgen. Behandlung durch Operation.

Inselzellhyperplasie

Tumoröse Vermehrung der Inselzellen in der Bauchspeicheldrüse. Führt zu den Symptomen des Insulinoms. Wichtigstes Symptom ist die Unterzuckerung.

Inselzelltumoren

Sie kommen als isolierte Tumoren vor oder im Rahmen des Wermer-Syndroms, bei dem auch andere Organe wie die Hirnanhangsdrüse oder die Epithelkörperchen befallen sind. Die Tumoren nehmen ihren Ausgang von den Inselzellen A, B, D und den Langerhansschen Inseln in der Bauchspeicheldrüse. Sie sind zum Teil gut-, zum Teil bösartig. Ihre Symptome ergeben sich aus ihrer Zellzusammensetzung und deren Hormonwirkung. Behandelt werden alle durch Operation. ➪ Pankreaskarzinom.

- *Gastrinom:* 60% bösartig, erzeugt Gastrin und führt damit zu gehäuften Magen-Zwölffingerdarm-Geschwüren.
- *Glucagonom:* Erhöht den Blutzucker.
- *Insulinom:* 10% bösartig, erzeugt Insulin und führt damit zu Unterzukkerung.
- *Karzinoid:* Erzeugt Bradykinin, verursacht anfallsweise Gesichtsrötung und Durchfälle (durch Serotonin), macht Lebermetastasen.
- *Vipom:* Erzeugt Eiweißstoffe, die auf den Darm wirken und dadurch Durchfälle auslösen.

Insemination

1. Eindringen der Samenfäden in die weibliche Eizelle.
2. Künstliche Befruchtung.

Insertion

Ansatz, Ansatzstelle. Jener Ort, an dem ein Muskel mittels seiner Sehne am Knochen ansetzt (inseriert).

Insertionstendinopathie

Auch: Tendopathien, Tendovaginopathien. Im wesentlichen handelt es sich um Sehnenscheidenentzündungen wie z. B. Tennisellbogen oder Werferellbogen.

Insomnie

Schlaflosigkeit.

Inspiration

Einatmung. Gegenteil: Expiration.

Inspirium

Phase der Einatmung.

Insuffizient

Unzureichend, unzulänglich, ungenügend leistungsfähig, geschwächt.

Insuffizienz
Ungenügende Leistung bzw. Funktion eines Organs.
◆ *Respiratorische I.:* Krankhafter Sauerstoff- und Kohlendioxidgehalt bei Atemstörungen.

Insufflation
Einblasen von Substanzen, meist Gase, in Körperhöhlen und Gelenke.

Insulinmangeldiabetes
Zuckerkrankheit mit absolutem Mangel an blutzuckersenkendem Insulin. Dazu zählen der Typ I, der Typ II mit schweren Begleitkrankheiten oder Operationen, die Stoffwechselentgleisung bei Zuckerkrankheit und »Sekundärversager«: Das sind Patienten mit einer ursprünglichen Tablettenbehandlung, die trotz Einnahme Zuckerwerte über 180 mg/dl und Harnzuckerwerte von 10–20 g haben.

Insulinom
➪ Inselzelltumoren.

Insulinresistenz
Minderung oder Ausbleiben der Insulinwirkung. Ursache sind vom Organismus erzeugte Antikörper, die die Wirksamkeit des Insulins herabsetzen. In derartigen Fällen steigt der Insulinbedarf auf Werte über 100 Einheiten an.

Insult, apoplektischer
➪ Schlaganfall.

Interkostalneuralgie
Schmerzen entlang eines Zwischenrippennervs. Ausgangspunkt ist jeweils eine Nervenwurzel. Ursachen sind Herpesinfektionen, Entzündungen und Abnützungen der Wirbelsäule, Tumoren, Metastasen und Bandscheibenvorfälle. Typische Symptome sind einseitige, gürtelförmig ausstrahlende Schmerzen im Brustkorb, die durch Atmen, Husten oder Pressen verstärkt werden. Behandelt wird mit Schmerzmitteln, eventuell auch mit Einspritzungen örtlich vereisender Mittel.

Interkurrent
Zwischenzeitlich, im Verlaufe einer Krankheit auftretend.

Intermittierend
Wechselnd, zeitweise aussetzend, zeitweise vorkommend.

Intermittierendes Ischämiesyndrom
➪ Schlaganfall.

Intern
Innerlich, inwendig. Gegenteil: ➪ extern.

Interruptio
Unterbrechung, z. B. der Schwangerschaft.

Intersex
Zwitter.
Intersexualität
Zwitterdasein, krankhafte Mischung männlicher und weiblicher Geschlechtsmerkmale bei einem Menschen.
Interstitium
Zwischengewebe.
Intertrigo
»Hautwolf«. Hochrote, nässende Ausschläge ohne Schuppen oder Krusten. Kommt an Berührungsstellen der Haut wie Leiste oder Achsel vor. Neigt bei Zuckerkranken dazu, sich mit dem Candida-Pilz zu infizieren.
Intervention
Jeder medizinische bzw. ärztliche Eingriff, besonders zur Behandlung, Vorbeugung oder als rettende Maßnahme. Man spricht auch von Interventionsstrategien.
Intestinal
Zum Darm gehörig.
Intoleranz
Unverträglichkeit, z. B. von Medikamenten.
Intoxikation
Vergiftung. Entsteht durch die schädliche Einwirkung pflanzlicher, tierischer, bakterieller, chemischer und sonstiger Gifte auf den Organismus. Als I. im weiteren Sinn bezeichnet man auch das Krankheitsbild, das durch die Reaktion des Körpers auf die Giftwirkung entsteht.
Intoxikationssyndrom
Gemeint ist die ➪ Urämie bei höhergradigem Nierenversagen.
Intra-
Die Vorsilbe bedeutet »innerhalb«, »hinein«, »drinnen«. Gegenteil:➪ extra-.
Intrahepatische Cholestase
➪ Ikterus.
Intrakutan
i.c. In der Haut gelegen, in die Haut hinein, z. B. eine intrakutane Injektion.
Intrakutan-Test
Allergietest an der Haut.
Intramuskulär
i.m. Im Muskel gelegen, in den Muskel hinein, z. B. intramuskuläre Injektion.
Intrauterinpessar
IUP. In die Gebärmutter eingelegter Kunststoffkörper zur Empfängnisverhütung.
Intravenös
i.v. In eine Vene, z. B. intravenöse Injektion.

Intrazellulär
Innerhalb der Zelle gelegen.
Intrazerebrale Massenblutung
Blutung im Gehirn, führt zu ➪ Schlaganfall.
Intrinsic-asthma
Inneres, nichtallergisches ➪ Asthma.
Intrinsisch
Von innen her, innerlich, innerhalb, endogen.
Intubation
Einführen eines Luftschlauches in eine natürliche Körperhöhle oder ein Hohlorgan. Meist ist die Einführung in die Luftröhre gemeint. Bezweckt wird damit die Freihaltung der Atemwege zur Beatmung mit Luft bzw. Sauerstoff.
◆ *Endobronchiale I.:* Einführung in eine Hauptbronchie.
◆ *Endotracheale I.:* Einführung in die Luftröhre.
◆ *Nasotracheale I.:* Einführung über die Nase.
◆ *Orotracheale I.:* Einführung über den Mund.
Intubationsnarkose
Narkose, bei der die Zufuhr des Narkosemittels durch ein Rohr (Tubus) über die Luftröhre erfolgt.
Invagination
Einstülpung eines Hohlorgans in sich oder in ein Nachbarorgan. Meistens ist die Darmeinstülpung gemeint, im besonderen die Einstülpung des Dünndarmes in den Dickdarm. Kann zum Darmverschluß führen.
Invasiv
Eindringend. Die ➪ Laparoskopie ist eine invasive Untersuchungstechnik.
Inveteriert
Veraltet. Eine inveterierte Wunde ist so alt, daß man sie (wegen der inzwischen stattgefundenen Keimeinwanderung) nicht mehr ohne weiteres zunähen darf.
Involution
Rückbildungsprozeß an Organen, zum größten Teil aus Altersgründen. Zur I. kommt es auch durch eine mangelhafte oder zu seltene Beanspruchung von Organen.
Inzidenz
Eintritt eines Ereignisses, die Anzahl neuer Krankheitsfälle in der Zeiteinheit.
Inzision
Operativer Schnitt, Einschnitt.
Iridozyklitis
Entzündung der Regenbogenhaut (Iris) mit Beteiligung des Ziliarkörpers. Verursacht häufiger Komplikationen wie grünen Star.

Iris
Regenbogenhaut des Auges. Sie fungiert als regulierbare Blende des Auges.
Iriskolobom
Defekt in der Regenbogenhaut. Die Pupille bekommt dabei die Form einer Birne oder eines Schlüsselloches.
Iritis
➪ Augenerkrankungen.
Irreparabel
Dauernd funktionsuntüchtig, nicht heilbar.
Irreversibel
Nicht umkehrbar, nicht wiederholbar. Gegenteil: Reversibel.
Irritables Kolon
Reizdarm. Anfälligkeit des Dickdarmes gegenüber verschiedensten Schädlichkeiten. Der Reizdarm kann die Folge von Entzündungen und Allergien sein: Öfters besteht nur eine seelisch bedingte Ursache im Sinne einer Psychoneurose. Symptome sind hartnäckige Störungen wie Schmerzen, Völlegefühl, Blähungen, Rumoren und Wechsel des Stuhlganges zwischen Verstopfung und Durchfall.
Irritation
Reizung.
Ischämie
Fehlende Durchblutung. Auch »Blutleere«, wie sie z. B. bei Operationen an Schlagadern künstlich herbeigeführt wird. I. im Gehirn führt zum ➪ Schlaganfall, am Herzen zum ➪ Infarkt und an den Schlagadern und Organen zum Absterben.
- *Stumme I.:* Durchblutungsstörung im Herzmuskel mit EKG-Zeichen, aber ohne fühlbare Symptome.
- *Zerebrale I.:* ➪ Schlaganfall.

Ischämiesyndrom, intermittierendes
➪ Schlaganfall.
Ischialgie
Rückenbeschwerden mit Schmerzausstrahlung im Versorgungsgebiet des Ischias-Nervs. Ursachen sind meist Bandscheibenschäden bzw. -vorfälle, Entzündungen und Abnützungen der Wirbelkörper, Nervenentzündung und Tumoren. Die Schmerzen beginnen meist plötzlich nach einer Anstrengung und schreiten nach vorhergehenden Kreuzschmerzen nach unten fort. Verstärkt werden die Schmerzen durch Hüftbeugung und gleichzeitige Beugung des Fußes nach oben, durch Beugung der Halswirbelsäule, Überstreckung des Hüftgelenkes und Druck auf den Zwischenwirbelraum unterhalb des 5. Lendenwirbels. Besteht ein Bandscheibenvorfall, finden sich Nervenstörungen

entlang des Ausbreitungsgebietes der betroffenen Nervenwurzel und Gefühlsstörungen im gleichen Gebiet. Diagnose durch Röntgen, ➪ CT und ➪ MR, zusätzlich ➪ EMG.

Ischurie
Harnverhaltung, Unmöglichkeit, den Harn zu entleeren.

Iterativ
Wiederholend.

ITN
➪ Intubationsnarkose.

IUP
➪ Intrauterinpessar.

i. v.
Intravenös.

IVP
➪ Iv-Pyelographie.

Iv-Pyelographie
Nierenröntgen mit Kontrastmittelgabe durch die Vene.

J

Jacket-Krone
Künstliche Zahnkrone, meist aus Porzellan.

Jackson-Anfälle
➪ Epilepsie.

Jejunum
Leerdarm. Der obere Anteil des Dünndarmes.

Jugulum
»Drosselgrube«. Einsenkung an der Halsvorderseite zwischen den Schlüsselbeinen und den Hals- und Schultermuskeln.

Juvenil
Jugendlich.

Juvenile Osteomyelitis
Knocheneiterung vom 2. Lebensjahr an bis zum Ende der Wachstumsperiode. Hauptsächlich wird der Mittelteil der langen Röhrenknochen befallen. Die Ursache ist meist eine Erregerabsiedelung auf dem Blutweg. Die Symptome

sind hochakut mit Fieber, Schüttelfrost, örtlichen Schmerzen mit Schwellung und Rötung, Überwärmung und Schonhaltung. Manchmal sind die örtlichen Beschwerden auch gering. Diagnose durch Labor, Röntgen, Ultraschall, ➪ Szintigraphie. Die Behandlung ist medikamentös und später operativ.

K

Kachexie
Hochgradige Abzehrung, Kräfteverfall.

Kalkaneusfraktur
Fersenbeinbruch.

Kallus
Jenes (vorläufige) Gewebe, das zwischen den Fragmenten eines Knochenbruches gebildet wird; später wird der K. knöchern durchwachsen.

Kalotte
Schädeldach.

Kalter Knoten
Einzelne Bezirke in der Schilddrüse, die das radioaktive Jod nicht speichern. Diese müssen gewebsmäßig geklärt werden.

Kammerflimmern
Der Herzmuskel zieht sich so schnell zusammen, daß insgesamt nur mehr ein völlig unergiebiges Wogen der Herzkammern resultiert. Führt ohne Behandlung unmittelbar zum Tod.

Kamptodaktylie
Angeborene Erbkrankheit der Finger. Kommt beidseitig und symmetrisch vor. Der 5., seltener auch der 4. und 3. Finger sind im Mittelgelenk gebeugt und im Grundgelenk überstreckt.

Kanzerogen
Auch: Cancerogen. Karzinogen. Krebserregend.

Kanzerophobie
Auch: Cancerophobie. ➪ Karzinophobie.

Kapillare
Kleinstes Blutgefäß.

Kapillarniere
Künstliche Niere mit dünnsten Schläuchen zur Blutführung. Der Vorteil ist die große Fläche bei kleinstmöglichem Volumen.

Kaposi-Syndrom
An Händen und Füßen treten schmerzhafte, rot-violette, derb-elastische Knötchen und Knoten mit Blutungen auf, die weitere Ausbreitung erfolgt durch Wachstum. Die Knoten sind zahlreich und symmetrisch. Auch Geschwüre können dazukommen, nach Jahren auch bösartige Absiedelungen. Das K. findet sich als Komplikation bei ➪ AIDS.

Karbunkel
Eitrige Entzündung zahlreicher Haarbälge und ihrer Umgebung mit brettharter Entzündung der Haut. Es kommt zu Gewebseinschmelzungen und siebartigen Hautdurchbrüchen, Lymphknotenschwellung und Fieber.

Kardia
Übergang von der Speiseröhre in den Magen.

Kardiainsuffizienz
Völlige oder teilweise Schlußunfähigkeit der ➪ Kardia. Mageninhalt fließt in die Speiseröhre zurück und führt zur ➪ Refluxösophagitis. Symptome sind Schluckstörungen, Schmerzen im Oberbauch, auch blutiges Erbrechen kann auftreten. Diagnose durch Spiegelung und Röntgen. Behandlung medikamentös, nur in schwersten Fällen operativ. Eine reifungsbedingte Schwäche des Speiseröhrenschließmuskels beim Säugling führt zum schlaffen Erbrechen, vor allem im Liegen.

Kardial
Herzbedingt, zum Herzen gehörig, das Herz betreffend.

Kardiales Ödem
➪ Ödeme, verursacht durch Herzerkrankung.

Kardialgie
1. Herzschmerz.
2. Magenschmerz.

Kardinal-
Wortteil mit der Bedeutung »grundlegend«, »wichtig«, »haupt-«.

Kardio-
Auch: Cardio-. Wortteil mit der Bedeutung »Herz-«.

Kardiogener Schock
Schock bei akutem Pumpversagen des Herzens. Ursachen sind der komplizierte Herzinfarkt, die Herzmuskelschwäche durch Abnützung und durch ➪ Kardiomyopathie sowie schwere Rhythmusstörungen; weiters Verletzungen und Vergiftungen.

Kardiomegalie
Riesenherz. Vergrößerung des Herzens durch krankhaftes Wachstum der Herzmuskelzellen und Erweiterung der Herzhöhlen. Die Erkrankung ist auch erblich.

Kardiomyopathie, primäre
Auch: Cardiomyopathie, Myokardiopathie. Jene Herzerkrankung, die keine Folge von Gefäßverkalkung, Bluthochdruck oder Herzfehlern ist. Wichtigstes Symptom ist Herzschwäche bei Riesenherz. K. ist der häufigste Grund für eine notwendige Herztransplantation.

- *Hypertrophische K.:* Vergrößerung vor allem der Scheidewand und der linken Kammer.
- *Hypertrophische nichtobstruktive K.:* Ohne Einengung der Ausstrombahn.
- *Hypertrophische obstruktive K.:* Mit Einengung der Ausstrombahn.
- *Kongestive oder dilatative K.:* Mit Vergrößerung und Erweiterung des gesamten Herzens.
- *Restriktive K.:* Mit entzündlicher Schrumpfung der Herzinnenhaut.
- *Sekundäre K.:* Entstanden als Folge von Entzündungen, Stoffwechselstörungen, Giftwirkungen, Nerven- und Muskelleiden, Verletzungen und Schwangerschaftskomplikationen.

Kardiopulmonal
Herz und Lunge betreffend.

Kardioselektivität
Spezielle Wirkungsweise von Medikamenten auf das Herz, gemeint sind meist gewisse ➪ Betablocker.

Kardiospasmus
Krampf der Muskeln des Mageneinganges.

Kardiotoxisch
Herzgiftig.

Kardiovaskuläre Hypertonie
➪ Hypertonie.

Kardiovaskuläres Syndrom
➪ Funktionelle Herzbeschwerden.

Kardioversion
Herzschlagnormalisierung durch Anwendung von Medikamenten oder elektrischen Stromschlägen.

Karditis
Entzündung des Herzens.

Karenz
Enthaltsamkeit, Wartefrist, Enthaltung von Suchtmitteln wie Alkohol, Nikotin usw.; auch das strikte Meiden von allergieauslösenden Stoffen (z. B. Pollen, Tierhaare).

Karies
1. Zahnfäule. Erweichung der Zahnsubstanz durch Bazillen. Symptome sind verstärkte Empfindlichkeit auf »kalt«, »süß« und »sauer«; dazu Schmerzen.

Behandlung durch Entfernung der kranken Substanz und Füllung der Löcher mit Amalgam, Kunststoff oder Gold.
2. Entzündliche Knochenerkrankung, Knochentuberkulose.

Kariös
Von Karies befallen, angefault.

Karotis
➪ Carotis.

Karotissinus-Syndrom
➪ Herzrhythmusstörungen.

Karotisstenose
Verengung der Halsschlagader. Kann zum Schlaganfall führen. Teilweise bestehen Möglichkeiten der operativen Erweiterung.

Karotis-Syndrom
Symptome durch Blutentzug oder ➪ Steal-Effekt durch eine örtliche Umkehr der Blutströmung. Ist die innere Halsschlagader (Karotis) einseitig verlegt, kommt es zu einem Blutentzug aus der Hirnhälfte der Gegenseite. Folgen sind Sehstörungen, halbseitige Lähmungen und Verkrampfungen.

Karpalgelenk
Handwurzelgelenk.

Karpaltunnelsyndrom
➪ Carpaltunnelsyndrom.

Karzinogen
Krebserzeugend.

Karzinoid
Hormon- (Serotonin-)produzierender Tumor. Seltener Krebs mit niedrigem Bösartigkeitsgrad. Findet sich im Wurmfortsatz, im Dünndarm oder den Bronchien. Wächst nur langsam in die Umgebung ein, gelegentlich auch Absiedelungen. Der Heilverlauf ist eher günstig.

Karzinoid-Syndrom
Krankheitsbild, das sich ergibt, wenn das bösartige Karzinoid des Dünndarms in die Leber absiedelt (metastasiert). Krankhaft gebildetes Serotonin verursacht dann verschiedene Symptome wie anfallsweise Hautrötung, Durchfälle, Asthma und entzündliche Schrumpfung der Herzklappen. Operative Behandlung.

Karzinom
Auch: ➪ Carcinom. Schleimhautkrebs.

- *Infraglottisches K.:* Kehlkopfkrebs unterhalb der Stimmritze. Verursacht Stimmstörungen, Atemnot, Schluckbeschwerden und Schmerzen, auch Lymphknotenbeteiligung. Diagnose durch Spiegelung (Laryngoskopie), Behandlung mit Operation und Strahlen.

- *Periampulläres K.:* Besondere Lage eines Bauchspeicheldrüsenkrebses.
- *Spinozelluläres K.:* Der zweithäufigste Hautkrebs. Wächst in die Tiefe und setzt Metastasen. Besonders bei Männern und im höheren Lebensalter. Symptome sind derbe, schmerzlose Herde mit kleinen Knoten, Platten und Schuppen. Nach Größenzunahme kommt es zu zentraler Geschwürsbildung und Einbruch in benachbartes Gewebe. Zu 90% an dem Licht ausgesetzten Hautstellen. Günstige Heilungsquote. Behandlung mit Operation und Bestrahlung.
- *Supraglottisches K.:* Krebs oberhalb der Stimmritze. Beschwerden wie ➪ infraglottisches K.

Karzinophobie
Unbegründete Krebsangst.

Karzinose
Durchsetzung des Körpers oder nur bestimmter Organe oder Körperhöhlen durch zahlreiche Tochtergeschwülste.

Kastration
Operative Entfernung oder chemisch-medikamentöse Stillegung der Geschlechtsdrüsen.

Kasuistik
Beschreibung von Krankheitsfällen.

Katabolismus
Abbaustoffwechsel. Gegenteil: Anabolismus.

Katalepsie
Anhaltendes Verbleiben in einer bestimmten Körperhaltung. Die Muskelspannung ist dabei erhöht. Versucht man die Gelenke passiv zu bewegen, merkt man einen wächsernen Widerstand. Kommt bei ➪ Schizophrenie vor.

Katarakt
Grauer Star. ➪ Augenerkrankungen.

Katarrh
Die einfachste Form der Schleimhautentzündung mit wäßrigen oder schleimigen Absonderungen.

Katarrhalischer Infekt
Akuter Schnupfen und ähnliches.

Katatonie
Krankheitsbild mit Bewegungsstarre und Unterbrechung der Beziehung des Kranken zur Umwelt. Übergang in einen Erregungszustand (Raptus) ist möglich. Der Minuten bis Tage dauernde Zustand ist fallweise lebensbedrohend. Kommt bei ➪ Schizophrenie vor.

Katecholamine
Die »Streß«-Hormone Adrenalin und Noradrenalin.

Katheter
Rohr oder Schlauch zur Einfuhr oder Ableitung von Flüssigkeiten, z. B. Blut.
Katzenkratzkrankheit
Auch: Felinose. Infektionskrankheit, die durch Katzen auf den Menschen übertragen wird. Die Katzen erkranken selbst nicht. Am Infektionsort entstehen Rötung, Knötchen und eine örtliche Lymphknotenschwellung. Wochenlang bestehen erhöhte Temperaturen. Komplikation ist eine Hirnentzündung. Diagnose durch Labor. Behandlung mit Bettruhe, Fiebermittel und Antibiotika.
Kaudal
Auch: Caudal. Unten, abwärts gerichtet.
Kausal
Ursächlich, auf die Ursache bezogen.
Kausalgie
Schmerzen nach einer Nervenverletzung. Die Schmerzen sind glühend, brennend und schon durch leiseste Berührung auslösbar.
Kaverne
Hohlraum im Körpergewebe. Meist ist damit eine Gewebshöhle in der Lunge, entstanden durch eingeschmolzene ➪ Tbc-Herde, gemeint.
Kavität
Defekt in der Schmelzdecke des Zahnes. Am häufigsten hervorgerufen durch Karies.
Kawasaki-Syndrom
Krankheitsbild unbekannter Ursache im Kleinkind- und Kindesalter. Es entsteht eine Gefäßentzündung mit besonderer Beteiligung der Herzkranzgefäße. Dies führt zu akuter Herzmuskelentzündung mit Rhythmusstörungen, Infarkt und Herzversagen. Symptome sind Fieber, Schleimhaut- und Hauterscheinungen sowie Lymphknotenschwellung. Diagnose durch Labor. Eine Behandlung ist nicht bekannt.
Kehlkopfdiphtherie
Die Ablösung von entzündlichen Schleimhautbelägen verursacht eine akute Einengung in Kehlkopf und Luftröhre. Führt zur Ausbildung von echtem ➪ Krupp.
Kehlkopfpapillom
Polypöser Tumor mit dem Aussehen einer Himbeere. Kommt beim Erwachsenen einzeln, beim Kind zahlreich vor. Gutartig, neigt aber zu Wiederholungen. Führt zu zunehmender Stimmstörung. Wird operativ abgetragen.
Keimzelltumoren
Dazu zählen ➪ Hodentumoren, die vom samenbildenden Gewebe ausgehen.
Keloid
Überschüssige Narbenbildung bei dazu neigenden Menschen. Die Narben

sind rötlich gefärbt, derb knotig bis bandartig. Behandlung mit erweichenden Salben.

Keratitis

Entzündungen, im weitesten Sinn Krankheiten der Hornhaut. Symptome sind Schmerzen, Tränenfluß, Lichtscheu, Lidkrampf und Sehstörungen.

Keratokonus

Kegelförmige Auftreibung der Hornhaut des Auges. Ist erblich und führt zu Kurz- und Stabsichtigkeit.

Keratomalazie

Erweichung der Hornhaut des Auges durch Austrocknung, Trübung und entzündliche Veränderungen. Vorkommen z. B. bei Vitamin-A-Mangel.

Keratoplastik

Operativer Ersatz der Hornhaut.

Keratosen

Verhornungsstörung der Haut mit Horn- und Schuppenauflagerung. Tritt beim Erwachsenen auf. Es handelt sich um bräunlich erhabene Herde mit zerklüfteter Oberfläche und wachsartigem Glanz.

◆ *Aktinische K.:* Horn- und warzenartige braune Wucherungen. Sie entstehen nach langdauernder Aussetzung gegenüber dem Sonnenlicht auf Altershaut und -flecken. Neigen zum Übergang in das ➪ Spinaliom.

Kernspintomographie

➪ Magnetresonanz.

Ketoazidose

Auch: Acetonämie. Erhöhter Gehalt an Ketonkörpern im Blut. Ketonkörper ist ein Sammelbegriff für Acetessigsäure, beta-Hydroxybuttersäure und Aceton, die beim Fettsäureabbau entstehen und normalerweise im Citratzyklus abgebaut werden. Ihr Verbleib im Blut führt zur Acetonämie. Bei Insulinmangel hört der Glukosetransport in das Gewebe auf, und der vermehrte Fettabbau führt zum Anstieg freier Fettsäuren. Die vermehrte Fettsäureverbrennung wiederum führt zum verstärkten Auftreten von Ketonkörpern. Die schwerste Ausprägungsform ist das ketoazidotische ➪ Koma.

Keuchhusten

Pertussis. Die Inkubationszeit dieser bakteriellen Infektionskrankheit beträgt 7–14 Tage. Neugeborene haben keinen Schutz, bei Säuglingen ist der Verlauf schwer, vorwiegend aber sind Kleinkinder befallen. Die Übertragung erfolgt durch Tröpfchen von Mensch zu Mensch über eine Distanz von 4 m! Die Ansteckungsgefahr ist zu Beginn der Krankheit am größten und nach 6 Wochen erloschen. Von den Symptomen stehen am Beginn nächtlicher Husten mit Temperaturerhöhung, gelegentlich Erbrechen, Bindehautentzündung. Nach 1–2 Wochen kommt es zu schweren Hustenanfällen mit anfänglich tiefer

Einatmung und darauf folgend massiven Hustenstößen. Wenn der Anfall den Höhepunkt erreicht hat, kommt es zu einem Stimmritzenkrampf mit Atemstillstand und Blausucht. Bei der Krampflösung langgezogene, keuchende Einatmung. Danach Erbrechen von Nahrung oder Schleim. Die Temperatur ist erhöht, das Gesicht gedunsen, die Augenlider geschwollen, der Gesichtsausdruck müde. Nach diesem Anfallsstadium lassen die Hustenanfälle nach. Komplikationen sind Lungenentzündung und eitrige Bronchitis, Gehirnerkrankung mit Krämpfen oder Dauerschäden, Mittelohrentzündung, Austrocknung durch Erbrechen. Diagnose durch Labor und Röntgen. Die Behandlung erfolgt mit dem Antibiotikum Erythromycin, Hustendämpfung (Codein), Inhalationen. Vorbeugung ist möglich mit der Schutzimpfung.

KHK
Koronare Herzkrankheit. Sammelbegriff für Beschwerden bei Verengung der Herzkranzgefäße.

Kimmelstiel-Wilson-Syndrom
➪ Diabetes mellitus/Glomerulosklerose.

Kinderlosigkeit
➪ Sterilität.

Kinetosen
Reisekrankheiten. Die Störungen entstehen durch eine starke Reizung des Gleichgewichtsorgans. Symptome sind Blässe, Schwindel, Erbrechen, Durchfälle oder Verstopfung, Blutdrucksenkung, Schweißausbruch, Schlaffheit, Teilnahmslosigkeit oder Nervosität.

Kinking
Knick- oder Schleifenbildung an Blutgefäßen.

Kissing ulcers
Doppelgeschwüre an der Vorder- und Hinterwand des Magens.

Kittniere
Durch ➪ Tuberkulose gelöcherte Niere, die eingedickten, »verkästen« Eiter enthält. Spätform der Nierentuberkulose.

Klaustrophilie
Krankhafte Neigung, die Wohnung nicht zu verlassen und sich einzuschließen.

Klaustrophobie
Krankhafte Angst vor dem Aufenthalt in kleinen bzw. geschlossenen Räumen.

Klavikula
Auch: Clavicula. Schlüsselbein.

Klavus
➪ Clavus.

Klebsiellen
Bakterienart. Erzeugt eitrige Atemwegsinfektionen.

Klick
Kurze, scharfe Extratöne beim Herzschlag. Typisch für Erkrankungen der Zweizipfelklappe in der linken Herzkammer. Typisch ist der K. aber auch bei künstlich eingesetzter Herzklappe. Das Verschwinden eines Klicks ist ein sehr ernstes Zeichen, meist muß dann die Klappe durch neuerliche Operation ausgetauscht werden.

Klimakterische Beschwerden
Der Mangel an ➪ Östrogenen während des ➪ Klimakteriums reizt den Sympathikusnerv. Dies führt zu Hitzewallungen, Schweißausbrüchen, Schwindel und Blutdruckschwankungen, Migräne, Herzklopfen und Ohrensausen, Schmerzen bei der Harnentleerung. Seelisch finden sich Stimmungsschwankungen und Leistungsknick, der Antrieb ist bis zur Depression vermindert. Körperliche Begleiterscheinungen sind Gelenkschmerzen, ➪ Osteoporose, Gicht und Fettsucht, Stoffwechselstörungen wie Zuckerkrankheit, Störungen der Schilddrüsenfunktion und Ausprägung von Herz-Kreislauf-Störungen. Ungewöhnliche Blutungen sind die Folge der nachlassenden Eierstockfunktion. Die äußeren Geschlechtsteile werden trockener und schrumpfen, was zu Juckreiz, Störungen der Harnentleerung und Schwierigkeiten beim Geschlechtsverkehr führt. Diagnose durch Frauenarzt und Hormonlabor. Die Behandlung erfolgt in erster Linie mit Hormonen.

Klimakterium
Wechseljahre der Frau mit Aufhören der Menstruation. Beginnt in der 2. Hälfte des 5. Lebensjahrzehntes und zieht sich über Monate bis Jahre hin.

◆ *Vorzeitiges K.:* Das K. beginnt früher durch eine vorzeitige schlechtere Ansprechbarkeit der Eierstöcke auf den Hormonreiz der Hirnanhangsdrüse.

Klinefelter-Syndrom
Eine Form der Keimdrüsenunterfunktion mit ursächlicher Störung der Chromosomen. Äußert sich in eunuchenähnlicher Gestalt mit kleinen Hoden und Unfruchtbarkeit. Die männliche Behaarung fehlt, die Haargrenzen der Schamhaare sind vom weiblichen Typ. Auch seelisch-geistige Störungen kommen vor bis zum Schwachsinn.

Klippel-Trenaunay-Syndrom
Angeborene Gefäßmißbildung mit Feuermalen, Krampfadern und Vergrößerung von Armen und Beinen.

Klistier
Auch: Klysma. Darmeinlauf. Einbringen einer abführenden Flüssigkeit in den Mastdarm.

Klitorishypertrophie
Auch: Klitorismus. Der Kitzler ist penisartig vergrößert. Vorkommen bei Nebennierenleiden, Zwittern, Eierstocktumoren und gewissen Erbleiden.

Klonisch
Mit ruckartigem Abflauf; z. B. tonisch-klonische Krämpfe bei Epilepsie.
Klonus
Zuckung, heftige Bewegung.
Klumpfuß
Auch: Pes equinovarus excavatus et adductus. Meist angeboren und oft beidseitig. Der Klumpfuß besteht aus den Anomalien Spitzfuß, Rückfußvarus, Hohlfuß, Sichelfuß, Vorfußsuspinatus und Schrumpfung der Wadenmuskeln. Oft bestehen auch noch andere Auffälligkeiten des Skelettes. Diagnose durch Röntgen. Behandlung mit Verbänden, Gips, Schienen, Einlagen, Gymnastik und ab ca. 13 Jahren Operation.
- *Angeborener K.:* Bei Muskel- und Nervenleiden, Muskelschwund und Kinderlähmung.

Klumphand
Meist angeborene, dauernde Seitenabweichung der Hand zur Speiche hin. Entsteht durch eine Fehlbildung von Speiche oder Kahnbein. Behandlung durch Schienen und Krankengymnastik.
Klysma
➪ Klistier.
KM
Kontrastmittel. Wichtig für Röntgenaufnahmen.
KMT
Knochenmarktransplantation. Verpflanzung von Knochenmark.
Knick-Senk-Fuß
Auch: Pes planus, flat foot. »Plattfuß«. Der kindliche Knick-Senkfuß findet sich öfters bei muskel- und bindegewebsschwachen Kindern. Es besteht ein Mißverhältnis zwischen der Muskelstütze und der Belastung.
Kniearthrose
➪ Kniebeschwerden.
Kniebeschwerden
Untersuchung und Diagnose mit Röntgen, ➪ Punktion, Spiegelung, ➪ CT, ➪ MR und Ultraschall.
- *Baker-Zyste:* Wassergefüllter Hohlraum in der Kniekehle durch Meniskusschaden, Rheuma, chronische Überbeanspruchung. Diagnose durch Ultraschall. Komplikation ist das Platzen der Zyste. Operative Entfernung.
- *Chondropathia patellae:* Knorpelschaden der Kniescheibenhinterwand durch Fehlbildung, Überbeanspruchung und Verletzungen. Symptome sind Schmerzen beim Treppenabwärtsgehen und Reiben beim Andrücken der Kniescheibe. Das Röntgen ist meist normal.
- *Kniearthrose:* Abnützungsschaden des Kniegelenkes. Beschwerden bei Be-

lastung, Nachlassen in Ruhe. Der Gelenkspalt ist druckschmerzhaft. Ursachen sind Übergewicht, Fehlstellungen, Krampfadern, Unfallfolgen. Diagnose durch Röntgen.

- *Monarthritis:* Entzündung eines einzelnen Gelenkes durch Bakterien, Rheuma, Gicht, Schuppenflechte. Symptome sind Schmerzen, die auch in Ruhe nicht nachlassen und nachts eher zunehmen. Das Gelenk ist durch Flüssigkeitsansammlung geschwollen. Es bestehen mit Fieber, erhöhter Blutsenkung die Zeichen einer Allgemeinerkrankung.
- *Osteochondrosis dissecans:* Es sterben einzelne Knochenbezirke im Oberschenkelknochen ab, im Röntgen gut erkennbar. Diese Knöchenstücke »irren« im Gelenk herum und verursachen als »Gelenkmaus« Einklemmungserscheinungen.
- *Patella bipartita:* Zweigeteilte Kniescheibe, kann mit Bruch verwechselt werden. Ohne Krankheitswert.
- *Schlatter-Osgood-Krankheit:* Auch: Nicht infektiös bedingtes Absterben (aseptische Nekrose) des Knochenvorsprunges an der Vorderseite des Schienbeinkopfes (Tuberositas tibiae). Im Alter von 10–15 Jahren bestehen Druck- und Bewegungsschmerz. Diagnose durch Röntgen.

Knietrauma

- *Außenbandschaden:* Schmerzen beim Überstrecken und Anspreizen am äußeren Kniegelenkspalt.
- *Außenmeniskusschaden:* Schmerzen beim Überstrecken und Abspreizen am äußeren Kniegelenkspalt. Verursacht Einklemmungserscheinungen.
- *Innenbandschaden:* Schmerzen beim Überstrecken und Abspreizen am inneren Kniegelenkspalt. Das Gelenk ist innen aufklappbar. Oft mit Innenmeniskusschaden und vorderem Kreuzbandschaden kombiniert.
- *Innenmeniskusschaden:* Schmerzen beim Überstrecken und Anspreizen am inneren Kniegelenkspalt. Einklemmungserscheinungen.
- *Kreuzbandschaden:* Das gebeugte Kniegelenk ist überbeweglich wie eine Schublade.
- *Osteochondrale Frakturen:* Auch: Flake fractures. Finden sich am äußeren Oberschenkelknorren durch Verrenkung der Kniescheibe, Bluterguß. Röntgen oft negativ.
- *Patellafraktur:* Kniescheibenbruch, längs oder quer, mit Bluterguß.
- *Rotationsinstabilität:* Bei Ein- und Auswärtsdrehung wird das Gelenk beweglich wie eine Schublade.
- *Tibiakopffraktur:* Kniegelenksnaher Bruch mit Bluterguß. Oft werden Schichtröntgenaufnahmen benötigt.

Knochenabszeß

Abszeßbildung im Knochenmark. Kommt vor bei ⇨ Osteomyelitis.

Knochenfissur
Haarbruch des Knochens, feinster Bruchspalt ohne Verschiebung der Knochenteile.

Knochenmarkinsuffizienz
Krankheiten mit einer verminderten Erzeugung von Blutzellen und einem schlechten Ansprechen auf eine Behandlung mit Eisen und Vitaminen. Die Störung kann alle oder nur eine Zellart betreffen.

◆ *Aplastische Anämie:* Blutarmut durch Schädigung der Stammzelle im Knochenmark. Ursachen sind Medikamente wie Rheumamittel, goldhältige Medikamente, Benzol und verschiedene Gifte. Symptome sind Blässe und Schwäche durch die Blutarmut, Blutungen und wiederholte Infektionen. Diagnose durch Labor und Knochenmarkpunktion, bei der man das »leere« Knochenmark sieht. A. A. kann in ➪ Leukämie übergehen. Behandlung mit Transfusionen und Knochenmarktransplantation.

◆ *Myelodysplastische Syndrome:* Blutarmut und Plättchenmangel. Das Knochenmark ist nicht »leer«, sondern enthält gewucherte reifungsgestörte Vorstufen der Blutzellen. Oft Übergang in akute Leukämie. Neben der Blutarmut stehen Blutungen und Infektionen im Vordergrund. Diagnose durch Knochenmarkpunktion. Versuch der Behandlung mit Chemotherapie.

◆ *Periphere Anämie und Panzytopenie durch Knochenmarkverdrängung:* Das Knochenmark wird durch Metastasen oder Blutkrebs verdrängt. Symptome sind Blutarmut und Blutungen. Behandlung durch Immuntherapie und Knochenmarktransplantation.

Knochenmetastasen
Absiedelungen in die Knochen finden sich vor allem bei Krebsen der Schilddrüse, Prostata, Brust, Magen, Bronchien und Niere.

Knochennekrose
Auch: Osteonekrose. Örtlicher Verlust von Knochengewebe. Ursachen sind örtliche Stoffwechselstörungen durch chemische Gifte, Strahlen, Erfrierung oder Verbrennung. Durch Bakterien verursacht, kommt es zur ➪ Osteomyelitis. Ohne Beteiligung von Erregern spricht man von der aseptischen Nekrose, bei Knorpelmitbeteiligung von Osteochondritis dissecans. Diagnose durch Röntgen, Schichtaufnahmen, ➪ CT. Behandlung zum Teil operativ.

◆ *Aseptische Knochennekrose der Calcaneusapophyse:* An der Ferse Druck- und Bewegungsschmerz, Schwellung und Rötung.

◆ *Aseptische Knochennekrose Köhler I:* Betroffen ist das Kahnbein am Fuß. Symptome sind Schmerz und Schwellung innen an der Fußwurzel.

◆ *Aseptische Knochennekrose Köhler II:* Betroffen sind die Köpfchen der 2. und 3. Mittelfußknochen. Symptome sind Schmerzen und Schwellung über dem mittleren Vorfuß.

◆ *Osteochondritis dissecans:* Am Sprungbein sterben linsen- bis kirschgroße Knochen-Knorpelteile ab. Symptome sind Schwellung und Bewegungsschmerz.

Knochentumoren

Sie sind selten. Diagnose mit Röntgen, ➪ CT, ➪ MR, ➪ Szintigraphie, Gefäßröntgen und Labor. Sehr wichtig ist die probeweise Entnahme von verdächtigem Knochenmaterial.

◆ *Chondrosarkom:* ➪ Chondrosarkom.

◆ *Ewing-Sarkom:* ➪ Ewing-Sarkom.

◆ *Osteogenes Sarkom:* Der häufigste bösartige Knochentumor. Typisches Vorkommen ist an den langen Röhrenknochen, am häufigsten im Oberschenkel. Wichtig ist die Frühdiagnose, da bei Diagnosestellung oft schon Metastasen vorhanden sind. Behandlung mit Operation und Chemotherapie.

◆ *Plasmozytom.* ➪ Plasmozytom.

Knotenrhythmus

Die elektrischen Erregungen des Herzens gehen nicht vom Sinusknoten aus, sondern von einem tiefer gelegenen »Knoten«. Vorkommen bei Kranzgefäßverkalkung.

Koagulans

Mittel zur Beschleunigung der Blutgerinnung.

Koagulopathie

Krankheit durch eine Störung der Blutgerinnung. Man unterscheidet Minuskoagulopathien (Blutungsneigung bei Verminderung gerinnungsfördernder Faktoren) und Pluskoagulopathien (Gerinnselneigung bei einem Mangel an Gerinnungsstoffen).

◆ *Disseminierte intravasale K.:* Es besteht ein gesteigerter Verbrauch an Blutplättchen (Thrombozyten) durch eine Gerinnungsstörung innerhalb (intravasal) der Blutgefäße. Vorkommen bei Blutvergiftung, bösartigen Krankheiten, vorzeitiger Ablösung des Mutterkuchens, Fruchtwasserembolie, Operationen an Prostata und Lunge sowie Blutzerfall innerhalb der Gefäße.

Koagulum

Blutgerinnsel.

Kohabitation

Geschlechtsverkehr.

Koitus

Geschlechtsverkehr.

Kokarzinogene

Zusätzliche Schädigungen wie Entzündungen, die zur Krebsentwicklung beitragen.

Kolektomie
Operative Entfernung des Dickdarmes.
Kolik
Schmerzhafter Zustand durch krampfhafte Zusammenziehung der Muskulatur eines Bauchorgans. Führt zu wehenartigen Leibschmerzen, Übelkeit, Erbrechen, Schweißausbruch und Schock.
◆ *Abdominalkolik:* Bauchkoliken aus verschiedenen Ursachen.
◆ *Gallenkolik:* Findet sich bei Steinen der Gallenblase und der Gallengänge, bei akuter und chronischer Gallenblasenentzündung. Es kommt zu Schmerzen im rechten Oberbauch, die nach rechts und zur Schulter ausstrahlen.
◆ *Nabelkolik:* Die Schmerzen sind im Nabelbereich und in der Dickdarmgegend. Öfters bei älteren Kindern mit Reizdarm, durch seelische Umstände ausgelöst.
◆ *Nierenkolik:* Schmerzen in der Nierengegend durch Harnrückstauung. Schmerzen strahlen in die Blasengegend aus.
◆ *Ureterkolik:* Bei gestörtem Harntransport. Der wellenförmige Flankenschmerz ist heftig und strahlt bei hoher Blockade in die Leisten/Hodengegend aus, bei einer Blockade vor der Blase in die Blase und die Harnröhre. Zusätzlich Erbrechen und Verstopfung.
Kolitis
➪ Colitis.
◆ *Chronische K.:* Langwierig verlaufende Entzündung des Dickdarmes.
◆ *Pseudomembranöse K.:* ➪ Colica mucosa.
◆ *Ulzeröse K.:* ➪ Colitis ulzerosa.
Kollabieren
Zusammenfallen, einen ➪ Kollaps erleiden.
Kollagenosen
Auf den gesamten Organismus ausgebreitete Krankheiten des Bindegewebes unbekannter Ursache. Die größte Rolle spielen Vorgänge innerhalb der körpereigenen Abwehr. Den verschiedenen Arten gemeinsam ist die Ablagerung des Gerinnungsstoffes Fibrin in die Gefäßwände, rund um die Gefäße sowie in vielen Organen. Weiters besteht eine chronische nichteitrige Entzündung mit Ausbildung entzündlicher Knoten. Allen gemeinsam ist auch die Gefäßerkrankung durch Entzündung und Fibrinabscheidung. Zu den K. gehören ➪ Sklerodermie, ➪ Panarteriitis nodosa, ➪ Polymyositis, ➪ Dermatomyositis, ➪ Lupus erythematodes und die Mischkollagenose. Die Diagnose wird an Hand der Symptome durch Labor und Gewebsentnahme gestellt.
Kollaps
Zusammenfallen, Zusammenbruch, meist ist der Kreislaufkollaps gemeint. Der K. unterscheidet sich vom Schock dadurch, daß man sich bei ihm selbständig

erholt und es zu keinen gravierenden Veränderungen durch Sauerstoffmangel kommt.

◆ *Orthostatischer K.:* Kollapsähnliche Störung, die nur im Sitzen oder Stehen auftritt. Die Ursache ist eine mangelnde Anpassung der Kreislaufregulation. Nachweis durch den Orthostase- oder Stehversuch mit mehreren Puls- und Blutdruckmessungen im Liegen und im Stehen.

Kollateralen

Gefäßverbindungen, Ersatzbahnen, Nebenblutgefäße.

Kollumkarzinom

Auch: Zervixkarzinom. Krebs des Gebärmutterhalses. Der häufigste Krebs der Gebärmutter mit dem Altersgipfel zwischen 45 und 55. Begünstigend sind mangelnde Hygiene, frühzeitiger Geschlechtsverkehr mit vielen Partnern und Virusinfektionen. Symptome sind blutiger und fleischwasserfarbener Ausfluß, Zwischen- und Kontaktblutungen. Diagnose durch Spiegelung (➪ Kolposkopie), ➪ Papanicolaou-Abstrich und ➪ Biopsie bzw. ➪ Abrasio oder ➪ Konisation. Behandlung operativ und fallweise mit Strahlen.

Kolon

Auch: Colon. Dickdarm.

◆ *Irritables K.:* ➪ Colica mucosa.

◆ *Spastisches K.:* ➪ Colica mucosa.

Kolonkarzinom

➪ Dickdarmtumoren.

Kolorektal

Dickdarm und Mastdarm betreffend.

Koloskopie

➪ Coloskopie.

Kolostoma

Auch: Kolostomie, Colostomie. Dauerhafte oder zeitweilige Ausleitung des Dickdarmes nach außen. Entweder als »Kotfistel« oder ➪ Anus praeter.

Kolpitis

Auch: Colpitis, ➪ Vaginitis. Entzündung der Scheide. Ursachen: Keime wie Chlamydien oder Trichomonaden oder aber Hormonmangel. Dieser führt dazu, daß der biologische Säureschutz durchbrochen wird und Keime sich vermehren können. Hauptsymptom ist ➪ Fluor genitalis. Behandelt wird mit Desinfektion, Antibiotika und Pilzmittel sowie Hormonen.

Kolporrhaphie

Operative Verengung der Scheide. Angewendet bei Scheidenvorfall.

Kolposkopie

Untersuchung der Scheide und des Muttermundes der Gebärmutter mit Vergrößerungslupe. Erhöht die Treffsicherheit der Diagnose.

Koma

Auch: Coma. Tiefste Form der Bewußtlosigkeit.

1. Diabetisches K.: Man unterscheidet je nach dem Typ der Zuckerkrankheit und der Entstehungsgeschichte verschiedene Formen der tiefsten Bewußtlosigkeit.

- *Hyperosmolares K.:* Ursachen sind Flüssigkeitsverluste bei Durchfällen und Einnahme von wassertreibenden Mitteln. Symptome sind Durst, allgemeine Schwäche, Übelkeit und Erbrechen, später Bewußtseinsstörung, starke Austrocknung und Krämpfe. Behandlung mit Flüssigkeit und Insulin.
- *Hypoglykämisches K.:* Ursachen beim Diabetiker sind zuviel Insulin, Diätfehler oder eine Überdosierung zuckersenkender Tabletten. Nach plötzlichem Beginn mit Heißhunger, Schläfrigkeit und Kopfschmerzen entstehen Unruhe und Verwirrtheit. Weiters warme Haut und Schwitzen, erhöhte Muskelspannung, gesteigerte Reflexe und Krämpfe. Behandlung mit Traubenzucker.
- *Ketoazidotisches K.:* Tritt als typische Diabeteskomplikation auf bei zwischenzeitlichen Erkrankungen des Diabetikers, Fehlern in der Insulinbehandlung und Diätfehlern. Symptome sind Durst, Schwäche, Schläfrigkeit, Übelkeit, Erbrechen, starker Azetongeruch, weiche Augäpfel, schlaffe Muskeln und abgeschwächte Reflexe. In der Behandlung werden Flüssigkeit, Kalium, Natriumbikarbonat und Insulin benötigt.
- *Laktazidotisches K.:* Tritt auf bei Sauerstoffmangel durch Herz- oder Lungenleiden. Symptome sind Schock, Nierenversagen, Bewußtseinstrübung, Bewußtlosigkeit und etwas Azetongeruch in der Atemluft. Behandlung mit Flüssigkeit, Insulin, Bicarbonat und eventuell Blutwäsche.

2. Leber- oder hepatisches K.: Man unterscheidet je nach den vermuteten Ursachen und den Symptomen mehrere Arten. Dem K. geht das Präkoma voraus mit übermäßigem Schlafbedürfnis, Abgeschlagenheit und Abnahme der Reaktion. Die Sprache ist verlangsamt, und es kommt zu Zittern mit unleserlicher Schrift beim Schreiben. Die Hauptsymptome des eigentlichen Komas sind Gelbsucht, »Lebergeruch« der Atemluft, Natriummangel, Hormon- und Eiweißstoffwechselstörungen. Diagnose durch Labor und ➩ EEG. Es ist Intensivbehandlung notwendig.

- *Leberausfallskoma:* Findet sich bei chronischen Leberleiden als Folge giftiger Stoffwechselprodukte aus dem Darm. Diese Stoffe (z. B. Ammoniak) gelangen unter Umgehung der Leber direkt in den Blutkreislauf und ins Gehirn. Auslösend sind Magen-Darm-Blutungen, Ablassen einer Bauchhöhlenwassersucht, Alkoholismus, übermäßige Eiweißkost, Durchfälle, Erbrechen und Medikamente wie Beruhigungsmittel und gewisse Antibiotika.
- *Leberzerfallskoma:* Kommt bei akuten Leberkrankheiten vor. Die Stoffwech-

selleistung der Leber fällt aus, und das Gehirn wird mit giftigen Stoffwechselschlacken überflutet. Auslösend sind die akute virusbedingte Leberentzündung, Medikamente (Paracetamol), Sauerstoffmangel und Schockleber.

◆ *Pseudokoma:* Störungen der Salze und Blutgase können bei Lebererkrankungen zu Bewußtseinsverlust führen.

3. Myxödem-K.: Es handelt sich um den Endzustand einer schweren Unterfunktion der Schilddrüse. Symptome sind teigige Veränderung der Unterhaut (Myxödem), niedrige Körpertemperatur, leise Herztöne, niedriger Puls und Blutdruck, flache Atmung, Bewußtlosigkeit. Ausgelöst wird das K. durch Belastungen wie Infektionen, Verletzungen, Medikamente und Sauerstoffmangel des Gehirns.

4. Nebennierenrindeninsuffizienz-K.: Kann im Rahmen einer ⇨ Addison-Krise entstehen. Folgen sind extrem niedriger Blutdruck, Austrocknung, Bauchschmerzen, Unterzuckerung und K. Intensivbehandlung mit Kortison, Flüssigkeit und Zuckerlösungen ist notwendig.

5. Urämisches K.: Bewußtlosigkeit durch Nierenversagen. Alle Organe sind betroffen.

Kombustion

Auch: Combustio. Verbrennung.

Komedo

Auch: Comedo. Mitesser.

Kommisurotomie

Operative »Sprengung« oder Erweiterung einer Herzklappe.

Kompatibel

Verträglich, zueinander passend; z. B. kompatible Medikamente.

Kompensation

Auch: Rekompensation. Ausgleich einer krankhaften Organveränderung.

Kompensatorisch

Ausgleichend.

Kompensieren

Ausgleichen. Ein medikamentös wieder stabilisiertes Herzversagen, ein medikamentös ausgeglichener Bluthochdruck ist kompensiert.

Komplementdefekte

Mängel der körpereigenen Abwehr. Es kommt zu wiederholten Bakterieninfektionen.

Kompressionsatelektase

Zusammenfallen von Lungenanteilen mit Verlust des Luftgehaltes durch ein die Lunge zusammendrückendes krankhaftes Geschehen. Vorkommen bei Wasseransammlungen, Tuberkulose, Tumoren oder Zwerchfellhochstand.

Kompressionsbruch
Knochenbruch durch Zusammenquetschen oder Stauchung. Vorkommen am häufigsten an den Wirbelkörpern und am Fersenbein durch Stürze auf die Füße oder aufs Gesäß.

Kondylen
Gelenkknorren.

Kongenitale erythropoetische Porphyrie
Auch: Günthersche Krankheit. Angeborenes Leiden mit krankhafter Lichtempfindlichkeit und Blutzerfall. Leber und Milz sind vergrößert, und an endständigen, der Sonne ausgesetzten Körperstellen kommt es zu Verstümmelungen.

Koniotomie
Durchstoßen oder Querdurchschneidung der Luftröhre im Bereich der Stimmritze. Ein Noteingriff bei drohender Erstickung.

Konisation
Entnahme eines kegelförmigen Stückes aus dem Muttermund zum Zweck der Diagnose und/oder Behandlung bei Krebsverdacht des Muttermundes.

Konjunktivitis
Auch: Conjunctivitis. Entzündung der Bindehaut.

◆ *Gonorrhoische K.:* Meist als direkte Kontaktinfektion des Neugeborenen durch ➪ Gonorrhoe-Infektion der Mutter.

Konkrement
Festes Gebilde in einem Körperhohlorgan. Meist ist damit ein Stein in der Gallenblase oder im Nierenbecken gemeint.

Konnatal
Angeboren.

Konservativ
Die nichtchirurgische Behandlungsform betreffend; z. B: »Das Ulkus (Geschwür) wurde mit konservativer Behandlung (mit Medikamenten und Diät) zur Abheilung gebracht.«

Konsolidieren
Festigen, sichern, etwas Bestehendes sichern; z. B. »Der Unterarmbruch ist konsolidiert (gut geheilt, wieder gut zusammengewachsen).«

Konsultation
1. Ärztliche Beratung.
2. Untersuchung.

Kontaktekzem
Durch den Kontakt eines schädigenden Fremdstoffes mit der Haut entstandenes ➪ Ekzem. Die Folgen sind Rötung, Bläschen, übermäßige Verhornung, Schrunden und Juckreiz.

Kontakturticaria
Durch Kontakt entstandene Nesselsucht mit Quaddeln. Auslösend sind Brennessel, Seetiere, Milben, Raupen, Insekten usw.
Kontamination
Verunreinigung mit schädlichen Stoffen, Erregern oder radioaktiven Stoffen.
Kontaminieren
Verunreinigen, verseuchen.
Kontinenz
Fähigkeit, etwas zurückzuhalten; meist sind Stuhl und Harn gemeint.
Kontinuierlich
Ständig, immer.
Kontra-
Vorsilbe mit der Bedeutung »nicht«, »dagegen«. Gegenteil : pro-.
Kontraindikation
Gegenanzeige. Umstände, die gewisse Maßnahmen der Diagnostik oder Behandlung verbieten. Gegenteil: Indikation.
Kontraindiziert
Aus bestimmten Gründen nicht anwendbar. Gegenteil: indiziert.
Kontraktil
Zusammenziehbar; z. B. kontraktiler Herzmuskel.
Kontraktilität
Fähigkeit zum Zusammenziehen oder Verkürzen; meist ist damit die K. des Herzmuskels gemeint.
Kontraktion
Zusammenziehung, z. B. des Herzmuskels oder eines Blutgefäßes.
Kontrakturen
- *Angeborene K.:* Fehlstellungen mit Bewegungseinschränkung an Gelenken. Mit betroffen sind Knochen, Muskeln und das Bindegewebe. Es kommt leichter zu Verrenkungen. Zu den angeborenen K. gehören beispielsweise Klumpfuß oder Schiefhals. Die Ursachen sind derzeit unbekannt. Symptome sind schlechte Beweglichkeit der Gelenke, Muskelschwund und andere gleichzeitig vorkommende Fehlbildungen. Das Diagnosehilfsmittel ist das Röntgen.
- *Erworbene K.:* Ursache ist die Schrumpfung von Weichteilen wie Haut, Gelenkkapsel oder Muskeln durch eine längere Bewegungseinschränkung. Symptome sind kaum bewegliche Gelenke mit geschrumpften Muskeln. Zu den erworbenen K. zählen Narbenkontrakturen und solche nach Lähmungen, Zugrundegehen von Muskeln oder Gelenkproblemen.
- *Dupuytrensche-K.:* ⇨ Dupuytrensche Fingerkontraktur.
- *Ledderhose-K.:* Dupuytrensche K. an der Fußsohle.

◆ *Fingerkontraktur:* Kann die Folge von Sehnenscheidenentzündung (Tendovaginitis) sein.
◆ *Tendovaginitis stenosans:* ➪ Tendovaginitis stenosans.

Kontralateral
An der entgegengesetzten Körperseite.

Kontrasteinlauf
Röntgenuntersuchung des Dickdarmes mittels Kontrastmittel.

Kontrastmittel
In den Körper eingeführte, strahlungsundurchlässige Substanz für Röntgenuntersuchungen.

Kontrastmitteleinlauf
Einführen röntgendichter Flüssigkeiten in den Dickdarm, um den Kontrast an der Schleimhaut zu erhöhen.

Kontrazeption
Verhütung des Eintritts einer Schwangerschaft.
◆ *Hormonale K.:* Bedeutet die Anwendung der »Pille«, meist in Form eines Gemisches von Östrogenen und Gestagenen. Ziel der Pilleneinnahme ist die Verhinderung des Eisprunges, die Mittel werden deshalb auch Ovulationshemmer genannt. Die »Minipille« enthält nur Gestagene, führt aber häufiger zu Zwischenblutungen. Die »Pille danach« ist weniger sicher wirksam.
◆ *Nichthormonale K.:* Dazu zählen geschlechtliche Enthaltsamkeit unter Ausnützung der weniger fruchtbaren Tage mit der Kalendermethode oder der Messung der Aufwachtemperatur (Basaltemperatur) und operative ➪ Sterilisation. Weitere Maßnahmen sind Kondome, Pessare und Intrauterinpessare (»Spiralen«).

Kontrazeptivum
Verhütungsmittel. Gemeint ist meistens die »Pille«.

Kontusion
Prellung.

Konventionell
Üblicherweise, so wie gewohnt, in bewährter herkömmlicher Art.

Konvergenz
Nach-innen-Schielen.

Konversionshysterie
➪ Neurosen.

Konvulsion
Gespanntes oder zuckendes Krampfen der Körpermuskulatur, z. B. bei Fieberkrampf oder Epilepsien.

Konvulsiv
Krampfartig, krampfend, durch Krampf bedingt.

Konzeption
Empfängnis, Eintritt einer Schwangerschaft.
Kopfschmerzen
Vorrangig wichtig ist die Klärung des eigentlichen Schmerzortes und der Ursache. Diagnosemittel sind Röntgen, ➪ CT und ➪ MR; zusätzlich ➪ Ultraschalldoppler der Gefäße, ➪ EEG und eventuell Gefäßröntgen. Untersuchung durch den Ohrenarzt. Auch Zahnarzt und Internist sollten beigezogen werden. Am häufigsten ist der Spannungskopfschmerz. Er entsteht durch eine Verspannung kopfnaher Muskeln. Auslösend sind Angst, Ärger, Ermüdung, Niedergeschlagenheit. Oft besteht auch ein Dauerkopfschmerz, der vom Nacken-Hinterkopfbereich ausgehend über die Schädeldecke nach vorne zur Stirn ausstrahlt. Dabei finden sich auch Kältegefühle und Mißempfindungen im Bereich der Schädeldecke. Der Schmerz spricht auf Schmerzmittel praktisch nicht an, besser sind Wärme, Massage, Beruhigung oder ein Ortswechsel.
Koproporphyrie, erythropoetische
➪ Porphyrie.
Koprostase
Kotstauung im Dickdarm. Der vermehrte Wasserentzug führt zu Kotverhärtung und Entleerungsstörungen, auch ein Darmverschluß ist möglich.
Korallenstein
Korallenförmiger Ausgußstein des Nierenbeckens.
Kornea
➪ Cornea.
Koronar-
Auch: Coronar-. Wortteil mit der Bedeutung »zu den Kranzgefäßen gehörig«; z. B. Koronarstenose (Verengung des Herzkranzgefäßes).
Koronarangiographie
Röntgendarstellung der Herzkranzgefäße mittels eingeführten Katheters und Kontrastmittel. Meist nur als Herzkatheter bezeichnet.
Koronare Herzkrankheit
➪ Angina pectoris.
Koronarien
Auch: coronar. Herzkranzgefäße.
Koronarinsuffizienz
Mangelnde Durchgängigkeit der Herzkranzgefäße durch Verengung und Verkalkung. Führt zu den Beschwerden der ➪ Angina pectoris.
Koronarsklerose
➪ Angina pectoris.
Korpulent
Beleibt.

Korpulenz
Beleibtheit.
Korpuskarzinom
Krebs des Gebärmutterkörpers, vorwiegend zwischen dem 65. und 75. Lebensjahr. Begünstigend für das Entstehen sind keine Geburten, später Wechsel, Fettsucht, Zuckerkrankheit und Bluthochdruck sowie Langzeitbehandlung mit Östrogenen. Symptome sind verstärkte Regelblutungen sowie Blutungen nach dem Wechsel und blutiger oder eitriger Ausfluß. Diagnose durch Frauenarzt, zusätzlich Ausschabung der Gebärmutter, Ultraschall, Nieren- und Darmröntgen, Blasen- und Mastdarmspiegelung, ➪ CT des Beckens. Behandlung durch operative Organentfernung und Bestrahlung.
Korrelation
Wechselbeziehung.
Korsakow-Syndrom
Schwere Beeinträchtigung der Hirnfunktion. Gestört sind die Merkfähigkeit, die Orientierung und die Erinnerung.
Kortex
Hirnrinde.
Kortison
Auch: Cortison. Körpereigenes Hormon der Nebennierenrinde; auch als sehr wirksames Medikament verwendet. Der Einsatz des Hormons erfolgt vor allem bei Entzündungen, Allergien und Hormonmangelzuständen. Erfolgreiche Anwendungsbeispiele sind daher entzündliches Rheuma, Asthma, Ekzeme und Erkrankungen der Nebennierenrinde. Bei korrekter Anwendung kortisonhältiger Mittel ist der Nutzen immer größer als die fallweise auftretenden Nebenwirkungen. Bei länger dauernder Überdosierung können Zuckerkrankheit, Bluthochdruck, Hautschrumpfung, grüner Star, Neigung zu Eiterungen und seelische Veränderungen ausgelöst werden. Auch das körperliche Aussehen verändert sich bei der schwersten Form der Überdosierung (Cortisonismus) mit Ausbildung eines »Stiernackens« und »Vollmondgesichtes«.
Kortikosteroide
Medikamente mit der Wirkung des Kortisons.
Kostoklavikularsyndrom
Krankmachende Einengung des Raumes zwischen Schlüsselbein (Clavicula) und 1. Rippe bei Fehlbildungen des Brustkorbes und schlecht geheilten Brüchen des Schlüsselbeines. Führt zu einem Druck auf Nerven, Schlagader und Vene. Symptome sind Armschmerzen und Durchblutungsstörungen sowie Venenstauung. Behandlung mit Krankengymnastik, eventuell Operation.
Koxalgie
Hüftschmerz.

Koxarthrose
Auch: Coxarthrose. Abnützungskrankheit des Hüftgelenkes. Die Ursachen sind Fehlbildungen des Gelenkes, Überlastungen, Verletzungen, Übergewicht und Stoffwechselstörungen. Wichtigste Symptome sind die behinderte Einwärtsdrehung des Beines, später auch der Streckung und Abspreizung. Typisch ist der »Startschmerz« bei Bewegungsbeginn, weiters finden sich Belastungsschmerzen und Ausstrahlung der Schmerzen zum Kniegelenk. Die Abnützung führt zur Fehlstellung, Beinverkürzung und Schwund der Oberschenkelmuskulatur. Bei normalem Labor ist das Röntgen ein sicheres Mittel zur Erkennung. Behandlung operativ durch Einsetzen einer Hüftendoprothese.

Koxitis
Entzündung des Hüftgelenkes. Verursacht Schonhaltung und Schmerzen bei Bewegung. Ursachen sind Abnützung, Rheuma oder krankmachende Erreger. Diagnose durch Röntgen und Punktion des Gelenkergusses. Behandlung mit Bettruhe, Schmerz- und Rheumamittel, fallweise Antibiotika.

Kragenknopfabszeß
Abszeß in der Unterhaut, unter einer Eiterblase der Haut, bei ➪ Panaritium.

Krämpfe
◆ *Epileptiforme K.:* Epilepsieartige K., nicht sicher epileptisch. Vorkommen z. B. bei ➪ Porphyrie.

Krampus
Krampf.

Kraniopharyngeom
Tumor der Hirnanhangsdrüse mit hormonellen Wirkungen. Erzeugt Störungen des Nervensystems.

Kraniotomie
Operative Eröffnung des Schädels.

Kranium
Schädel.

Kraterblutung
Selbständige Blutung oder Blutung nach Geschlechtsverkehr oder Stuhlgang. Seltener als Blutung bei nach außen wachsendem Krebs des Gebärmutterhalses (Portiokarzinom). Entsteht auch nach einer Radiumeinlage durch Anfressen eines Blutgefäßes.

Kraurosis
Schrumpfung von »Halbschleimhäuten«, wie sie an Vorhaut, Eichel und der weiblichen Scham vorkommen. Die K. kann sich zu einem Vorkrebs entwikkeln.

Kreatinin
In der Niere gebildeter Schlackenstoff.

Kreatinin-Clearance
Maß für die Qualität der Blutfilterung in der Niere.
Krebsgene
Auch: Onkogene. Erbmerkmale, die zur Krebsentstehung führen.
Kreislauf, kleiner
Lungenkreislauf.
Kreislaufstörungen, orthostatische
Der Blutdruck im Stehen und bei Lagewechsel ist niedrig, unabhängig vom Blutdruck im Liegen. Die schwerste Form ist der »orthostatische Kollaps«, mit der Unfähigkeit zu stehen.
Kretinismus
Durch einen gravierenden Mangel an Schilddrüsenhormon in der Vorgeburts- und ersten Lebenszeit kommt es zu Entwicklungsstörungen des Skelettes und des Nervensystems. Symptome sind Schwachsinn, Kleinwuchs, Anomalien des Knochenbaues, z. B. die »Kretinhüfte«, sowie Schwerhörigkeit bis zur Taubstummheit. Möglich ist die Vorbeugung mit ausreichend Jod im Nahrungsangebot (Meeresfrüchte, jodhältiges Mineralwasser, Kiwi). In Jodmangelgebieten sollten schwangere Frauen mit Kropf während der Schwangerschaft Schilddrüsenhormon und Jod einnehmen.

- *Endemischer K.:* In Gegenden mit Jodmangel, das heißt die Fehlbildung kommt öfters vor.
- *Sporadischer K.:* Gelegentliches Vorkommen mit angeborener Schilddrüsenunterfunktion.

Krone
Festsitzender Zahnersatz auf lebenden Zähnen. Das Material besteht aus Kunststoff, Porzellan, Vollmetall oder Gold.
Krupp
Infektion im Rachen-Kehlkopfbereich durch die heute seltene Kehlkopfdiphtherie. Führt zur Bildung von Membranen im Kehlkopf. Symptome sind zunehmende Heiserkeit und Atemnot. Blässe, Herzjagen und schlechter Allgemeinzustand.
Krupp-Syndrom
Eine größere Zahl von Krankheiten mit Atemnot, die durch eine entzündlich oder allergisch bedingte Verengung der oberen Atemwege hervorgerufen wird.

- *Diphtherie-Krupp:* Die Ablösung von Diphtheriebelägen führt zur Verlegung von Kehlkopf oder Luftröhre.
- *Epiglottitis:* Die Entzündung des Kehldeckels wird durch Bakterien verursacht.
- *Masern-Krupp:* Die geschwürige Kehlkopfentzündung mit Wassereinlagerung kann eine Masernkomplikation sein.

- *Subglottische Laryngotracheitis:* Auch: Pseudokrupp. Die Schleimhautschwellung im Bereich unterhalb des Kehldeckels und in der Luftröhre führt zur Verengung des Atemweges.

Kryoglobulinämie
Blutkrankheit, bei der ein abnormer Eiweißkörper, das Kryoglobulin (Kälteglobulin), auftritt. Dieser Eiweißkörper wird unterhalb der normalen Körpertemperatur gelartig und verschlechtert die Fließeigenschaften des Blutes. Es kommt zu Durchblutungsstörungen besonders an den kleinsten Gefäßen, Infarkten innerer Organe, Netzhautgerinnseln und Hautblutungen. Häufigste Symptome sind wiederholte punktförmige Blutungen und Nierenentzündung bis zum Nierenversagen.

- *Primäre K.:* Ohne erkennbare Ursache auftretend.
- *Sekundäre K.:* Bei anderen Störungen des Blutes auftretend.

Kryptorchismus
➪ Hodenektopie.

KT
Kammertachykardie. Sehr schnelle Herzschlagfolge, von der Herzkammer ausgehend.

KTS
➪ Karpaltunnelsyndrom.

Kubita
Auch: Cubita. Ellbogen.

Kuchenniere
Auch: Schildniere. Mißbildung der Niere. Es handelt sich um eine Verschmelzungsniere in Form einer rundlichen, beckenwärts verschobenen Scheibe.

Kugelzellanämie
Erbkrankheit mit Blutarmut durch Blutzerfall. Verläuft schubweise vom 1. bis 3. Lebensjahr an. Symptome sind Gelbsucht, Milzvergrößerung, Schädel- und Zahnanomalien.

Kuhmilchprotein-Intoleranz
Überempfindlichkeit und Unverträglichkeit von Kuhmilch im Säuglings- und Kleinkindalter. Führt zu Erbrechen und Darmkrämpfen, wäßrig-schleimigen oder blutigen Durchfällen oder Verstopfung. Auch die Haut und Atemwege können mit reagieren. Die Behandlung besteht in kuhmilcheiweißfreier Diät.

Kumulieren
Anreichern.

Kupieren
Eine Krankheit schon zu Beginn unterdrücken oder zum Stillstand bringen, eine Krankheit durch rasch wirkende Maßnahmen an der Ausbreitung hindern.

Kurabel
Heilbar. Gegenteil: inkurabel.
Kurativ
In heilender Absicht.
Kürettage
Auch: Curettage. Auskratzung der Gebärmutterhöhle.
◆ *Fraktionierte K.:* Die getrennte K. von Muttermundkanal und Gebärmutterhöhle. Wichtig für die Krebsdiagnostik.
Kurvatur
Die große und die kleine Krümmung (Kurvatur) des Magens.
Kußmaul-Atmung
Tiefe, regelmäßige Atemzüge mit schneller Atemfolge. Kommt z. B. bei schwerer Zuckerkrankheit mit Blutübersäuerung vor.
Kutan
Zur Haut gehörig.
Kyphose
Ausbauchung der Wirbelsäule nach hinten, »Buckel«.
◆ *Kontrakte K.:* Fixierter Rundrücken mit Verstärkung der normal vorliegenden Rückwärtsbiegung der Brustwirbelsäule.

L

L1–L5
Bezeichnung für die 5 Lendenwirbel.
Labial
Zu den Lippen gehörig.
Labiensynechien
Verklebung, Verwachsung der kleinen Schamlippen. Ursachen sind Entzündungen, Scheuern, Schleimhautverletzungen. Behandlung mit östrogenhältigen Salben, sonst chirurgische Trennung.
Labiodental
Zu den Lippen und Zähnen gehörig.
Labium
Lippe, Wulst.

◆ *L. maius:* Große Schamlippe.
◆ *L. minus:* Kleine Schamlippe.

Labrum
Lippe einer Gelenkpfanne.

Labyrinthausfall
Ausfall des Gleichgewichtsorgans. Ursachen sind Entzündungen, Querbrüche des zum Schädel gehörenden Felsenbeines und eine Entzündung des Gleichgewichtsnervs. Symptome sind zu Beginn heftiger Schwindel, der innerhalb von Tagen bis Wochen abklingt. Auch Dauerschwindel ist möglich.

Lactulose
Vitaminartiger Stoff in der Frauenmilch. Anwendung als mildes Abführmittel.

Lädieren
Äußerlich sichtbar verletzen.

Lagerungsdrainage
Bestimmte Körperstellung, in der übermäßig produzierter Schleim aus den Atemwegen besser abfließen kann.

Lagophthalmus
»Hasenauge«. Erweiterte Lidspalte mit Unmöglichkeit des Lidschlusses. Ist mit der Gefahr der Austrocknung des Auges verbunden.
◆ *Mechanischer L.:* Bei extremem Hervortreten des Augapfels oder altersbedingter Lidhauterschlaffung.
◆ *Paralytischer L.:* Durch Lähmung des Gesichtsnervs (Fazialisparese).

Lähmungsfüße
Auch: Hängefuß, Schlotterfuß. Führt zu teilweise oder völlig instabilen Füßen mit typischem Steppergang. Ursache ist eine Verletzung bzw. Druckschädigung des Wadenbein- oder Peroneusnervs, z. B. durch einen Bandscheibenvorfall.

Lähmungsschielen
Führt zu Beweglichkeitseinschränkung und Doppelbildern. Vermeiden kann man dies nur durch eine Kopfzwangshaltung oder Zukneifen eines Auges. L. kann von Geburt an bestehen oder auch plötzlich auftreten. Ursachen sind Muskelstörungen, Tumoren, Blutungen oder krankhafte Veränderungen in den Gehirnzentren der Augenmuskelnerven. Operation ab dem 9. Monat.

Laktation
Milchabsonderung aus der Brustdrüse. Stillzeit, das Stillen.

Laktazidose
Schwerwiegende Stoffwechselstörung mit Blutübersäuerung und Anstieg der Milchsäure im Blut. Kann zum ➪ Koma führen.

Laktieren
Milch absondern.

Laktovegetabile Kost
Kost aus pflanzlicher Nahrung und Milch.
Lakune
Vertiefung, Ausbuchtung, Muskel-, Gefäßlücke.
Lambda-Wellen
Kleine, steile Wellen im ➪ EEG.
Lambliasis
Dünndarminfektion mit dem Erreger Lamblia intestinalis. Übertragung von Mensch zu Mensch. Oft mit entzündlichem Befall der Gallenblase. Muß keine Symptome machen, sonst Durchfall mit Fettstuhl im Wechsel mit Verstopfung. Es sollte bei »Gallenbeschwerden« ohne sonst erkennbaren Grund immer an L. gedacht werden. Diagnose und Nachweis im körperwarmen Stuhl oder Sekret des Zwölffingerdarms. Behandlung mit Anaerobex.
Laminektomie
Entfernung von Wirbelbögen zum Freilegen vorgefallener Bandscheiben.
Langzeit-EKG
➪ Herz-Kreislauf-Diagnostik.
LAP
➪ Laparoskopie.
Laparoskopie
Bauchspiegelung. Nach Einblasung von Luft (Pneumoperitoneum) geht man über einen kleinen Einschnitt links unterhalb des Nabels mit dem Laparoskop in den Bauchraum ein. Besonders gut beurteilen kann man Leber, Gallenblase, Milz, Magen, großes Netz und die Beckenorgane. Eine Reihe operativer Eingriffe ist ebenfalls möglich, so z. B. die Entfernung der Gallenblase, des Wurmfortsatzes oder der inneren Geschlechtsorgane.
Laparotomie
Operative Eröffnung der Bauchhöhle.
◆ *Explorative L.:* Nur zur Diagnostik. Früher häufiger angewendet zur Stadieneinteilung der ➪ Lymphogranulomatose.
Lärmschwerhörigkeit
Hörschäden besonders im Hochtonbereich, abhängig von Stärke, Schallfrequenz und Dauer des Lärms. Kann sich wieder erholen, oder es bleibt ein Restschaden. Ursachen sind akute Schalltraumen durch den Lärm von Düsenmaschinen oder Knall- und Explosionsverletzungen.
Larviert
Versteckt, verborgen, nicht mit den typischen Krankheitszeichen verlaufend, z. B. bei Infekten oder Depression.
Laryngektomie
Operative Entfernung des Kehlkopfes.

Laryngeus-superior-Neuralgie
Nervenschmerz des oberen Kehlkopfnervs. Verursacht Schmerzen unterhalb des Kieferwinkels, die Schmerzauslösung ist durch Druck möglich.

Laryngitis acuta
Akute Entzündung des Kehlkopfes. Kann sich beim Kind in verschiedenen Erscheinungsformen äußern.

- *Banale katarrhalische L.:* Verursacht trockenen Husten und Heiserkeit.
- *Candida-Laryngitis:* Infektion des Kehlkopfes mit Candida-Hefepilz. Verursacht Soorbeläge, eventuell Knötchen im Kehlkopf.
- *Chronische L.:* Chronische Kehlkopfentzündung. Ursachen sind Alkohol, Zigarettenrauchen, Infektionen, Reize in der Atemluft, Stimmüberlastung.
- *Hyperplastische L.:* Bei chronischer Reizung oder Entzündung. Die Stimmbänder sind graurot und walzenförmig verdickt.
- *Katarrhalische L.:* Einfachste Form der Kehlkopfentzündung mit leichtem Husten und geringer Schleimabsonderung.
- *Krupp:* ➪ Krupp.
- *L. sicca:* »Trockene« Kehlkopfentzündung mit geröteten Stimmbandkanten, bedeckt mit angetrockneter Absonderung.
- *Perakute Epiglottitis:* Akute Infektion mit Hämophilus. Halsschmerzen beim Schlucken, in die Ohren ausstrahlend. Speichelfluß, Verweigerung von Essen und Trinken. Brechreiz, Temperaturanstieg und Krankheitsgefühl. Der Kehldeckel verändert sich zu einer prallen, hochroten Kugel und der Kehlkopfeingang wird hochgradig eingeengt. Vom ersten Symptom bis zu schwerer Atemnot vergeht nur sehr wenig Zeit! Klinikbehandlung ist immer erforderlich.
- *Subglottische L. (Pseudokrupp):* Symptome sind Überwässerung des Kehlkopfes, Atemnot und Erstickungsanfälle. Die Atmung ist langsam und das Einatmen deutlich hörbar. Krämpfe und Blausucht. Bei Grippe und Infektionskrankheiten unerwartetes Auftreten.

  Bei der Laryngitis des Erwachsenen kommt es nur sehr selten zu Wassereinlagerung und Erstickungsanfällen. Symptome sind rauhe, heisere Stimme, Husten und leichte Störungen des Allgemeinbefindens. Im Zweifel sollte – wegen möglicher krebsiger Entartung – immer eine Kehlkopfspiegelung durchgeführt werden.
- *Toxisch-allergisches Ödem:* Ursache sind Gifte oder allergisch wirkende Stoffe wie bei Bienen- oder Wespenstich. Akuter Verlauf innerhalb weniger Minuten, Rötung und Gesichtsschwellung oder Quaddeln. Kein Fieber.

Laryngospasmus
Stimmritzenkrampf.

Laryngotracheitis
Infektionsbedingte Entzündung von Kehlkopf und Luftröhre. Die unterhalb der Stimmritze sitzende Entzündung des Kehlkopfes (subglottische Laryngitis), führt zur Verengung unterhalb des Kehldeckels. Die akute Form, die besonders im Spätherbst auftritt, findet sich im Alter zwischen 6 Monaten und 3 Jahren. Die Erreger sind Viren. Symptome sind bellender Husten, Einziehungen beim Atmen, Atemnot, schneller Puls, Blässe, Unruhe und Angst. Später treten Blausucht und Bewußtseinstrübung hinzu. Fieber ist mittelgradig. Beim spasmodischen Krupp spielen neben Viren auch Allergien und Witterungseinflüsse eine Rolle. Aus heiterem Himmel auftretend, ist der Verlauf etwas leichter und kürzer, Fieber ist seltener. Am schwersten verläuft die maligne Form, saisonunabhängig, im 2.–6.Lebensjahr. Zur Virusinfektion kommt dabei noch eine Bakterieninfektion hinzu. Die Symptome sind ähnlich wie bei der akuten Form, nach 2–7 Tagen allerdings kommt es zu einer erneuten Verschlechterung mit hohem Fieber, Schmerzen hinter dem Brustbein und rasch zunehmender Atemnot. Der Verlauf ist lebensbedrohlich mit hohem Fieber, metallischem Husten und eitrigem Auswurf. Komplikationen sind Lungenentzündung, Blutvergiftung und Erstickungstod. Spitalsbehandlung mit Antibiotika, Kortison, Sauerstoff und fallweiser Intubation.

Larynx
Kehlkopf.

Larynxkarzinom
Kehlkopfkrebs. Tritt vor allem bei Männern auf. Führt zu Druckgefühl im Hals, Schluckbeschwerden, Hustenreiz und Atemnot. Frühsymptom des Stimmbandkarzinoms ist Heiserkeit. Diagnose durch Kehlkopfspiegelung und Gewebsentnahme. Behandlung operativ und mit Strahlen.

Larynxödem
Überwässerung der Kehlkopfschleimhaut. Führt zu Behinderung der Atmung.

Läsion
Störung der Funktion oder des Gewebes eines Organs.

Latent
Verborgen, versteckt, nicht gleich erkennbar. Gegenteil: manifest.

Latenz
Die Zeit zwischen Reizwirkung und Reaktion.

Lateral
Seitlich, seitwärts, an der Seite eines Organs gelegen.

Lateralinfarkt
Herzinfarkt der Seitenwand des Herzens.

Lateralsklerose
Amyotrophische oder myatrophe L. Eine Allgemeinerkrankung des Rücken-

marks mit den Krankheitszeichen Muskelschwund, Lähmungen, Zuckungen an Armen und Beinen, Störungen beim Sprechen. Keine ursächliche Behandlung bekannt.

Lavage

Waschung, z. B. des Darmes oder der Bronchien. Zur Reinigung des Darms müssen 3–5 l mineralische Lösungen getrunken werden. Zur Reinigung der Bronchien wird über Sonden Kochsalzlösung in die Bronchien gebracht und wieder abgesaugt.

Lävogramm

Röntgenbild der linken Herzhälfte.

Laxantien

Abführmittel.

Laxantienabusus

Mißbrauch mit Abführmitteln. Führt zu chronischem Durchfall mit Kaliumverarmung.

LBP

Leberblindpunktion.

LCA

Linke Herzkranzarterie.

LDL

Low Density Lipoprotein. Schädlicher Anteil des Cholesterins, der zur Gefäßverkalkung führt. Sollte nicht höher als 150 sein. Zur Verminderung des Wertes muß cholesterinarme Kost gegessen werden. ➪ Hypercholesterinanämie.

LE

➪ Lupus erythematodes.

Lebensmittelvergiftungen

Erkrankungen, die in einem direkten Zusammenhang mit der Nahrungsaufnahme stehen. Im Vordergrund dieser Allgemeinerkrankungen sind Symptome von Magen und Darm, aber auch der Nerven und Muskeln. Verursacher sind Bakterien, Bakteriengifte, tierische, pflanzliche oder chemische Gifte.

Leberabszeß

➪ Abszeß.

Leberadenom

Gutartige, drüsige Geschwulst der Leber. Nachweis mit Ultraschall und CT. Operative Entfernung bei Größenzunahme.

Leberausfallskoma

➪ Koma.

Leberfibrose

Erhöhter Bindegewebsgehalt der Leber.

Leberhämangiom
Gutartiger Blutschwamm der Leber. Nachweis durch Ultraschall und ➪ CT. Verursacht keine Symptome.
Leberinsuffizienz
Leberversagen.
Leberkarzinom
Leberkrebs. Kommt öfter bei ➪ Zirrhose und chronischer ➪ Hepatitis vor. Symptome treten eher spät auf. Nachweis durch Ultraschall und ➪ CT.
Leberschäden durch Medikamente
➪ Ikterus.
Lebertransplantation
Verpflanzung der Leber. Voraussetzungen sind ein Alter unter 50 – entscheidend ist aber das »biologische Alter« – und die Ausschöpfung aller anderen Behandlungsmöglichkeiten. In Frage kommen Patienten mit Erbleiden, mit virusbedingtem Leberumbau und solche mit biliärer Zirrhose. Entscheidend für den Transplantationserfolg ist die frühzeitige Entscheidung zum Eingriff. Ein nicht zu umgehender Nachteil ist die lebenslang notwendige Unterdrückung der körpereigenen Abwehr (Immunsuppression).
Lebertumoren
In der sonst gesunden Leber kommen Blutschwämme (Hämangiome) und Drüsentumoren (Adenome) vor. Beide Arten sind gutartig und machen gewöhnlich keine Symptome. Eventuell Druckgefühle im rechten Oberbauch. Nachweis durch Ultraschall, ➪ CT, ➪ MR, Gefäßröntgen, Gewebsentnahme und Labor mit Tumormarkern. Häufig werden sie zufällig bei einer Ultraschalluntersuchung entdeckt. Wenn bösartige Tumoren auftreten, dann meist als Absiedelungen von Krebsen des Dickdarmes und der Bronchien. Ein krebsförderndes Gift für die Leber ist Aflatoxin in verschimmelten Lebensmitteln.
◆ *CUP-Syndrom:* CUP. Cancer of unknown primary. Krankheitsbild mit bösartiger Absiedelung unbekannter Herkunft in der Leber.
Der Leberkrebs (primäres Leberzellkarzinom) kommt in der geschrumpften Leber (Leberzirrhose) und bei langjähriger Infektion mit dem Hepatitis-B-Virus häufiger vor. Dies gilt auch für die Non-A-Non-B-Infektion.
Gutartige Lebertumoren werden meist überhaupt nicht, bösartige mit Operation und Chemotherapie behandelt.
Die Bauchwassersucht (➪ Aszites) bei Lebertumoren entsteht durch eine eiweißarme Flüssigkeit, die man Transsudat nennt.
Leberzerfallskoma
➪ Koma.
Leberzirrhose
Auch: Cirrhosis hepatis. Überbegriff für Leberkrankheiten, bei denen es zu

nicht umkehrbaren Veränderungen der Leberläppchen gekommen ist. Die Leber verhärtet sich, und als Regeneration bilden sich Knoten. Blutgefäße veröden, und dies führt zum Bluthochdruck in der Pfortader. Die Folge davon ist eine Bauchwassersucht (➪ Aszites). Ursachen sind Alkoholismus, ➪ Hepatitis, Gallenstauung, Speicherkrankheiten wie ➪ Hämochromatose oder ➪ Wilson-Syndrom, Lebergifte, und in einem Teil der Fälle lassen sich keine Gründe finden. Durch lange Zeit bestehen bei einem schleichenden Verlauf keine oder nur sehr schwache Symptome. Dann kommt es zu Abgeschlagenheit, Verdauungsbeschwerden, Bauchschmerzen und Verlust der Libido. Der Allgemeinzustand wird schlechter, Auftreten von Gelbsucht, Gewichtsverlust und Ausbleiben der Regel. Weiters Zunahme des Bauchumfanges, Spinnenmale, rote Handflächen, Verweiblichung der Brust, verminderte Körperbehaarung, Hautblutungen und Lackzunge, Weißnägel, ➪ Dupuytrensche Kontraktur, Geldscheinhaut, Hodenschrumpfung, Vergrößerung von Leber und Milz, Wasser in den Beinen, Zittern, geistiger Abbau. Komplikationen sind Blutungen aus der Speiseröhre, Leberversagen, Leberkrebs, Infektionen und ➪ Thrombose der Pfortader. Der Krankheitsverlauf ist schlecht, wenn die ersten Symptome Wassersucht oder Blutungen sind.
Diagnose durch Labor, Ultraschall, ➪ Gastroskopie, Bauchspiegelung, ➪ CT und ➪ MR, ➪ digitale Subtraktionsangiographie, ➪ EEG. Behandlung mit vitaminreicher, gemischter Kost, keine Diät, kein Alkohol, keine Lebergifte. Im Einzelfall werden spezielle Medikamente verwendet. Die Möglichkeit einer Transplantation sollte so früh wie möglich überlegt werden.

Leberzysten
Harmlose Hohlräume in der Leber, mit Flüssigkeit gefüllt. Oft seit der Geburt vorhanden. Nachweis mit Ultraschall, eventuell zusätzlich ➪ CT.

Legasthenie
Die Schwäche, Wörter und Sätze richtig zu schreiben und zu lesen bei sonst normaler Intelligenz.

Legionellen
Legionella pneumophila. Erreger der Legionärskrankheit (zweithäufigste Lungenentzündung). Nistet in Warmwasseranlagen.

Leiomyom
Knotige oder knollige gutartige Geschwulst. Besteht aus glatten Muskeln.

Leistenhernie
➪ Hernie.

Leitungsanästhesie
Methode der örtlichen Schmerzausschaltung durch chemische Unterbrechung von Nerven. Dies geschieht durch die Einspritzung geeigneter Flüssigkeiten (Lokalanästhetika) an bestimmten Stellen. Der Vorteil im Vergleich zur

Narkose liegt darin, daß der Allgemeinzustand eines Patienten nicht gefährdet wird.

Lentigo maligna

»Bösartiger Pigmentfleck«. Ein Vorkrebs, aus dem in der Hälfte der Fälle ein bösartiges ➪ Melanom wird. Kommt vorwiegend bei Frauen im Gesicht vor. Man sieht einen braunen Fleck mit bogiger, unscharfer Begrenzung und unregelmäßiger Färbung. Operative Behandlung.

Lentikulär

Zur Augenlinse gehörig.

Leptospirenmeningitis

Durch die Bakteriengattung Leptospira verursachte ➪ Meningitis. Die Infektion erfolgt meist indirekt durch bakterieninfizierten Harn verschiedener Tiere. Symptome sind Fieber, Stirnkopfschmerz. Antibiotische Behandlung.

Leptospirosen

Infektionskrankheiten durch die Bakteriengattung Leptospira. Erzeugen einen mehrkurvigen Krankheitsverlauf mit 1–4 Fieberperioden. Zu Beginn oft Kopfschmerz, Muskelschmerzen besonders in den Oberschenkeln. Beschwerden vom Magen und Zwölffingerdarm, Hirnhautreizung, Leber- und Nierenbeteiligung, flüchtige Hautausschläge.

Leriche-Syndrom

Klammerartige Schmerzzustände der Beckenmuskulatur durch Gefäßverschluß im unteren Teil der Körperschlagader.

Letal

Tödlich.

Leukämie

Allgemeiner Begriff für die krebsige Entartung und Reifungsstörung der weißen Blutkörperchen. Symptome entstehen dann, wenn die normalen Blutzellen verdrängt werden und sich die krankhaften Zellen in den Organen einnisten. Krankheitszeichen sind Blutarmut, Blutungen und Infektionen (wegen der Abwehrschwäche), Reizungen, Vergrößerung und Funktionsminderung befallener Organe. Die Einteilung der L. folgt dem Aussehen der Zellen und chemischen sowie immunchemischen Reaktionen der Zellen. Es gibt akute und chronische Formen. Die Ursachen für das Entstehen einer L. sind nicht klar. Erhöht wird das Risiko einer Erkrankung durch Strahlen, Chemikalien, stattgefundene Chemotherapien gegen andere bösartige Geschwülste, Viren und erbliche Faktoren. Diagnose durch Labor und Punktion des Knochenmarkes. Behandlung mit Chemotherapie und Knochenmarktransplantation.

◆ *Akute L.:* AL. Eine unreifzellige Form, sehr bösartig.

◆ *Akute lymphatische L.:* Auch: Lymphoblastische L., ALL. Häufigster Blutkrebs des Kindesalters.

- *Akute myeloische L.:* Auch: Akute nichtlymphatische L., AML, ANLL. Zweithäufigste L. des Kindesalters.
- *Chronische lymphatische L.:* CLL. Gehört zu den Non-Hodgkin-Lymphomen, am häufigsten zwischen 60 und 70 Jahren. Vergrößerung von Lymphknoten, Leber und Milz.
- *Chronische myeloische L.:* CML. Am häufigsten im mittleren Lebensalter; schleichender Beginn.
- *Schwelende L:* Langsame Verlaufsform der akuten myeloischen L.

Leukopenie
Verminderung der weißen Blutkörperchen auf Werte unter 4000.

Leukoplakie
Bläulich-weiße Herde an den Lippen und in der Mundhöhle. Die Bezirke sind scharf begrenzt, gefeldert und nicht abstreifbar. Es ist der Übergang in ein ➪ Spinaliom möglich. Kommt am häufigsten bei Männern zwischen 30 und 60 vor. Notwendig ist die örtliche chirurgische Behandlung sowie Nichtrauchen, Meiden von Alkohol.

Leukozyt
Weißes Blutkörperchen.

Leukozytenkonzentrat
Blutprodukt, das vor allem ausgereifte weiße Blutkörperchen enthält. Ist nur 2–4 Stunden haltbar und muß daher sofort zum Empfänger gebracht werden.

Leukozytopenie
➪ Leukopenie.

Leukozyturie
Ausscheidung von weißen Blutkörperchen im Harn. Im geringen Ausmaß noch normal. Ausgeprägt bei Harninfektionen, Tumoren und Tuberkulose.

Leydig-Zellen
Hodenzellen.

LGL-Syndrom
Eine besondere Form einer Herzrhythmusstörung. Der Grund liegt in einem geänderten Verlauf der elektrisch leitenden Herzmuskelfasern.

Lhermitte-Zeichen
Mißempfindungen entlang der Wirbelsäule, elektrischen Entladungen ähnlich. Bei Reizzuständen der Hinterstrangbezirke des Rückenmarkes.

Libido
Liebeslust, -drang, die seelische Sexualenergie.

Lichen
Flechte. Eine Hauterkrankung.

Lichen ruber
Chronisch verlaufende Entzündung der Haut und Schleimhäute mit unbe-

kannter Ursache. Das häufigste Vorkommen ist als Lichen ruber planus. Mann und Frau sind gleich häufig betroffen, der Krankheitsgipfel liegt zwischen dem 30. und 60. Lebensjahr. Symptome sind wenige Millimeter große, flache Hauterhebungen mit rötlich-bläulicher Farbe und netzartiger weißlicher Zeichnung. An der Schleimhaut bilden sich baumartig verzweigte, nicht abstreifbare Herde, in 10% finden sich auch Nagelveränderungen. Es besteht ein intensiver Juckreiz. Die Lichen-Herde treten örtlich auf oder in Form eines Ausschlages. Besonders befallen sind die Beugeseiten von Handgelenken und Unterarmen, die Kreuzbeinregion, Unterschenkel, Penis und weibliches Genitale sowie die Wangenschleimhaut. Sehr selten ist ein Übergang in eine ➪ Leukoplakie oder einen Krebs. Behandlung örtlich mit Steinkohlenteer, Kortison und Juckreizstillung.

◆ *Lichen scrofulosorum:* Lichenartige Veränderungen an der Haut bei Tuberkulose. Die Herde sind gruppiert und hirsekorngroß, hautfarben bis rötlichbraun.

Lichtdermatose

Auch: Photodermatose. Hauterkrankung durch Einwirkung von Sonnenlicht oder Strahlen. Bei langfristiger Einwirkung Gefahr des Überganges in einen Lichtkrebs.

Lichturticaria

Auftreten eines Nesselausschlages mit Quaddeln nach 10–15 Minuten langem Aufenthalt an der Sonne.

Lien

Milz.

Ligatur

Operative Unterbindung von Blutgefäßen (Blutstillung) oder Hohlorganen.

Ligieren

Abbinden, durch eine chirurgische Naht unterbinden. Am häufigsten bei Blutgefäßen angewendet.

Linearbeschleuniger

Gerät zur Tumorbestrahlung. Die Strahlendosis kann genau plaziert werden.

Lingua

Zunge.

Lingual

Zur Zunge gehörend.

Linksherzhypertrophie

Vergrößerung der linken Herzkammer durch lang dauernde Mehrbelastung bei Bluthochdruck. Erzeugt typische Veränderungen im ➪ EKG.

Linksherzinsuffizienz

➪ Herzinsuffizienz.

Linksschenkelblock
Leitungsunterbrechung des in der linken Herzkammer gelegenen Schenkels der Reizleitungsfasern. Verursacht typische EKG-Veränderungen, macht keine Symptome.
Linsenextraktion
Operative Entfernung der getrübten Augenlinse.
Lipämie
Krankhafte Vermehrung des Fettgehaltes im Blut.
Lipidsenker
Medikamente, die den Fettgehalt im Blut senken. Viele Nebenwirkungen.
Lipoidnephrose
Auch: Glomeruläre Minimalveränderung. Eine nicht sicher entzündliche Erkrankung der Nierenkörperchen mit erhöhter Eiweißdurchlässigkeit. Nachweis durch Labor.
Lipom
Gutartige Fettgewebsgeschwulst, keine Entartung.
Lipomatose
Fettgewebsgeschwülste am ganzen Körper.
Lipoproteinlipasemangel
Mangel an Stoffen, die zur Fettspaltung befähigt sind.
Liposarkom
Bösartiger Fettgewebstumor. Einer der häufigsten bösartigen Tumoren der Weichteile. Kommt vorwiegend in den tieferen Gewebsschichten der unteren Gliedmaßen und im Raum hinter der Bauchhöhle vor. Metastasen vor allem in Lunge und Leber. Muß radikal entfernt werden.
Lippenkarzinom
Krebs der Lippen. Am häufigsten bei Männern auf dem Boden einer ➪ Leukoplakie oder chronischen Entzündung. In 10% der Fälle Metastasen.
Liquor
Flüssigkeit. Meistens ist der Liquor cerebrospinalis (Hirnflüssigkeit) gemeint. Ist klar, farblos, eiweißarm und fast zellfrei. Der L. schützt das Gehirn vor Stößen und dient auch dem schnellen Druckausgleich. Zur Untersuchung gewonnen wird L. durch ➪ Punktion des Rückenmarkkanals von der Lendengegend (Lumbalpunktion) oder unter der Hinterhauptschuppe (Subokzipitalpunktion).
Liquordrainage
Ableitung der Hirnflüssigkeit aus den Hirnkammern mittels kleiner eingesetzter Röhrchen. Anwendung beim Wasserkopf.
Liquorfistel
Austritt von Gehirnflüssigkeit nach außen, meistens nach einer Verletzung der Hirnhäute oder als Operationsfolge.

Liquorrhoe
Abfließen von Hirnflüssigkeit aus den Ohren oder der Nase. Vorkommen nach Verletzungen.
Liquorunterdruck
Kommt nach einer ➪ Punktion vor. Führt zu Kopfschmerzen. Besserung im Liegen.
Listeriose
Diese Infektionskrankheit tritt fast nur bei Menschen mit erheblich verminderter oder noch unreifer Immunität auf (opportunistische Infektion). Betroffen sind daher Neugeborene, sehr alte Menschen und Patienten mit Immunschwächekrankheit oder Krebsleiden. Keimträger sind Tiere und Menschen – die aber nicht erkranken müssen. Die Übertragung erfolgt in Fleisch und Milch als Kontakt- oder Schmierinfektion oder durch Inhalation. Symptomlose Keimausscheider sind die häufigsten Überträger. Krankheitsausbruch nach 3–45 Tagen mit einem sehr vielgestaltigen Krankheitsbild. Behandlung mit Antibiotika.
Lith-
Wortteil mit der Bedeutung »Stein-«, z. B. Nephrolithiasis (Nierensteinleiden).
Lithium
Metallart. Wird gegen Depressionen und wegen erhöhender Wirkung auf die weißen Blutkörperchen auch bei Tumoren verwendet.
Lithogen
Steinbildend.
Lithoklast
Gerät zur Zertrümmerung von Blasensteinen.
Litholapaxie
Absaugung von Steintrümmern aus der Harnblase.
Lithotripsie
Steinzertrümmerung. Möglich ist dies chemisch, endoskopisch (durch Spiegelung) oder mit Ultraschall-Stoßwellen von außen. Am besten behandelbar mit der Ultraschallmethode sind die Steine in den Harnwegen.
Livedo
Netzförmig-streifige Blausucht der Haut bei Venenstauung, meist der Beine.
Livid
Bläulich verfärbt.
Lj.
Lebensjahr.
Ljz.
Lebensjahrzehnt.
LN
Lymphonodus. ➪ Lymphknoten.

L. n. R.
Letzte normale Regel.
Lobektomie
Operative Entfernung eines Organlappens, z. B. in der Lunge, Leber oder im Gehirn.
Lobotomie
Operative Durchtrennung gewisser Verbindungen im Gehirn zur Schmerzausschaltung.
Lochien
Wochenfluß. Die nach der Entbindung einige Wochen lang aus der Scheide fließenden Wundabsonderungen.
Löfgren-Syndrom
Symptome der akuten Form der ➪ Sarkoidose. Es kommt zu massiven Schwellungen der Lymphknoten im Mittelfellraum des Brustkorbes. Gleichzeitig Gelenkschmerzen und Knötchenbildung an den Unterschenkeln.
Logopäde
Spezialist/in für Stimm- und Sprechstörungen (z. B. Stimmtraining nach Kehlkopfentfernung).
Logorrhoe
Auch: Rededelirium. Ungehemmter Redefluß. Patienten reden ungehemmt oft bis zur Heiserkeit, der Gedankengang ist ungeordnet, und das Thema wird ständig gewechselt. Vorkommen bei Hirnverkalkung, Verfolgungswahn, Schizophrenien, aber auch als noch normale »Variante« bei Gesunden.
Lokal
Örtlich. Gegenteil: diffus.
Lokalanästhesie
Örtliche Betäubung durch Einspritzung von ➪ Lokalanästhetika. Hauptanwendung bei kleinen chirurgischen Eingriffen und in der Zahnheilkunde.
Lokalanästhetika
Örtlich wirksame Mittel zur Betäubung, Schmerzunempfindlichmachung. Meistens werden gefäßverengende Mittel (Adrenalin) zugesetzt, um eine längere Wirkdauer zu erreichen.
Lokalisieren
Örtlich begrenzen, beschränken. Einen Krankheitsort lokalisieren heißt, auf die engste Umgebung einzugrenzen, am Weiterwuchern zu hindern.
Longitudinal
Länglich, längs verlaufend.
Longmire-Operation
Operative Entfernung des Magens und operative Ersatzmagenbildung durch Hochziehen einer Leerdarmschlinge des Dünndarmes bei Magenkrebs.

Looser-Umbauzonen
Quer zur Knochenachse verlaufende Entkalkungszonen, besonders an den Unterarmknochen sowie an den Knochen des Ober- und Unterschenkels.

Lordose
Ausbauchung der Wirbelsäule nach vorne. Ist an der Hals- und Lendenwirbelsäule normal. Übermäßige L.: ⇨ Hyperlordose.

Lordosierung
Krankhafte Verbiegung der gesamten Wirbelsäule nach vorne.

Low-dose-Heparinprophylaxe
Vorbeugung mit niedrig dosiertem Heparin, einem die Blutgerinnung hemmenden Stoff. Anwendung bei Bettlägerigkeit, vor und nach Operationen und bei Gipsverbänden zur Vermeidung von Venengerinnseln.

Lown
⇨ Herzrhythmusstörungen.

LSB
Linksschenkelblock. Reizleitungsstörung in der linken Herzkammer.

Lues
⇨ Syphilis.

Lumbago
Kreuzschmerzen ohne Reizung der Nervenwurzeln des Ischiasnervs. Ist der Ischiasnerv mit betroffen, spricht man von Ischialgie. Ursächlich kommen praktisch alle Knochenveränderungen der Wirbelsäule in Frage. Diagnose durch Orthopäden, zusätzlich Frauenarzt und Urologen mit Röntgen und Labor. Bei Unklarheiten zusätzlich ⇨ CT und ⇨ Szintigraphie.

- *Akuter L.:* »Hexenschuß«. Bei Blockierung in den Wirbelgelenken, teilweiser Einklemmung des Bandscheibenkernes, Zerrung der Rückenmuskulatur, plötzlicher körperlicher Überbeanspruchung oder abrupter Bewegung.
- *Chronischer L.:* Wenn es sich um einen Organschmerz der Wirbelsäule handelt, entsteht eine reflexartige Zusammenkrampfung der eigenständigen Rückenmuskulatur. Ursachen sind Abnützungen, Verletzungen und Entzündungen. Ein Ermüdungsschmerz führt zur schmerzhaften Verspannung der Rückenmuskulatur. Ursache ist die Überforderung der Rükkenmuskulatur durch Schwerarbeit oder abnorme Beweglichkeit im Zwischenwirbelsegment.

Lumbalanästhesie
Einspritzung eines ⇨ Lokalanästhetikums in den Rückenmarksack zur Unempfindlichmachung der Nerven. Es wird damit die ganze untere Körperhälfte gelähmt und schmerzlos gemacht. Anwendung bei erhöhtem Risiko bei Operationen beispielsweise an der Hüfte oder der Prostata.

Lumbalgie
Lendenschmerz.
Lumbalisation
Der erste Kreuzbeinwirbel ist ganz oder teilweise als Lendenwirbel ausgebildet.
Lumbalpunktion
➪ Punktion des Rückenmarkkanals in der Lendengegend am liegenden Patienten. Hauptgrund ist der Verdacht auf Hirnhautentzündung. Die gewonnene Rückenmarkflüssigkeit (Liquor) kann im Labor auf entzündliche Bestandteile untersucht werden.
Lumbosakral
Lendenwirbelsäule und Kreuzbein betreffend.
Lumpektomie
Auch: Thylektomie. Die alleinige Entfernung des bösartigen Tumors aus der Brust, wodurch der Eingriff brusterhaltend wirkt. Neben dem Tumor wird mit einem Sicherheitsabstand auch das angrenzende Gewebe und die darüber liegende Haut entfernt.
Lungenabszeß
Entsteht durch die Einschmelzung von Lungengewebe besonders bei bakterienbedingten Entzündungen. Symptome sind lockerer Husten und starker, z. T. blutig gefärbter Auswurf. Diagnose durch Röntgen und Spiegelung. Behandlungsversuch mit Antibiotika, sonst chirurgische Eröffnung.
Lungendekortikation
»Entrindung« der Lunge. Chirurgischer Eingriff zur Entfernung von Schwarten und Abtragung von Verwachsungen an der Lunge.
Lungenembolie
Verstopfung der Lungenschlagadern durch abgesprengte Gerinnsel, auch durch Fett oder Luft. Führt zur Verminderung der Lungendurchblutung und Störung des Gasaustausches. Sind mehr als 50% des Gefäßquerschnittes verlegt, muß mit schwerwiegenden Folgen gerechnet werden. Diese Folgen sind Bluthochdruck der Lunge und Herzversagen mit Schock. Ursachen sind Gerinnselbildungen durch Bettlägerigkeit, Knochenbrüche, Operationen, Geburten und Fehlgeburten, Herzversagen, Herzinfarkt und bösartige Tumoren. Symptome sind akute Atemnot und Herzjagen, Druckgefühl in der Brust, erhöhte Temperatur, Bluthusten und Schock. Diagnose durch Röntgen, Labor und ➪ EKG. Im Zweifel ➪ Szintigraphie und ➪ CT. In der Behandlung ist die Hemmung der Blutgerinnung am wichtigsten.
Lungenemphysem
»Lungenblähung«. Es handelt sich um einen Verlust des Lungengewebes mit Überblähung der Lungenbläschen und Verminderung des Gefäßquerschnittes. Ursächlich am häufigsten entsteht das Emphysem durch eine Einengung der

Bronchien. Die Symptome beginnen oft als chronische Bronchitis. Die eigentlichen Krankheitszeichen sind Atemnot, verlängerte Ausatmung und Geräusche. Im späteren Verlauf kommt es zu Abmagerung und faßförmigem Brustkorb, Blausucht, Uhrglasnägel, ➪ Trommelschlegelfinger und Vermehrung der roten Blutkörperchen. Diagnose durch Lungenfunktion, Labor mit Blutgasen, Röntgen und ➪ EKG. Behandlung mit Bronchialerweiterern (»Pumperl« etc.), Kortison, Atemgymnastik, fallweise Antibiotika.

Lungenfibrosen

»Lungenverhärtung«. Eine Gruppe von Krankheiten, die das Lungengerüst und die Lungenbläschen verändern. Bindegewebe wird vermehrt gebildet, in den Lungenbläschen kommt es zu entzündlichen Reaktionen. Der Verlauf ist meistens chronisch fortschreitend, am Ende steht die »Wabenlunge«. L. entstehen durch Einatmung von Giften, Gasen, Dämpfen und Erregern, durch Strahlen, Herzversagen, Gefäßentzündungen und Leiden des Abwehrsystems. Die Hälfte aller Fälle bleibt ursächlich ungeklärt. Die Hauptsymptome sind Husten ohne Auswurf und Atemnot bei Belastung.

Zu den L. gehören die allergische ➪ Alveolitis, die ➪ Sarkoidose und die idiopathische fibrosierende Alveolitis. In der Behandlung spielen das Meiden von Schadstoffen und die Einnahme von Kortison die Hauptrollen.

Lungenfunktionsdiagnostik

Ziele in der L. sind die Erhebung der Belüftung (Ventilation), des Gasaustausches und der Druckverhältnisse. Die Untersuchung der Ventilation geschieht durch die FVC (forcierte Vitalkapazität, verstärkte Ausatmung) und FEV1 (forciertes Einsekundenvolumen, jene Luftmenge, die bei verstärkter Ausatmung in einer Sekunde ausgeatmet werden kann). Immer werden 2–3 Messungen durchgeführt, bei einer Atemwegsbehinderung (Obstruktion) ist zusätzlich noch der Bronchospasmolysetest erforderlich. Dieser Test ergibt die Atemfunktion nach der Inhalation eines bronchialerweiternden Mittels.

Angeschlossen werden kann die Prüfung der Lungenfunktion unter körperlicher Belastung.

- ➪ *Ganzkörperpletysmographie:* Sehr genaue Untersuchung in einer speziellen Kabine.
- *Pharmakodynamische Tests:* Lungenfunktionsprüfung nach Inhalation von Acetylcholin, Histamin, Carbachol oder Metacholin.
- *Blutgasanalyse:* Gemessen wird der Gehalt von Sauerstoff und Kohlendioxid sowie der ph-Wert.

Lungeninfarkt

Jener Zustand mit Blutstauung und Gewebstod in der Lunge, der in 10% der Fälle nach einer Embolie im betroffenen Lungenbezirk entsteht. Fördernd dafür sind Bluthochdruck und Herzversagen. Der Krankheitsverlauf ist vom

Ausmaß der Gefäßverlegung abhängig. Die Behandlung erfolgt schmerzstillend und mit Sauerstoff.

Lungenödem

Durchtränkung der Lunge mit einer wäßrigen Flüssigkeit. Diese sickert in die Lungenbläschen, die kleinen Bronchien und ins Zwischengewebe. Ursachen sind Versagen der linken Herzkammer, Entzündungen, Gifte und Reizstoffe, extremes Trinken oder Hungern und Nierenleiden. Symptome sind Unruhe, Angst, hochgradige Atemnot, Blausucht und blutig-schaumiger Auswurf. Diagnose mit Röntgen, ➪ EKG, eventuell Labor. Die Behandlung erfolgt herzstützend und entwässernd.

Lungenreife, fetale

Entwicklungsstand der Lunge am ➪ Fetus hinsichtlich der Fähigkeit, nach der Geburt ohne Komplikationen zu atmen. Für die Lungenreife ist die ausreichende Erzeugung von Surfactant notwendig. Gefördert werden kann die Lungenreife durch die Gabe von Kortison an die Schwangere.

Lungenresektion

Entfernung einer Lunge oder eines ihrer Teile. Meist wegen Krebs durchgeführt.

Lungenrundherd

Einzelstehender, gut abgegrenzter Herd in der Lunge, verdächtig auf ➪ Tbc oder Krebs.

Lungensarkoidose

➪ Sarkoidose.

Lungentuberkulose

➪ Tuberkulose.

Lupus erythematodes

Auch: LE, Erythematodes. Die Krankheit gehört zu den ➪ »Kollagenosen« und hat ihren Ursprung im Immunsystem des Körpers. Es werden große Mengen von Antikörpern gegen die eigenen Körperzellen gebildet. Die Zusammenballungen von Antikörpern und Stoffen der Zellkerne – die Immunkomplexe – lagern sich in Gefäßwände ein und erzeugen Gefäßentzündungen. Krankhafte Veränderungen entstehen dadurch an der Haut, den Gelenken und inneren Organen. Diagnose durch Labor und Gewebsentnahme. In der Behandlung sind Kortison und Chemotherapie am wichtigsten.

Lupus vulgaris

»Fressende Flechte«. Eine Form der chronischen Hauttuberkulose, die narbig ausheilt.

Lutealinsuffizienz

Gelbkörperschwäche. Minderfunktion des Gelbkörpers im Eierstock. Führt zu Störungen der Menstruation und kann Ursache von Unfruchtbarkeit werden.

Luxation
Verrenkung eines Gelenkes.
- *Angeborene L.:* Meist ist die angeborene Hüftgelenksverrenkung gemeint.
- *Habituelle L.:* Das Gelenk zeigt die Bereitschaft, sich schon bei geringfügiger Beanspruchung zu verrenken. Ursachen sind Kapselverletzungen und Überdehnungen.
- *Pathologische L.:* Verrenkung bei schon bestehender Kapselüberdehnung durch krankhafte Ansammlung von Gelenkflüssigkeit.
- *Traumatische L.:* Verrenkung durch Gewalteinwirkung.

Luxationsfraktur
Knochenbruch mit gleichzeitiger Verrenkung eines Knochenstückes.

Luxieren
Verrenken.

Luzid
Hell, klar, bei vollem Bewußtsein.

LVH
Linksventrikuläre Hypertrophie. Eine Größenzunahme der linken Herzkammer als Komplikation eines lange bestehenden hohen Blutdruckes.

LW
Lendenwirbel.

LWK
Lendenwirbelkörper.

LWS
Lendenwirbelsäule.

Lyell-Syndrom
Krankheitsbild der »verbrannten Haut«. Fast die gesamte Oberhaut geht zugrunde und löst sich unter Blasen ab. Verläuft ähnlich wie eine Hautverbrennung mit schweren Allgemeinsymptomen, Milzschwellung, Lungenentzündung und Nierenerkrankung. Ursachen sind Medikamente oder Bakteriengifte. Intensivbehandlung mit hohen Kortisondosen ist erforderlich.

Lyme-Borreliose
Infektionskrankheit durch den Erreger Borrelia burgdorferi. Die Übertragung erfolgt durch Zecken, aber auch andere Fluginsekten. In 50% der Fälle führt der Biß der infizierten Zecke zur Infektion. Die Inkubationszeit beträgt einige Tage bis Wochen. Im 1. Stadium der Krankheit entsteht um die Bißstelle ein roter Ausschlag, der sich vergrößert (Erythema migrans) und im Zentrum abblaßt. Brennen oder Jucken. Daneben auch grippeartige Krankheitszeichen mit Fieber, Müdigkeit, Gelenk- und Muskelschmerzen, Reizbarkeit, Schlaflosigkeit, Erbrechen usw. Im 2. Stadium – 1–12 Wochen nach dem Zeckenbiß – kommt es zum Befall des Nervensystems mit Gefühlsstörungen und starken

Schmerzen im Gebiet der Bißstelle. In einem hohen Prozentsatz drohen schlaffe Lähmungen , wie z. B. ein- oder beidseitige Gesichtslähmungen. Eine Herzbeteiligung äußert sich in Herzklopfen oder Symptomen der ➪ Angina pectoris. Rhythmusstörungen können zur Notwendigkeit der Schrittmacherbehandlung führen. Die Lymphknoten schwellen an (Lymphadenosis benigna cutis, LBC). Im 3. Stadium – meist 1 Monat nach Beginn des Ausschlages – kann eine Gelenkentzündung, vorwiegend der Kniegelenke, auftreten. Eine nicht ausreichende Behandlung der L. führt nach Jahren zu einer Hirn-Rükkenmark-Entzündung, die einer multiplen Sklerose ähnlich ist: Progressive ➪ Enzephalomyelitis. Eine entzündliche Hauterkrankung (Acrodermatitis chronica atrophicans, ACA) kann noch nach Jahrzehnten mit Hautschwund auftreten. Die Haut wird wie Zigarettenpapier, durch braunrote Verfärbung entsteht die »Bratäpfelhaut«.
Diagnose durch Labor, ➪ EMG und ➪ EEG. In der Behandlung sind fast alle Antibiotika wirksam.

Lymphadenektomie
Operative Entfernung von Lymphknoten. Angewendet bei Entzündungen und bösartigen Tumoren zur Behandlung und gewebsmäßigen Untersuchung.

Lymphadenitis
Entzündliche Schwellung der Lymphknoten. Sie entsteht als Reaktion auf krankhafte Reize im Abflußgebiet von Lymphgefäßen. Verläuft akut als eitrige oder nichteitrige Entzündung mit Rötung, Schwellung und Druckschmerz, chronisch mit Gewebsverhärtung.
◆ *Virus-Lymphadenitis:* Dazu zählt etwa die ➪ Katzenkratzkrankheit.

Lymphadenopathie
Erkrankung von Lymphknoten.

Lymphadenosis benigna cutis
Gehört zur Krankheitsausprägung der ➪ Lyme-Borreliose an der Haut. Einzelne oder zahlreiche Hautknoten entstehen an Ohrläppchen, Nacken, Brust, Achsel, Fuß und Hodensack.

Lymphangiosis carcinoma tosa
Ausbreitung von bösartigen Tumoren im Lymphgefäßsystem hat die Ausbildung eines Maschenwerkes an den Lymphgefäßen zur Folge.

Lymphangitis
Entzündung der Lymphgefäße durch das Eindringen von Erregern in die kleinsten Lymphgefäße. An der Haut wird ein roter Streifen sichtbar. Geht akut oft von infizierten Wunden aus. Die chronische L. führt zum Verschluß des Lymphgefäßes.

Lymphatische Leukämie
➪ Leukämie.

Lymphatisches System
Lymphknoten, Thymus, Milz und Mandeln. Spielt eine wichtige Rolle in der Schlackenabfuhr und Abwehr von Entzündungen, Infektionen und Tumoren.
Lymphdrainage
Streich- und Druckmassagen, um gestaute Flüssigkeit in besser versorgte Körperbezirke zu verteilen. Wichtig zur Vorbeugung und Behandlung der Lymphstauung am Arm nach Entfernung der Brust und Achsellymphknoten bei Brustkrebs.
Lymphe
Die Flüssigkeit in den Lymphgefäßen.
Lymphknoten
Kleine, rundlich-gelappte Organe. Sind für Abwehrfunktionen im ganzen Körper verteilt.
- *Bösartige L.:* An allen Körperstellen! Bösartige Schwellungen haben alle Größen, sind schmerzlos und hart. Mit der Unterlage verwachsen. Sie bleiben länger bestehen und verursachen unklares, lange dauerndes Fieber und Gewichtsverlust.
- *Krankhaft vergrößerte L.:* Sitzen meist in der Halsgegend und unter dem Kiefer, in der Achselhöhle und Leistengegend. Sie sind meist nicht größer als 1 cm und druckschmerzhaft. Der Tasteindruck ist weich bis mittelderb. Sie sind auf der Unterlage gut beweglich. Rückbildung in 1–3 Wochen. Oft grippeartige Begleitsymptome.

Lymphoblastisches Lymphom
Sehr bösartige Erkrankung des Lymphgewebes (Lymphknoten). Zählt zu den ➪ Non-Hodgkin-Lymphomen. Gutes Ansprechen auf Chemotherapie.
Lymphocytosis infectiosa
Durch Viren ausgelöste Lymphknotenschwellung bei Kindern. Verläuft grippeähnlich, dazu Brechreiz, Hautausschlag und Hirnhautreizung. Diagnose durch Labor und Gewebsentnahme, Behandlung mit Antibiotika.
Lymphödem
Durchtränkung des Gewebes mit Lymphflüssigkeit. Meistens einseitig am Arm oder Bein. Ursachen sind Verödung der Lymphgefäße nach Entzündungen, Zerstörung durch Tumoren oder Operation (Brustkrebsoperation) oder angeboren durch mangelnde Ausbildung der Lymphgefäße.
Lymphogen
Über die Lymphwege ausgebreitet.
Lymphogranuloma inguinale
Infektionskrankheit mit Schwellung der Leistenlymphknoten. Kommt ein- oder beidseitig vor. Die Knoten sind zuerst derb, können später einschmelzen.

Bläschenbildung am Penis, Fieber und Appetitlosigkeit. Die Diagnose wird aus dem Eiter der Knoten gestellt.

Lymphogranulomatose

Auch: Morbus Hodgkin, Hodgkin-Lymphom, HL. Bösartige Erkrankung des Lymphgewebes. Symptome sind Lymphknotenschwellungen im Hals- und HNO-Bereich, seltener in den Leisten. Manchmal gibt es auch keine geschwollenen Lymphknoten (Lymphome). Es kommt zu Fieber, Nachtschweiß, Gewichtsabnahme und Juckreiz, Schwäche und Abgeschlagenheit. Weiters Blutarmut, gehäufte Infektionen, Hautblutungen. Bei starkem Befall der Brust- und Bauchlymphknoten kommen auch Atemnot und Bauchbeschwerden vor. Diagnose durch Labor, Knochenmarkpunktion, Ultraschall, Röntgen, ➪ CT, ➪ Szintigraphie, Gewebsentnahmen und Eröffnung der Bauchhöhle. Die Chemotherapie führt in einem hohen Prozentsatz zur Heilung.

Lymphographie

Röntgendarstellung von Lymphgefäßen und Lymphknoten mittels Kontrastmittel.

Lymphom

Schwellung des/der Lymphknoten.

Lymphome, maligne

Bösartige Lymphknotenschwellungen. Lymphkrebse vom Typ Hodgkin (HL) oder Non-Hodgkin (NHL). Symptome wie bei ➪ Lymphogranulomatose.

- *Hoch maligne NHL:* Sprechen sehr gut auf die (nebenwirkungsreiche) Chemotherapie an, die Heilung ist in bis zu 40% der Fälle möglich.
- *Niedrig maligne NHL:* Haben einen langsamen Verlauf und sprechen weniger gut auf Chemotherapie an. Seltene Heilung.

Lymphozyten

Kleinste, weiße Blutkörperchen (B- und T-Lymphozyten). Sie sind Träger von Abwehrfunktionen.

Lymphozytisches Lymphom

Bösartiger Lymphkrebs. Gehört zur Gruppe der ➪ niedrig malignen NHL (➪ Lymphome).

Lymphozytom

Knotige Hautveränderungen bei ➪ Lyme-Borreliose. Die Zellzusammenballungen bestehen aus B-Lymphozyten.

Lyse

Auflösung von Zellen, Bakterien, Blutkörperchen. Im medizinischen Sprachgebrauch ist mit L. allerdings meist die medikamentöse Auflösung von Blutgerinnseln in Blutgefäßen bei Herzinfarkt, Gefäßverschluß oder Lungeninfarkt gemeint.

M

Magenkarzinom
Magenkrebs. Die Ursachen sind teils vererblich, teils handelt es sich um Giftstoffe wie Nitrosamine, Aflatoxine und Teerstoffe aus dem Rauch. Symptome treten erst spät auf. Das nur auf die Schleimhaut beschränkte Frühkarzinom ist nur durch ➪ Gastroskopie mit Gewebsentnahme erkennbar. Der fortgeschrittene Krebs erzeugt Unverträglichkeiten, Appetitlosigkeit, Ekel vor Fleisch, Gewichtsverlust, Leistungsknick, Blutarmut, Drücken und Schmerzen im Oberbauch, Übelkeit und Erbrechen, schwarzen Stuhl. Diagnose durch Gastroskopie, zusätzlich Labor, Ultraschall, ➪ CT. Behandlung durch radikale Operation. Die Chemotherapie ist wenig wirksam.
Magenperforation
Durchbruch der Magenwand. Kommt vor als Komplikation des Magengeschwüres und -krebses. Seltener auch als Komplikation ärztlicher Eingriffe wie Sondierung oder Spiegelung.
Magenpolyp
Gutartiger drüsiger Tumor der Magenschleimhaut. Wird wegen des Risikos zu bösartiger Veränderung meist auf endoskopischem Weg entfernt.
Magenresektion
Operative Entfernung eines Teilabschnittes des Magens.
Magensarkom
Bösartiger Magenkrebs, bestehend aus Bindegewebe, Fett, Gefäßen und Muskeln. Symptome, Diagnose und Behandlung entsprechen dem ➪ Magenkarzinom. Der Heilverlauf ist günstiger als beim Karzinom.
Magersucht
➪ Anorexia nervosa.
Magnesium
Wichtiges Blutsalz in Knochen und Muskulatur. Gemüse und Nüsse sind magnesiumreich.
Magnetresonanz
Auch: NMR, MR, MRT, Kernspintomographie. Computergestützte Schichtuntersuchung ohne Verwendung von Strahlen. In ein starkes Magnetfeld werden Radiowellen eingestrahlt. Dadurch werden Wasserstoffkerne der Wasser- und Fettbestandteile in eine bestimmte Richtung abgelenkt. Rechenoperationen eines Computers setzen viele Messungen in verschiedenen Richtungen zu einem Schichtbild zusammen. Wasser oder fettreiche Gewebe erscheinen als helle Flächen, wasserstoffarme Gewebe und Blut als dunkle Flächen. Besonders gut geeignet ist MR zur Diagnostik von Gehirn und Rückenmark, Leber,

Niere, Bauchspeicheldrüse, Harnblase, Auge, Herz und Blutgefäße. Tumoren können genau von Wasseransammlungen, Blutungen oder abgestorbenem Gewebe abgegrenzt werden. Eine nochmalige Kontrastverstärkung ist möglich durch Gadolinium. Keine Nebenwirkungen. Darf wegen des Magnetfeldes nicht bei Trägern von Herzschrittmachern angewendet werden. Auch andere metallische Fremdkörper wie Prothesen stören die Untersuchung.

Makro-
Wortteil mit der Bedeutung »groß-«.

Makroangiopathie
Erkrankung der mittleren und großen Blutgefäße.

Makroglossie
Abnorm große Zunge. Kann angeboren – wie bei ⇨ Mongolismus – oder im Laufe des Lebens entstanden sein. Ursachen sind Entzündungen, Allergien, Stoffwechselstörungen, Blutungen, Tumoren und Unterfunktion der Schilddrüse. Eine exakte Diagnose ist durch Gewebsentnahme möglich. Meistens ist keine erfolgversprechende Behandlung durchführbar.

Makrohämaturie
Blutharnen. Jener bluthältige Harn, der mit freiem Auge als solcher erkennbar ist. ⇨ Hämaturie.

Makrophagen
»Freßzellen«. Die für die körperliche Abwehr arbeitenden Zellen (»Müllabfuhr des Körpers«) räumen angegriffene Zellen ab. Wichtig auch in der körpereigenen Tumorbekämpfung.

Makropsie
Sehstörung. Gegenstände werden übergroß gesehen. Vorkommen bei Aderhaut/Netzhautentzündungen.

Makroskopisch
Mit freiem Auge zu sehen.

Makrotie
Übergroße Ohrmuschel.

Makuladegeneration
Entartung und Schwund des gelben Fleckes (Macula lutea) in der Netzhaut. Dieser Fleck ist für Gifte und Ernährungsstörungen besonders anfällig.

◆ *Senile M.:* Schwund und Entzündung des gelben Fleckes im höheren Alter. Führt zu zentralem Gesichtsfeldausfall und Sehstörungen mit Verzerrungen von Farben und Größen. Keine ursächliche Behandlung möglich.

Makulös
Fleckförmig, mit Ausbildung von Flecken.

Malabsorption
Ungenügende Aufnahme von Nahrungsbestandteilen aus dem Verdau-

ungstrakt. Folgen und Symptome sind Untergewicht, Durchfälle, Veränderungen von Haut und Schleimhaut, Blutarmut, Muskelschwund. Die häufigsten Ursachen sind angeborene Mängel der Stoffwechselleistung der Darmzellen. M. kann bei allen Darmkrankheiten und Allgemeinerkrankungen entstehen.

Malabsorptionssyndrom
Krankheitsbild mit einer Stuhlfettausscheidung von über 5 g in 24 Stunden. Hauptsymptome sind Gewichtsabnahme und Durchfälle. Diagnose mit Stuhluntersuchungen im Labor, Röntgen, Spiegelung mit Gewebsentnahmen. Die Behandlung umfaßt glutenfreie Kost wie bei ➪ Zöliakie oder Kortison bei ➪ Crohnscher Krankheit und Pilzmittel gegen Pilzkrankheiten. Fallweise sind operative Maßnahmen erforderlich.

Malaria
Tropenkrankheit. Übertragen wird der Erreger Plasmodium durch die Anophelesmücke, die Inkubationszeit beträgt 8–37 Tage. Symptome sind Kopf- und Gliederschmerzen, der Fieberanstieg erfolgt unter Schüttelfrost. Rasche Entfieberung nach 4–5 Stunden mit schwerstem Schweißausbruch, danach Erschöpfung. Komplikationen sind Hirn- und Niereninfarkt, Absterben der Nebennieren, Nierenversagen, Überwässerung der Lunge, Kreislaufzusammenbruch und Koma. Diagnose durch Erregernachweis im Blutausstrich (»dicker Tropfen«). Behandlung – je nach Erregertyp – mit Resochin, Fansidar, Chinin, Lariam, Halfan oder Daraprim.

Maldigestion
Eine Form des ➪ Malabsorptionssyndroms. Von M. spricht man dann, wenn die Verdauung der Nahrung gestört ist. Ursachen sind Versagen der Bauchspeicheldrüse, Störungen des Gallensäurestoffwechsels, Mängel an stoffspaltenden Substanzen (Enzymmangel) oder Zustände nach Teilentfernung des Magens wie ➪ Billroth I, II. Die Behandlung muß an der zugrunde liegenden Ursache ansetzen.

Maligne
Bösartig. Gegenteil: benigne.

Malignes Lymphom
➪ Lymphome.

Malignität
Bösartigkeit. Gegenteil: Benignität.

Malignom
Allgemeiner Ausdruck für Krebsgeschwulst.

Malleolar
Zum Knöchel gehörig.

Malleolarfraktur
Knöchelbruch.

Maltafieber
Auch: Mittelmeerfieber, Morbus Bang, ⇨ Brucellose. Die Infektion mit dem Erreger Brucella melitensis erfolgt durch Milch erkrankter Tiere. Symptome sind kleine, schmerzende Lymphknoten mit wellenförmigem Fieber bei relativem Wohlbefinden, Milz- und Leberschwellung. Diagnose durch Labor und Erregernachweis in Blut und Eiter. 3wöchige Behandlung mit Antibiotika.
Maltase
Malzzuckerspaltender Stoff.
Maltose
Malzzucker, entsteht beim Stärkeabbau.
Malum coxae senile
⇨ Koxarthrose.
Mamille
Brustwarze.
Mamma
Brust.
Mammaamputation
Auch: Ablatio mammae. Operative Entfernung der weiblichen Brust.
Mammakarzinom
Brustkrebs. Am häufigsten im 5. und 6. Lebensjahrzehnt. Der Beginn ist meist im oberen äußeren Quadranten (Viertel) der Brust. Symptome sind Knoten, Absonderungen, Schwellungen und Rötungen, Ekzem und Verziehung der Brustwarze, keine Schmerzen. Absiedelungen in die Lymphknoten. Diagnose mit Röntgen. Behandlung operativ, mit Strahlen und Chemotherapie (vorwiegend Hormonen).
- *Duktales M.:* Geht von den Milchgängen aus.
- *Inflammatorisches M.:* Rasch wachsend, mit ausgeprägter Entzündung der Haut.
- *Invasives M.:* Wächst in die Umgebung ein.
- *Lobuläres M.:* Geht von den Läppchen aus.
- *Nicht-invasives lobuläres M.:* Bleibt an Ort und Stelle.

Mammakarzinom des Mannes
Brustkrebs des Mannes. Am häufigsten im 7. Lebensjahrzehnt. Breitet sich rasch aus und setzt frühzeitig Metastasen.
Mammaplastik
Operative Eingriffe zur Wiederherstellung einer annähernd normalen Brust. Angewendet bei fehlender Brust, Kleinheit oder Übergröße.
Mammaprothese
Künstlicher Brustersatz. Wird nach Brustentfernung unter dem Büstenhalter getragen. Das Material ist zuerst aus Baumwolle, später aus Kunststoff. Der

Begriff bezeichnet auch die Prothesen aus Silikon, die unter die Haut verpflanzt werden.

Mammareduktionsplastik

Operativ-plastische Methode zur Verkleinerung der Brust.

Mammographie

Röntgen der Brust. Üblicherweise werden mindestens 3 Aufnahmen in verschiedenen Ebenen gemacht.

Mandibula

Unterkiefer.

Manie

Seelische Störung mit überschwenglicher Stimmungslage. Symptome sind grundlose Heiterkeit und Unbeschwertheit, überschwengliche Gefühle, überschüssiger Antrieb mit Lust zu gewagten Unternehmungen, sprudelnde Einfälle. Der manische Patient lacht gerne, redet viel und laut und ist ein »Ideenflüchter«: Er schließt sich allen sich bietenden Einfällen und Gedanken an, ohne sie zu Ende führen zu können. Gekoppelt ist dies mit Bewegungsdrang, Unruhe, übermäßiger Gestik und Mimik. Das Schlafbedürfnis ist dramatisch herabgesetzt, vor allem Schlaftiefe und -dauer sind vermindert, auch gereizte Verstimmtheit findet sich. In der Behandlung kommt es zuerst darauf an, den Maniker davor zu bewahren, sich – und die Angehörigen – in Schulden zu stürzen. Eine vorübergehende Entmündigung ist meist nicht zu vermeiden. Die medikamentöse Behandlung besteht in der Gabe von Neuroleptika.

Manifest

Deutlich erkennbar, klar. Gegenteil: latent.

Manifestation

Erkennbarwerden einer Krankheit. Gegenteil: Latenz (die Krankheit bleibt im Verborgenen).

Manisch-depressive Erkrankung

Eine aus ➪ Manie und ➪ Depression gemischte Nervenkrankheit.

Manischer Erregungszustand

Akute heftige Ausprägung der ➪ Manie.

Manometrie

Druckmessung. Ein wichtiges Verfahren in Gängen und Hohlorganen des Körpers. Beispiele: Druckmessung im Speiseröhrenschließmuskel, im Gallengang oder in den ableitenden Harnwegen.

Manus

Hand.

MAO-Hemmer

Bestimmte Mittel gegen Depressionen.

Marasmus
Abgezehrtheit. Vorkommen bei Tumorleiden, zehrenden Infektionen, Tuberkulose usw.
◆ *M. senilis:* Körperliche Abzehrung und geistiger Abbau im hohen Alter.

Marginal
Einen Randbezirk betreffend.

Marisken
Hautfalten am After. Sie sind meistens ein Restzustand nach Gerinnseln in Hämorrhoiden und verursachen oft ein Ekzem mit Jucken usw.

Markschwammniere
Mißbildung der Niere. Das Mark der Niere ist von kleinen Zysten durchsetzt. Symptome sind Blutharn und Koliken.

Marsupialisation
Herausnähen der Ränder einer Zyste, die sonst schlecht entfernbar ist. Nach Eröffnung entsteht eine Tasche, die durch ⇨ Drainage oder Tamponade weiterbehandelt wird.

Masern
Sehr ansteckende Virusinfektion mit Hautausschlag. Kinder erkranken häufiger, Erwachsene mit schwerer Verlaufsform. Die Infektion hinterläßt lebenslange Immunität. Die Übertragung erfolgt durch eine »fliegende« Tröpfcheninfektion von Mensch zu Mensch. Inkubationszeit 9–12 Tage.
- Masernvorbeugung: Schutzimpfung ab dem 14. Lebensmonat.
- Masern-Krupp: Husten und Kehlkopfentzündung bei Masern.
- Masern-Mumps-Impfung: Kombinierte Impfung gegen Masern und Mumps ab dem 14. Lebensmonat.

Massenblutung
Massive Blutung aus einem Blutgefäß in das umliegende Gewebe. Beispiel: M. ins Gehirn als Auslöser eines schweren Schlaganfalles.

Mastektomie
Operative Entfernung der Brustdrüse bei bösartigen Tumoren.
◆ *Radikale M.:* Brustentfernung unter Mitnahme des großen und kleinen Brustmuskels mit Ausräumung der Achselhöhle. Heute praktisch nicht mehr übliche Methode.
◆ *Modifizierte radikale M.:* Der große Brustmuskel wird nur teilweise entfernt.
◆ *Segmentale M.:* Es wird mehr als nur ein Viertel der Brust (Quadrant) entfernt, quadrantenüberschreitend.
◆ *Subkutane M.:* Die Brustdrüse wird unter Erhaltung von Brustwarze, Haut und Fett herausgeschält.
◆ *Totale M.:* Auch: Ablatio mammae. Die ganze Brust wird entfernt, Muskeln und Lymphknoten bleiben erhalten.

Mastitis puerperalis
Entzündung der Brust im Wochenbett. Die Ursache ist eine Bakterieninfektion, meist mit Staphylokokken. Fördernd sind schlechte Hygiene, zu langes und zu intensives Stillen mit Erzeugung kleinster Hautwunden. Symptome sind hoher Temperaturanstieg, Schmerzen und Rötung, Lymphknotenschwellung und Abszeßbildung. Behandlung durch Abstillung, Abpumpen der Milch und Antibiotika. Bei Abszeß muß operiert werden.

Mastodynie
Schmerzhaftigkeit der weiblichen Brust, ohne daß eine organische Veränderung vorhanden wäre.

Mastoiditis
Entzündung der Schleimhautzellen im Warzenfortsatz. Der Knochen hinter und unter dem Ohr ist schmerzhaft, die Weichteile dort sind gerötet und geschwollen. Behandlung mit Antibiotika, oft ist eine Operation erforderlich.

Mastopathie
Umbauvorgänge der Brustdrüse mit starker Hormonabhängigkeit. M. ist die häufigste Brusterkrankung und muß mittels Röntgen regelmäßig kontrolliert werden.

- ◆ *M. chronica cystica:* »Zystenbrust«. Gutartige Wucherung der Brustdrüsen mit Zystenbildung, besonders zwischen dem 35. und 50. Lebensjahr.
- ◆ *M. fibrosa:* Vermehrung und Verhärtung des Bindegewebes in der Brust, flächenhaft als »Kuchenbrust«.

Mastopexie
Operative Hebung und Straffung einer Brust, angewendet bei Hängebrust.

Masturbation
Geschlechtliche Selbstbefriedigung durch händische Reizung der Geschlechtsorgane.

Mastzellen
Bindegewebszellen mit Histamin enthaltenden »Körnern«. Spielen bei allen allergischen Reaktionen eine große Rolle.

Matching
Anpassen. Das Finden der passenden Kombination zwischen Spender und Empfänger bei Bluttransfusionen oder Organtransplantationen.

Maus
Freier Gelenkkörper, »Gelenkmaus«. Vorkommen nach Verletzungen mit Abriß von gelenkbildenden Gewebsteilen und nach nichtinfektiösen Entzündungen, die Gelenkteile herauslösen können. Neben der M. verbleibt auch ein »Mausbett«.

Maxilla
Oberkieferknochen.

Mb.
Abkürzung für Morbus (Krankheit).
McArdle-Syndrom
Erbliche Muskelerkrankung mit Schwäche, Steifheit, Krämpfen und Schmerzen der Muskulatur.
McBurney-Punkt
Der Mittelpunkt der Verbindungslinie zwischen Nabel und Darmbeinschaufel als ein typischer Druckschmerzpunkt bei ➪ Appendizitis.
MCTD
Mixed connective tissue diseases. Bindegewebskrankheiten mit unbekannter Ursache.
MCUG
Miktionszystourethrogramm. Kontrastmittelröntgen von Harnblase und Harnröhre.
Meatus
Öffnung.
Meatusstenose
Krankhafte Verengung der Harnröhre nahe der Mündung. Entweder angeboren oder entzündlich und nach Verletzungen. Symptome sind gedrehter oder gespaltener Harnstrahl und Nachträufeln.
Meckelsches Divertikel
Dünne Aussackung des Krummdarms in der Nähe des Überganges zum Dickdarm. Oft besteht eine strangförmige Verbindung zum Nabel. Das M. ist ein Rest eines in der Entwicklung vorhandenen Ganges. Bei Entzündung Beschwerden wie ein akuter »Blinddarm«.
Medial
Nach der Körpermitte zu gelegen.
Median
In der Mittellinie des Körpers oder eines Organs gelegen.
Medianus-Engpaß-Syndrom
➪ Carpaltunnelsyndrom.
Medianusläsion
Störungen und Ausfälle des Medianusnervs an der Hand durch Reizungen, Druck und anderweitige Verletzungen. Symptome wie bei ➪ Carpaltunnelsyndrom. Diagnose durch ➪ EMG, Behandlung meist operativ.
Mediastinoskopie
Spiegelung des ➪ Mediastinums. Dient der Klärung von Krankheitsprozessen in diesem Bereich.
Mediastinotomie
Operative Eröffnung des ➪ Mediastinums.

Mediastinum
Mittelfellraum. Liegt im Brustkorb zwischen den beiden Lungen.
Medikation
Arzneiverordnung, Art und Menge einzunehmender Medikamente.
Medulloblastom
Bösartige Geschwulst in der hinteren Schädelgrube. Vorkommen vor allem bei Kindern und Jugendlichen. Wächst rasch.
Mega-
Wortteil mit der Bedeutung »übermäßig«, »groß«; z. B. Megazystis (Mißbildung mit übermäßig großer Harnblase).
Megakalikose
Angeboren sehr große Nierenkelche.
Megakolon, toxisches
Akute lebensbedrohende Komplikation bei ⇨ Colitis ulzerosa. Abnorme Weitstellung des Dickdarms mit Gifteinstrom in den Organismus. Es bestehen hohes Fieber, Kreislaufschwäche und die Gefahr des Durchbruches. Benötigt Intensivbehandlung und die Notoperation.
Megaösophagus
Extreme, dauerhafte Erweiterung der Speiseröhre infolge Engstellung des Überganges in den Magen durch eine angeborene Störung des dortigen Nervengeflechtes.
◆ *Sekundärer M.:* M. bei sonstigen Verengungen und schweren Stoffwechselstörungen wie diabetisches ⇨ Koma oder ⇨ Urämie.
Megaureter
Angeborener Riesenharnleiter. Kommt ein- oder beidseitig vor.
Megazystis
Angeborene Riesenharnblase.
Meigs-Syndrom
Wasserstau im rechten Brustkorb und zusätzlich Bauchwassersucht. Kommt bei gewissen Tumoren der Eierstöcke vor.
Melaena
Schwarzer (Blut-)stuhl. Blut muß eine gewisse Zeit im Darm verbleiben, um den Stuhl schwarz färben zu können. Die häufigsten Ursachen für Melaena sind Blutungen aus der Speiseröhre sowie aus Magen- und Zwölffingerdarmgeschwüren.
Melanom, malignes
Sehr bösartiger Hautkrebs. Nimmt von den Pigmentzellen seinen Ausgang. Der Tumor ist bräunlich-schwarz, kann aber auch alle Abstufungen bis zu farblos aufweisen. ¾ sitzen an der Haut, der Rest an Auge, Schleimhäuten und weicher Hirnhaut. Fördernd sind Sonnenlicht und Vererbung. Das M. tritt

plötzlich auf normaler Haut auf oder entwickelt sich durch Wachstum aus vorbestehenden Pigmentflecken mit Farbstoffänderung, Entzündung und Nässung. Symptome sind Juckreiz und Brennen. Die Beschreibung eines M. durch den Hautarzt erfolgt nach der ABCDE-Regel: A (Asymmetrie), B (Begrenzung), C (Colour/Farbe), D (Durchmesser) und E (Erhabenheit). Behandlung mit Operation, Bestrahlung und Chemotherapie.

Melanose, neurokutane
Muttermale (Naevi) in Gehirn und Rückenmark.

Melanosis praecancerosa
➪ Lentigo maligna.

MEN
➪ Multiple endokrine Neoplasie.

Menarche
1. Regelblutung in der Pubertät.

Menetrier-Syndrom
Entzündung der Magenschleimhaut mit ungewöhnlich großen Schleimhautfalten (»Riesenfalten«) und Eiweißverlust.

Menière-Krankheit
Führt anfallsweise zu Drehschwindel, Ohrensausen und Schwerhörigkeit, anfänglich auch Übelkeit und Erbrechen. Die Ursache ist eine – meist einseitige – Durchblutungsstörung mit Überwässerung im Innenohr, was zu einer Schädigung des VIII. Hirnnervs führt. Langzeitfolgen können Ohrensausen und bleibende Schwerhörigkeit sein.

Meningen
Hirn- und Rückenmarkshäute.

Meningeom
Von der Hirnhaut ausgehender Tumor. Meist gutartig, führt aber zu gefährlichen Hirndrucksymptomen.

Meningeosis-Prophylaxe
Vorbeugende Behandlung mit Chemotherapie und Bestrahlung von Gehirn und Rückenmark bei Blutkrebs, um ein Durchwachsen des zentralen Nervensystems mit Tumorzellen zu verhindern.

Meningismus
Hirnhautreizung bei Infektionskrankheiten mit Kopfschmerzen und »Genickstarre«.

Meningitis
Entzündung der Hirn- und Rückenmarkshäute. Grundsätzlich kommen alle bekannten Erreger als Verursacher der Infektion in Frage, es gibt aber auch Erkrankungsformen ohne Erreger. Die Symptome sind zuerst so wie bei Grippe mit Kopfschmerzen, dann oft rascher Temperaturanstieg und schweres Krank-

heitsgefühl. Meist bestehen Lichtscheu und allgemeine Überempfindlichkeit. Es kann zum Ausfall diverser Hirnnerven und zu Bewußtlosigkeit kommen. Die M. beim Neugeborenen ist wegen der undeutlichen Symptome oft schwer zu diagnostizieren, die tuberkulöse M. hat einen schleichenden Beginn. Diagnose durch Labor und Liquorpunktion. Behandlung je nach Erreger mit Antibiotika, Antituberkulosemitteln usw.

Meningoenzephalitis

Entzündung der Hirnhäute und des Gehirns. Kommt vor allem bei Virusinfektionen vor, beispielsweise aber auch bei ➪ Listeriose und ➪ Toxoplasmose. Symptome sind Kopfschmerzen, Lähmungen der Hirnnerven, Gangunsicherheit und Schläfrigkeit bis zur Bewußtseinstrübung.

Meningokokkenmeningitis

Hirnhautentzündung durch Meningokokken (durch Tröpfcheninfektion übertragen).

Meningopolyneuritis

Im Stadium II der ➪ Lyme-Borreliose vorkommender entzündlicher Befall der Hirnhäute und Nerven. ➪ Garin-Bujadoux-Bannwarth-Krankheit.

Meniskopathie

Erkrankung eines Kniegelenkmeniskus, meist durch Abnützung bedingt.

Meniskus

Scheibenförmiges Gebilde in Gelenken, meist der im Kniegelenk gemeint.

Menopause

Lebensphase nach der letzten ➪ Menstruation.

Menorrhagie

Verlängerte und verstärkte Menstruation. Kann z. B. das Symptom des Gebärmuttermyoms (➪ Myom) sein.

Menstruation

Regelblutung.

MEPO

Abkürzung für ein Medikamentenschema in der Chemotherapie.

Merseburger Trias

Kropf, ➪ Exophthalmus und schneller Herzschlag (über 100/min). Diese drei (aber auch noch andere) Symptome finden sich bei der ➪ Basedowschen Krankheit mit Schilddrüsenüberfunktion.

Mesenterialarterienverschluß

Verschluß einer Gekröseschlagader. Führt zu akuten Bauchsymptomen, bis zum Darmverschluß.

Mesenterialinfarkt

Die Folge eines ➪ Mesenterialarterienverschlusses. Führt zum Absterben des Darmes mit Darmverschluß.

Mesenterialvenenthrombose
Gerinnselverschluß der oberen Gekrösevene.
Meshgraft
Maschentransplantat für die Haut. Ein relativ kleiner Hautlappen wird durch kleinste Messer mit feinen Schnitten so versehen, daß er wie ein Maschengitter auseinandergezogen werden kann. Dadurch ist mit einem kleinen Transplantat die Deckung eines relativ großen Hautbezirkes möglich.
Mesial
In Richtung Kiefer, Zahnbogen.
Mesialbiß
»Vorbiß«. Die oberen Schneidezähne stehen hinter den unteren.
Mesiodens
Überzähliger Frontzahn. Liegt zwischen den Wurzeln der oberen zwei Schneidezähne. Muß operativ entfernt werden, da es sonst zu Fehlstellungen der Zähne kommen kann.
Mesotheliom
Tumor des Rippen- oder Bauchfells, häufig mit der Einatmung von Asbeststaub in Verbindung gebracht. Zwischen der Einwirkung des Asbeststaubes und dem Auftreten des Tumors können Jahrzehnte liegen. Die Tumoren sind gut- oder bösartig.
Metabolisch
Den Stoffwechsel betreffend, stoffwechselbedingt.
Metabolisches Syndrom
Wirkungsverlust des Insulins auf die Traubenzuckeraufnahme im Muskel. Als Folge wird die Absonderung von Insulin erhöht, was zu einem zusätzlichen Risikofaktor für das Herz wird. Die betroffenen Patienten haben eine betonte Fettansammlung am Oberkörper, Bluthochdruck, Fettblut und Fettleber.
Metabolismus
Die Vorgänge des Stoffwechsels zwischen Anbau (Anabolismus) und Abbau (Katabolismus).
Metakarpus
Mittelhand.
Metamorphopsien
Verzerrtsehen, besonders bei Erkrankungen der Macula lutea (gelber Fleck der Netzhaut als Stelle des schärfsten Sehens).
Metastasen
Krebsabsiedelungen im eigentlichen Sinn. Gemeint sein können aber auch Gerinnsel, Parasiten, Kalk usw., die sich vom ursprünglichen Krankheitsherd abgesondert haben und einen neuen Krankheitsherd, die Metastase, bilden.

Metatarsalfraktur
Knochenbruch des Mittelfußknochens. Gemeint ist meist der 5. Mittelfußknochen. Kommt vor als »Marschfraktur« durch übermäßige Belastung (»Ermüdungsbruch«); kann auch durch Zerrungen des Fußes entstehen. Symptome sind Schwellung, Schmerz und Gehbehinderung. Diagnose durch Röntgen, Behandlung mit Gipsverband.

Metatarsus
Mittelfuß.

Meteorismus
Auch: Flatulenz. Der Gasgehalt in Magen und Darm ist vermehrt, er führt zu Darmüberblähung und »Gasbauch«. Ursachen sind Luftschlucken (Aerophagie), Verwachsungen, Krämpfe, vermehrte Gasbildung durch zellulosereiche Nahrungsmittel oder eine Störung der Gasaufnahme im Darm z. B. bei Leberzirrhose. Behandlung mit entschäumenden Gasbindern und nach Möglichkeit ursächlich.

Methotrexat
Antitumormittel. Die Nebenwirkungen sind dosisabhängig.

Metropathia haemorrhagica
Mit diesem Ausdruck werden oft die verschiedenen Arten der gestörten ➪ Menstruation bezeichnet. Ursache kann eine Störung der Eierstockfunktion sein.

- *Dysmenorrhoe:* Regelschmerzen.
- *Hypermenorrhoe:* Zu starke Menstruation.
- *Hypomenorrhoe:* Zu schwache Menstruation.
- *Menorrhagien*: Darunter fallen Oligo-, Hypo-, Hyper- und Polymenorrhoe.
- *Metrorrhagien:* Gebärmutterblutung außerhalb der Menstruation.
- *Oligomenorrhoe:* Die zu seltene Menstruation mit Zwischenräumen über 32 Tage.
- *Polymenorrhoe:* Zu häufige Regelblutungen.
- *Primäre Dysmenorrhoe:* Schmerzen bei der Regel von der 1. Regelblutung (Menarche) an.
- *Sekundäre Dysmenorrhoe:* Schmerzen bei der Regel nach zunächst beschwerdefreier Regel.
- *Zyklische Zusatzblutung:* Kommt vor als prämenstruelle Vorblutung bei ➪ Lutealinsuffizienz, als Mittelblutung bei vorübergehendem Östrogenmangel und als postmenstruelle Nachblutung durch Östrogenmangel.

Metropie
Normale Brechkraft des Auges.

Metrorrhagien
➪ Metropathia haemorrhagica.

Mhn

Morbus haemolyticus neonatorum. Gelbsucht eines Neugeborenen durch Blutzerfall bei Unverträglichkeiten der Blutgruppen.

Migräne

Anfallsweiser, oft halbseitiger Kopfschmerz. Gleichzeitig bestehen meistens noch Krankheitszeichen des inneren Nervensystems und eventuell Störungen des Gehirns. Auslösend für die Anfälle sind seelische Spannungen und Probleme, Hormonänderungen (Regel!), Nahrungsmittel und Alkohol, Hunger, Witterungseinflüsse, Schlafmangel usw. Hauptsymptom ist ein heftiger, ein- oder doppelseitiger pulsierender Kopfschmerz im Stirn-Schläfen-Bereich; der Schmerz wird durch Licht und Geräusche schlimmer. Weiters Übelkeit, Erbrechen, Durchfall und Reizbarkeit. Der Anfall endet nach Stunden, danach bestehen Abgeschlagenheit und Verstimmung. Besserung im Alter. Diagnose durch ➩ EEG, ➩ CT, ➩ MR und eventuell Gefäßröntgen. Behandlung mit Schmerzmitteln, Dämpfung von Übelkeit und Erbrechen.

◆ *Gewöhnliche M.:* M. ohne Nervenausfälle.

◆ *Migraine accompagnee:* M. mit Nervenausfällen. »Ameisenlaufen« im Gesicht und Arm, Lähmungen an der dem Kopfschmerz gegenüberliegenden Seite und Gesichtsfeldausfälle.

◆ *Ophthalmoplegische M.:* M. mit Lähmung von Augennerven.

Migration

Wanderung; z. B. von Bakterien.

Mikro-

Wortteil mit der Bedeutung »sehr klein«; z. B. Mikrozephalie (abnorm kleiner Kopf). Gegenteil: makro-.

Mikroangiopathie

Krankhafte Einengung der kleinen und kleinsten Gefäße, am häufigsten bei der Zuckerkrankheit vorkommend.

Mikroben

Kleinlebewesen; z. B. Bakterien.

Mikrohämaturie

Nur im Mikroskop sichtbare Blutbeimengungen im Harn. Bei Entzündungen der Harnwege, Harnsteinen und Prostataleiden. Wenn gleichzeitig auch eine Ausscheidung von weißen Blutkörperchen besteht, ist dies typisch für Tuberkulose und Tumoren der Harnwege.

Mikroinfarkt

Herzinfarkt, der nicht die ganze Herzwanddicke betrifft.

◆ *Intramuraler M.:* Auch: rudimentärer Vorderwandinfarkt. Liegt im Herzmuskel.

◆ *Subendokardialer M.:* Auch: Innenschichtinfarkt; unter der Herzinnenhaut.

◆ *Subepikardialer M.:* Liegt unter der Herzaußenhaut.

Mikrokalikose

Angeboren sehr kleine Nierenkelche.

Mikrokarzinom

Auch: Carcinoma in situ, frühes invasives Karzinom. Gemeint ist das symptomlose früheste Stadium des Gebärmutterhalskrebses. Macht keine Symptome und ist nur durch eine Gewebsuntersuchung faßbar.

Mikropsie

Gegenstände werden verkleinert oder entfernter wahrgenommen. Vorkommen bei Netzhautentzündung oder im epileptischen Anfall.

Mikrosporie

Auch: Tinea. Hauterkrankung durch eine Pilzinfektion. Kommt praktisch nur bis zur Pubertät vor.

Mikrotie

Besonders kleine und fehlgebildete Ohrmuschel.

Mikrotrauma

Sehr kleine, fast nicht wahrgenommene Verletzung. Kann bei häufigen Wiederholungen zu ernsten Verletzungen führen. Beispiel: »Marschbruch« am Fuß. ➪ Metatarsalfraktur.

Mikrozirkulation

Blutfluß in den kleinsten Blutgefäßen.

Miktion

Harnentleerung.

Miktionsbeschwerden

Störungen der Harnblasenentleerung.

◆ *Algurie:* Schmerzhafte Harnentleerung.

◆ *Dranginkontinenz:* Nicht beherrschbarer, befehlsartiger Harndrang.

◆ *Dysurie:* Erschwerte Harnentleerung.

◆ *Imperativer Harndrang:* Befehlsartiger Harndrang.

◆ *Inkontinenz:* Nicht kontrollierbarer Harnverlust.

◆ *Nykturie:* Verstärkte Harnproduktion während der Nacht.

◆ *Pollakisurie:* Drang zu häufigem Wasserlassen, ohne daß deswegen die Harnausscheidung gesteigert wäre.

◆ *Streßinkontinenz:* Harnverlust nur bei Anstrengungen verschiedenen Grades.

Miktionsurethrographie

Nach einem Nierenröntgen mit Kontrastmittel werden während der Harnentleerung Röntgenaufnahmen von Blase und Harnröhre gemacht. Störungen der Blasenentleerung und des Harnflusses in der Harnröhre können so erkannt werden.

Milchgangkarzinom
Brustkrebs mit überwiegender Ausbreitung in den Milchgängen.
Milchschorf
Allergisches Säuglingsekzem.
Miliaria
Winzige weiße, hautfarbene oder rötliche Bläschen beim Säugling. Entstehen durch den Verschluß von Schweißporen bei übermäßiger Wärme (Fieber, zu warme Kleidung usw.).
Miliartuberkulose
Auf dem Blut- oder Lymphweg stark ausgebreitete Tuberkulose. Entsteht bei ungünstiger Reaktionslage des Körpers.
◆ *Meningeale M.:* Tuberkulöser Befall der Hirnhäute.
◆ *Pleuropulmonale M.:* Befall von Lungen- und Brustfell mit Atemnot, Husten und Blausucht. Sehr schweres Krankheitsbild.
◆ *Typhoide M.:* Akute M. mit hohem Fieber, Milzvergrößerung und Schläfrigkeit.
Milien
Kleine, weiße Zysten in der Oberhaut, meist im Gesicht. Werden mit kleinem Messer ausgedrückt.
Milwaukee-Korsett
Korsett, das bei starken Verkrümmungen der Wirbelsäule als Therapie zur Anwendung kommt.
Milzruptur
Einriß der Milz bei stumpfer Gewalteinwirkung auf den Bauch. Der Verdacht auf einen Milzriß kann durch Ultraschall und ➪ CT bewiesen werden. Größere Risse werden durch operative Milzentfernung behandelt.
Milztumor
1. ➪ Splenomegalie.
2. Milzgeschwulst.
Nachweis durch Ultraschall, Labor und ➪ CT.
Milzvenenthrombose
Gerinnselbildung in der Milzvene. Vorkommen bei Entzündungen in der Umgebung oder bei Allgemeininfektionen. Führt zu Stauungserscheinungen, Fieber, Haut- und Schleimhautblutungen vor allem im Magen-Darm-Trakt.
Minimal-changes-Nephritis
Minimalveränderung der ➪ Glumerula.
Miosis
Verengung der Pupille.
Mischkollagenose
Auch: Mixed connective tissue disease, MCTD, Sharp-Syndrom. Eine ursäch-

lich unbekannte Erkrankung des Bindegewebes (➪ Kollagenosen) bei Frauen im mittleren Alter. Symptome sind Gelenkveränderungen mit Schwellungen besonders der Handgelenke, Störungen des Blutes und Lymphknotenschwellung, Rippenfell- und Herzbeutelentzündung, Störungen des Magen-Darm-Traktes, Atemnot. Diagnose durch das Labor. Behandlung vor allem mit Kortison.

Mischzyanose
Blausucht durch Zustrom von venösem Blut in die Schlagadern, wobei die kleinsten Lungengefäße umgangen werden. Vorkommen bei Herzfehlern und Mißbildungen der großen herznahen Blutgefäße.

Miserere
Koterbrechen. Komplikation bei Darmverschluß.

Missed abortion
➪ Abortus.

Mitella
Dreiecktuch zur Ruhigstellung des Armes nach Verletzungen des Unterarmes und der Hand.

Mitralinsuffizienz
Schlußunfähigkeit der ➪ Mitralklappe während der Herzzusammenziehung (Systole). Ursachen sind Verkalkung, Entzündungen, Rheuma, Bakterien, seltener angeboren. Führt – nach längerer Beschwerdefreiheit – zu Atemnot und Überbelastung der rechten Herzkammer. Diagnose durch ➪ EKG, ➪Ultraschall, Röntgen. Behandlung medikamentös und operativ durch künstlichen Klappenersatz.

Mitralklappe
Zweizipfelige Herzklappe zwischen linkem Vorhof und linker Kammer.

Mitralklappenfehler
Dazu zählen die ➪ Mitralinsuffizienz, das ➪ Mitralklappenprolapssyndrom und die ➪ Mitralstenose.

Mitralklappenprolapssyndrom
Störungen durch das krankhafte Vorfallen (Prolaps) der Klappensegel während der Herzzusammenziehung. Beschwerden bestehen meistens nicht und wenn doch, dann sind es unklare Schmerzen in der Herzgegend, Herzklopfen, Müdigkeit, Angstgefühle und Ohnmachtsanfälle. Als Ursache kommt alles in Frage, was auch sonst das Herz in Mitleidenschaft ziehen kann. Diagnostisch entscheidend ist der Ultraschall. Langfristige, seltene Komplikationen sind Herzversagen, Entzündung, Gerinnsel und akutes Klappenversagen. Die Behandlung ist medikamentös, in schweren Fällen operativ mit Klappenersatz.

Mitralstenose
Verminderung des Klappenquerschnittes während der Herzerschlaffung. Die

Ursache ist meist eine rheumatisch bedingte Klappenentzündung. Nach Jahren der Beschwerdefreiheit kommt es zu Atemnot, Bluthusten, eingeschränkter Leistungsfähigkeit, Versagen der rechten Herzkammer und allgemeiner Auszehrung. Diagnose durch ➪ EKG, Ultraschall und Röntgen. Behandlung medikamentös und operativ mit Klappenersatz.

Mitralvitium
Fehler der ➪ Mitralklappe.

Mittelblutung
➪ Metropathia haemorrhagica.

Mittelschmerz
Schmerzen seitlich im Unterbauch in der Mitte des Regelzyklus. Auch ein regelmäßiger Seitenwechsel kommt vor. Die Ursache ist die gespannte Oberfläche des Eierstockes vor dem Eisprung (➪ Ovulation).

Mixed asthma
»Gemischtes« Asthma. Zwei oder mehrere Formen der Asthmakrankheit, z. B. allergisch und nichtallergisch bedingtes Asthma, kommen gleichzeitig vor.

MKPS
➪ Mitralklappenprolapssyndrom.

MM
Malignes ➪ Melanom.

MML
Myelomonozytäre Leukämie. Eine Blutkrebsart bestimmter weißer Blutkörperchen.

MN
Maligne Nephrosklerose. Eine Art der Nierengefäßverkalkung mit ungünstigem Krankheitsverlauf.

MODY-Diabetes
➪ Diabetes mellitus.

Moebiussches Zeichen
Beim Blickwechsel von oben nach unten auf die Nasenspitze geht das eine Auge richtig mit, das andere nur sehr kurz oder gar nicht bzw. weicht seitlich ab.

Molluscum contagiosum
Hautfarbene Knötchen mit einer zentralen Delle. Vorkommen bei Jugendlichen, die Ursache ist eine Virusinfektion. Chirurgische Abtragung.

Monarthritis
Gelenkentzündung, die auf ein einziges Gelenk beschränkt ist. Kommt vor bei ➪ Gonorrhoe oder (viel seltener) Rheuma. Symptome sind Schmerzen, die auch in Ruhe nicht nachlassen und nachts eher zunehmen. Im z. B. betroffenen Kniegelenk besteht ein Erguß. Allgemein Fieber und Krankheitsgefühl. Diagnose durch Röntgen, Labor und ➪ Punktion.

Mongolismus
⇨ Down-Syndrom.
Monokelhämatom
Einseitiger Bluterguß an einem Auge.
Monoklonale Antikörper
Eiweißkörper im Blut, die die Eigenschaften zweier Zellen verbinden. Anwendung in der Diagnostik.
Monoklonale benigne Gammopathie
Krankhafte, ganz spezifische Vermehrung eines bestimmten Eiweißes, von lymphatischen Zellen gebildet. Gehört zu den ⇨ Paraproteinämien und kommt bei 1–3% der über 70jährigen vor. Die Störung ist nicht behandlungsbedürftig, wichtig sind aber jährliche Kontrolluntersuchungen.
Mononukleose, infektiöse
⇨ Drüsenfieber.
Monozyten
Eine Unterart der weißen Blutkörperchen mit Abwehrfunktion.
Monozytenleukämie
Akuter Blutkrebs mit Ausschwemmung von Zellen, die den ⇨ Monozyten ähnlich sind.
Monströs
Mißgestaltet.
Monteggia-Fraktur
Bruch der Elle im oberen Drittel und gleichzeitiger Ausrenkung des Speichenköpfchens.
Montgomeryscher Abszeß
Furunkel der Talgdrüse des Warzenhofes. Kommt bei der Brustentzündung im Wochenbett vor.
MOPP
Abkürzung für ein Therapieschema der Chemotherapie bei ⇨ Lymphogranulom.
Morbidität
Die Erkrankungsrate bezogen auf die Bevölkerungszahl.
Morbilli
⇨ Masern.
Morbilliform
Masernähnlich.
Morbus
Krankheit.
◆ *Addison:* ⇨ Nebennierenrindeninsuffizienz.
◆ *Alzheimer:* Auch: ⇨ Alzheimer-Krankheit. »DAT«-Demenz vom Alzheimer-

Typ. Symptome sind Störungen der Merkfähigkeit, Orientierungslosigkeit in Zeit und Raum, Unruhe, unsicheres Sprechen, Greifen und Aufheben, Gangunsicherheit, Störungen der Blasenentleerung, gestörter Schlaf-Wachrhythmus, die Patienten haben die Neigung, »weglaufen« zu wollen.

◆ *Bang:* ➪ Maltafieber.

◆ *Basedow:* Überfunktion der Schilddrüse mit einer Störung des Immunsystems. Vom Körper selbst gebildete Antikörper reizen die Schilddrüse und rufen eine Überfunktion hervor. Es bestehen Kropf, Glotzauge, schneller Puls und eine Vielzahl weiterer Symptome.

◆ *Basedow-Herz:* ➪ Basedow-Herz.

◆ *Basedow-Koma:* ➪ Basedow-Koma.

◆ *Basedow-Krise:* ➪ Basedow-Krise.

◆ *Basedow-Psychose:* Nervenkrankheit im Zusammenhang mit der Basedow-Krankheit: Typisch sind extreme Stimmungslagen und geistige Störungen.

◆ *Bechterew:* ➪ Spondylitis ankylosans.

◆ *Behcet:* Chronisch-entzündliche Krankheit mit Augenbeteiligung, die zur Erblindung führt, Bläschen an der Schleimhaut des Mundes und der Geschlechtsorgane, Knoten an den Unterschenkeln, Entzündung der Blutgefäße und Rheuma. Die Ursachen sind nicht sicher geklärt.

◆ *Boeck:* ➪ Sarkoidose.

◆ *Bowen:* Stachelzellkrebs der Haut oder Schleimhaut. Hauptsächlich bei älteren Menschen, ausgelöst durch Arsen oder Licht. Typisch ist ein unregelmäßiger, scharf begrenzter Herd mit Schuppen und übermäßiger Verhornung.

◆ *Crohn:* Chronische, schubweise verlaufende Darmentzündung unbekannter Ursache. Am häufigsten ist der untere Dünndarm betroffen, die Krankheit kann aber den ganzen Verdauungsschlauch vom Mund bis zum After mit einbeziehen. C. verläuft entweder stürmisch-hochakut mit Fieber, Durchfall und Schmerzen oder chronisch-fortschreitend mit Verdauungsstörungen und Durchfällen. Das Leiden kann auch schleichend ablaufen mit Abgeschlagenheit und untypischen Bauchbeschwerden. Symptome sind Bauchkrämpfe besonders im rechten Unterbauch, breiige Stühle ohne Blut und Eiter, gelegentlich Verstopfung, Schwäche, Gewichtsabnahme, erhöhte Temperaturen, »Rheuma« und Augenbeteiligung. Komplikationen sind Verengungen bis zum Darmverschluß, Abszesse, Fisteln und Blutungen. Diagnose durch Spiegelung (Koloskopie und Ileoskopie), Dickdarmröntgen (Irrigoskopie) und Dünndarmröntgen nach Sellink. Behandlung mit den Entzündungshemmern Claversal Dipentum und Salazopyrin, Kortison sowie fallweise mit teilweiser Darmentfernung.

◆ *Dupuytren:* ➪ Dupuytrensche Fingerkontraktur.

- *Günther:* ➪ Günthersche Erkrankung, Erythropoetische ➪ Porphyrie.
- *Haemolyticus neonatorum:* ➪ Blutgruppenunverträglichkeit.
- *Hirschsprung:* ➪ Hirschsprungsche Krankheit.
- *Hodgkin:* ➪ Lymphogranulomatose.
- *Köhler:* Auch: Morbus Perthes, Morbus Schlatter. Symptome sind Bewegungs- und Dauerschmerzen, Schonhaltung, Einschränkung der Beweglichkeit und Gelenkergüsse. Diagnose durch Röntgen, ➪ CT, ➪ MR und ➪ Szintigraphie. Behandlung durch Ruhigstellung oder Operation. ➪ Knochennekrose.
- *Ledderhose:* ➪ Kontrakturen.
- *Moschcowitz:* Auch: Thrombotisch-thrombozytopenische Purpura. Erkrankung der kleinen Blutgefäße mit Gerinnseln, Hautblutungen durch Plättchenmangel, Blutarmut, Fieber, Nierenversagen, Halbseitenlähmung, Krämpfen. Behandlung mit Kortison, eventuell Milzentfernung.
- *Ormond:* Auch: Retroperitoneale ➪ Fibrose (RPF).
- *Osler:* Erbkrankheit mit vielfachen tumorösen Gefäßerweiterungen an Haut, Schleimhäuten und inneren Organen.
- *Paget:* Ekzemartige Krebserkrankung der Brustwarze bei gleichzeitig bestehendem Krebs des Drüsenganges. Erscheint braunrot, schuppend, nässend und verkrustend. Am häufigsten bei Frauen zwischen 40 und 60. Behandlung wie Brustkrebs.
- *Parkinson:* ➪ Parkinson-Krankheit.
- *Perthes:* Absterben des Hüftkopfes beim Erwachsenen. Symptome sind Schonhaltung, Einschränkung der Beweglichkeit, Bewegungsschmerzen. Diagnose mit Röntgen, ➪ CT, ➪ MR und ➪ Szintigraphie. Behandlung mit Ruhigstellung und/oder Operation.
- *Raynaud:* Anfallsweise Krämpfe der Schlagadern, besonders an den Fingern mit typischem phasenhaften Verlauf. Betroffen sind jüngere Frauen unter 40 Jahren. Die Anfälle von Leichenblässe, Blausucht und starker Rötung sind meist von Schmerzen begleitet und werden durch Kälte und seelischen Streß ausgelöst. Komplikation ist das teilweise Absterben von Nägeln, Haut oder Knochen. Behandlung medikamentös.
- *Reiter:* Besondere Form der Gelenkentzündung, oft als Folge einer Infektion des Magen-Darm-Traktes oder der Geschlechtsorgane. Kennzeichnend sind Entzündung vieler Gelenke, Entzündung der Harnröhre und der Bindehaut des Auges. Oft kommt es auch zu Hauterscheinungen. Behandlung mit Rheumamitteln.
- *Scheuermann:* Auch: Adoleszentenkyphose. Entwicklungsstörung, die familiär vorkommt und zu einer Veränderung an Wirbelkörpern und Bandscheiben führt. Die Folge ist eine Verbiegung der Wirbelsäule nach hinten

(Kyphose) und zur Seite (Skoliose). Es ist gesichert, daß schwere körperliche Arbeit vor dem Wachstumsabschluß die Krankheitsausprägung verstärkt. Oft bestehen keine fühlbaren Beschwerden. Diagnose durch Röntgen, Behandlung mit Gymnastik, sehr selten operativ.

- *Schlatter:* Auch: Schlatter-Osgood-Krankheit. ➪ Kniebeschwerden.
- *Schönlein-Henoch:* Hautblutungen nach Infektionen, Allergien und Giftwirkung oder Medikamente. Dazu Gelenkschwellungen, Blutharn, Darmblutungen und Koliken.
- *Strümpell-Bechterew-Marie:* ➪ Spondylitis ankylosans.
- *Waldenström:* ➪ Paraproteinämie. ➪ Waldenströmsche Krankheit.

Morgagni-Adams-Stokes-Syndrom

Kurz dauernde Bewußtlosigkeit, eventuell mit Krämpfen durch fehlende Hirndurchblutung. Die Ursache ist eine Herzrhythmusstörung mit Ausfall des Herzschlages oder extrem langsamem Herzschlag. Behandlung mit Schrittmacher.

Moribund

Im Sterben liegend.

Morphaea

Auch: Zirkumskripte Sklerodermie. Eine Form der örtlichen ➪ Sklerodermie. Es finden sich elfenbeinfarbig entweder an der Stirn säbelhiebartige, an Armen oder Beinen bandartige oder am Oberkörper plattenartige Hautveränderungen. Übergang in Schrumpfung und Pigmentierung ist möglich. Behandlung mit Kortison und Ultraschall.

Morning dip

Morgendlich erniedrigter Peak-Flow-Wert (jene Luftmenge, die sich in kürzester Zeit maximal ausatmen läßt). Sehr typisch für das Bronchialasthma.

Morphine

Die stärksten Schmerzmittel. Künstlich herstellbar. Natürliche M. werden aus Opium gewonnen.

Mörtelniere

Verkalkte ➪ Kittniere.

Mortonsche Metatarsalgie

Reizung des 3. Zwischenzehennervs durch Druck von außen. Kommt bei Spreizfuß vor. Symptome sind Bewegungs- und Druckschmerz, Gefühlsstörungen, seltener Ruheschmerz zwischen 3. und 4. Zehe. Schmerzausstrahlung in den Unterschenkel ist möglich. Diagnose durch Röntgen, Ultraschall und ➪ CT. Behandlung durch Einlagen, eventuell operativ.

MÖT

Mitralöffnungston. Jenes Geräusch, das beim Öffnen der ➪ Mitralklappe entsteht. Vorkommen bei ➪ Mitralstenose.

Motilität
Bewegungsvermögen. Bezeichnet meistens die unwillkürlichen Bewegungsvorgänge der inneren Organe, z. B. des Magen-Darm-Traktes.
Mouches volantes
»Mückensehen«, verursacht durch Glaskörpertrübungen. Harmlos.
MPS
➪ Mitralklappenprolapssyndrom.
MR
➪ Magnetresonanz.
MRI
➪ MR.
MRT
➪ MR.
Mukolytika
Schleimlösende Mittel.
Mukotomie
Operative Abtragung der Schleimhaut bei chronisch-entzündlicher Verdikkung der Schleimhaut, z. B. in den Nasennebenhöhlen.
Mukoviszidose
Auch: Cystische Fibrose oder CF. Angeborene Schleimdrüsenkrankheit mit krankhafter Zusammensetzung der Drüsenabsonderungen. Es handelt sich um die häufigste angeborene Stoffwechselstörung. Die Folge ist ein Rückstau der Absonderungen, was zur Gewebsschädigung in den betroffenen Organen führt. Symptome sind Husten, Bronchitis, Lungenentzündungen, Auswurf, Atemnot, Blausucht, Fettstühle, Durchfälle, Blutarmut und schlechtes Gedeihen; weiters Darmverschluß schon beim Neugeborenen, Koliken, Gelbsucht, Leberversagen, Herzvergrößerung, Zuckerkrankheit und Unfruchtbarkeit. Es sind praktisch alle inneren Organe betroffen. Diagnose durch »Schweißtest« (der Schweiß wird auf die Konzentration der in ihm enthaltenen Salze untersucht), Labor, Lungenfunktion und Röntgen. Langfristige intensive Behandlung mit Medikamenten ist erforderlich.
Mukozele
Schleimzyste. Vorkommen in den Nasennebenhöhlen, im Tränensack, im Wurmfortsatz und anderen Hohlorganen.
Multifaktoriell
Durch mehrere Bedingungen oder Umstände ausgelöst.
Multi-Infarkt-Demenz
Auch: MID. Durchblutungsstörungen im Gehirn führen zum Gewebsuntergang mit Ausbildung von Erweichungsherden. Ist bis zu einem Drittel für schwere geistige Abbauvorgänge des Gehirns im Alter verantwortlich. Sympto-

me sind Kopfschmerzen, Schwindel, Ohrensausen, Schlafumkehr, nächtliche Verwirrtheit, Niedergeschlagenheit, Verfolgungsideen, Verkennung der Wirklichkeit und vorübergehende Schlaganfälle im Sinne von »Schlagerln« oder ➪ TIA. Diagnose durch Nervenarzt, ➪ CT und ➪MR, eventuell Gefäßröntgen. Behandlungsversuch mit durchblutungsfördernden Medikamenten.

Multipara

Frau, die mindestens zwei Schwangerschaften ausgetragen hat.

Multiple

Viele, unzählige.

Multiple endokrine Neoplasie

MEN. Gleichzeitig treten Wucherungen bzw. gut- oder bösartige Tumoren in hormonbildenden Organen, z. B. der Bauchspeicheldrüse, auf. Es gibt je nach Organbefall und Symptomen verschiedene Ausprägungen mit bestimmten Bezeichungen (MEN IIa, MEN IIb usw.).

Multiple Sklerose

Auch: MS, Encephalomyelitis disseminata. Ursächlich unbekannte Krankheit von Gehirn und Rückenmark mit verstreut (disseminiert) liegenden Entmarkungsherden. Die Krankheit verläuft in Schüben oder chronisch fortschreitend. Die Symptome können sehr unterschiedlich und vor allem am Anfang völlig untypisch sein. Hinweisend sind Augen- und Sehstörungen, Schwindel, Schluckstörungen, Nervenlähmungen, seelische Veränderungen, Nervenschmerzen. Krankheitsbeginn ist meist zwischen dem 20. und 35. Lebensjahr. Verbessert worden ist die Diagnose der MS durch ➪ MR und bessere Untersuchungsmöglichkeiten der Hirnflüssigkeit (Liquor). Eine ursächliche Behandlung ist nicht bekannt.

Multiples Myelom

➪ Plasmozytom.

Mumifizieren

Eintrocknen abgestorbenen Gewebes.

Mumps

Auch: Parotitis epidemica oder »Ziegenpeter«. Ansteckende, virusbedingte Infektionskrankheit, befällt meist Schulkinder. Epidemien gibt es alle 7 Jahre. Die Krankheit macht für lange Zeit immun. Nach einer Inkubationszeit von 18 Tagen kommt es zu Kopfschmerzen, Kaubeschwerden und grippeartigen Symptomen. Danach schwillt die Ohrspeicheldrüse – meist einseitig – an, und das Ohrläppchen steht ab. Ohrenschmerzen und Fieber. Komplikationen sind die Entzündung der Hirnhäute (Meningitis), des Hodens (Orchitis), der Eierstöcke (Oophoritis) und der Bauchspeicheldrüse. Diagnosesicherung durch das Labor. Behandlung mit Bettruhe, Mundspülung, Schmerzmitteln und Beachtung möglicher Komplikationen.

Mund-Soor
Pilzinfektion der Mundhöhle durch den Hefepilz Candida albicans. Kommt hauptsächlich bei Säuglingen und Menschen mit schwerer Beeinträchtigung der körperlichen Abwehr vor. Die weißlichen Beläge auf der Wangenschleimhaut sind schwer abwischbar. Behandlung mit Pilzmitteln.

Muskelatrophie
Schwund, Verminderung der Skelettmuskelmasse.

Muskelcrampi
Krämpfe der Muskeln, häufig der Wadenmuskeln. Sie sind schmerzhaft und willentlich nicht unterdrückbar. Ursachen sind Durchblutungsstörungen, Krampfadern, Störungen der Lendenwirbelsäule und der Bandscheiben, Muskelstörungen bei Über- oder Unterfunktion der Schilddrüse, Störungen des Wasser- und Salzhaushaltes; in vielen Fällen bleibt die Ursache ungeklärt. Behandlungsversuch mit Chinin oder Psychopharmaka.

Muskeldystrophie, progressive
Auch: Erbsche Muskeldystrophie. Erbkrankheit mit Schwund der rumpfnahen Muskeln. Die Symptome sind davon abhängig, welche Muskelgruppen am stärksten befallen sind. Schwierigkeiten bestehen beim Aufrichten, Stehen, Gehen usw.

Mutation
Änderung von Erbfaktoren.

Mutieren
1. Sich von selbst im Erbgefüge ändern.
2. Sich im Stimmbruch befinden.

Mutismus
Eine Störung bei ⇨ Schizophrenie. Das Sprechen ist »gesperrt«, der Patient schweigt beharrlich.

Myalgia epidemica
Auch: Bornholm-Krankheit, Devil's grip oder Pleurodynie. Eine Erkrankung mit Muskelschmerzen. Ursache ist eine Infektion mit dem Coxsackie-B-Virus. Symptome sind Schmerzen der Muskeln und des Rippenfells, Bauchschmerzen beim Bewegen, Heben und Atmen, Schmerzausstrahlung in die Schultern und den Nacken. Schmerzstillende Behandlung.

Myalgie
Allgemeiner oder örtlicher Muskelschmerz. Vorkommen bei Entzündung, Verletzung oder Überanstrengung.

Myasthenia gravis
Krankhafte Muskelschwäche. Eine Erkrankung der »quergestreiften« Muskulatur. Verantwortlich ist eine Störung der Reizübermittlung am Übergang Nerv–Muskel. Es besteht ein Zusammenhang mit krankhaften Veränderungen des

Thymus (Bries). Symptome sind Ermüdungslähmungen, d. h., es kommt erst nach einigen Muskelbewegungen zu Muskelschwäche und Lähmung; weiters auffälliges Herunterhängen der Augenlider, Störungen der Schlundmuskulatur und aller anderen Muskeln. Komplikationen sind möglich durch Atemlähmung. Behandlung mit Kortison, Chemotherapie (Imurek) und Cholinesterase-Hemmern. Im Notfall ist die Plasmapherese (Plasmaaustausch) erforderlich.

Myatonie
Fehlende oder verringerte Muskelspannung.

Mydriasis
Erweiterung der Pupille.

Myelitis
Entzündung des Knochenmarkes.

Myeloblastenleukämie
Akuter Blutkrebs mit Wucherung unreifer Vorstadien der weißen Blutkörperchen, den Myeloblasten.

Myelodysplastisches Syndrom
Auch: MDS. Kommt meist bei älteren Menschen vor. Es handelt sich häufig um ein krebsiges Vorstadium des Blutes oder Knochenmarks. Kennzeichen sind verminderte rote Blutkörperchen und Blutplättchen, die weißen Blutkörperchen sind anfänglich vermindert, später krankhaft vermehrt. Je nach vorherrschender Störung wird die MDS in 5 Gruppen eingeteilt. An Symptomen zeigen sich Blutarmut, Blutungsneigung und Infektionen. Diagnose durch Punktion des Knochenmarkes. Behandlung teilweise mit Aufbaumitteln, teils mit niedrig dosierter Chemotherapie.

Myelographie
Röntgen des Wirbelkanals nach vorherigem Einbringen von Kontrastmittel. Heute weitgehend durch ➪ CT und ➪ MR verdrängt.

Myeloisch
Das Knochenmark betreffend.

Myeloische Leukämie, chronische
➪ Leukämie.

Myelolipome
Tumoren aus Nerven- und Fettgewebe.

Myelom
Geschwulst aus Plasmazellen. ➪ Plasmozytom.

Myeloproliferative Erkrankungen
Auch: Myeloproliferative Syndrome (MPS). Chronische Krankheiten mit Störungen der Blutzellbildung. Im Gegensatz zur akuten Leukämie kommt es hier zur Ausreifung von Blutzellen. Diagnose durch Knochenmarkpunktion. Be-

handlung mit Chemotherapie, Kortison, Harnsäuresenkern, Interferon und fallweise Knochenmarktransplantation (KMT).

- *Chronische myeloische Leukämie (CML):* Chronisch verlaufende Knochenmarkwucherung mit exzessiver Vermehrung weißer Blutkörperchen. Symptomarmer Verlauf von 3–5 Jahren. Später gehäuftes Krankheitsgefühl, Blutungsneigung und Vergrößerung von Milz und Leber. Knochenschmerzen und Gichtanfälle, Blutarmut (rote Blutkörperchen).
- *Essentielle Thrombozythämie.* Abnorme Knochenmarkwucherung mit vermehrter Ausschüttung großer Massen minderwertiger Blutplättchen (Thrombozyten). Nach Jahren der Symptomfreiheit kommt es verstärkt zu Gerinnseln und Blutungen. Der Verdacht auf das Vorliegen dieser Krankheit besteht bei Gerinnungsbildung an ungewöhnlichen Orten, z. B. in der Milzvene.
- *Osteomyelofibrose (OMF):* Das Knochenmark wird bindegewebig umgewandelt. Symptome ergeben sich aus Blutarmut, Milzvergrößerung und Schrumpfung des Knochenmarkes (Markfibrose). Durch die Blutarmut kommt es zu Leistungsminderung, Milzvergrößerung und Blutungsneigung, aber auch zu Gichtanfällen, Fieberschüben und »rheumatischen« Gelenkschmerzen.
- *Polyzythämia vera (PV):* Stark erhöhte Produktion der roten und – geringer – auch der weißen Blutkörperchen sowie der Blutplättchen. Symptome ergeben sich aus der erhöhten Blutzähigkeit (Viskosität) mit Durchblutungsstörungen, hochrotem Gesicht (Plethora), Blutungsneigung, Nasenbluten, Blutergüssen (Hämatomen) und Milzvergrößerung.

Myeloschisis
Angeborene Spaltbildung des Rückenmarkes.

Myelose, chronische
➪ Leukämie.

Myelozele
Krankhafte Rückenmarkausstülpung durch einen angeborenen Defekt des knöchernen Wirbelkanals.

Mykoplasmen
Bakterienart. Steht zwischen Bakterien und Viren. Mycoplasma pneumoniae ist der Erreger ungewöhnlich verlaufender Lungenentzündungen.

Mykose
➪ Pilzinfektionen.

Myofibrillen
Muskelfasern.

Myoglobin
Eiweißkörper, der als Muskelfarbstoff dient.

Myoglobinurie, paroxysmale
Familiär vorkommende Muskelkrankheit mit anfallsweise – meist nach starker Muskeltätigkeit – vorkommendem Fieber, Muskelschmerzen und -schwellungen sowie Lähmungen. Wenige Stunden danach werden im rotbraunen Harn Abbauprodukte des ➩ Myoglobin ausgeschieden. Kann zu akutem Nierenversagen führen.
Myokard
Herzmuskel.
Myokardinfarkt
➩ Herzinfarkt.
Myokarditis
➩ Perimyokarditis.
Myokardose
Veränderung des Herzmuskels durch Abbauvorgänge. Vorkommen bei Elektrolyt- und allgemeinen Stoffwechselstörungen, besonders nach Koma, Hungern, Vitaminmangel, Vergiftungen, Krebsen und Hormonstörungen. Die Symptome entsprechen jenen des Herzversagens.
Myokardszintigraphie
Radioaktive Darstellung des Herzmuskels. Beurteilt werden damit die Herzmuskeldurchblutung und die Funktion der Herzkammern.
Myom
Gutartiger Muskeltumor. Meist ist mit M. das Gebärmuttermyom gemeint.
- *Submuköses M.:* M., das unter der Gebärmutterschleimhaut liegt. Führt zu extrem starken Blutungen und Blutarmut, eventuell auch Kreislaufstörungen. Schmerzen müssen nicht vorhanden sein. Behandlung meist durch operative Entfernung der Gebärmutter.

Myoma uteri
➩ Uterusmyom.
Myopathie
Muskelerkrankung. Vorkommen z. B. bei der Schilddrüsenüberfunktion mit Muskelschmerzen und Muskelsteifigkeit. Bei Überfunktion der Nebenschilddrüse wird die Muskulatur häufig druckschmerzhaft. Eine weitere ➩ Myalgie kommt beim Tibialis-anterior-Syndrom vor.
Myopie
Kurzsichtigkeit. Es besteht entweder eine Überlänge des Augapfels oder eine zu starke Brechkraft der Linse.
Myoplegie
Muskellähmung.
Myositis
Entzündliche Muskelerkrankung. Symptome sind beidseitige Steifigkeit, Mus-

kelschmerzen und Gelenkbeschwerden. Vorkommen bei ➪ Dermatomyositis, ➪ Panarteriitis nodosa, Polymyalgia rheumatica (➪ Gelenkerkrankungen).

- *Fokale M.:* Gutartige, ursächlich ungeklärte Muskelentzündung. Symptome sind örtliche, schmerzhafte Schwellungen am Arm oder Bein.

Myotonia congenita

Angeborene Funktionsstörung der Muskeln. Die Muskeln ziehen sich verlangsamt zusammen und lösen sich auch wieder langsamer. Beginn meist in der Kindheit.

Myxödem

Anreicherung schleimartiger Substanzen in der Unterhaut. Hauptsächliches Vorkommen bei Unterfunktion der Schilddrüse. Die Haut ist trocken, rauh, wachsartig, blaß-fahl. Dellen sind leicht eindrückbar, die Delle bleibt aber nicht bestehen. Oft gemeinsam mit schütterem Haar und brüchigen Nägeln. Das M. geht oft auch mit Blutarmut einher, im Endzustand auch gravierende Herz- und Atmungsprobleme. Behandlung mit Schilddrüsenhormon.

N

N.

Nerv (Nervus).

Nabelhernie

Nabelbruch. Oft angeboren, sonst im Laufe des Lebens entstehend. Größere und solche, bei denen Einklemmungsgefahr besteht, werden operativ saniert.

Nabelkoliken

➪ Abdominalschmerzen.

Nachbestrahlung

Bestrahlung einer Körpergegend nach durchgeführter operativer Behandlung eines bösartigen Tumors.

Naevi

Vereinzelt auftretende Muttermale, meist bei der Geburt vorhanden, können auch im Laufe des Lebens erscheinen. Die Ursache ist eine Entwicklungsstörung. N. werden operativ und mit Laser behandelt.

- *Naevuszellnaevi:* Eine Anhäufung von Pigmentzellen in der Haut. Als Lentigo simplex gleichmäßig pigmentiert, regelmäßig, rund-oval und scharf begrenzt. Sie können auch als kleine, hautfarbene Tumoren vorkommen.

Seltener sind »Tierfellnaevi« (großflächig, mit Haaren besetzt). Der »blaue« Naevus ist ein blau-schwarzes, in der Haut liegendes ca. 5 mm großes Knötchen. Komplikationen sind Entzündungen und bösartige Entartung.

◆ *Organoide N.:* Muttermale mit einem Zuviel oder Zuwenig bestimmter Gewebeelemente, z. B. an Talgdrüsen oder Blutgefäßen (Naevus flammeus).

Nagelextraktion
Operative Entfernung eines erkrankten Finger- oder Zehennagels.

Nagelexzision
Streifenförmige bis halbseitige Entfernung eines Finger- oder Zehennagels.

Nagelmykose
Infektion der Nägel mit Pilzen. Die Nagelplatte verfärbt sich weißlich-gelb oder schmutziggrün. Der Nagel verhornt übermäßig und hebt sich ab, schließlich zerfällt die Nagelplatte krümelig. Nachweis durch »Pilzkultur«. Meist ist die äußere und innere Behandlung mit Pilzmitteln notwendig.

Nagelpsoriasis
Schuppenflechte der Nägel. Es entstehen Grübchen an der Oberfläche, der Vorderrand der Nagelplatte hebt sich ab, unter der Nagelplatte entsteht ein Schuppenflechteherd (»Ölfleck«) und schließlich »Krümelnagel«. Örtliche Behandlung.

Nahtdehiszenz
Auseinanderweichen von Wundrändern, die operativ durch eine Naht zusammengefügt wurden. »Aufgehen der Naht«. Bei Vorkommen im Körperinneren macht dies oft einen neuerlichen operativen Eingriff nötig.

Nahtinsuffizienz
Undichtigkeit, schlechte Haltbarkeit einer Naht, z. B. nach einer ➪ Anastomose.

NANB
➪ Hepatitis.

Narbenbulbus
Narbig-schrumpfende Abheilung von Zwölffingerdarmgeschwüren im ➪ Bulbus.

Narbenkeloid
Übermäßige Narbenwucherung im Bereich einer Verletzung, Verbrennung oder eines chirurgischen Eingriffes an der Haut. Das Keloid ist derb, platten-, wulst- oder höckerförmig.

Narbenkontrakturen
Fixierte Bewegungseinschränkung meist von Gelenken durch Weichteilschrumpfung von Haut, Kapsel und Muskulatur nach Verletzungen. Behandlung durch Krankengymnastik und operativ.

Nasal
Zur Nase gehörig.
Nasentamponade
Wird zur Blutstillung bei Nasenbluten gebraucht. Gazetampons werden bis zur Mitte der unteren Nasenmuscheln eingeführt. Die Nase wird »ausgestopft«.
Nausea
Übelkeit, Brechreiz.
Navikularefraktur
Bruch des Kahnbeines (an der Hand).
NBZ
Nüchternblutzucker. Der morgens nüchtern gemessene Blutzuckerwert.
Nebennierenrindenadenom
Gutartige Geschwulst der Nebennierenrinde. Führt meist zu übermäßiger Hormonproduktion und je nach Hormonart zu bestimmten Störungen.
Nebennierenrindeninsuffizienz
Versagen der Nebennierenrinde selbst. Als Morbus Addison oder als sekundäre Nebennierenrindeninsuffizienz durch Mangel an stimulierendem ACTH-Hormon der Hirnanhangsdrüse. Das Versagen wird des öfteren durch besondere Belastungen wie Infektionen, Operationen, Vergiftungen oder Unfälle als ➪ Addison-Krise augenscheinlich.

- *Morbus Addison:* Zerstörung der Nebennierenrinde durch Immunkrankheit (50%), Tuberkulose, Blutungen, Bluthochdruck, Tumoren oder Metastasen. Symptome sind verstärkte Pigmentierung der Haut und Schleimhäute, Unterblutdruck, Muskelschwäche, Blutarmut, schneller Puls, Verstopfung, Muskelkrämpfe, seelische und geistige Verlangsamung. Frauen verlieren die Achsel- und Schambehaarung, Männer die Körperbehaarung.
  Die Addison-Krise ist eine Verstärkung aller Symptome mit zusätzlichen akuten Bauchschmerzen, geht bis zum Koma. Diagnose durch das Labor. Behandlung mit Kortison.
- *Sekundäre N.:* Eine Störung der Hirnanhangsdrüse durch mangelhafte Stimulierung. Gleichzeitig besteht auch eine Unterfunktion der Schilddrüse und der Geschlechtsdrüsen. Eine Überpigmentierung kommt hier nicht vor! Behandlung mit Kortison, zusätzlich Schilddrüsen- und Geschlechtshormone.

Nebennierentumoren
Symptome sind allgemeine Tumorzeichen und Schmerzen in der seitlichen, unteren Brustkorb- und Nierengegend. Diagnose mit Labor, Ultraschall, ➪ CT, ➪ MR. Gutartige Tumoren sind ➪ Myelolipome, ➪ Hämangiome, ➪ Fibrome, ➪ Lipome und ➪ Schwannome. Bösartige sind ➪ Fibrosarkome, maligne ➪ Lymphome, ➪ Karzinome und ➪Metastasen. Behandlung mit Operation und Medikamenten.

- ◆ *Adrenales Cushing-Syndrom:* ➪ Cushing-Syndrom.
- ◆ *Androgen produzierende Tumoren:* Erzeugen männliche Hormone und führen dadurch bei Frauen zu männlicher Behaarung, Vermännlichung, Verminderung oder Ausbleiben der Regel, Glatzenbildung und Vergrößerung des Kitzlers. Nachweis durch Hormonbestimmungen.
- ◆ *Hormonaktive Tumoren:* Es bestehen die Zeichen der übermäßigen Kortisonwirkung.
- ◆ *Hormoninaktive Tumoren:* Sie finden sich öfters als Zufallsbefund bei einer ➪ CT aus anderen Gründen.
- ◆ *Phäochromozytom:* ➪ Phäochromozytom.
- ◆ *Primärer Hyperaldosteronismus:* ➪ Conn-Syndrom.

Neckdissection
Operative Entfernung fast aller Weichteile am Hals bei bösartiger Geschwulst in der Halsmitte. Bezeichnet auch die radikale Ausräumung der Halslymphknoten.

Neisseria gonorrhoea
Erreger der ➪ Gonorrhoe.

Nekrose
Absterben eines Gewebebezirkes.

- ◆ *Tuberositas-tibiae-Nekrose:* ➪ Kniebeschwerden.
- ◆ *Knochennekrose:* ➪ Morbus Köhler, ➪ Morbus Perthes.

Neoblase
Chirurgisch neu geschaffene Harnblase.

Neoplasie
Bösartige Neubildung.

Neoplasie, multiple endokrine
➪ Multiple endokrine Neoplasie.

Neoplasma
Krebs, Tumor.

Nephrektomie
Operative Nierenentfernung.

Nephritis
Nierenentzündung, entweder vorwiegend an den Gefäßen als ➪ Glomerulonephritis oder am ➪ Interstitium als interstitielle Nephritis. Kann akut oder chronisch ablaufen. Auch die ➪Pyelonephritis gehört dazu. Nachweis durch Labor, Ultraschall und Nierenpunktion mit Gewebsentnahme. Behandlung je nach auslösender Ursache.

Nephritisches Syndrom
Symptome bei akuter ➪ Glomerulonephritis mit Blutharn, Wassereinlagerung und Bluthochdruck.

Nephroblastom
Mischgeschwulst der Nieren. Im eigentlichen Sinn ist damit der ➪ Wilmstumor gemeint.
Nephrogen
Von der Niere ausgehend, durch die Nierenfunktion entstanden.
Nephrogenes Ödem
Wasseransammlung bei ➪ nephrotischem Syndrom und ➪ Glomerulonephritis. Besonders das Gesicht ist betroffen, auffällige Hautblässe.
Nephrokalzinose
Verkalkung des Zwischengewebes in der Niere. Führt zur Abflußhemmung des Harnes.
Nephrolithiasis
Nierensteinleiden. Verursacht durch Blockierung des Harnabflusses eine Schädigung der Nieren. Vorbeugung durch viel Trinken, gemischte ballaststoffreiche Kost, regelmäßige Bewegung und Vermeidung überreichlicher Schweißverluste. Häufig sind Oxalatsteine, Harnsäuresteine, Tripelphosphatsteine (auch: Infektsteine) und Zystinsteine. Nachweis durch Ultraschall und Röntgen.
Nephrolitholapaxie
Harnsteinentfernung durch Absaugen der zertrümmerten Steine. Der Vorgang geschieht mittels Spiegelung von außen durch die Haut.
Nephrologische Diagnostik
Untersuchungen bei Verdacht auf eine Nierenkrankheit. Die Basis bilden immer die Allgemeinuntersuchung mit Blutdruckmessung, der Harnteststreifen, die Kreatininbestimmung im Blut und Ultraschall. Damit wird ein Großteil möglicher Krankheiten erfaßt. Zum Gesamtprogramm gehören Harn- und Blutlabor, Bestimmung der Nierenfunktion, der schon genannte Ultraschall, Röntgen mit und ohne Kontrastmittel, ➪ CT und ➪ MR, Gefäßröntgen und ➪ Szintigraphie, seitengetrennte Hormonbestimmungen und ➪ Nierenbiopsie.
Nephron
Funktionierende Einheit in der Niere.
Nephropathie
Sammelbegriff für die Erkrankungen der Nieren. Gebräuchlich ist der Begriff auch für erbliche, giftige und als Begleitkrankheit auftretende Nierenschädigungen.
- *Diabetische N.:* Bei Zuckerkrankheit als Spätkomplikation auftretend, vor allem mit Verkalkung der Blutgefäße.

Nephropexie
Operative Befestigung der Niere an der Brustkorbwand in Höhe der 11. und 12. Rippe bei ➪ Nephroptose.

Nephroptose
Übermäßige Beweglichkeit der Niere nach unten. Führt zur Nierensenkung. Mögliche Folgen sind Oberbauchschmerzen oder Beschwerden in der Nierengegend und gehäufte Harninfektionen.
Nephrose
➪ Proteinurie, ➪ Nephrotisches Syndrom.
Nephrostomie
Das Anlegen einer Fistel bei Harnstauungen oder Infektionen zur Harnableitung.
Nephrotisches Syndrom
Krankheitsbild, das durch folgende Merkmale gekennzeichnet ist: Ausscheidung von mehr als 3,5 g Eiweiß in 24 Stunden, Mangel an Bluteiweiß, Veränderung im Verhältnis der Bluteiweißkörper, Fettblut, ➪ Ödeme und erhöhte Blutsenkung. Es ist die Folge einer veränderten Durchlässigkeit der Membranen in den Nierenkörperchen durch entzündliche Schäden und nachlassende Funktion der Niere. Die Ursachen sind ➪ Glomerulonephritis, Stoffwechselkrankheiten wie Zuckerkrankheit, Tumoren, Gefäßleiden, Medikamente, Bakterien, Viren, Schwangerschaft, Abstoßungsreaktionen und Erbleiden. Nachweis durch Labor und ➪ Nierenbiopsie. Die Allgemeinbehandlung erfolgt mit Wassertreibern und Eiweißlösungen.
Nephrotomie
Operative Eröffnung der Niere zum Entfernen von Steinen, Anlegen einer Fistel oder Entnahme von Gewebe.
Nervenläsionen
Verletzungen und Schäden von Nerven.
- *Armplexusparese:* Ursachen sind Einengungen des Nervengeflechtes in der Hals-Schlüsselbein-Gegend. Symptome sind Armschmerzen, Schwäche und Schwund der Muskeln. Behandlung durch Ruhigstellung oder Operation.
- *Costo-Clavicularsyndrom:* Zu den Armplexussymptomen kommt eine Venenstauung hinzu.
- *Fazialisparese:* ➪ Fazialisparese.
- *Hyperelevationssyndrom:* Entsteht durch Erheben des Armes über den Kopf. Symptome sind Einschlafen des Armes und Verschwinden des Pulses am Handgelenk.
- *Medianusläsion bei Carpaltunnelsyndrom:* ➪ Carpaltunnelsyndrom.
- *Medianusläsion bei Pronator-teres-Engpaßsyndrom:* Ursachen sind Nervenreizungen oder unsachgemäße Injektionen in der Ellenbeuge. Symptome sind so wie beim ➪ Carpaltunnelsyndrom.
- *Nervus-radialis-Läsion:* Nervschädigung durch Muskelnarben oder unsachgemäße Injektion. Symptom ist eine Schwäche des Kleinfingerstreckers.

◆ *Ulnarisläsion oder Sulcus-ulnaris-Syndrom:* ➪ Sulcus-ulnaris-Syndrom.

◆ *Ulnarisläsion bei Syndrom de la loge de Guyon:* Durch Druckschädigung des Nervs im Handgelenksbereich entstehen die gleichen Beschwerden wie beim ➪ Sulcus-ulnaris-Syndrom, aber keine Gefühlsstörungen.

Netzhautzentralarterienverschluß

Führt zu einseitiger plötzlicher Erblindung ohne Schmerzen.

Netzhautzentralvenenverschluß

Führt zu plötzlicher einseitiger Sehverschlechterung ohne Schmerzen.

Neugeborenenhypothyreose

Die Ursachen der angeborenen Unterfunktion der Schilddrüse sind Jodmangel, Hormonstörungen, Antikörper der Mutter, fehlende oder fehlgebildete Schilddrüse. Symptome sind übergroße Zunge (Makroglossie), Froschbauch, Trinkfaulheit, verlängert verlaufende Neugeborenengelbsucht. Wichtig ist die sofortige Behandlung mit Schilddrüsenhormon, um geistige Defekte und Wachstumsstörungen zu vermeiden.

Neuralgien

Schmerzen im Ausbreitungsgebiet eines Nervs. Behandelt wird mit Schmerzstillung, nach Möglichkeit soll die Behebung der Ursache angestrebt werden.

◆ *Glossopharyngeus-N.:* Schmerzen im Bereich von Mandeln, Zunge und Mittelohr. Fallweise auch Herzrhythmusstörungen.

◆ *Interkostalneuralgie:* Ursachen sind Gürtelrose, Erkrankungen der Knochen und Bandscheiben, Entzündungen und Tumoren. Symptome erscheinen als einseitige, gürtelförmig ausstrahlende Schmerzen im Brustkorbbereich. Verstärkung der Beschwerden durch Atmen, Pressen und Heben, auch Gefühlsstörungen kommen vor.

◆ *Laryngeus-superior-N.:* Schmerzen unterhalb des Kieferwinkels.

◆ *Trigeminusneuralgie:* Blitzartiges Auftreten von ein- oder beidseitigen Schmerzen im Ausbreitungsgebiet des Hirnnervs (Nervus trigeminus). Ausgelöst werden die Schmerzen oft durch Kälte, Sprechen, Schlucken, Kauen. Mögliche Begleiterscheinungen sind Schwindel, Rötung und Tränen der Augen. Nach dem Anfall besteht Beschwerdefreiheit. Diagnose mit Röntgen, ➪ CT und ➪ MR, Prüfung des Gleichgewichtes und des Gehörs (Audiogramm), Zahnarztuntersuchung und Laborbefund der Hirnflüssigkeit.

  Die Behandlung ist medikamentös, bei Erfolglosigkeit auch operativ möglich. Wenn die T. Folge einer bestehenden Krankheit z. B. an Nase, Ohren, Zähnen, Nasennebenhöhlen oder einer Gürtelrose ist, dann sind die Schmerzen oft dauernd und verstärken sich anfallsweise. Die Schmerzempfindung im entsprechenden Hautgebiet ist herabgesetzt, und es sind weitere Symptome einer Hirnnervenschädigung möglich.

Neurasthenie
Schwäche oder Erschöpfung eines organisch gesunden Nervensystems. Vorkommen nach Infektionen, Operationen, Unfällen, starkem Streß oder einfach durch Überarbeitung. Äußert sich in Reizbarkeit, Kopf- und Gliederschmerzen, Gemütsschwankungen, Konzentrations- und Schlafstörungen.
Neurinom
Gutartige Nervenfasergeschwulst.
Neuritis
Entzündliche Erkrankung eines Hirn- oder Körpernervs. Im weitesten Sinn werden als N. auch Schäden durch Abnützung, Giftwirkung oder Verletzung bezeichnet. Symptome sind Lähmungen, Reizungen und Ausfallserscheinungen.
- *N. nervi optici:* Sehnerventzündung. Führt zu einer plötzlichen Sehverschlechterung.
- *Postzoster-N.:* Nervenschmerz im Anschluß an eine Gürtelrose.
- *N. retrobulbaris:* Sehnerventzündung. Beginnt hinter dem Augapfel. Schmerzen hinter dem Auge.

Neuroblastom
Bösartige Geschwulst aus Nervenzellen.
Neurodermitis
➪ Ekzem/Neurodermitis.
Neurofibromatose
Erbkrankheit mit Nervengeschwülsten, milchkaffeefarbenen (»Cafè au lait«) Flecken an der Haut, Knochenveränderungen und Knochenbrüchen.
Neurogen
Mit dem Nervensystem zusammenhängend, in Nerven entstehend.
Neuroleptanalgesie
Narkoseform, die zu Beruhigung, Schmerzhemmung und »Wurstigkeitsgefühl« führt. Entsteht durch die Kombination eines starken ➪ Neuroleptikums mit einem Schmerzmittel (Fentanyl).
Neuroleptika
Medikamente mit Hauptwirkung auf die Seele. Die meisten wirken auch beruhigend (sedierend). Eingesetzt werden sie gegen ➪ Depressionen, ➪ Manien, ➪ Schizophrenien und bei bestimmten Narkoseformen (➪ Neuroleptanalgesie). Wegen vielfältiger Nebenwirkungen muß die Behandlung mit diesen Mitteln ständig überwacht werden.
Neuroleptika-Vergiftung
Symptome sind Bewußtseinsstörungen bis zum Koma, Unterblutdruck, Herzrhythmusstörungen, Krämpfe, motorische Unruhe, Symptome der ➪ Parkinson-Krankheit mit Verlangsamung, Masken- und Salbengesicht (die Haut ist

fettig und durch die geringe Mimik starr wie eine Maske), Veränderungen des Blutbildes. Behandlung mit Intensivtherapie.

Neurologische Diagnostik

Der Nervenarzt prüft den Bewußtseinszustand, die Hirnnerven und Reflexe, die Beweglichkeit und das Zusammenspiel (Koordination) von Gelenken und Muskeln. Die wichtigste Laboruntersuchung ist die Auswertung der Lumbalpunktion (Anstechen des Rückenmarkkanals). An apparativen Untersuchungen sind Röntgen und ➩ CT des Schädels und der Wirbelsäule wichtig, weiters Ultraschall, ➩ EMG und ➩ EEG, ➩ MR und ➩ Szintigraphie, Gefäßultraschall und Gefäßröntgen.

Neurolues

Jenes Stadium der ➩ Syphilis, in dem das zentrale Nervensystem befallen wird.

Neuropathie

Nervenleiden. Meist ist eine Nervenschädigung durch Stoffwechselstörung, Gifte, Abnützung oder Durchblutungsstörung gemeint.

- *Diabetische N.:* Gewöhnlich sind viele Nerven betroffen. Ein Problem ist der »diabetische Fuß«, da das Schmerzempfinden gestört ist. Kleinste Verletzungen können übersehen werden und geben dann Anlaß zu Infektionen. Die vorhandene Durchblutungsstörung setzt den Stoffwechsel des Gewebes herab und verhindert die Heilung. Die Folge kann das Absterben der befallenen Gewebsbezirke sein.
- *Periphere N.:* Entsteht z. B. bei chronischem Nierenversagen. Symptome sind Gefühlsstörungen der Füße mit Kribbeln und Brennen, das Empfinden für Vibration ist aufgehoben, auch Lähmungen sind möglich. Die Nervenleitgeschwindigkeit ist schwer gestört oder erloschen.
- *Supraskapularis-N.:* Schmerzen und Gefühlsstörungen an der Außenseite des Schultergelenkes. Teilweiser Schwund der Muskulatur.

Neurosen

Seelische Störungen, deren Ursachen oft in nichtverarbeiteten Konflikten der Kindheit liegen. Ursachen und Auslöser sind Zwiespälte zwischen Triebregungen und Abwehrmechanismen; weiters hochgradige Empfindlichkeit, Belastungen und Versuchungen, erbliche Umstände und auch frühkindliche Hirnschädigungen. Die Symptome einer N. können wechseln und mit zunehmendem Lebensalter milder werden.

Behandlung mit Gesprächstherapie und medikamentöser Unterstützung.

- *Angstneurose:* Dazu zählen Platzangst (Agoraphobie) oder Angst vor geschlossenen Räumen (Klaustrophobie). Auch »freie« Angst ohne bestimmte Inhalte kann auftreten. Symptome sind Unruhe, Zittern, Schwitzen, Harndrang, Durchfall, Herzklopfen.
- *Depressive N.:* Traurige Verstimmungszustände ohne erkennbare Auslöser

oder Ursachen. Wirksam werden Veränderungen wie Umzüge oder berufliche Neuorientierung.

- *Herzphobien:* Vorherrschend sind Angstzustände, die Herztätigkeit könnte aussetzen. Auslösend sind Gefühle des Alleinseins und der Verlassenheit. Symptome sind Herzklopfen, Schweißausbrüche, Angst vor dem nächsten Anfall und Furcht vor dem Alleinsein.
- *Hypochondrische N.:* Abnorme Selbstbeobachtung und Krankheitsfurcht. Im Vordergrund dieser Krankheitsfurcht stehen Herz, Magen-Darm, Harn- und Geschlechtsorgane und das Gehirn.
- *Konversionshysterie:* Unbewußte Konflikte werden in ein körperliches »Leiden« umgesetzt. Symptome sind Gang- und Gefühlsstörungen, Schmerzen, seelische »Anfälle«, Reglosigkeit, Erregungszustände, seelische Blindheit oder Taubheit. Behandlung mit intensiver psychologischer Führung.
- *Panikattacken:* Angstzustände mit Panik ohne ersichtlichen Grund. Angst, Zittern, Atemnot, Schwitzen und Herzrasen.
- *Zwangsneurosen:* Zwangsvorstellungen von Schuld, Zwangshandlungen wie Waschzwang und übertriebenes Reinlichkeitsbedürfnis.

Neurotische Depression

➪ Depression.

Neutronenbestrahlung

Bestrahlungsart mit schweren Ionen, hohe Nebenwirkungsrate.

NHL

➪ Lymphome.

NID

Normalgewichtiger insulinpflichtiger Diabetiker.

NIDD

Non insulin dependent diabetes. Der Typ von Zuckerkrankheit, der nicht mit Insulin behandelt werden muß (Typ II).

NIDDM

Non insulin dependent diabetes mellitus. Insulinunabhängige Zuckerkrankheit.

Nierenagenesie

Auf der betreffenden Seite ist keine Niere angelegt.

Nierenangiographie

Röntgen der Nierenblutgefäße mittels Kontrastmittel. Hiezu wird das Kontrastmittel über einen Katheter in die Bauchhauptschlagader injiziert oder direkt in die Nierenschlagader. Untersuchungsmethode bei Nierentumoren zur Klärung der sonst im Röntgen »stummen« Niere und bei Verdacht auf Fehlbildungen.

Nierenaplasie

Die Niere ist im Embryo zwar angelegt, aber nicht entwickelt.

Nierenbeckenplastik
Operative Korrektur eines in der Form veränderten oder erweiterten Nierenbeckens.
Nierenbiopsie
Gewebsentnahme aus der Niere. Gegenanzeigen sind Einnierigkeit, Blutgerinnungsstörungen, Bluthochdruck, Wasser(-sack-)niere, Abszesse u. a.
Nierendysplasie
Mangelhaft entwickelte Niere.
Nierendystopie
Die Niere liegt am falschen Ort.
Nierenfunktionsprüfung
Meist als Clearance (Reinigung) bezeichnet. Mengenmessung von Schlakkenstoffen, die in einer bestimmten Zeiteinheit (z. B. pro Minute) in der Niere filtriert werden. Am häufigsten dazu verwendet wird die endogene Kreatininclearance; andere Methoden sind Inulinclearance, PAH-Clearance, Isotopenclearance, Konzentrationsversuch, Säureausscheidung und die Prüfung auf Glukose und Elektrolyte im Harn.
Nierenhypertrophie
Vergrößerung der Niere.
Nierenhypoplasie
Unterentwickelte Niere.
Niereninfarkt
Durchblutungsstörung der Niere durch Gerinnsel. Vorkommen bei Herzfehlern, -innenhautentzündung, Bauchverletzungen, Gefäßverkalkung. Symptome sind akute Bauchschmerzen, Blutharn oder Einstellung der Harnerzeugung.
Niereninsuffizienz, chronische
Nierenversagen. Über Jahre bestehende Einschränkung der Nierenfunktion. Dadurch steigen die »harnpflichtigen« Substanzen wie Harnstoff, Harnsäure und Kreatinin im Blut an. Der Haushalt des Wassers und der Salze ist schwer gestört. Endstadium ist die ➪ Urämie, unter der alle Organe zu leiden haben. Symptome der Urämie sind Atemnot und Überwässerung der Lungen, Blutarmut, Herzbeutelentzündung, Hormonstörungen, Zucker-krankheit und Fettblut, Hautjucken, Knochenerweichung, Muskelstörungen, Appetitlosigleit, Durchfall, Magen-Darm-Entzündung bis zum Darmverschluß, Schläfrigkeit, Hirnverkalkung und Nervenstörungen. Diagnose durch das Labor. Behandlung medikamentös und mit ➪ Dialyse. Die Dialysebehandlung beginnt bei einem Kreatininwert über 10 mg/dl bzw. Harnstoffwerten über 200 mg/dl.
Nierenkarbunkel
Mehrere zusammenfließende Nierenabszesse. Symptome sind Schüttelfrost, Fieber, Druckschmerz und Erhöhung der weißen Blutkörperchen.

Nierenkarzinom
Nierenkrebs.
Nierenkoliken
N. und solche des Harnleiters entstehen durch eine Verlegung des Harnabflusses. Ursachen sind Steine, Tumoren, Druck von außen, Krämpfe, Wandverletzungen, Gerinnsel usw. Hauptgrund ist der Nieren- bzw. Harnleiterstein. Typisches Symptom ist ein heftiger Seitenschmerz, der in Wellen verläuft und in Leiste und Hoden ausstrahlt. Sitzt die Blockade höher, dann Ausstrahlung in die Blase und Harnröhre. Zusatzsymptome sind Brechreiz, Erbrechen und Verstopfung.
Diagnose mittels Ultraschall, Harnlabor und Kontrastmittelröntgen der Niere. Die Behandlung von kolikauslösenden Steinen hängt von der Größe und dem Sitz des Steines ab. Bei der Behandlung werden Spiegelung, Katheter (Splints), berührungsfreie ➪ ESWL, ➪ Lithotripsie und die ➪ Litholapaxie kombiniert. Harnsäuresteine können auch chemisch aufgelöst werden (Chemolitholyse).
Nierensteine
➪ Nephrolithiasis.
Nierentransplantation
Behandlungsmöglichkeit für Patienten mit Nierenversagen im Endstadium. Gegenanzeigen sind bösartige Tumoren, Mißbildungen der ableitenden Harnwege, frische Infektionen, Tuberkulose oder AIDS, schwere Herz- und Lungenleiden. Wichtig ist die lebenslange Unterdrückung der körpereigenen Abwehr und die regelmäßige Abstoßungskontrolle.
Nierentrauma
Nierenverletzung.
Nierentuberkulose
➪ Tuberkulose.
Nierenversagen, akutes
Plötzliches Ausbleiben der Nierenleistung. Die Störung führt zu einer Verminderung der Harnproduktion (Oligurie) oder überhaupt zum Aussetzen (Anurie). Es gibt aber auch Fälle von akutem N. mit weiter bestehender Harnerzeugung. Ursachen sind Kreislaufschock, Stoffwechselkoma, Infektionen mit Blutvergiftung, Muskelzerfall nach Quetschungen und Verbrennungen, Schädel-Hirn-Verletzungen, Bauchoperationen, Blutzerfall, Vergiftungen, Röntgenkontrastmittel und Zuckerkrankheit. Mögliche Symptome sind eine Harnmenge unter 500 ml in 24 Stunden, Fieber, Blutarmut, Gelbsucht, Lendenschmerzen, Unterblutdruck, Lungenüberwässerung, Erbrechen, Durchfälle, Blutungen, Bewußtseinsstörungen, Muskelzuckungen und Gefühlsstörungen. Die Diagnose wird im Labor gestellt, Ultraschall und Nierenröntgen sind Hilfsuntersuchungen. Es ist unverzügliche Intensivbehandlung notwendig.

Nierenzellkarzinom
➪ Hypernephrom.
Nierenzyste
Mit Flüssigkeit gefüllter und mit Schleimhaut ausgekleideter Hohlraum in oder neben der Niere. Diagnose mittels Ultraschall. Meist harmlos. N. sind äußerst häufig, meist werden sie als Zufallsbefund einer Ultraschalluntersuchung des Bauches erkannt. Üblicherweise werden N. nach ihrer Diagnose jährlich weiter kontrolliert.
Nitrate
1. Giftige Stickstoffverbindungen. Vorkommen in Düngemitteln, Trinkwasser und Pökelstoffen. Verbinden sich im Magen-Darm-Trakt mit Eiweiß zu ➪ Nitrosaminen.
2. Oft werden auch Stoffe wie Nitroglycerin (gegen die Symptome der Herzkranzgefäßverengung) als N. bezeichnet.
Nitroglycerin
Stoff gegen ➪ Angina pectoris. Die sofortige Gefäßerweiterung bewirkt eine Druckentlastung vor dem Herzen. N. wird als Kapsel, Tablette, Spray, Salbe oder Pflaster verwendet. Mögliche Nebenwirkung: Kopfschmerzen. Nitroglycerinhältige Präparate sind z. B. Cedocard, Nitrolingual, Sorbidilat.
Nitropositiv
Abklingen von Schmerzen bei ➪ Angina pectoris durch die Anwendung von ➪ Nitroglycerin. Dies ist wichtig für die Unterscheidung zwischen Herzenge und Herzinfarkt: Beim Herzinfarkt verschwinden die Beschwerden durch das ➪ Nitroglycerin nicht!
Nitrosamin
Hochwirksames krebsauslösendes Gift aus Eiweiß und Stickstoff, das noch in kleinsten Mengen wirkt. Vorkommen in geräucherten und gepökelten Nahrungsmitteln, auch im Tabakrauch.
NLG
Nervenleitgeschwindigkeit.
NMR
➪ Magnetresonanz.
NNH
Nasennebenhöhlen.
NNR
Nebennierenrinde.
Nodus
Knoten. Mehrzahl: Nodi.
Non-A-Non-B-Hepatitis
➪ Hepatitis.

Non-Hodgkin-Lymphom
➪ Lymphome.
Non ulcer dyspepsia
NUD. Reizmagen ohne Geschwür. Patienten mit dieser Störung haben oft ähnliche oder gleiche Symptome wie bei einem Geschwürsleiden. Bei der ➪ Gastroskopie jedoch findet der Arzt meistens nichts, und die Magenschleimhaut macht einen normalen, gesunden Eindruck. Öfters aber ist der Test auf ➪ Helicobacter pylori positiv. Diese Bakterie nistet in der Schleimhaut von Magen und Zwölffingerdarm. Von Beschwerdefreiheit bis zu starken Beschwerden mit Geschwüren ist dabei alles möglich.
Nootropika
➪ Psychopharmaka, die die geistigen Fähigkeiten beeinflussen.
Noradrenalin
Hormon des Nebennierenmarkes. Wirkt ähnlich wie Adrenalin.
Normokapnie
Normaler Kohlendioxidgehalt in der Lunge (Blutgasanalyse).
Normopnoe
Normale Atmung.
Normotonie
Normaler Blutdruck.
Normoventilation
Normale Belüftung der Lunge, normale Atmung.
Normoxie
Normaler Sauerstoffgehalt im Blut.
Noxe
Gift, Schadstoff, schädigender Umstand.
NSAR
Nicht steroidale Antirheumatika; dies sind Rheumamittel ohne den Inhaltsstoff Kortison.
Nuklearmedizin
Radioaktive Untersuchungstechnik.
Nukleotomie
Entfernung eines Bandscheibenvorfalles.
Nukleus
Zellkern. Trägt die Grundsubstanz der Vererbung.
Nulldiät
Diätform bei extremer Fettsucht. Lediglich die Zufuhr von 2–3 Liter Flüssigkeit täglich ist erlaubt. Vitamine, Kaliumkonzentrate und Harnsäuresenker müssen zugeführt werden. Kontrollen von Blutsalzen, Harnsäure und Eiweiß sind erforderlich.

Nullipara
Frau, die noch kein Kind geboren hat.
NYHA
➪ Herzinsuffizienz.
Nykturie
Verstärkte Harnproduktion in der Nacht. Vorkommen bei Zuckerkrankheit, Herzversagen und Schrumpfniere.
Nystagmus
Unkontrollierbare, unwillkürliche rhythmische Bewegungen des Auges. »Augenzittern« mit langsamer Bewegung in der einen und schneller nachfolgender Bewegung in der entgegengesetzten Richtung. Je nach Richtung werden fein-, mittel- und grobschlägiger N. unterschieden, ebenso lebhafter vom trägen, horizontalen, vertikalen, diagonalen und rotatorischen N. Es gibt weiters Dreh-, Spontan- und Lagenystagmus. Normal ist ein N. bei Ermüdung. Genaue diagnostische Abklärung durch den Augenarzt.

O

Oat-cell-Karzinom
Kleinzelliger Bronchialkrebs, sehr bösartig und schnell wachsend.
Obduktion
Leichenöffnung zum Zwecke der Klärung der Todesursache.
Oberflächenanästhesie
Örtliche Schmerzausschaltung an der Haut oder der Oberfläche eines Organs (z. B. am Auge), herbeigeführt meist durch Aufsprühen eines ➪ Lokalanästhetikums.
Oberst-Anästhesie
Unempfindlichmachung mittels örtlicher Nerveinspritzung für operative Eingriffe am Finger.
Obesitas
➪ Adipositas.
Objektiv
Tatsächlich, wirklich; an Hand nachprüfbarer und nachvollziehbarer Umstände erhoben.

Obligat
Zwingend, unerläßlich. Gegenteil: fakultativ.
Obliteration
Verschluß eines Kanals oder des Innenraumes von Hohlorganen. Kann angeboren sein, sonst durch Entzündung, Tumor oder Gerinnsel entstanden.
Observanz
Beobachtung, Beachtung. Ein Patient, bei dem gewisse Werte, Funktionen und der Allgemeinzustand laufend kontrolliert werden, steht unter O.
Obsolet
Ungebräuchlich, nicht mehr am letzten Stand der Wissenschaft, veraltet.
Obstipation
Stuhlverstopfung. Von O. spricht man, wenn die Stuhlentleerung erschwert ist oder nur alle drei Tage oder seltener stattfindet oder aber nur durch künstliche Maßnahmen wie Einläufe und Abführmittel zu bewerkstelligen ist. ➪ Gastroenterologische Diagnostik. In der Behandlung sind die Darmerziehung, ausreichende Bewegung und Flüssigkeit sowie schlackenreiche Kost entscheidend. Medikamente und Abführmittel sind meist entbehrlich. Ausnahmen sind die organischen Ursachen.
Obstruktion
Behinderung, Gangverlegung; z. B. obstruktive Atemwegskrankheit (Krankheit mit Verengung oder Verlegung der Atemwege).
Obstruktive Schlafapnoe
Phasen von Atemstillstand während des Schlafes. Entsteht durch eine Verengung der oberen Atemwege im Rachenbereich. Die Erschlaffung der Muskeln im Schlaf kann zu einem Zusammenfallen der Luftwege führen mit der Folge von »Aussetzern«. Verstärkt wird dies durch Alkohol, Beruhigungs- und Schlafmittel. Das wichtigste Symptom ist die auffallende Tagesmüdigkeit mit zahllosen Episoden des Einschlafens, was eine verstärkte Gefährdung im Straßenverkehr mit sich bringt. Diagnose durch das Schlaflabor, Behandlung apparativ mit speziellen Masken (CPAP-Maske) oder durch operative Raffung des Schlundes (HNO-Arzt).
Occipitalneuralgie
Nervenschmerzen in der Hinterhauptsregion. Ein Teil der Fälle von Spannungskopfschmerz und Migräne fällt in diesen Bereich. Tritt anfallsweise mit sehr starken Schmerzen auf, kann aber auch ein Dauerschmerz sein. Behandlung mit Schmerzmitteln und physikalischen Maßnahmen.
Ödem
Wasseransammlung im Gewebe, kann allgemein oder örtlich auftreten. Zum Ö. führen durchlässige Venen, zu hoher Druck in den Venen, Schäden in der Gefäßwand der ➪ Kapillaren, ein gestörter Lymphabfluß und hormonelle

Unstimmigkeiten. Die Behandlung erfolgt nach Möglichkeit ursächlich, sonst mit wassertreibenden Mitteln.

OK

Oberkiefer.

Okklusion

1. Verschließung, Verschluß z. B. eines Hohlorgans.
2. Normale Schlußbißbildung der Zähne.

Okklusivverband

Verband, der eine Wunde völlig von der Umgebung abschließt. Häufig bei Ekzemen der Haut erforderlich.

Okkult

Geheim, verborgen. Wenn der Arzt von einem Patienten den Eindruck gewinnt, er habe ein Krebsleiden, dessen Ort und Ausdehnung aber (noch) nicht klar und sicher sind, spricht er den Verdacht auf einen »okkulten Krebs« aus.

Okziput

Hinterkopf.

OL

Oberlappen, (meist) der Lunge.

Olekranon

Hakenfortsatz der Elle.

Olfaktometrie

Riechprüfung.

Oligo-

Wortteil mit der Bedeutung »wenig-«.

Oligarthritis

Entzündung einiger weniger Gelenke.

Oligomenorrhoe

➪ Metropathia haemorrhagica.

Oligophrenie

Älterer Ausdruck für Schwachsinnigkeit.

Oligurie

Zuwenig Harn. Verminderte Harnproduktion, unter 500 ml in 24 Stunden. Ist normal nach Flüssigkeitsverlusten, krankhaft bei Nierenversagen oder Blockade der Harnwege. Weniger als 100 ml wird auch als Oligoanurie bezeichnet.

Omarthrose

Abnützung des Schultergelenkes, »Rheuma«.

Omarthritis

Entzündung des Schultergelenkes.

OMF

➪ Myeloproliferative Erkrankungen.

Omphalitis
Nabelentzündung.
Omphalozele
Nabelbruch.
OMS
➪ Osteomyelosklerose.
Oneroid
Traumhaft.
Onkogene
Geschwulsterzeugende Erbträger in den Chromosomen.
Onkologie
Lehre von den (bösartigen) Tumoren. Der Tumorspezialist heißt Onkologe.
Onlay
Einlagenfüllung, die auch die Zahnhöcker der Zahnkrone umfaßt. Besteht aus Gold.
On-Off-Effekt
Begriff aus der Behandlung der ➪ Parkinson-Krankheit. Bezeichnet bei der Dopamin-Behandlung den raschen Wechsel von überschießender Muskeltätigkeit zu stark verminderter oder gar aufgehobener Muskeltätigkeit.
Onychie
Nagelbettentzündung.
Onycholyse
Ablösung der Nagelplatte von Fingern oder Zehen. Vorkommen bei Pilzinfektion oder Schuppenflechte.
Onychomykose
Pilzinfektion der Fuß- oder Fingernägel. Die Nägel verfärben sich gelblich, werden verdickt und bröckelig. Seltener ist die weißliche Verfärbung mit oberflächlicher Zersplitterung. Diagnose durch Pilzkultur. Behandlung mit Pilzmitteln äußerlich und innerlich.
Oophoritis
Entzündung des Eierstockes. Geschieht meist durch eine aufsteigende Infektion vom Eileiter aus. Symptome sind Schmerzen im Unterbauch und Ausfluß. Diagnose durch den Frauenarzt, Labor und Ultraschall. Behandlung mit Antibiotika.
◆ *Salpingo-Oophoritis:* Entzündung von Eileiter und Eierstock.
OP
Operation.
Operabilität
Operierbarkeit, Operationstauglichkeit. Zur Feststellung dient die präoperative Diagnostik.

Ophthalmie
Entzündung des Auges, die mehrere oder alle Schichten betrifft.
Ophthalmo-Blennorrhoe
Bindehautentzündung bei ➪ Gonorrhoe. Beim Erwachsenen eher selten und wenn, dann als Kontaktinfektion. Häufiger beim Neugeborenen. Zur Vorbeugung dagegen wird das neugeborene Kind »eingetropft« (mit einer antibiotischen Lösung).
Ophthalmopathie, endokrine
➪ Exophthalmus.
Ophthalmoplegische Migräne
Sonderform der Migräne mit Augenmuskellähmung.
Opiate
Auch: Opioide. Starke Schmerzmittel mit morphiumartiger Wirksamkeit.
Oppression
Gefühl der Einengung, Beklemmung und Einschnürung in der Brust.
Optikusatrophie
Zugrundegehen der Sehnervenfasern. Ursächlich durch Tumordruck, Entzündungen, Vergiftungen oder Gefäßverkalkung. Führt zur Verminderung des Sehvermögens.
Optikusneuritis
Entzündung des Sehnervs. In Frage kommen als Verursacher vorwiegend Virusinfektionen, aber auch Gifte. Führt zu hochgradiger Sehstörung.
Oral
Durch den Mund; z. B. orale Medikamenteneinnahme.
Oralvakzine
Impfstoff zum Schlucken.
Orbita
Augenhöhle.
Orbital
Zur Augenhöhle gehörig.
Orbitopathie, endokrine
➪ Exophthalmus.
Orchidopexie
Fixierung des Hodens im Hodensack durch Operation. Notwendig ist dies bei zu stark beweglichem Hoden wegen der Gefahr des Verdrehens.
Orchiektomie
Operative Hodenentfernung.
Orchitis
Auch: Didymitis. Hodenentzündung. Entsteht meist durch Verschleppung von Erregern auf dem Blutweg, z. B. bei Mumps, Tuberkulose oder ➪ Gonorrhoe.

Führt zu akuter Schwellung, Fieber und Schmerzen, die in die Leiste und den Rücken ausstrahlen. Oft werden Nebenhoden und Samenstrang mit beteiligt. Diagnose mit Ultraschall und Labor. Behandlung mit Antibiotika.

Organisch

➪ Funktionell.

Orgasmus

Höhepunkt der sexuellen Lust.

Ormond-Syndrom

➪ Morbus Ormond.

Ornithose

Lungenkrankheit, die durch Vögel übertragen wird. Die Inkubationszeit beträgt 4–28 Tage. Die Krankheit kann »still«, unbemerkt, ablaufen oder aber als »Grippe«, Lungenentzündung oder in der Art eines Bauchtyphus. Diagnose durch das Labor, Behandlung mit Antibiotika.

Oropharynx

Der dem Mund benachbarte, »vordere« Teil des Rachens.

Oropharynxkarzinom

Krebs des Mundrachens. Erzeugt Schluckstörungen und tastbare Lymphknoten am Kieferwinkel.

Orthese

Orthopädische Prothese.

Orthodontie

Das »Geraderichten« von Zähnen. Ein anderer Ausdruck für Kieferorthopädie.

Orthognathie

Normaler Biß bei gerader Stellung der Kiefer.

Orthopädische Diagnostik

Umfaßt die Untersuchungsmethoden des Orthopäden. Ein wichtiges Instrument ist der Winkelmesser, mit dem die Stellung der Gelenke vermessen wird.

Unterstützend sind Röntgen, ➪ CT, ➪ MR und ➪ Szintigraphie.

- *Nullstellung:* Normalstellung des Menschen, aufrecht mit hängenden Armen, Blick nach vorne, geschlossenen und parallel gestellten Füßen.
- *Ott-Zeichen:* Vergrößerung des Abstandes zweier Punkte unterhalb des 1. Brustwirbels beim Vorbeugen.
- *Schober-Zeichen:* Vergrößerung des Abstandes zweier Punkte über dem 5. Lendenwirbelkörper beim Vorbeugen.

Orthopnoe

Atemnot, die den Patienten zwingt, den Oberkörper aufrecht zu halten. Wer unter O. leidet, schläft am besten im Sitzen.

Orthostase
Aufrechte Körperstellung.
Orthostase-Syndrom
Kreislaufstörung, die nur im Sitzen oder Stehen auftritt. Äußert sich in Unterblutdruck, Schwindel, Ohrensausen, verminderter körperlicher und geistiger Leistungsfähigkeit; kann auch zu Bewußtseinsstörungen führen. Nachweis mit dem Steh-EKG. Behandlung medikamentös und mit physikalischen Anwendungen.
Osgood-Schlatter-Syndrom
Auch: Schlatter-Osgood-Krankheit. ➪ Kniebeschwerden.
Ösophagitis
Entzündung der Speiseröhre. Bei der durch den Hefepilz Candida albicans hervorgerufenen Soor-Ö. kommt es zu Schluckbeschwerden und Sodbrennen. Häufiger ist eine Entzündung bei ➪ Refluxösophagitis. Zu einer Entzündung kommt es auch durch Einnahme von Medikamenten ohne ausreichendes Nachtrinken von Flüssigkeit.
Ösophagus
Speiseröhre.
Ösophagusachalasie
Der untere Speiseröhrenmund öffnet sich unvollständig, der Speisentransport ist gestört. Symptome sind Drücken, Schmerzen, Wiederheraufwürgen der Nahrung. Führt zu extremer Ausweitung der Speiseröhre. Diagnose mit Röntgen und Spiegelung. Behandlung durch »Sprengung« mit dem Endoskop oder operativ.
Ösophagusdivertikel
Sackförmige Ausbuchtung der Speiseröhre im kehlkopfnahen oberen Abschnitt. Symptome sind Kratzen, Drücken, Würgen, Fremdkörpergefühl und zunehmende Verlegung der Speiseröhre durch liegengebliebene Speisereste. Chirurgische Behandlung.
Ösophagusdysphagie
Schmerzen, Brennen und Druckgefühl, Gefühl, als ob etwas steckenbleiben würde. Ist eine Speiseröhrenverengung die Ursache, treten Symptome erst dann auf, wenn $^2/_3$ des Kanals eingeengt sind. Diagnose durch Spiegelung.
Ösophaguskarzinom
Speiseröhrenkrebs. Meist bei Männern nach dem 50. Lebensjahr. Wird durch Rauchen und Alkohol gefördert. Führt zu ➪ Dysphagie, Erbrechen, Heraufwürgen, Heiserkeit und Hustenreiz. Diagnose durch Spiegelung, Behandlung operativ.
Ösophagusspasmus
Ursächlich unbekannter Speiseröhrenkrampf, meist bei älteren Menschen.

Symptome sind ⇨ Dysphagie, Krämpfe und Schmerzen, die in den oberen Brustkorb ausstrahlen. Diagnose durch Röntgen, Druckmessung und Spiegelung. Behandlung medikamentös.

Ösophagusstenose

Einengung der Speiseröhre. Öfters die Folge einer örtlichen Verletzung, z. B. einer Verätzung durch eine liegengebliebene Tablette. Andere Gründe sind Einengungen von außen, von der Wand der Speiseröhre ausgehende Tumoren oder ein größerer Kropf. Hauptsymptom ist ⇨ Dysphagie. Die Klärung erfolgt durch Spiegelung (Ösophagoskopie).

Ösophagusstriktur

Oberflächliche Schnürenge der Speiseröhre durch eine narbige Schrumpfung. Die Ursache der Ö. ist meist eine Verätzung im unteren Drittel der Speiseröhre.

Ösophagusvarizen

Krampfadern der Speiseröhre. Am häufigsten als Komplikation einer Leberzirrhose. Führt durch Aufbrechen einer gestauten Vene zu schwersten, lebensbedrohenden Blutungen. Benötigt Intensivbehandlung.

Ossifikation

Verknöcherung von Knorpelgewebe.

Osteoarthritis

Gelenkentzündung mit Beteiligung des Knochens.

Osteoblastom

Gutartiger Knochentumor.

Osteochondritis

Örtliche Knochen-Knorpel-Entzündung.

Osteochondrosis

Eine Krankheit der Gelenke, besonders in deren ⇨ Epiphysenfugen. Knorpel- und Knochengewebe gehen zugrunde. Diagnose durch ⇨ CT und ⇨ MR.

- *O. dissecans:* Die Abgrenzung (Demarkierung) und Herauslösung einer Knorpel-Knochen-Scheibe aus der Gelenkfläche. In weiterer Folge wird daraus eine ⇨ Maus. Es sind vor allem Jugendliche davon betroffen und bei diesen Hüftgelenk, Knie, Sprunggelenke, Ellenbogen.

Osteodystrophia deformans

Auch: Paget-Syndrom. Ursächlich unbekannte Knochenkrankheit, hauptsächlich bei Frauen nach dem 50. Lebensjahr vorkommend. Es können einzelne oder mehrere Knochen davon betroffen sein. Vorherrschend ist ein krankhafter Knochenanbau. Auch bösartige Entartung kommt vor. An Symptomen bestehen Schmerzen in den betroffenen Knochen, es kommt zu Verbiegungen, Verkrümmungen und zu einer abnormen Bereitschaft zu Knochenbrüchen. Durch den Befall des Schädelknochens sind auch Ausfälle von Hirnnerven, Lähmungen und Sehstörungen möglich. Diagnose durch Röntgen, ➪ Szintigraphie, Gewebsahme und Labor. Behandlung mit den Präparaten Calcitonin und Lodronat.

Osteogenes Sarkom

➪ Knochentumoren.

Osteoklastisch

Den Knochenabbau betreffend.

Osteolyse

Auflösung und Abbau von Knochengewebe. Vorkommen bei Entzündung, chronischen Reizzuständen, Verletzungen und bei Tumorabsiedelungen.

Osteom

Gutartige Geschwulst des Knochengewebes mit regelmäßigem Aufbau.

Osteomalazie

Knochenerweichung. Führt zu Veränderungen des Skelettes durch verminderten Mineralsalzgehalt bei Minderangebot von Kalzium und Phosphat, bei Vitamin-D-Mangel, Verdauungs- und Stoffwechselstörungen sowie Nierenversagen. Symptome sind Verbiegungen der Knochen mit »Glockenbrustkorb«, Fischwirbelbildung, O-Beinen. Auffällig sind Muskelschmerzen und Ermüdbarkeit. Diagnose durch Röntgen und Labor. Es gibt Übergänge zur ➪ Osteoporose.

Osteomyelitis

Knocheneiterung, Knochenabszeß.

- *Brodie-Abszeß:* Auch: chronischer Knochenabszeß. Macht kaum Beschwerden, wird öfters als Zufallsbefund entdeckt. Die Ursache ist ein abgekapselter Abszeß bei guter körperlicher Abwehr und niedriger ➪ Virulenz der Keime.
- *Chronische O.:* Kommt vor bei vorangegangener Knocheneiterung ohne ausreichende Behandlung. Unter den Symptomen sind Fieberzacken eher selten. Wenn der Herd aufbricht, entsteht eine Fistel.
- *Erwachsenenosteomyelitis:* Kommt selten vor. Auch kleine und platte Knochen werden befallen. Symptome sind örtlich Schwellung und Schmerz, vermindertes Allgemeinbefinden und Fieber. Diagnose mit Labor, Röntgen, Ultraschall, ➪ Szintigraphie. Behandlung mit Breitbandantibiotika und Operation.
- *Juvenile O.:* Beim Jugendlichen vorkommend, sind vor allem die langen Röhrenknochen davon betroffen. Sehr akute Symptome mit Fieber und Schüttelfrost, örtlich starke Schmerzen, Schwellung, Rötung und Schonhaltung. Diagnose mit Labor und Röntgen. Behandlung mit Breitbandantibiotika und Operation.
- *Posttraumatische O.:* Besonders nach offenen Brüchen, Stichwunden und

Operationen. Symptome sind hohe Fieberzacken, örtliche Entzündungszeichen, Eiter und Gasbildung.

- *Säuglingsosteomyelitis:* Meistens in den Oberschenkelknochen. Die Keimverschleppung erfolgt über den Blutweg. Es kommt zu örtlicher Schwellung, Rötung, Überwärmung und Druckschmerz. Allgemein Fieber und Blutarmut. Diagnose durch Labor, Röntgen, ➪ Szintigraphie und Ultraschall. Behandlung mit Breitbandantibiotika und Operation.
- *Spezifische O.:* Bei Tuberkulose oder Syphilis. Es müssen keine besonderen örtlichen Entzündungszeichen vorhanden sein, es dominiert oft die Grundkrankheit mit Nachtschweiß, schlechtem Appetit, Leistungsknick und erhöhten Temperaturen. Örtlich Schonhaltung und Schonhinken.

Osteomyelofibrose

OMF. ➪ Myeloproliferative Erkrankungen.

Osteomyelosklerose

OMS. ➪ Osteomyelofibrose.

Osteopathie, renale

Knochenerkrankung im Zusammenhang mit Nierenleiden. Der verantwortliche Vitamin-D-Mangel entsteht durch eine Vitaminbildungsstörung in der Niere und durch einen vermehrten Knochenabbau aus den Knochen. Der verminderte Kalkgehalt in den Knochen führt zu Brüchen und Verkalkungen in Weichteilen, Muskulatur, Gefäßen und Herz. Diagnose mit Labor. Behandlung mit Diät und Medikamenten.

Osteopenie

Der Mineralsalzgehalt in den Knochen ist vermindert, Störungen der »Knochenstatik« bestehen nicht.

Osteoplastisch

Knochenbildend. So verhalten sich etwa die Absiedelungen von Brust- und Prostatakrebs im Knochen. Gegenteil: osteoklastisch (knochenabbauend).

Osteoporose

Die häufigste allgemeine Knochenkrankheit. Vermindert sind Knochenmasse, -struktur und -funktion. Ursachen sind Ernährungsstörungen mit Kalziummangel, Hungern, Rauchen, Alkohol, Mangel an Östrogenen und Bettlägerigkeit.

- *Primäre O.:* In den verschiedensten Lebensaltern ohne ersichtliche Grundkrankheit auftretend.
- *Sekundäre O.:* Entsteht auf dem Boden einer bekannten Grundkrankheit. Bei Kortisonbehandlung und ➪ Cushing-Syndrom, Unterfunktion der Keimdrüsen, Überfunktion der Schilddrüse, Zuckerkrankheit, Bettlägerigkeit und Magen-Darm-Leiden.

Symptome sind Schmerzen durch Verrenkungen und Einbrüche von Wirbeln,

Fehlbelastung von Gelenken, Verbiegung der Wirbelsäule, Abnahme der Körpergröße. Hauptkomplikationen sind Schenkelhals- und Wirbelbrüche und schließlich Invalidität. Diagnose durch Labor, Röntgen, ➪ CT, Messung der Knochendichte und Gewebsentnahme. Die Behandlung besteht in der kombinierten Anwendung mehrerer Medikamente: Vitamin D, Kalzium, Fluor, Calcitonin, Biphosphonate, Hormone wie Östrogen/Gestagen-Kombinationen und Anabolika (aufbauende männliche Keimdrüsenhormone). Wichtig sind frische kalziumreiche Mischkost und körperliche Aktivität.

Osteosarkom

Osteogenes Sarkom. ➪ Knochentumoren.

Osteosklerose

Örtliche oder allgemeine Zunahme der Knochenhärte, wobei die Belastbarkeit des Knochens abnimmt. Vorkommen bei Entzündungen, Tumoren und Nierenleiden.

Osteosynthese

Chirurgisches Zusammenfügen von Knochenteilen nach Knochenbrüchen mittels Schrauben und Platten. Die Ergebnisse der O. sind je nach Bruch und Methode übungsstabil oder belastungsstabil.

Ostitis

Entzündung von Knochengewebe.

Ostium

Öffnung, Mündung.

Östrogene

Weibliche Hormone der 1. Zyklushälfte. Ö. machen die »Weiblichkeit« aus, sie sind wachstumsfördernd auf Brust und Gebärmutter, und sie haben einen großen Einfluß auf den Knochenstoffwechsel.

Othämatom

Bluterguß der Ohrmuschel.

Otitis externa maligna

Eine Gehörgangsentzündung mit ungünstigem Verlauf durch Absterben von Gewebe. Vorkommen bei älteren Menschen mit Zuckerkrankheit. Behandlung mit hochdosierten Antibiotika, zusätzlich sind operative Eingriffe erforderlich.

Otitis media acuta

Akute Entzündung des Mittelohres. Symptome sind starke Schmerzen, manchmal stichartig-pochend, Fieber, Schwerhörigkeit auf der betroffenen Seite mit Ohrensausen und Schwindel. Die Entzündung kann eitrig verlaufen, bei Grippe auch blutig (hämorrhagisch). Komplikationen sind Durchbrüche und Übergreifen auf die Nachbarorgane bis zur Hirnhautentzündung. Diagnose durch Spiegelung des Trommelfells. Die Behandlung ist fiebersenkend, schmerzstillend und bei eitriger Infektion mittels Antibiotika; auch chirurgische Eingriffe zur Eiterentlastung können notwendig werden.

Otitis media chronica

Chronische Entzündung des Mittelohres. Sie entsteht eher schleichend und meist nicht aus der akuten Entzündung. Das Trommelfell kann intakt oder durchgebrochen sein. Wenn es zu einem »laufenden Ohr« kommt, entleert sich ein klarer, fadenziehender Schleim. Es kann sich durch Knochenbeteiligung auch eine Art Tumor entwickeln, den man Cholesteatom nennt. Die Folgen sind Schwerhörigkeit und stinkende Absonderung. Die chronischen Mittelohrentzündungen müssen oft chirurgisch saniert werden.

Otomykose

Pilzinfektion des äußeren Gehörganges.

Otosklerose

Meist beidseitige Erkrankung mit Verknöcherung des Labyrinths im Innenohr. Erblich, Frauen sind bevorzugt. Die Krankheit beginnt um das 20. bis 30. Lebensjahr und führt zu Schwerhörigkeit und Ohrensausen. Behandlung operativ durch operative Entfernung des Steigbügelknöchelchens (Stapedektomie).

Ovar

Eierstock.

Ovarektomie

Operative Entfernung des Eierstockes.

Ovarialgravidität

➪ Extrauteringravidität.

Ovarialinsuffizienz

Funktionsschwäche des Eierstockes. Hormone werden zuwenig oder nicht zum richtigen Zeitpunkt abgegeben. Führt zu Menstruationsstörungen oder Unfruchtbarkeit.

Ovarialkarzinom

Krebs des Eierstockes. Symptome sind Auftreibung des Leibes mit Schweregefühl, auffällige Gerinnsel und Wasseransammlungen im Bein. Die Diagnose wird erschwert durch das schnelle Wachstum und das Fehlen von typischen Frühsymptomen. Wichtig sind Ultraschall und ➪ CT. Die Behandlung ist operativ, teilweise auch mit Chemotherapie.

Ovarialzyste

Flüssigkeitsgefüllter Hohlraum am Eierstock. Nicht alle Eierstockzysten sind gutartig. Sie können sehr rasch wachsen und Verdrängungserscheinungen machen. Durch Stieldrehung kann auch ein »akuter Bauch« ausgelöst werden. Diagnose durch Ultraschall, Behandlung durch Operation.

Ovariell

Zum Eierstock gehörig.

Ovarien, polyzystische
Mit vielen kleinen Zysten durchsetzte Eierstöcke. Führt zu Unfruchtbarkeit.
Overprotection
»Überbehütung« von (chronisch) kranken Kindern durch deren Eltern. Oft handelt es sich um Kinder mit Eßstörungen oder Atemwegserkrankungen.
Ovulation
Eisprung. Die Ausstoßung des reifen Eies aus dem Eierstock.
Ovulationshemmer
Hemmer des Eisprunges, gemeint ist die »Pille«.
Oxalatstein
Eine Art der Harnsteine.
Oxyuriasis
Wurminfektion mit dem Parasiten Oxyuris vermicularis. Die Übertragung erfolgt durch Verschlucken der Würmer vom After über den Finger zum Mund. Symptome sind Juckreiz in der Aftergegend besonders nachts – durch Absonderungen und Herauswandern der Würmer. Kratzen erzeugt Entzündungen und Ekzeme. Nachgewiesen werden Wurmeier, indem ein Klebestreifen auf den After geklebt (»Abklatsch«) wird – dort abgelegte Wurmeier können im Mikroskop betrachtet werden. Behandlung mit Pantelmin.

P

P. a.
Posterior-anterior-Strahlengang. Die Richtung der Röntgenstrahlen (z. B. bei der Durchleuchtung) von hinten nach vorne.
Pacemaker
Schrittmacher. Eine natürliche Schrittmacherzelle der glatten Muskulatur kann gemeint sein, meist aber der künstliche ➪ Herzschrittmacher.
Pachymeningeosis haemorrhagica interna
Verdickung der harten Hirnhaut mit Blutungen. Ursächlich unbekannt, gefördert aber durch Alkoholismus. Führt zu Kopf- und Nackenschmerzen, Schwindel, Erbrechen und Krampfanfällen sowie Ausfällen von Hirnnerven. Diagnose durch ➪ CT, Behandlung mittels operativer Ausräumung des Blutergusses.
Paget-Krebs
➪ Morbus Paget.

Paget-Syndrom
➪ Osteodystrophia deformans.
Paget-v.-Schroetter-Syndrom
Symptome, die sich aus einer Durchblutungsstörung der Schlüsselbein- oder Armvene ergeben. Meist handelt es sich um eine Gerinnselbildung im Blutgefäß, ausgelöst durch Überlastung, Verletzungen oder Narben. Kennzeichen sind Armschwellung mit Spannungsgefühl, Blausucht, Gefühlsstörungen und Schwäche des Armes. Diagnose mit Ultraschall und Venenröntgen (Phlebographie). Die Behandlung erfolgt durch Gerinnselauflösung (Fibrinolyse) und später mit Hemmung der Blutgerinnung (Marcoumar, Sintrom).
Palatoschisis
Gaumenspalte.
Palliativ
Lindernde, nicht heilende Behandlung, z. B. die Schmerzlinderung beim Krebspatienten. Eine Palliativbehandlung behandelt nur die Symptome.
Palmarerythem
Auffällige und bleibende Dauerrötung von Daumen- und Kleinfingerballen. Am häufigsten vorkommend bei ➪ Leberzirrhose und ➪ Hepatitis.
Palpabel
Tastbar.
Palpation
Tastung, Abtasten mit den Händen.
Palpieren
Tasten.
Panaritium
Akute eitrige Entzündung an den Fingern. Auslösend sind oft gewöhnliche kleine Verletzungen. Die Symptome sind Rötung, Schwellung, Druck- und Bewegungsschmerz und Pulsieren bzw. Pochen. Behandlung mit Antibiotika und chirurgischer Eröffnung.
Panarteriitis nodosa
Ursächlich unbekannte Allgemeinerkrankung mit besonderem Befall des Bindegewebes. Am häufigsten betroffen sind Männer im mittleren Alter. Die Krankheit wirkt sich an Blutgefäßen, Muskeln, Gelenken, Haut, Niere, Herz, Gehirn, Leber und Darmtrakt aus. Symptome sind Blutgerinnsel, Gefäßausbuchtungen, Muskel- und Gelenkschmerzen, Hautknötchen, Nierenentzündung, Bluthochdruck, Herzversagen, epileptische Anfälle und Bauchbeschwerden. Die Diagnose erfolgt durch das Labor, Gewebsentnahme und Gefäßröntgen. Behandlung mit Kortison und Chemotherapie.
Pancoast-Tumor
Bronchialkrebs der Lungenspitze. Er greift durch rasches Wachstum nach oben

auf die Halsweichteile, Rippen, Nerven und Wirbel über. Typische Symptome sind Schmerzen in der Schulter und im Arm, Venenstauung, Gefühlsstörungen am Unterarm, Schwund der Handmuskeln, Rippenschmerzen, Lidsenkung, Pupillenverengung und Zurücksinken des Augapfels. Diagnose durch Röntgen und ➪ CT. Behandlung operativ.

Panenzephalitis

Entzündung des ganzen Gehirns.

Paniksyndrom

Angstzustand bei ➪ Neurosen, der innerhalb von 3 Wochen öfter als dreimal auftritt.

Pankarditis

Entzündung aller drei Schichten der Herzwand.

Pankreas

Bauchspeicheldrüse.

Pankreasdiagnostik

Die wichtigsten Maßnahmen sind Labor und Ultraschall, ➪ CT und ➪ MR sowie ➪ ERCP. Zur Bestimmung der Funktion eignen sich der Sekretin-Pankreozymintest, PABA-Test und der Pankreolauryl-Test.

Pankreasinsuffizienz

Unterfunktion der Bauchspeicheldrüse bei chronischer Entzündung, Abflußhindernissen und schweren Verdauungsstörungen. Meist sind die Verdauungssäfte und die Hormonfunktion (Insulin, Glukagon) gleichzeitig betroffen. Chronische ➪ Pankreatitis.

Pankreaskarzinom

Krebs der Bauchspeicheldrüse. Es können die Zellen für die Darmsaftproduktion betroffen sein oder aber diejenigen für die Hormonerzeugung. Symptome treten wegen der versteckten Lage des Organs erst spät auf. Rückenschmerzen, Übelkeit, Erbrechen und Gewichtsabnahme sind oft schon Zeichen eines erheblichen Krankheitsfortschrittes. Später kommt es zu Gelbsucht, Wassersucht, Tumorgefühl im Oberbauch. Diagnose durch Ultraschall und ➪ CT, ➪ ERCP und Gefäßröntgen. Behandlung durch Operation. Die Krebse der Hormonzellen sind selten. Alle müssen operiert werden.
➪ Inselzelltumoren.

Pankreaszysten

Flüssigkeitsgefüllte Hohlräume in der Bauchspeicheldrüse. Echte Zysten haben eine Schleimhautauskleidung, »Pseudozysten« haben keine, sie sind meist nach Entzündungen oder Verletzungen entstanden. Meist sind die Zysten gutartig, es gibt aber auch »Zystenkrebse«. Größere Zysten können Schmerzen, Fieber und Gewichtsverlust erzeugen. Komplikationen sind Infektionen, Blutung in die Zyste und Aufbrechen. Nachweis mit Ultraschall und ➪ CT. Ohne

Komplikationen und bei Gutartigkeit ist keine Behandlung erforderlich, sonst Operation.

Pankreatektomie

Operative Entfernung der Bauchspeicheldrüse.

Pankreatitis

Entzündung der Bauchspeicheldrüse. Die häufigsten Ursachen sind Gallenleiden und der chronische Alkoholmißbrauch.

◆ *Akute P.:* Schmerzen im Oberbauch, meist gürtelförmig um den Leib ausstrahlend, gespannter Bauch, Fieber und im weiteren Verlauf Schock. Diagnose durch Labor, Ultraschall und ➪ CT. Es ist frühzeitige Intensivbehandlung erforderlich.

◆ *Chronische P.:* Immer wiederkehrender Oberbauchschmerz. Durch die mangelnde Darmsaftproduktion kommt es zu Gewichtsabnahme. Diagnose durch Labor. Hauptkomplikation ist die Zuckerkrankheit. Behandlung medikamentös mit Verdauungspräparaten, wichtig ist Alkoholenthaltsamkeit.

Panmyelopathie

Störung der Blutbildung im Knochenmark. Kann Vorläufer einer akuten ➪ Leukämie sein. Vorkommen nach Infektionen, Vergiftungen, Allergien und Strahlenschäden.

Panmyelophthise

Schwund des Knochenmarks. Alle Zellsysteme sind betroffen, das Knochenmark erzeugt praktisch keine Blutzellen mehr. Die Folgen sind Blutungen, Schleimhautprozesse mit Absterben von Gewebe und Blutarmut.

Panophthalmie

Eitrige Entzündung des ganzen Augapfels. Vorkommen nach Verletzungen mit Durchbohrung des Augapfels. Meistens ist die Entfernung des Augapfels erforderlich.

Panoramaröntgen

Röntgenaufnahme des gesamten Gebisses. Der Röntgenapparat umfährt dabei Ober- und Unterkiefer. Dient der Feststellung von Beherdungen, Zysten, Zahnfleischerkrankungen, fehlenden Zähnen, Weisheitszähnen und ➪ retinierten Zähnen, Zahnfehlstellungen sowie von Tumoren.

Pansinusitis, akute

Entzündung aller Nasennebenhöhlen. ➪ Sinusitis. Nachweis durch ➪ CT.

Panzerherz

Verkalkung der Entzündungsherde bei ➪ Perikarditis.

Panzytopenie

Verminderung der roten und weißen Blutkörperchen sowie der Blutplättchen. Die Gründe dafür liegen in einer Bildungsstörung im Knochenmark, in einem erhöhten Verbrauch durch Allergien oder Gifte oder in einer Verschiebung der

Zellen in die Milz. Nachweis durch Labor, Punktion des Knochenmarks und Ultraschall der Milz.

Papanicolaou-Abstrich

Krebsabstrich vom Muttermund der Gebärmutter. Dieser »Pap-Test« (oder nur »Pap« genannt) wird im Rahmen der frauenärztlichen Untersuchung durchgeführt. Pap I und II sind unverdächtig, III ist zweifelhaft, IV und V sind hochverdächtig.

Papel

Knötchen, Bläschen an der Haut.

Papillar

Warzenartig, -förmig.

Papille

1. Warzenartige Erhebung an Organoberflächen.
2. Gemeinsame Mündung von Gallengang und Ausführungsgang der Bauchspeicheldrüse im Zwölffingerdarm.

Papillitis

Entzündung einer Papille, z. B. am Sehnerv, in der Niere oder im Zwölffingerdarm.

Papillom

Gutartiger Schleimhauttumor. Besteht aus gefäßhältigem Bindegewebe und hat einen Haut- bzw. Schleimhautüberzug. Neigt fallweise zu bösartigen Veränderungen. Typischer Vertreter ist das ➪ Blasenpapillom.

Papillomatose

Vielfach auftretende Haut- oder Schleimhautpapillome. Bei der Kehlkopfpapillomatose bestehen traubige, graurote Wucherungen an den Stimmbändern. Sie führen zu erheblicher Beeinträchtigung der Atmung. Operative Abtragung.

Papillotomie

Spaltung einer verengten Papille mittels Spiegelung. Praktisch immer ist die Spaltung der ausführenden Mündung im Zwölffingerdarm, der Vaterschen Papille, gemeint. Der Eingriff erfolgt im Rahmen einer Spiegelung (Duodenoskopie) und dient meist der Öffnungserweiterung und Befreiung des Ganges von Steinen.

Para-

Vorsilbe mit der Bedeutung »neben-«, »abweichend«.

Parainfektiös

Erscheinungen, die während, vor oder nach einer Infektion auftreten, mit dem speziellen Infektionserreger aber nichts zu tun haben.

Paralyse

Unterbrechung einer Nervversorgung, im weitesten Sinne Lähmung; z. B. Darmparalyse (Darmlähmung).

Paralysis agitans
➩ Parkinson-Krankheit.
Paralytisch
Gelähmt.
Parameter
Größe, Kennzahl.
Parametritis
Entzündung des ➩ Parametriums, meistens einseitig. Je nach Erregern kommt es zu Fieber, Unterbauchschmerzen und Beteiligung anderer Organe. Behandlung mit Entzündungshemmern und Antibiotika.
Parametrium
Jenes Gewebe, das seitlich der Gebärmutter bis zur Beckenwand verläuft. Im P. befinden sich Blutgefäße und die Harnleiter.
Parametropathia spastica
Störung des inneren Nervensystems mit besonderen Beschwerden im »kleinen« Becken der Frau. Auslöser sind seelische Störungen, Konflikte und Angst. Symptome sind verkrampfte Verstopfung, Druckschmerzen und dünnflüssiger Ausfluß. Eine Besserung der Symptome wird durch Ruhe und Entspannung erreicht. Die Untersuchungsbefunde des Frauenarztes sind normal. Behandlung durch Psychotherapie und milde Entspannungsmittel.
Paraneoplastisch
Nichttumorbedingte Symptome, die aber trotzdem nur bei Tumorleiden vorkommen. Nach Entfernung des Tumors verschwinden die Symptome. Verantwortlich für die Störungen sind eiweißähnliche Hormone.
Paranoia
Wahn, z. B. als Verfolgungs-, Liebes- oder Eifersuchtswahn. Die meisten seelischen Grundfunktionen sind aber nicht gestört. Gutes Ansprechen auf medikamentöse Behandlung. Ohne Behandlung ist der Heilverlauf sehr schlecht, weil der betroffene Patient in große gesellschaftliche Schwierigkeiten kommt.
Paraosteoarthropathie
Verknöcherung rund um ein Gelenk. Meist bei Nervenleiden wie Hirnschäden oder Querschnittslähmung.
Paraparese
Beidseitige unvollständige Gliedmaßenlähmung.
Paraphasie
Sprechstörung mit Verwechslung von Silben, Buchstaben oder Wörtern.
Paraphimose
Glied- bzw. Eicheleinklemmung durch akute Einschnürung der verengten Vorhaut. Muß meist operativ gelöst werden.

Paraphrasie
Sprachstörung, die sich besonders in der Neubildung und Abwandlung von Wörtern äußert. Vorkommen bei Geisteskrankheit.

Paraplegie
Querschnittslähmung. Beide Beine sind schlaff oder krampfartig gelähmt, oft bestehen gleichzeitig Störungen der Harn- und Stuhlentleerung. Auch beide Arme können gelähmt sein.

Paraproteinämie
Ein Krankheitsbild, das von jenen Zellen ausgeht, die Abwehrkörper (Immunglobuline) erzeugen. Die Ursachen sind unbekannt, zum Teil ist eine erbliche Entstehungsgeschichte möglich. Frauen und Männer erkranken gleich häufig, die Krankheit beginnt meist nach dem 40. Lebensjahr. Typische Befunde bringen das Labor mit Plasmazellen und Vermehrung der Eiweißkörper, das Röntgen mit Knochendefekten und die Punktion des Knochenmarks. Die Behandlung besteht meist in Chemotherapie und Bestrahlung. Zu den P. zählen das ⇨ Plasmozytom, die ⇨ Waldenströmsche Krankheit und die benigne Gammopathie.

Parapsoriasis
Sammelbegriff für Hauterkrankungen, die der Schuppenflechte ähnlich sind, aber damit nichts zu tun haben.

Parasitenerkrankungen
Unter P. wird üblicherweise der Wurmbefall verstanden. Zu den bei uns häufigeren Erkrankungen zählt die Askaridiasis, die Lambliasis, die Oxyuriasis, die Taeniasis oder Zystizerkose, die Trichinose und die Echinokokkose. Die Diagnose erfolgt durch das Labor und den Erregernachweis im Stuhl. Die Behandlung ist medikamentös.

Parästhesie
Von Nerven ausgehende Störung im Sinne einer Fehl- oder Mißempfindung. Der Hautsinn meldet Ameisenlaufen, Kribbeln, pelziges oder »bamstiges« Gefühl. Auch Schmerzen können vorkommen.

Parasympathikus
Auch: Vagusnerv. Einer der zwei großen Hauptnerven des inneren (vegetativen) Nervensystems. Beruhigt, senkt den Blutdruck, fördert die Verdauung und verengt die Bronchien. Gegenspieler ist der Sympathikus (»Streßnerv«).

Parasystolie
Eine Form der Herzrhythmusstörung. Es sind zwei Reizbildungszentren unabhängig voneinander tätig.

Parathormon
Hormon der Nebenschilddrüse. Wichtig für den Kalziumstoffwechsel: Erhöht im Blut das Kalzium und vermindert das Phosphat.

Paratyphus
Auch: Salmonellose. Erreger ist Salmonella paratyphi A, B, C. Infektionsquellen sind Trinkwasser und Nahrungsmittel sowie Kranke und zwar infizierte, aber gesunde Menschen, die die Keime im Stuhl und Harn ausscheiden. Die Krankheitszeichen sind ähnlich (para) denen des Bauchtyphus (Typhus abdominalis). Symptome sind Fieber und Bauchbeschwerden. Diagnose durch Blutkulturen, Harn- und Stuhluntersuchung. Behandlung mit Antibiotika.

Parazentese
Durchstechen des Trommelfelles, um bei eitrigen Infektionen dem Eiter eine Abflußmöglichkeit zu schaffen.

Parenteral
Medikamentengabe ohne Passage des Magen-Darm-Traktes, z. B. durch Einspritzung in die Blutader.

Parese
Leichte und unvollständige Form der Lähmung. Folgen sind die Einschränkung des Bewegungsumfanges, die Herabsetzung der Kraftentfaltung oder der Gefühlsempfindung; z. B. Radialisparese (Lähmung des Speichennervs).

Parkinson-Krankheit
Erkrankung, die zur Verminderung der körperlichen Bewegungsfähigkeit führt. Ursache ist das Zugrundegehen gewisser farbstoff(melanin)hältiger Zellen in gewissen Nervenkernen des Gehirns. Die Folge ist ein Mangel am Stoff Dopamin, was zu vielfältigen Stoffwechselstörungen führt. Ein wichtiges Symptom ist Zittern (Tremor). Das Zittern schwächt sich bei beabsichtigten Bewegungen ab und verschwindet während des Schlafes. Zur Verstärkung des Zitterns kommt es bei Müdigkeit oder seelischer Erregung. Die Muskelbewegungen sind steifer (Rigor), und es besteht ein Mangel an Mitbewegungen. Die Schrift verändert sich, das Gesicht wird starr (Maskengesicht), Mimik und Sprache werden eintöniger. Der Gang wird kleinschrittig, die Körperhaltung ist vorgebeugt, die Arme werden beim Gehen nicht mit bewegt. Zusätzlich Schwitzen, »Salbengesicht« (entsteht durch die krankheitsbedingte Steigerung der Talgproduktion), Speicheln, Verstopfung und Harnverhaltung. Die Intelligenz bleibt lange erhalten.

- *Idiopathisches Parkinson-Syndrom:* Dies ist der eigentliche Morbus Parkinson, er betrifft 80% aller Erkrankungsfälle und beginnt zwischen 50 und 70 Jahren. Die Ursache ist unbekannt, erbliche Gründe werden diskutiert.
- *Postenzephalitischer Parkinsonismus:* Betrifft nur wenige Fälle, tritt nach Entzündungen des Gehirns auf. Auffällig sind besonders Augenstörungen mit »Schauanfällen« (die Augen werden krampfartig zur Seite oder nach oben abgelenkt).

Andere Ursachen für eine P. sind Syphilis, Vergiftungen und wiederholte (auch scheinbar kleinste) Kopfverletzungen etwa bei Boxern.
Die wesentliche Behandlung der P. geschieht mit dem künstlich hergestellten Ersatzstoff Dopamin, enthalten im Präparat Madopar und ähnlichen Mitteln.

Parodontal
Das Zahnfleisch betreffend.

Parodontitis
Akute Entzündung des Zahnfleisches mit Entzündung des Knochens. Symptome sind Zahnfleischbluten, Absonderungen und Schmerzen. Behandlung durch Entfernung des Zahnsteines, des entzündeten Gewebes – eventuell chirurgisch oder elektrisch – und Aufbringen von desinfizierenden Mitteln.

Parodontium
Befestigungsapparat der Zähne, »Zahnbett«. Dazu gehören Knochen, Zahnwurzelhaut, Wurzelzement und der Zahnfleischrand.

Parodontose
Chronische Erkrankung des Zahnfleisches und des ganzen Zahnhalteapparates mit vorwiegender Entzündung. Das Zahnfleisch zieht sich zurück, und die Zähne werden scheinbar »länger«. Die häufigsten Ursachen hiefür sind Zahnstein, Anomalien der Zahnstellung, Prothesen, Verletzungen, Bakteriengifte, Alkohol, Nikotin und Zucker, Hormon- und Vitaminstörungen, Infektionskrankheiten und Störungen der Blutbildung. Am wichtigsten in der Behandlung sind peinlichste Zahnhygiene und Gebißsanierung.

Paronychien
Eitrige Entzündung des Fingers rund um das Nagelbett. Kommt nach Einrissen und kleinsten Verletzungen des Nagelwalls vor. Die Behandlung erfolgt mit Desinfektion und Eröffnung des Eiterherdes, im Zweifel auch mit Antibiotika.

Parotis
Ohrspeicheldrüse.

Parotitis
Entzündung der Ohrspeicheldrüse. In der Regel ist damit ➪ Mumps gemeint.

Paroxysmal
Anfallsartig.

Paroxysmale Hypertonie
Anfallsweiser Bluthochdruck. Typische Erscheinung bei ➪ Phäochromozytom.

Partus
Geburt, Entbindung.

Passager
Vorübergehend, nicht dauernd.

Pastös
Teigig-gedunsene, blasse Haut.

Patella
Kniescheibe.
- *P. bipartita:* Die Kniescheibe ist zweigeteilt und durch Faserknorpel verbunden.
- *P. multipartita:* Die Kniescheibe besteht aus mehreren verbundenen »Einzelstücken«.

Patellafraktur
Knöcherner Bruch der Kniescheibe. Führt zu Druckschmerz, Kniegelenkerguß und Streckhemmung. Behandlung mit Gips, eventuell Operation und bei Trümmerbruch Entfernung der Kniescheibe (Patellektomie).

Patellaluxation
Verrenkung der Kniescheibe durch eine Verletzung. Das Knie ist in Beuge- oder X-Beinstellung schmerzhaft, federnd fixiert.
- *Habituelle P.:* Die »gewohnheitsmäßige«, immer wiederkehrende Verrenkung der Kniescheibe bei unterentwickeltem Kniegelenk. Der Streckapparat des Kniegelenkes gleitet dadurch beim Beugen nach außen zur Seite. Behandlung durch fixierende Operation.

Patho-
Wortteil mit der Bedeutung »krank-«, »krankhaft-«.

Pathogen
Krankmachend. Gegenteil: apathogen (nicht krankmachend).

Pathogenese
Entstehung einer Krankheit. Die Ursache einer Krankheit dagegen ist die ➩ Ätiologie.

Pathologie
Lehre von den Krankheiten. Der Krankheitsspezialist ist der Pathologe.

Pathologisch
Krankhaft.

Pathologische Fraktur
Knochenbruch ohne entsprechenden Unfall, besonders durch Knochenverdünnung bei Metastasen.

Pathophysiologie
Lehre von den krankhaften Funktionsabläufen.

PAVK
Periphere arterielle Verschlußkrankheit. Krankheit durch verengte Schlagadern an Armen und Beinen.

PCP
Primär chronische ➩ Polyarthritis.

PE
Probeentnahme, Probeexzision.

Peak-Flow
Höchstwert des Ausatemstromes kurz nach Beginn der verstärkten Ausatmung. Bestimmung mit dem »Peak-Flow-Meter«.
Pearl-Index
Gibt die Versagerrate einer empfängnisverhütenden Methode an.
Pedikulosis
Befall mit Läusen.
PEEP
Positive end-expiratory pressure. Bedeutet bei der maschinellen Druckbeatmung für die Bronchien einen positiven Beatmungsdruck am Ende der Ausatmung. Anwendung bei Atemversagen und wenn die Bronchialwände am Ende der Ausatmung zusammenzufallen drohen.
Peitschenschlagsyndrom
Verletzung der Halswirbelsäule – am häufigsten bei Auffahrunfällen – durch rasch hintereinander erfolgende Beugung und Streckung der Wirbelsäule. Verursacht Schmerzen und fallweise Nervenausfälle.
Pektanginös
Brust- und herzbeklemmend. Die ➪ Angina pectoris betreffend, ihr ähnlich.
Pelveoperitonitis
Bauchfellentzündung, die auf das kleine Becken beschränkt ist. Kommt vor allem in der Folge von Entzündungen der weiblichen Beckenorgane vor. Es besteht ein allgemeiner Bauchschmerz mit örtlichem Druckschmerz. Der Raum zwischen Gebärmutter und Mastdarm (Douglas-Raum) ist druckschmerzhaft.
Pelvic congestion
➪ Parametropathia spastica.
Pelvipathia vegetativa
➪ Parametropathia spastica.
Pemphigoid, bullöses
Hauterkrankung mit Blasenbildung unter der Oberhaut. Vorkommen vor allem bei Patienten über 60 Jahre. Die Blasen sind oft mit blutigem Inhalt gefüllt und stehen auf entzündeten Hautstellen. Nach Platzen kommt es zur Verkrustung und Abheilung. Der Verlauf der ursächlich unbekannten Krankheit ist nicht immer günstig. In der Behandlung ist Kortison wichtig.
◆ *Staphylogenes P.:* Durch Bakteriengifte ausgelöste Blasenbildung und Hautablösung. Nach dem Platzen der verletzlichen Blasen erscheint die Haut wie verbrüht. Antibiotische Behandlung ist notwendig, gelegentlich sogar Intensivpflege.
Pemphigus vulgaris
Blasenbildung an der Haut und in der Mundschleimhaut, vor allem bei

Menschen zwischen dem 50. und 60. Lebensjahr. Die schlaffen Blasen stehen auf normaler Haut, nach dem Platzen entstehen Wunden, die schlecht heilen. Der Allgemeinzustand ist gestört. Nachweis durch Labor und Gewebsentnahme. Der Krankheitsverlauf ist ohne entsprechende Behandlung sehr ungünstig. Behandlung mit Kortison, fallweise Chemotherapie.

Penetranz

Prozentuale Häufigkeit beim Auftreten des erblich bedingten gleichen Erscheinungsbildes. Wie stark die Vererbung »durchschlägt«.

Penetration

Eindringung, Durchdringung, Krankheitsausbreitung.

Penis

Männliches Glied.

Penisfraktur

Zerreißung der Schwellkörper beim versteiften Glied. Verursacht einen ausgedehnten Bluterguß. Muß sofort operativ versorgt werden, da es sonst zu einem Verlust der Versteifungsfähigkeit kommt.

Peniskarzinom

Krebs des männlichen Gliedes. Entsteht auf dem Boden einer langjährigen Haut-Schleimhaut-Schädigung und chronischen Entzündung sowie »Vorkrebse«. Am häufigsten ist die Eichel krebsig befallen, es kommt zu frühzeitiger krebsiger Absiedelung.

Peniskurvatur

Verbiegung des männlichen Gliedes. Ist entweder angeboren oder im Laufe des Lebens als ➪ Induratio penis plastica entstanden. Kann zur Unmöglichkeit des Geschlechtsverkehres führen.

Perakut

Übermäßig heftig, ganz schnell einsetzend.

Perforation

Durchbohrung, Durchbruch; z. B. P. eines Abszesses.

Perforieren

Durchbohren. Auch: Unbeabsichtigt eine Organwand (z. B. bei einer Operation) durchbohren; z. B. perforierter Appendix (durchgebrochener Wurmfortsatz, »Blinddarm«).

Perfusion

Durchströmung, oft als Lungendurchblutung gemeint. Auch: Die künstliche Durchströmung eines Hohlorgans oder Gefäßes, z. B. bei der Nierenspende.

Perianal

In der Umgebung des Afters.

Periarteriitis nodosa

➪ Panarteriitis nodosa.

Periarthritis
Entzündliche Reaktion von Bändern, Sehnen und Schleimbeuteln um ein Gelenk herum. Es ist also nicht der Knochen-Knorpel-Anteil eines Gelenkes entzündet, sondern dessen Nachbarschaft.
Periarthropathia coxae
Krankhafte Veränderungen rund um das Hüftgelenk, bedingt durch Abnützungsschäden. Führt zu Druck- und Bewegungsschmerz.
Peribronchitis
Entzündung um die Bronchien herum.
Perichondritis
Entzündung des Knorpels und des Knorpelnachbargewebes.
Peridurale Opiatanalgesie
Äußerst wirksame Form der Schmerzbekämpfung. Das Schmerzmittel wird direkt in den Rückenmarksraum gespritzt.
Perikard
Der Herzbeutel.
Perikarderguß
Flüssigkeitsansammlung zwischen Herzbeutel und Herzmuskel. Meist die Folge einer ➪ Perimyokarditis, kommt auch bei ➪ Urämie vor. Nachweis am besten mit Ultraschall. Wird fallweise durch ➪ Punktion abgesaugt.
Perikarditis
➪ Perimyokarditis.
Perimyokarditis
Auch: Perikarditis. Entzündung des Herzbeutels. Hat meistens auch eine Entzündung des Herzmuskels (Myokarditis) zur Folge. Ursachen sind infektiöse Erreger, Störungen des Immunsystems und verschiedene Allgemeinkrankheiten und Stoffwechselstörungen. Symptome sind Schmerzen im Brustkorb, Fieber, Erhöhung der Blutsenkung und weißen Blutkörperchen, schneller Herzschlag und Rhythmusstörungen, Herzgeräusche, Herzerweiterung und Unterblutdruck bis zum Schock. Die Diagnose erfolgt durch ➪ EKG, Ultraschall und Labor. Behandlung mit Kortison und Antibiotika.
Perinatal
Zeitraum um die Geburt.
Perineal
Gegend um den Damm.
Perineum
Damm. Ca. 3 cm breite Weichteilbrücke zwischen After und Hodensack bzw. After und Schamlippen.
Periodische Atmung
Wenn mehrere Atemzüge durch Pausen getrennt werden.

Periodontitis
Entzündung der Wurzelhaut des Zahnes.
Perioophoritis
Vorkommen bei Eierstockentzündung. Die entzündlichen Veränderungen des Eierstockes gehen auf die äußere, bedeckende Schleimhaut über. In der Abheilungsphase drohen Verwachsungen und Unfruchtbarkeit.
Periorale Dermatitis
Chronisch-entzündliche Hauterkrankung um den Mund, die Augen, an Stirn und Wangen. Die Ursache ist meist eine vorangegangene länger dauernde örtliche Behandlung mit Kortison. Die Behandlung erfolgt örtlich mit austrocknenden Mitteln und fallweise Antibiotika, kein Kortison!
Periost
Knochenhaut, Beinhaut.
Peripher
➪ Distal.
Periproktitis
Entzündung des Bindegewebes um den After.
Perisalpingitis
Übergang einer Eileiterentzündung auf die außen bedeckende Schleimhaut. Kann zu Verwachsungen des Eileiters mit Unfruchtbarkeit führen.
Peristaltik
Geordnete, mit dem eigenen Willen nicht zu steuernde Bewegung von Hohlorganen, z. B. des Magen-Darm-Traktes.
Peritonealdialyse
Auch: Peritoneallavage. Blutwäsche durch das Bauchfell.
Peritonealkarzinose
Krebsbefall des Bauchfelles, oft mit Flüssigkeitsansammlung bzw. Bauchwassersucht (Aszites).
Peritoneum
Bauchfell.
Peritonitis
Örtlich oder allgemein verlaufende Bauchfellentzündung. Ursachen sind Erreger und Gifte, Verletzungen, Operationen, Austritt von Blut, Galle, Harn und Verdauungsstoffen. Auch können Erreger die Wände von Magen, Darm, weiblichen Geschlechtsorganen, Nieren oder Bauchfell »durchwandern«. Die Behandlung erfolgt meist operativ und mit Antibiotika.
Peritonsillarabszeß
Eitrige Entzündung mit Einschmelzen des lockeren Gewebes in der Umgebung der Mandel. Den Ausgang nimmt der Abszeß meist von einer Mandelentzündung (Tonsillitis). Symptome sind Fieber, heftige einseitige Schmerzen mit

Ausstrahlung in das Ohr. Es bestehen Schluckbeschwerden, und die Sprache wird »kloßig«. Die Lymphknoten sind angeschwollen. Behandlung mit Antibiotika und operativ durch Abszeßeröffnung. Nach Abklingen der Entzündung Mandeloperation.

Perkussion

Abklopfung von Körperstellen, z. B. des Brustkorbes.

Perkutan

Durch die Haut hindurch.

Perleche

Haut-Schleimhaut-Einrisse an den Mundwinkeln. Auch als »Faulecken« bezeichnet. Meist besteht eine Infektion mit dem Pilz Candida albicans.

Permagnus

Sehr groß, übergroß.

Permanent

Dauernd.

Pernionen

»Frostbeulen«. Knoten- oder kissenförmige, blaurote Verdickungen der Haut vor allem an Fingern oder Zehen. Ursache ist eine Störung der Temperaturanpassung der Blutgefäße in der Haut. Die Veränderungen können bluten, Blasen bilden oder sich geschwürig öffnen.

Peroneuslähmung

Lähmung des Wadenbeinnervs. Führt zur Unmöglichkeit, den Fuß zu heben, zum Lähmungsspitzfuß und Steppergang. Am häufigsten verursacht durch Bandscheibenvorfall, örtliche Verletzungen und Operationen am Hüftgelenk.

Peroral

Durch den Mund, »zum Schlucken«.

Per primam

Störungsfrei, glatt verlaufend. Wenn z. B. eine Operationswunde völlig komplikationslos verheilt.

Per secundam

Verzögert verlaufend, mit Störungen. Wundheilung mit Komplikationen.

Perseveration

1. Tendenz seelischer Erlebnisse, im Bewußtsein zu verharren.
2. Krankhaftes Verweilen beim gleichen Gedanken.

Persistieren

Anhalten, bestehen bleiben, nicht weggehen; z. B. persistierender Tumor (der Tumor ist – trotz Behandlung – immer noch vorhanden).

Perthes-Krankheit

Auch: Osteochondropathia deformans coxae juvenilis oder Coxa plana idiopathica. Eine Form der aseptischen ➪ Knochennekrose des Schenkelkopfes.

Tritt im 3.–10. Lebensjahr auf. Die Symptome sind Schmerzen bei Bewegung im Hüftgelenk, Hinken, später Muskelschwund und -schwäche. Durch Abflachung und Schwund des Schenkelkopfes wird das Bein kürzer. Diagnose durch Röntgen und ➪ CT. Behandlung durch Entlastung und Ruhigstellung mit Gips, eventuell Operation.

Perthes-Test

Prüfung auf Durchgängigkeit miteinander in Verbindung stehender Blutgefäße bei Krampfadern.

Pertussis

➪ Keuchhusten.

Pervias naturales

Auf natürlichen Wegen; z. B. der Abgang von verschluckten Fremdkörpern mit dem Stuhl.

Pes

Fuß. Mehrzahl: Pedes.

Pessar

Die Gebärmutter blockierender ring- oder schalenförmiger Gegenstand zur Korrektur von Lageanomalien oder zur Empfängnisverhütung.

PET

Positronen-Emissions-Tomographie. Auch: SPECT, PECT, Emissionscomputertomographie. Untersuchungsmethode, die die ➪ Szintigraphie mit der ➪ Tomographie kombiniert. Der Bildaufbau erfolgt computerunterstützt. Untersucht werden dabei die Durchblutung und der Stoffwechsel einzelner Hirnabschnitte.

Petechien

Punktförmige kleinste Blutungen in der Haut oder Schleimhaut. Vorkommen bei Mangel an Blutplättchen.

Petit-mal

Der »kleine« epileptische Anfall. Nachweis durch ➪ EEG, Behandlung medikamentös.

- *P. impulsif oder myoklonisches P.:* Anfall mit massiven beidseitigen Muskelzuckungen.
- *P. propulsif:* Blitz-Nick-Salaam-Krämpfe (benannt nach der Körperbewegung bei islamischen Betern).
- *P. retropulsif:* Abwesenheit mit besonderer Aktivität der Streckermuskeln.
- *P.-Status:* Dämmerzustand, der stunden- bis tagelang anhält. Das Bewußtsein wird dazwischen nicht erlangt.

PF

Peak flow. Atemspitzenfluß. Der größte Luftausstrom bei der Ausatmung. Dient als Maß für die Güte der luftführenden Wege in der Lunge.

Pfeiffersches Drüsenfieber
➪ Drüsenfieber.

Phalanx
Ein Finger- oder Zehenglied.

Phantomschmerz
Schmerzempfindung in einer amputierten Gliedmaße. Kann jahrzehnte- oder lebenslang bestehen bleiben. Medikamente nützen meist wenig, am besten wirken physikalische Anwendungen wie Bestrahlungen, Elektrobehandlung usw.

Phäochromozytom
Tumor des Nebennierenmarkes. Erzeugt in krankhaftem Ausmaß die Hormone Adrenalin und Noradrenalin. Männer und Frauen sind gleich häufig betroffen, Vorkommen zwischen dem 20. und 50. Lebensjahr. Symptome sind anfallsweiser oder dauernder Bluthochdruck. Der Stoffwechsel ist gesteigert, und es besteht eine Neigung zu Zuckerkrankheit. Diagnose durch das Hormonlabor, ➪ CT, ➪ Szintigraphie und ➪ MR. Behandlung durch operative Entfernung des Tumors und begleitend medikamentös.

Pharmaka
Arzneimittel, Medikamente.

Pharyngitis
Entzündung des Rachens. Behandlung mit Spülungen, Gurgeln, Inhalationen, fallweise Antibiotika.

- *Atrophische P.:* Trockene Entzündung der Schleimhaut. Die Schleimhäute sind blaß, dünn und trocken. Symptome sind Husten, Fremdkörpergefühl und Räusperzwang.
- *Hypertrophische P.:* Oft eine Nachfolgeerkrankung bei chronischen Prozessen der Nasennebenhöhlen und inneren Leiden. Rauchen, Alkohol, Staub und Hitze wirken fördernd. Es kommt zu Fremdkörpergefühl, ➪ Dysphagie, Räusperzwang und Husten, der die Schleimhautreizung noch verstärkt.
- *Katarrhalische P.:* »Rachenkatarrh«. Erzeugt Verkühlungssymptome. Verursacher sind Bakterien und Viren. Wird begünstigt durch Rauchen, Mundatmung und verunreinigte Luft.

Pharynx
Rachen.

Phimose
Verengung der Vorhaut. Entweder angeboren als schlauchartige Verlängerung der Vorhaut oder durch Verletzungen und Entzündungen im Laufe des Lebens entstanden. Die Vorhaut läßt sich nicht zurückstreifen, ist meist verdickt und – bei Entzündung – auch gerötet. Komplikationen sind eine Behinderung der

Harnentleerung und des Geschlechtsverkehrs, Entzündungen und ➩ Paraphimose. Behandlung nach dem 5. Lebensjahr durch ➩ Zirkumzision.

Phlebitis

Entzündung einer Vene.

Phlebographie

Auch: Venographie, Venenröntgen. Venöse Blutgefäße werden durch die Injektion eines Kontrastmittels in die Vene dargestellt. Wichtig vor Operationen an den Venen und bei der Klärung von Tumoren.

Phlebothrombose

Auch: Venenthrombose. Eine Gerinnselbildung innerhalb der Blutader. Geht ohne Entzündung einher.

Phlegmasia coerulea dolens

Alle Venenstämme des Armes oder Beines sind von Gerinnseln erfüllt. Es kommt zu einer schmerzhaften, rasch zunehmenden Schwellung, die prallhart und blauschwarz verfärbt ist. Die Pulse sind nicht tastbar. Weitere Folgen sind Blasenbildung und eventuelles Absterben von Zehen.

Phlegmone

Eitrige Entzündung, die flächenhaft fortschreitet und zu einer Durchwässerung des Gewebes führt. Behandlung mit chirurgischer Eröffnung und Antibiotika.

Phobische Herzneurose

Krankheitsbild mit den Grundstörungen Panik und Angst. Es kommt zu Blutdruckerhöhungen und schnellem Puls. Die erhobenen apparativen Befunde (➩ EKG, Belastungs-EKG, Ultraschall usw.) sind alle normal, dabei fühlt sich der Betroffene ausgesprochen herzkrank und hat Todesangst vor einem Herzstillstand. Behandlung mit Psychotherapie und Betablockern.

Photodermatose

Auch: Lichtdermatose oder Lichtdermatitis. Eine Hauterkrankung, die durch den Einfluß von Sonnenlicht oder anderen Strahlen entsteht. Ursachen sind die zu intensive, zu lange dauernde Bestrahlung oder Überempfindlichkeit der Haut. Eine P. kann in einen Lichtkrebs übergehen.

◆ *Polymorphe P.:* Vielgestaltige Veränderungen der Haut, wie sie durch Sonneneinwirkung entstehen.

Photopsien

Optische Halluzinationen. Es werden Lichter, Funken, Blitze oder Farben wahrgenommen, die nicht wirklich vorhanden sind. Auslösend sind Gehirnstörungen im Bereich des Schläfen- oder Hinterhauptlappens.

Phototherapie

Behandlung mit Licht, z. B. UV-Licht.

Phrenikuslähmung

Lähmung des Zwerchfellnervs. Führt zum Zwerchfellhochstand auf der Lähmungsseite. Bei beidseitiger Lähmung sind Atemnot und Blausucht die Folgen. Ursachen sind Verletzungen des Halsmarks, Entzündungen oder örtliche Einwirkungen im Brustkorb.

Physiologie

Lehre von den Funktionsabläufen des Körpers.

Physiologisch

Normale Körperabläufe betreffend, im weitesten Sinne mit der Bedeutung »normal«.

Physisch

Körperlich. Gegenteil: psychisch.

Ph-Wert

Säurewert des Blutes.

Pickshe Krankheit

Auch: Pick-Atrophie. Krankheit durch Zugrundegehen des Gehirns. Wird ab dem 40. Lebensjahr deutlich. Symptome sind Ermüdbarkeit, Unfähigkeit schwierige Zusammenhänge zu erkennen, Hemmungsverlust im Gefühlsbereich, Ruhelosigkeit, sinnlose Aktivität und zunehmender Schwachsinn. Diagnose durch ➪ EEG, ➪ CT und ➪ MR.

Pickwickier-Syndrom

Entsteht bei Herz-Lungen-Leiden von fettsüchtigen Menschen. Es kommt zu anfallsweisen, nicht bezwingbaren Schlafzuständen, der Nachtschlaf ist verlängert. Die Blutdicke ist erhöht, bei Fortschreiten entwickelt sich ein Bluthochdruck im Lungenkreislauf. Behandlung durch Gewichtsreduktion.

Pigment

Körperfarbstoff, in den Augen und in der Haut.

Pigmentierung

Die Färbung von Haut, Haaren und Augen.

Pigmentstörung

Störung der Färbung von Haut- und Hautanhangsgebilden. ➪ Vitiligo.

Pikazismus

Abnorme Eßgelüste bei Schwangeren.

Pilzinfektionen

Auch: Mykosen. Sie sind häufig. Begünstigt werden sie durch feuchte Wärme, schlechte Hygiene, Mängel der körperlichen Abwehr, Tumoren, Chemotherapie, Zuckerkrankheit und andere Stoffwechselstörungen. Behandlung mit Kortison und Antibiotika.

- *Candida-Mykosen:* ➪ Mund-Soor.
- *Dermatophytosen:* Pilzerkrankungen der Haut.
- *Epidermophytie:* ➪ Tinea.
- *Favus:* Seltene Pilzerkrankung durch eine Epidermophyton-Art. ➪ Favus.

- *Mikrosporie:* ➪ Tinea.
- *Onychomykose:* Auch: Tinea unguium. Pilzbefall der Nägel.
- *Pityriasis versicolor:* Erreger ist Malassezia furfur. Verursacht am Oberkörper bräunliche kleine Flecken, die durch Sonnenlicht heller werden.
- *Trichophytie:* Pilzerkrankung des Körpers oder Kopfes. Der Erreger ist Trichophyton. ➪ Tinea.

Pilzpneumonie
Lungenentzündung durch Pilzerreger; z. B. Candida-Pneumonie. Sehr gefährliches Zustandsbild, meist nur bei Immunschwäche, Antikörpermangel oder Chemotherapie.

Pink puffer
»Rosa Schnaufer«. Bestimmter Patiententyp mit Lungenblähung und starker Atemnot.

Pityriasis versicolor
➪ Pilzinfektionen.

Placebo
Auch: Plazebo. Scheinmedikament. Oft wirksam bei seelisch bedingten Störungen.

Placenta praevia
Der Mutterkuchen (Placenta) hat sich im unteren Abschnitt der Gebärmutter angesiedelt. Dadurch besteht gegen Ende der Schwangerschaft die Gefahr der vorzeitigen Ablösung und hochgradige Blutungsgefahr während der Geburt. Benötigt engmaschige Verlaufskontrollen mittels Ultraschall. Bei starker Blutung ist der sofortige Kaiserschnitt lebensrettend.

Plaque
Zahnbelag. Er besteht aus toten und lebenden Bakterien sowie Speiseresten. P. entsteht erst nach 24 Stunden bei mangelhafter Mundreinigung und ist nicht abwischbar. Wird zur Ursache der zahnzerstörenden ➪ Karies und der Zahnfleischerkrankungen. P. kann nur durch regelmäßiges – und richtiges – Zähneputzen entfernt werden.

Plasma
Blutflüssigkeit ohne Blutkörperchen, aber mit Gerinnungsstoffen.

Plasmapherese
Abtrennung des »flüssigen«, eiweißhältigen Plasmas von den Blutkörperchen. Das Verfahren dient u. a. der Gewinnung von Plasmakonserven.

Plasmazellen
Zellen des lymphatischen Systems. Sie produzieren abwehrende Eiweißkörper.

Plasmozytom
Auch: Plasmom, multiples Myelom, plasmozytisches Lymphom oder Immu-

nozytom, Kahlersche Krankheit. Eine Krankheit aus der Gruppe der ➪ Paraproteinämien. Grundlage der Krankheit ist eine krebsartige Vermehrung der ➪ Plasmazellen und krankhafter Eiweißkörper. Je nach der Art der produzierten Eiweißkörper (Immunglobuline) unterscheidet man die Typen A, D, E usw. Auffällig ist eine extreme Beschleunigung der Blutsenkung auf Werte über 100. Die Herde aus Plasmazellen sitzen in den Knochen und erzeugen dort durch Knochenabbau Lücken und Löcher (Osteolyse). Im weiteren Verlauf kommt es zur Einnistung in der Niere mit Entwicklung einer Plasmozytomniere und Nierenversagen. Diagnose durch Labor, Röntgen und ➪ Punktion des Knochenmarkes. Behandlung mit Chemotherapie.

Plastik

Formverbessernder chirurgischer Eingriff; z. B. ➪ Mammaplastik.

Plattenepithelkrebs

Von bestimmten Hautzellen ausgehender Krebs.

Platin

Metall. Sehr wirksam gegen Hodenkrebs.

Platypnoe

Verbesserung der Atemnot durch Liegen.

Plaut-Vincenti

Ursächlich unklare Form der ➪ Angina mit schmierigen Geschwüren und Ausbildung von Membranen. Symptome sind Fieber und gestörtes Allgemeinbefinden. Häufiger bei schlechtem Allgemeinzustand, Vitaminmangel, Zahnfleischentzündung und Medikamenteneinnahme. Behandlung mit desinfizierenden Spülungen und Antibiotika.

Plazebo

➪ Placebo.

Plazenta

Auch: Placenta. Mutterkuchen.

Plazentalösung, vorzeitige

Vorzeitige (d. h. vor Beginn der zeitlich normal beginnenden Geburt) Ablösung des normal oder tiefsitzenden Mutterkuchens von der Gebärmutterwand. Führt beim Kind zu Sauerstoffmangel und bei der Mutter zu schwersten Blutungen. Symptome sind Blutungen, Schmerzen und eine Zunahme der Sauerstoffmangelzeichen im ➪ CTG des Kindes. Wichtig ist die sofortige Behandlung mit Kaiserschnitt.

Plazentaretentionsblutung

Blutungen durch ein vollständiges oder teilweises Zurückbleiben des Mutterkuchens in der Gebärmutter. Behandlung durch Ausschabung der Gebärmutter.

Plethora

Vermehrung des strömenden Blutes durch die krankhafte Erhöhung der roten

Blutkörperchen. Führt zu hochrotem bis bläulich verfärbtem, gedunsenem Gesicht mit Rötung der Schleim- und Bindehäute.

Pleura

Rippen- und Lungenfell.

Pleuraempyem

Allgemein ausgebreitete oder abgekapselte Eiteransammlung im Raum zwischen Rippen- und Lungenfell. Auftreten nach Lungenentzündungen, Lungeninfarkt, als Komplikation nach Operationen des Brustkorbes. Das Empyem kann sich abkapseln und verschwarten oder aber in die Bronchien oder nach außen durchbrechen. Symptome sind Fieber und schlechter Allgemeinzustand. Blutsenkung und weiße Blutkörperchen sind hoch. Diagnose durch Röntgen und ➪ Punktion. Behandlung operativ mit ➪ Drainage nach außen, zusätzlich Antibiotika.

Pleuraerguß

Flüssigkeitsansammlung im Raum zwischen Rippen- und Lungenfell. Die Ursachen sind Lungenentzündung, krebsiger Befall, ausstrahlende Krankheiten des Oberbauches, Rheuma und Herzversagen. Symptome sind atemabhängige Schmerzen, Schonhaltung, Fieber, Husten und »Reiben« beim Atmen. Wenn die Flüssigkeitsansammlung sehr groß wird, kommt es zu Atemnot, Beklemmungen und Blausucht. Diagnose mit Röntgen und Punktion. Behandlung durch ➪ Punktieren, Spülen und eventuell ➪ Drainage. Je nach Ursache sind auch Antibiotika erforderlich.

Pleuramesotheliom

Krebs des Rippenfells. Er umschließt die Lunge und wächst dann in diese ein. Absiedelungen werden erst spät gesetzt. Häufiger bei Asbestarbeitern vorkommend. Nachweis durch ➪ CT. ➪Asbestose.

Pleurapunktion

Anstechen des Raumes zwischen Rippen- und Lungenfell. Dient dem Nachweis und der Absaugung von Ergüssen.

Pleuraschmerzen

Schmerzen, verursacht durch eine Entzündung im Rippenfell.

Pleuraschwarte

Narbenplatte, bedingt durch die Durchwachsung eines Pleuraergusses mit narbigem Umbau. Kann zu einer mantelförmigen Einkleidung der Lunge führen.

Pleuritis

Rippenfellentzündung. Ursachen sind infektiöse Erreger oder aber auch Rheuma und Allergien. Symptome sind Schmerzen im Rhythmus der Atmung, Fieber und »Reiben« der Felle aneinander. Diagnose durch das Röntgen. Die Behandlung ist allgemein antientzündlich und mit Antibiotika.

Pleurodynie
➪ Myalgia epidemica.
Pleuropneumonie
Lungenentzündung mit begleitender Rippenfellentzündung.
Plexus
Geflecht aus Nerven, Lymphgefäßen oder Venen.
Plexusanästhesie
Örtliche Unempfindlichmachung durch Betäubung eines Nervengeflechtes.
Plummer-Vinson-Syndrom
Umfaßt die Symptome schmerzhafte Schluckbeschwerden, »trockener« Hals, Zungenbrennen, Blutarmut. Die Ursache ist ein kombinierter Eisen- und Vitaminmangel.
PM
Punctum maximum. Der stärkste Punkt, die wichtigste Stelle (z. B. zum Abhören am Brustkorb).
Pneumektomie
Operative Entfernung der Lunge.
Pneumocystis-carinii-Pneumonie
Nach dem Erreger benannte, schwer verlaufende Form einer Lungenentzündung. Typisch für AIDS und Leiden mit hochgradiger Immunschwäche.
Pneumokokkeninfektionen
Bakterielle Infektionen durch den Erreger Streptococcus pneumoniae. Öfters befallen werden Lunge, Hirnhaut, Bauchfell und Mittelohr.
Pneumokokkenmeningitis
Die häufigste eitrige Hirnhautentzündung. Der Keim lebt in ca. 4% der gesunden Bevölkerung und wird bei besonderen Belastungen, Verletzungen oder Infektionen in die Hirnhäute gespült. Symptome sind »Grippe«, dann hohes Fieber, Kopfschmerz, Lichtscheu, Nervenausfälle mit Lähmungen. Diagnose durch ➪ Punktion der Hirnflüssigkeit. Der sofortige Behandlungsbeginn mit Antibiotika ist für den weiteren Krankheitsverlauf entscheidend.
Pneumokoniose
Staublunge. Entsteht durch meist jahrelange Einatmung verschiedenster Stäube. Der Staub führt zur Bindegewebswucherung und zunehmender Einschränkung der Lungenfunktion. Symptome sind Husten, Atemnot und Versagen der rechten Herzkammer. Diagnose durch Lungenfunktion, Labor, Gewebsentnahme, ➪ CT und ➪ Lavage. Behandlung medikamentös, vor allem mit Kortison.
Pneumolyse
Operative Trennung und Lösung von Verwachsungen zwischen Lunge und Rippenfell.

Pneumonie

Lungenentzündung. Gefördert wird eine P. durch Bettlägerigkeit, Alkoholismus, Zuckerkrankheit, Bronchitis, Bronchialerweiterungen, Herzversagen, Abwehrschwäche und Tumoren.

- *Candida-P.:* Verursacht durch den Hefepilz Candida albicans. Vorkommen bei Tuberkulose, Tumoren und AIDS. Macht im Röntgenbild sehr untypische Veränderungen.
- *Chronische interstitielle P.:* Dieser Entzündung liegt eine chronische ⇨ Alveolitis zugrunde. Ein Beispiel hiefür ist die ⇨ Farmerlunge. Symptome sind Husten, Atemnot, Fieber, »Grippe«. Diagnose durch Röntgen und Labor. Behandlung mit Kortison und Meiden der Auslöser.
- *Pneumocystis carinii:* Bei AIDS.
- *Streptococcus-pneumoniae-P.:* Symptome sind Husten, Auswurf und Fieber.
- *Viruspneumonie:* Unterscheidet sich von den durch Bakterien verursachten P. durch sehr schwache Laborveränderungen. »Eigentümlicher« Verlauf mit Nichtansprechen auf herkömmliche Behandlung.

Pneumothorax

Krankhafte Luftansammlung im Raum zwischen Rippen- und Lungenfell. Die Ursachen sind Lungenrisse, Verletzungen des Brustkorbes und der ⇨ Spontanpneumothorax. Komplikationen sind Atem- und Kreislaufversagen, Vereiterung und Blutungen. Diagnose durch das Röntgenbild. Behandlung durch Wundverschluß, Absaugung von Luft aus dem Spalt, eventuell ⇨ Drainage.

- *Äußerer P.:* Der Lufteintritt erfolgt durch die Brustwand von außen. Symptome sind Atemnot, Lungenkollaps und Schock.
- *Geschlossener P.:* Geht aus einem inneren oder äußeren P. durch Verschluß der Lufteintrittspforte hervor. Macht mäßige Atem- und Kreislaufbeschwerden.
- Innerer P.: Es besteht eine direkte Verbindung zwischen Bronchien und Pleuraraum. Die Symptome sind etwas milder.
- *Spannungspneumothorax:* Zunahme des Druckes in der Brusthöhle durch einen Ventilpneumothorax. Führt zu schweren Atem- und Kreislaufbeschwerden.
- *Ventilpneumothorax:* Bei der Einatmung strömt Luft in den Spalt hinein, kann aber bei der Ausatmung nicht entweichen.

P.o.

1. Peroral, durch den Mund.
2. Postoperativ, nach der Operation.

Podagra

Gichtanfall im Großzehengrundgelenk. Das Gelenk ist gerötet, dick geschwollen und äußerst schmerzhaft auf Druck und Berührung.

Poliomyelitis
Kinderlähmung, Heine-Medin-Krankheit. Sehr ansteckende Infektionskrankheit. Wird durch »Tröpfchen« übertragen, die Inkubationszeit beträgt 7–20 Tage. Nach grippeartigen Beschwerden und Brechdurchfall besteht eine symptomlose Zeitspanne von 1 Woche. Danach kommt es zu Fieberanstieg, Zittern und Lähmungen durch die Entzündung der Hirnhäute. Gefährlich ist die Lähmung der Atemmuskeln und des Zwerchfells, es droht Lebensgefahr durch Atemversagen. Komplikationen nach überstandener Krankheit sind Wachstumsstörungen (beim Kind) und bleibende Behinderung. Es ist keine ursächlich gegen das Virus wirksame Behandlung möglich. Die Behandlung orientiert sich nur an den Symptomen, und fallweise ist die »eiserne Lunge« erforderlich. Vorbeugung durch rechtzeitige Schluckimpfung nach Sabin oder die Spritzenimpfung nach Salk.

Pollakisurie
Drang zu häufigem Wasserlassen, ohne daß vermehrt Harn ausgeschieden würde. Vorkommen bei Prostataleiden, Reizblase, Blasentumoren und zu Beginn der Schwangerschaft.

Pollen
Blütenstaub.

Pollenallergie
Krankheitserscheinungen bei Allergie durch Kontakt mit Pollen. Meistens ist die Neigung angeboren, der Krankheitsbeginn oft vor der Pubertät. Symptome sind Heuschnupfen, Pollenasthma, Frühjahrskatarrhe und Magen-Darm-Störungen. Nachweis durch Labor. Behandlung wie bei ➪ Asthma.

Pollex
Daumen.

Pollex rigidus/flexus
Angeborene Fehlstellung des Daumens in fixierter Beuge- und Anspreizstellung. Kommt beim Erwachsenen nach Unfällen und Sehnenscheidenentzündungen vor.

Pollinose
Allergische Erkrankung der oberen Luftwege durch Blütenstaub. Die Krankheit wird meist vererbt, tritt erstmals zwischen dem 10. und 15. Lebensjahr auf und wird mit zunehmendem Alter milder. Symptome sind »Heuschnupfen«, Pollenasthma, Katarrhe, Hautentzündungen und Darmstörungen; auch rheumatische Beschwerden kommen vor. Behandlung mit Desensibilisierung (unempfindlich machen), Kortison, Entzündungshemmung, Intal, Tilade. ➪ Pollenallergie.

Pollution
Unwillkürlicher Samenerguß im Schlaf.

Polyarteriitis
➩ Periarteriitis.

Polyarthralgien
Schmerzen in vielen Gelenken.

Polyarthritis, akute
Entzündliche Gelenkveränderung, die gleichzeitig oder nacheinander in mehreren Gelenken auftritt. Meist ist damit das rheumatische Fieber gemeint. Die Krankheit dauert wenige Wochen und befällt große Gelenke. Sie kommt als Folgekrankheit einer Infektion mit beta-hämolysierenden Streptokokken vor und ist eine Reizantwort des Körpers auf die Gifte (Toxine) der Erreger. Oft ist auch die Herzinnenhaut entzündlich als Endokarditis mit beteiligt. Diagnose durch das Labor. Behandlung mit Penicillin.

Polyarthritis, chronische
Ursächlich unbekannte Gelenkerkrankung, die in Schüben verläuft. Frauen sind viel häufiger betroffen, Erkrankungsgipfel ist das mittlere Lebensalter. Der Krankheitsbeginn ist oft schleichend. Typisch sind Morgensteife der kleinen Gelenke, Ergüsse im Kniegelenk, Muskelschmerzen und Allgemeinsymptome wie Kraftlosigkeit, Schwäche, Appetitlosigkeit und Blutarmut. Auch die inneren Organe und die Blutgefäße werden betroffen. Der weitere Krankheitsverlauf ist durch die Zerstörung der erkrankten Gelenke gekennzeichnet. Diagnose durch Labor und Röntgen. Behandlung mit Gold, Kortison, Malariamitteln, Chemotherapie, Rheumamitteln und D-Penicillamin. Wichtig ist die frühzeitige Krankengymnastik.

Polychemotherapie
Behandlung von Geschwülsten mit mehreren Stoffen der Chemotherapie.

Polycythaemia vera
➩ Myeloproliferative Erkrankung.

Polydipsie, psychogene
Seelisch bedingtes, krankhaft gesteigertes Durstgefühl.

Polyglobulie
Krankhafte Vermehrung der roten Blutkörperchen. Dadurch kommt es zur Erhöhung der Blutdicke und Verschlechterung der Fließeigenschaften des Blutes. Mögliche Folgen sind Gefäßverschlüsse, Herzinfarkte und Schlaganfälle. Nachweis durch Bestimmung des Hämatokrits (Blutdicke). Behandlung durch Aderlässe, eventuell Kortison und/oder Chemotherapie.

Polymenorrhoe
Regelblutungen mit verkürztem Zyklus unter 24 Tagen bei normaler Dauer und Stärke. Ursachen sind hormonelle Störungen.

Polymorphe Lichtdermatose
➩ Lichtdermatose.

Polymyalgia arteriitica
➪ Gelenkerkrankungen/Polymyalgia rheumatica.
Polymyelitis anterior
➪ Poliomyelitis.
Polymyositis
Auch: Dermatomyositis. Gehört zu den ➪ Kollagenosen. Von der Entzündung befallen werden Haut, Muskeln und Blutgefäße. In einem Drittel der Fälle treten auch bösartige Tumoren von Magen, Darm und Geschlechtsorganen auf. Symptome sind ein violett-roter Ausschlag an der Haut, Muskelstörungen und allgemeine Entzündungszeichen. Diagnose durch Labor, ➪ EMG und Gewebsentnahme. In der Behandlung am wirksamsten ist Kortison.
Polyneuritis
Entzündung mehrerer Nerven. Oft ist damit auch die ➪Polyneuropathie gemeint.
- *Akute P.:* Guillain-Barré-Syndrom. Kommt vor nach Impfungen und Infektionen durch eine Störung der Immunvorgänge. Diese Nervenwurzelentzündung erzeugt Lähmungen, Mißempfindungen und ziehende Schmerzen.

Polyneuropathien
Erkrankung mehrerer Nerven. Führt zu Störungen der Bewegung und/oder der Gefühlsempfindung. Lähmungen, Mißempfindungen, zu schwache Empfindung und auch Fehlen der Reflexe kommen vor. Zusätzliche Symptome sind Muskelkrämpfe, Schmerzen in den Beinen mit Unruhe der Zehen. Häufigste Ursachen sind Alkoholismus, Zuckerkrankheit und Vergiftungen mit Schwermetallen.
- *Diabetische P.:* Die Ursache ist eine Durchblutungsstörung der kleinsten Gefäße. Symptome sind Gefühlsstörungen, Schmerzen und in schweren Fällen auch Lähmungen und Gangstörungen. Diagnose durch elektrische Nerven- (ENG) und Muskel-(EMG)-untersuchungen. Wichtig in der Behandlung ist die sorgfältige Einstellung der Zuckerkrankheit. Ähnliches gilt für die P. bei chronischem Alkoholismus.
- *Muskelcrampi:* Es kommt zu schmerzhaften Muskelzusammenziehungen, die willentlich nicht unterdrückbar sind. Oft ist die Wadenmuskulatur betroffen. Ursachen sind Durchblutungsstörungen, Krampfadern, Nervenwurzelleiden und Verengung des Rückenmarkkanals. Vorkommen auch bei Schilddrüsenleiden und Störungen des Salz-Wasser-Haushaltes. Die Behandlung ist medikamentös.

Polyp
Gestielte Schleimhautvorwölbung mit unterschiedlichster Gestalt. Sie ist (meist) gutartig und kann (fast) überall vorkommen, besonders in Hohlorganen

wie z. B. im Magen-Darm-Trakt. Wegen der immer wieder zu beobachtenden krebsigen Entartung sollten alle Polypen vorbeugend entfernt werden.

Polypathie

Gleichzeitiges Auftreten mehrerer Krankheiten, Mehrfachleiden.

Polypektomie

Chirurgische Abtragung eines Polypen. Häufig bei der Spiegelung mittels elektrischer Schlinge möglich.

Polyphagie

Krankhaft gesteigertes Eßbedürfnis.

Polyposis

Zahlreiche Polypen in einem Organ oder Organbezirk, z. B. im Magen oder Darm. Erblich. Behandlung durch Entfernung der Polypen. Bei der Dickdarmpolyposis muß der ganze Dickdarm operativ entfernt werden.

Polypragmasie

Gleichzeitige Anwendung zahlreicher Medikamente und anderer Maßnahmen gegen eine Krankheit. Oft negativ, abwertend gemeint.

Polyserositis

Gleichzeitige Entzündung der verschiedenen »Körperfelle«: Bauchfellentzündung, Rippenfellentzündung, Herzbeutelentzündung usw. Vorkommen bei Allgemeinerkrankungen, Tuberkulose, Allergien, ➪ Kollagenosen und Rheuma.

Polytop

An vielen Orten (des Körpers) vorkommend.

Polytrauma

Mehrfachverletzung, wobei zumindest eine Verletzung oder die Kombination mehrerer lebensbedrohend ist. Benötigt Intensivtherapie.

Polyurie

Übermäßige Harnausscheidung, z. B. bei Zuckerkrankheit.

Polyzyklisch

Vom Röntgenarzt verwendeter Ausdruck. Bedeutet »mehrbogig begrenzt«, z. B. ein Tumor in der Brust.

Polyzystische Ovarien

Durchsetzung der Eierstöcke mit vielen kleinen ➪ Zysten. Kann die Ursache für Unfruchtbarkeit sein.

Polyzythämie

➪ Myeloproliferative Erkrankungen.

Porphyrie

Störung im Stoffwechsel körpereigener Farbstoffe (Porphyrine). Der Aufbau dieser Farbstoffe im Knochenmark und in der Leber ist gestört, wodurch es zu deren abnormen Bildung, Ablagerung in verschiedenen Organen und krankhaften Ausscheidung kommt. Die Ablagerung in der Haut hat eine abnorme Empfindlichkeit gegenüber Licht zur Folge. Porphyrine werden im ganzen Körper erzeugt, sie bilden Ausgangsstoffe für den Blut- und Muskelfarbstoff, und sie sind auch an der Zellatmung beteiligt. Diagnose durch Labor und Gewebsentnahmen. Behandlung mit Lichtschutz, Schmerzmittel und Absetzen aller möglichen auslösenden Medikamente.

Portio
Muttermund.

Portiokarzinom
Krebs des Muttermundes. Verursacht Blutungen und Ausfluß. Nachweis durch Abstrich und Gewebsentnahme. Behandlung durch ➪ Konisation oder Gebärmutterentfernung.

Portiokaval
Pfortader und untere Hohlvene betreffend.

Porzellangallenblase
Gallenblase mit verdickter und verkalkter Wand. Ist meistens die Folge wiederholter und langdauernder Gallenblasenentzündungen. Sollte operativ entfernt werden, da die Möglichkeit der krebsigen Entartung besteht.

Post-
Wort oder Vorsilbe mit der Bedeutung »nach«; z. B. Status post Endokarditis (Zustand nach Herzklappenentzündung). Gegenteil: prae, ante.

Postalimentäres Früh- und Spätsyndrom
Der nach ➪ Billroth operierte Magen hat nur mehr eine geringe Reservefunktion. Die »Sturzentleerung« beim Frühsyndrom führt zum massiven Flüssigkeitseinstrom mit Überdehnung des Dünndarms. Dies hat Übelkeit, Druck im Oberbauch, Schmerzen und Koliken, Herzklopfen, Blässe und Schwindel bis zum Kollaps zur Folge. Das Spätsyndrom entsteht durch eine überschießende Insulinproduktion nach der überreichlichen Aufnahme von Kohlenhydraten, der Körper antwortet mit einer Unterzuckerung wenige Stunden nach dem Essen.

Postcholezystektomie-Syndrom
Vielfältige Beschwerden nach der Entfernung der Gallenblase. Öfters sind die Beschwerden ähnlich denen, die vor der Operation bestanden. Ursachen sind zurückgebliebene Steine in den Gallenwegen, Verletzungen und Narben der Gallenwege, unvollständige Entfernung oder Fehldiagnosen wie Zwölffingerdarmgeschwür und Leberzirrhose.

Postenteritisches Syndrom
Störungen im Zusammenhang mit der schlechten Verdaulichkeit von Zucker oder Kuhmilch im Anschluß an Darminfektionen. Häufig nur vorübergehend. Behandlung mit besonderer Diät.

Postgastrektomie-Syndrom
1. Beschwerden, die mit der teilweisen oder völligen Magenentfernung zusammenhängen. Entscheidend ist dabei der Verlust des Magens als Nahrungsreservoir. Bekannter ist die Störung als ➪ Dumping-Syndrom. Die Beschwerden nach dem Essen äußern sich als Völlegefühl, Schmerzen, Stuhldrang, Unterzuckerung, Schwäche. Entspricht dem ➪ Postalimentären Früh- und Spätsyndrom. Behandlung mit diätetischer Umstellung.
2. Krankheitsbild nach operativer Magenentfernung durch Abknickung der zuführenden Dünndarmschlinge mit Blutungen, Erbrechen und Stauung.

Postherpetische Neuralgie
Nervenschmerzen als Folge einer durchgemachten ➪ Zoster-Infektion.

Postkardiotomie-Syndrom
Krankheitsbild nach operativer Eröffnung des Herzens, z. B. Klappenoperation. Ursache ist ein krankhafter Vorgang im Immunsystem. Die Störung kann eine Woche bis zu 10 Monate nach dem Eingriff auftreten. Symptome sind Fieber und Schmerzen im Brustkorb. Das ➪ EKG weist Veränderungen auf wie bei Herzbeutelentzündung. Wirksam dagegen ist Kortison.

Postmenopausale Osteoporose
Auch: Präsenile Osteoporose. Verminderung der Knochenmasse einschließlich der möglichen Komplikationen ab dem Zeitpunkt des abgeschlossenen ➪ Klimakteriums.

Postmenopause-Syndrom
Beschwerden, die sich nach dem Zeitpunkt des abgeschlossenen ➪ Klimakteriums ergeben können. Hormonell ist die Postmenopause gekennzeichnet durch das Fehlen reifungsfähiger Eier, niedrige Hormonproduktion in den Eierstöcken und vermehrte hormonelle Reizung seitens der Hirnanhangsdrüse.

Postmyokardinfarkt-Syndrom
➪ Dressler-Myokarditis.

Postnatal
Nach der Geburt (bezogen auf das Kind), den Zeitraum nach der Entbindung betreffend.

Postoperativ
Jeglicher Zeitraum nach einer Operation.

Postpartal
Nach der Geburt (bezogen auf die Mutter).

Postperfusionssyndrom
Komplikation bei Bluttransfusionen und Einsatz der Herz-Lungen-Maschine. Das Krankheitsbild entsteht durch eine Infektion mit Zytomegalie-Viren, es entspricht von den Symptomen her der infektiösen ➪ Mononukleose. Auftreten zwischen 8 und 60 Tagen nach der Operation.

Postthrombotisches Syndrom
Die Symptome entstehen durch erkrankte Venen. Die Ursachen sind Verschlüsse tiefliegender Venen und eine Art Verkalkung von Venenklappen. Das betroffene Bein schwillt nach längerem Sitzen, Stehen oder Gehen an, und besonders abends treten Müdigkeits- und Schweregefühl sowie Schmerzen bei Belastung auf. Komplikationen sind weitere Gerinnsel, zunehmende Krampfaderbildung, Entzündungen der Haut, Ekzeme und Geschwüre. Wichtig ist das Vermeiden von längerem Stehen, Sonnen- und Wärmebestrahlung sowie das Tragen von Gummistrümpfen.
Posttraumatisch
Nach einem Unfall, die Folge eines Unfallgeschehens.
Postzosterneuritis
In 20% der Fälle von ➪ Zoster kommt es nach der Erkrankung zu einer Nervenentzündung mit quälenden Schmerzen.
Potator
Trinker, Alkoholiker.
Potenz
Fähigkeit eines Mannes zum normalen Geschlechtsverkehr.
Pp
➪ Per primam.
PQ-Zeit
Intervall zwischen Vorhof- und Kammererregung. Ein EKG-Begriff.
Prä-
Vorsilbe mit der Bedeutung »vor«; z. B. Präkoma (Zustand vor einem Koma).
Prädelir
➪ Alkoholismus.
Prädiabetes
Jener Zeitraum, der – völlig symptomlos – einer Zuckerkrankheit vorangeht. Kann Jahre dauern und ist nur durch eine krankhafte Belastungsreaktion auf Zucker gekennzeichnet.
Präinfarktangina
➪ Angina pectoris.
Präkanzerose
Krebsvorstufe. Der Zustand eines Körpergewebes, der als mögliches Vorstadium eines Krebses gilt.
- *Fakultative P.:* Es entsteht möglicherweise oder in einem gewissen Teil der Fälle ein Krebs aus der P.
- *Obligate P.:* Es entsteht praktisch immer ein Krebs aus der P.

Präkoma
Jener Zustand, der einem Koma vorangeht.

Präleukämie
Abweichungen von der normalen Blutbildung, als Dysplasie bezeichnet, die nach einer wechselnd langen Zeit mit hoher Wahrscheinlichkeit in eine ➪ Leukämie übergehen.

Prämedikation
Verabreichung von Medikamenten vor einem operativen bzw. diagnostischen Eingriff. Bezweckt wird damit eine Beruhigung des Patienten, eine mögliche Schmerzausschaltung und die Verhinderung von störenden Reflexen wie z. B. Husten oder Würgen.

Prämenopause-Syndrom
Beschwerden in der 1. Phase des ➪ Klimakteriums. Symptome sind Hitzewallungen, Stimmungsschwankungen, Stoffwechselstörungen, Blutungsstörungen und Rückbildungsveränderungen der Schamgegend.

Prämenstruelles Syndrom
Beschwerden von Körper und Seele im Zeitraum zwischen Eisprung und Regelblutung. Die Beschwerden nehmen zur Regelblutung hin zu. Symptome sind Reizbarkeit, Kopfschmerzen, Stimmungsschwankungen, Spannungen und Schmerzen in der Brust, Gewichtszunahme, Verstopfung, Völlegefühl, wechselnder Blutdruck und Druckempfindlichkeit der vergrößerten Gebärmutter. Ein Behandlungsversuch mit Hormonen kann eine Besserung bringen.

Pränatale Diagnostik
Untersuchungen im Rahmen der Erbberatung. Wichtig sind gezielte Ultraschalluntersuchungen, weiters die Punktion der Fruchthöhle (Amniozentese) in der 16. Schwangerschaftswoche. Aus diesem Fruchtwasser können kindliche Zellen gewonnen, der Chromosomenanalyse zugeführt und untersucht werden. Das Fahndungsziel sind Abweichungen der Erbträger (Chromosomen) sowie Stoffwechselstörungen, die mittels Enzymtests erkannt werden können. Mängel des Nervensystems zeigen sich in der Bestimmung der Konzentration von Alpha-Fetoprotein. Zur p. D. zählt auch die Gewebsentnahme aus den Chorionzotten (Chorionbiopsie).

Präoperativ
Zeitraum vor einer Operation.

Präputium
Vorhaut.

Präpylorisch
Vor dem Magenpförtner liegend.

Präsklerose
Vorstadium der Hirnverkalkung. Vorkommen bei chronischem Bluthochdruck und Durchblutungsstörungen. Ausgeprägte Organveränderungen fehlen in der Zeit der P. noch.

Prätibial
Vor dem Schienbein. Dort wird die Existenz von ➪ Ödemen geprüft.

Prävention
Vorbeugung. Alle Vorkehrungen zur Verhinderung von Krankheiten.

Präventiv
Vorbeugend.

Präventivonkologie
Lehre, die sich mit der Verhinderung von Tumoren beschäftigt.

Prednisolon
Kortisonart.

Presbyakusis
Altersschwerhörigkeit. Vermindert sind die Wahrnehmung hoher Töne und die Wortverständlichkeit. Ursachen sind vor allem Durchblutungsstörungen, Lärm, Verletzungen, Alkohol, Rauchen und andere Gifte.

Priapismus
Krankhafte Gliedversteifung, die stunden- bis wochenlang anhält. Es besteht dabei keine sexuelle Empfindung. Die Ursache kann eine ➪ Thrombose der Schwellkörper sein. Langfristige Folgen sind narbige Verbiegung des Penis und Verlust der Versteifungsfähigkeit.

Prick-Test
Hauttest zur Allergiediagnose. Dabei wird über einen kleinen Stich (Prick) etwas vom verdächtigten allergischen Stoff in die Haut eingebracht. Nach 1–2–3 Tagen wird kontrolliert, ob und wie die Haut darauf reagiert.

Primär
Erst, zuerst, an erster Stelle.

Primärtumor
Zuerst entstandener Krebs. Von ihm gehen dann ➪ Metastasen aus.

Primipara
Erstgebärende.

PRIND
Prolongierte reversible ischämische neurologische Defekte. Verlaufsart des Schlaganfalles mit rückbildungsfähigen Ausfallserscheinungen des Gehirns.

PRINS
Partiell reversible ischämische neurologische Defekte. Verlaufsform des Schlaganfalles mit teilweiser Rückbildungsfähigkeit der Krankheitszeichen.

Prinzmetal-Angina
➪ Angina pectoris.

Privinismus
Nasenerkrankung durch zu lange Anwendung von abschwellenden Nasentropfen. Nach dem Medikament Privin benannt.

Probeexzision
Probeweise Gewebsentnahme zur mikroskopischen Untersuchung. Die wichtigste Untersuchung zur Beurteilung, ob Gut- oder Bösartigkeit vorliegt. Ist auch zur Klärung entzündlicher Prozesse entscheidend. ➪ Biopsie.

Proct-
Auch: Prokt-. Wortteil mit der Bedeutung »Enddarm«, »After«, »Steiß« usw.

Proctalgia fugax
Anfallsweise nächtliche Afterschmerzen. Öfters im Zusammenhang mit Hämorrhoiden und Migräne.

Proctitis gonorrhoica
Komplikation bei ➪ Gonorrhoe. Es kommt, häufiger bei Männern, zu einer entzündlichen Mitbeteiligung der After/Mastdarmschleimhaut.

Proctitis haemorrhagica
➪ Colitis ulzerosa.

Prodrom
Untypisches Krankheitszeichen, das den typischen Symptomen zeitlich vorausgeht.

Progenie
Zu weit vorne liegende Unterkieferbasis. Führt zu einem Überbiß (Progeniebiß) der Schneidezähne. Ist praktisch immer erblich. Behandlung durch »Kinnkappe«, bei Erblichkeit operative Behandlung.

Prognathie
Zu weit vorliegende Oberkieferbasis.

Prognose
Vorhersage über den Krankheitsverlauf. Die Prognose ist günstig oder ungünstig (infaust).

Progredienz
Voran-, Weiterschreiten einer Krankheit, eines Tumors, eines Leidens.

Progression
Fort-, Weiterschreiten von Krankheiten und Leiden.

Progressive systemische Sklerose
Auch: PPS, Sklerodermie. Eine ursächlich unbekannte Krankheit des Bindegewebes mit Befall von Haut, inneren Organen und Blutgefäßen. Meistens sind Frauen im mittleren Lebensalter betroffen. Schwere Komplikationen sind Herz- und Nierenversagen. Diagnose durch Labor und Gewebsproben. Der Erfolg einer medikamentösen Behandlung ist unsicher.

Proktitis
Auch: Proctitis. Entzündung des Enddarmes.

Proktoskopie
Inspektion bzw. Spiegelung des unteren Mastdarmkanals.

Prolaktinom
⇨ Hypophysentumoren.
Prolaps
Vorfall, z. B. der Gebärmutter.
Proliferation
Gewebsvermehrung durch Zellwucherung.
Prolongiert
Verlängert, erweitert, nicht zu Ende.
Promyelozytenleukämie
Sonderform der akuten myeloischen ⇨ Leukämie. Das Zellbild wird von ungewöhnlichen Promyelozyten beherrscht. Ungünstiger Krankheitsverlauf mit Blutungen.
Pronation
Drehbewegung des Unterarmes, so daß der Handrücken nach oben zeigt.
Prophylaxe
Vorbeugung.
Propulsion
Die Neigung, beim Gehen immer schneller vorwärts zu schießen – ohne die Fähigkeit, rasch anhalten zu können. Typisches Merkmal der fortgeschrittenen ⇨ Parkinson-Krankheit.
Propulsiv-Petit-mal
Epileptischer Anfall mit Beugebewegungen des Oberkörpers.
Prospektiv
Vorausblickend, wahrscheinlich, der Möglichkeit nach.
Prostaglandine
Gewebehormone (erstmalig in der Samenflüssigkeit entdeckt). Medikamentöser Einsatz zur Schmerzlinderung, Weheneinleitung und gegen Durchblutungsstörungen.
Prostata
Vorsteherdrüse.
Prostataabszeß
Ist die Folge einer eitrigen Einschmelzung bei akuter Entzündung der Prostata. Die Prostata ist auf Druck äußerst schmerzhaft, Blutsenkung und weiße Blutkörperchen sind stark erhöht. Die – lebensrettende – Behandlung besteht in operativer Eröffnung und hochdosierten Antibiotika.
Prostataadenom
⇨ Prostatahyperplasie.
Prostatahyperplasie
Auch: Prostataadenom, benigne Prostatahyperplasie oder BPH. Gutartige, knotige Wucherung der um die Harnröhre liegenden Prostatadrüsen. Zuneh-

mendes Auftreten bei Männern über 50. Ursächlich nicht sicher geklärt, wahrscheinlich ist ein mangelndes Zusammenspiel zwischen weiblichen und männlichen Hormonen.
Die Größe der Wucherung muß nicht mit dem Ausmaß an Beschwerden zusammenhängen, es kommt mehr auf den Sitz der Wucherung an. Die Störungen der Harnentleerung nehmen ständig zu. Symptome sind verzögerte und schmerzhafte Harnentleerung, Zurückbleiben von Harn in der Blase (Restharn), Nachträufeln, häufiger, befehlsartiger und nächtlicher Harndrang und verzögerter Beginn der Blasenentleerung.
Komplikationen sind Harnrückstau in die Niere mit der Gefahr des Nierenversagens, Blasensteine, ➪ Divertikel der Harnblase, Harninfektionen und Abszesse. Diagnose durch Tastung mit dem Finger, Ultraschall und Labor. In der Behandlung ist die Operation das wichtigste Mittel, um die Beschwerden und das Grundleiden zu kurieren. Vorzuziehen ist die TUR-Methode (Ausschabung auf dem Weg der Spiegelung).

- *Dekompensiertes Adenom:* Die Restharnmenge liegt über 100 ml, und es bestehen beträchtliche Beschwerden und Komplikationen.
- *Kompensiertes Adenom:* Die Restharnmenge liegt unter 100 ml, und die Beschwerden sind erträglich.

Prostatakarzinom
Krebs der Vorsteherdrüse. Betroffen ist das höhere Alter, Anfangssymptome sind praktisch nicht vorhanden. Der Tumor ist von Hormonen abhängig, im Stadium der Absiedelung ist eine Heilung nicht mehr möglich. Die Symptome bei fortgeschrittenem Krebs sind Knochenschmerzen durch Metastasen, Nierenkolik durch Verdrängung des Harnleiters oder Blutharn. Diagnose durch Ultraschall und Gewebsentnahme. Die Art der Behandlung – im allgemeinen operativ und medikamentös – hängt vom Stadium des Tumors, vom Alter des Patienten und der Hormonempfindlichkeit des Tumors ab.

Prostatektomie
Operative Entfernung der Prostata.

Prostatismus
Reizung von Nervenfühlern am Blasenausgang. Vorkommen bei Vergrößerung und Entzündung der Prostata. Führt zu gehäuftem und nächtlichem Harndrang.

Prostatitis
Entzündung der Prostata. Zur Ursache werden verschiedene infektiöse Erreger, die aus den Geschlechtsorganen aufsteigen oder über Katheter eingeschleppt werden. Auch die Übertragung auf dem Lymph- oder Blutweg ist möglich. Komplikationen sind Harnverhaltung, Abszesse und Nierenentzündung. Diagnose durch Fingertastung und Labor. Behandlung mit Antibiotika.

◆ *Akute P.:* Symptome sind Fieber, Schüttelfrost, schmerzhafter, häufiger Harndrang, Druck und Spannung in der Damm/After-Gegend mit ausstrahlenden Schmerzen.
◆ *Chronische P.:* Entsteht aus der akuten P. Ähnliche Symptome in abgeschwächter Form.

Prostatopathie
Auch: Kongestionsprostatitis. Erkrankung der Prostata. Nicht bakteriell verursachte Prostataentzündung durch chronischen Blutandrang in das Organ. Vorkommen beim Reiten, Auto- und Motorradfahren. Symptome sind Überempfindlichkeit, Fremdkörpergefühl im Mastdarm, Schmerzen und Potenzstörungen.

Prostration
Hochgradige Erschöpfung.

Protein
Eiweiß.

Proteinurie
Ausscheidung von Eiweiß über 3,5 g in 24 Stunden führt gemeinsam mit Störungen der Bluteiweißkörper, Fettblut und Wassereinlagerung zu einem ➪ nephrotischen Syndrom. Ursachen sind Stoffwechselstörungen wie Zukkerkrankheit, Nierenentzündung, Allgemein- und Tumorleiden, Medikamente, infektiöse Erreger und Erbleiden. Diagnose durch Labor und Gewebsentnahme. Die Behandlung erfolgt ursächlich, oft ist Kortison hilfreich.

Proteus
Bezeichnet einen hinsichtlich der Behandlung problematischen Darm- und Harnwegskeim.

Prothese
1. Künstlicher Körperteil.
2. Zahnprothese.

◆ *Totale Zahnprothese:* Ersetzt alle Zähne. Besteht aus einer Kunststoffbasis mit Kunststoff- oder Porzellanzähnen.
◆ *Teilprothese:* Ist abnehmbar, nicht festsitzend und ersetzt fehlende Zähne. Besteht aus Metall oder Kunststoff. Die Befestigung erfolgt am häufigsten mit Teleskopen, »Geschieben« oder Klammern.

Prothesenendokarditis
Komplikation nach Einsetzen einer künstlichen Herzklappe. Beginn meist 6 Wochen nach der Operation mit Fieber, Herzversagen und Milzvergrößerung. Notwendig ist eine hochdosierte Antibiotikabehandlung und eventuell eine Neuoperation.

Protrahiert
Fortgesetzt, weitergeführt, fortschreitend.

Protrusion
Vorschieben, Vorwölben. Die Bandscheibenprotrusion kann das Vorstadium eines Bandscheibenvorfalles (Diskusprolaps) sein.
Provenienz
Ursprung, Herkunft.
Provokationsnystagmus
Durch Reizung verschiedenster Art ausgelöstes Augenzittern.
Provokations-Test
Prüfverfahren, ob ein Patient auf bestimmte Stoffe allergisch reagiert.
Proximal
➪ Distal.
Pruriginös
Juckend.
Prurigo
Hauterkrankung mit Knötchen, Bläschen und Juckreiz. Nicht infektiös. Meist genügt die äußerliche Behandlung, zusätzlich Stillung des Juckreizes; auch Klimakuren bewähren sich.
Pruritus
Juckreiz. Er kommt vorwiegend bei Hauterkrankungen vor, kann aber auch Ausdruck einer inneren Erkrankung ohne eigentliche Veränderung der Haut sein. Oft ist eine ausführliche Untersuchung zur Klärung notwendig. Die Behandlung erfolgt äußerlich und je nach Ursache allgemein.
Ps
➪ Per secundam.
Psalidontie
»Scherenbiß«. Das Überstehen der oberen Schneidezähne um 2–3 mm über die unteren bei an sich richtiger Kieferstellung.
Pseudarthrose
»Falschgelenk«. Tritt auf, wenn nach einem Knochenbruch die Ausbildung eines ➪ Kallus ausbleibt und sich die zwei Knochenfragmente einfach überknorpeln. Ursachen sind übermäßiger Zug, Biegungs- und Scherkräfte sowie zu frühzeitige Belastung.
Pseudoangina
Beschwerden bei Hindernissen im mittleren Speiseröhrendrittel. Die Schmerzen strahlen in den Rücken und die Arme aus.
Pseudohermaphroditismus
Scheinzwitter. Das Geschlecht ist von den Chromosomen her eindeutig männlich oder weiblich (Hoden oder Eierstöcke sind ausgebildet), zusätzlich finden sich aber davon abweichende oder nicht eindeutige Geschlechtsorgane und -merkmale.

◆ *P. femininus:* Weiblicher Scheinzwitter mit Eierstöcken, aber Vermännlichung.
◆ *P. masculinus:* Männlicher Scheinzwitter mit Hoden, aber Verweiblichung.

Pseudokoma, hepatisches
Bewußtseinsverlust bei Leberleiden, ausgelöst durch Verschiebungen im Salz-Wasser-Stoffwechsel und im Säure-Basen-Haushalt.

Pseudokrupp
Symptome, die sich bei kleineren Kindern durch eine entzündliche Schleimhautschwellung im Kehlkopf unter den Stimmbändern ergeben. Symptome sind ein tief-tönend, bellend-rauher Husten (»Schafhusten«), geräuschvolles Atmen und Erstickungsangst. P. kann ohne Infekt bei hohen Schadstoffen in der Luft oder durch infektiöse Viren entstehen.

Pseudomembranöse Kolitis
Schwere Form der Darmentzündung nach der Einnahme gewisser Antibiotika wie Clindamycin oder Lincomycin. Hat mit dem »gewöhnlichen« Durchfall nach Antibiotika nichts zu tun.

Pseudomembranöse Tracheobronchitis
Sonderform der Luftröhrenentzündung. Wird durch die Erreger Streptokokken hervorgerufen. Hauptsymptom ist eine schwere zunehmende Atemnot. Die Diagnose erfolgt durch ➪ Bronchoskopie. Behandlung mit Antibiotika.

Pseudoobstipation
Es liegt keine echte ➪ Obstipation vor. Die Gründe dafür sind falsche Vorstellungen darüber, was normal ist, falsche Lebensweise mit schlackenarmer Kost, Einnahme stopfender Medikamente (Beruhigungsmittel!) und Reizdarm.

Pseudopolyposis
Vortäuschung von ➪ Polypen. Vorkommen bei ➪ Colitis ulzerosa durch Schleimhautregenerate.

Pseudopylorospasmus
Kommt vor bei ➪ Adrenogenitalem Syndrom. Symptome sind unstillbares Erbrechen, weicher Stuhl, Austrocknung des Körpers und Anomalien der Geschlechtsorgane.

Pseudospondylolisthesis
Geringgradige Verschiebung meist des 4. Lendenwirbelkörpers nach vorne, zusätzlich besteht auch eine Bandscheibenabnützung.

Pseudotumor
Größere Auftreibung, die bei der Erstuntersuchung den Eindruck eines Tumors wiedergibt. Vorkommen bei Entzündungen und Zysten, aber auch bei starken Blähungen, Kotstauung oder Harnrückstau.

Psittakose
Lungenentzündung, durch Vögel (Papageien u. a.) übertragen. ➪ Ornithose.

Psoriasis
Schuppenflechte. Erbliche, nicht infektiöse und nicht ansteckende Hautkrankheit. ¾ der Nachkommen erkranken, wenn beide Eltern P. haben. Behandlung äußerlich mit abschuppenden Mitteln, Photochemotherapie, Sole-Lichttherapie.

- *P. arthropathica:* Schuppenflechte der Gelenke. Kommt bei 7% der Patienten vor. Oft sind die Fingergelenke befallen.
- *Psoriasis-Erythrodermie:* Die schwerste Verlaufsform der Schuppenflechte mit allgemeinen Krankheitszeichen wie Gewichtsabnahme, Fieber und Störungen des Salz- und Eiweißhaushaltes. Zusätzlich besteht die Gefahr von Infektionen, beispielsweise der Lungen.
- *P. pustulosa:* Die Entzündung ist im Vergleich zur P. vulgaris verstärkt, und die Schuppen sind wäßrig-gelblich durchtränkt, Knötchen treten auf.
- *P. vulgaris:* Befallen sind Kopf, Ellenbogen, Kreuzbeingegend, Knie und Geschlechtsregion. Symptome sind verschieden große und verschieden verteilte Rötungen und Schuppungen. Beim Abkratzen eines Herdes entstehen silbrige Schuppen und kleinste punktförmige Blutungen. Auch die Nägel können so stark befallen sein, daß es zum Zerfall der Nagelplatte kommt. Die Schuppenflechteherde an der Haut hinterlassen keine Narben und entarten nicht bösartig.

PSR
Patellarsehnenreflex (Kniescheibenreflex).

Psyche
Seele.

Psychisch
Seelisch. Gegenteil: physisch.

Psychogene Depression
Traurige Verstimmung. Ist auf nachweisbare seelische Anlässe und Gründe zurückzuführen.

Psychogene Polydipsie
Seelisch bedingtes gesteigertes Durstgefühl mit Aufnahme großer Flüssigkeitsmengen.

Psychogener Erregungszustand
Starke seelische Erregung im Zusammenhang mit einem nachweisbaren und verständlichen Konflikt.

Psychopharmaka
Medikamente zur Behandlung seelischer Störungen, z. B. von ➪ Depressionen.

Psychose
Nerven-, Geisteskrankheit. Die vorübergehende oder dauernde Abweichung vom Normalen geht so weit, daß die seelischen Funktionen erheblich gestört

sind. Dies führt zu einem fehlerhaften Bezug zur Wirklichkeit, zu mangelnder Einsicht und zur Störung der Fähigkeit, den üblichen Normen und Anforderungen der Gesellschaft zu genügen.

- *Endogene P.:* Körperlich nicht begründbare, ➪ endogen entstandene P. Dazu gehören ➪ Schizophrenie, ➪ Depression und ➪ Manie.
- *Organische P.:* Der Grund liegt in einer Verletzung, Stoffwechselstörung, Infektion oder Hormonstörung. Dazu gehören auch die Schäden durch Alkohol, Drogen und Gifte.
- *Paranoide P.:* P. mit Wahnvorstellungen.
- *Reaktive P.:* Ein kürzlich vorausgegangenes Erlebnis ist auslösend.
- *Zykloide P.:* Auch: Schizo-affektive P. Eine Mischform aus Schizophrenie, Manie und Depression.

Psychosen, symptomatische

Auch: Organische P. oder exogene P. Ihnen liegt eine körperlich nachweisbare Krankheit zugrunde, die das Gehirn in Mitleidenschaft zieht. Ursachen sind Verletzungen, Entzündungen, Tumoren, Gefäßleiden, Vergiftungen durch Medikamente, Alkohol, Drogen, Kohlenmonoxid und Schwermetalle, Allgemeininfektionen und Leiden der inneren Organe. Die Behandlung ist durchwegs medikamentös, der Krankheitsverlauf bei den meisten chronischen P. sehr ungünstig.

1. Akute symptomatische P.: Sie sind durch eine Herabsetzung der geistigen Wachheit und durch Bewußtseinsveränderungen gekennzeichnet.

- *Dämmerzustand:* Das Bewußtsein ist auf einen besonderen inneren Erlebnisbereich eingeengt, dies kann Minuten bis Tage dauern. Vorkommen vor allem bei ➪ Epilepsie.
- *Delirien:* Vorwiegend bei Alkoholabhängigkeit. Typisch sind Bewußtseinstrübung und Verkennung von Zeit, Ort und Situation. Es kommt zu Wahnvorstellungen, z. B. zum »Sehen« und »Hören« von Tieren und bedrohlichen Gegenständen, zu Unruhe und grobem Zittern.
- *Durchgangssyndrome:* Umkehrbare P. mit einer Veränderung des Bewußtseins. Gefühlsstörungen stehen im Vordergrund. Sie können Wochen dauern.
- *Korsakow-Syndrom:* Das Bewußtsein ist klar, Zeit und Ort werden verkannt, Kurz- und Langzeitgedächtnis sind gestört, Gedächtnislücken werden mit mehr oder weniger phantasievollem Plaudern (Konfabulationen) ausgefüllt.
- *Verwirrtheitszustände:* Ursächlich am häufigsten bei Durchblutungsstörungen und Unverträglichkeit von Medikamenten.

2. Chronische P.: Kennzeichnend sind die organische Persönlichkeitsveränderung und der geistige Abbau. Bewußtseinstrübung besteht keine.

- *Chronisches pseudoneurasthenisches Syndrom:* Auch: Hirnleistungsschwäche. Vorkommen bei Gefäßverkalkung und nach Verletzungen. Die Gefühlswelt ist sehr labil, die geistige Aktivität stark herabgesetzt.

- *Chronische Persönlichkeitsveränderung:* Alle seelischen Abläufe sind verlangsamt, Taktgefühl und moralische Wertungen gehen verloren.
- *Demenz:* Kurz- und Langzeitgedächtnis, Denken, Urteilsvermögen versanden.
- *Demenz vom Alzheimer-Typ (DAT):* Ein Hirnschwund führt zum Abbau von Intellekt und Gedächtnis. Weiters Desorientiertheit, Unruhe, Weglauftendenzen, ängstlich-mißtrauische Stimmung.
- *Multi-Infarkt-Demenz (MID):* Durchblutungsstörungen erzeugen Erweichungsherde im Gehirn. Verursacht Kopfschmerzen, Schlafumkehr mit Schläfrigkeit tagsüber und Wachsein nachts. Persönlichkeitsveränderungen, nächtliche Delirien, Desorientiertheit und Schlaganfälle.

Psychosomatisch

Die engen Zusammenhänge zwischen Körper und Seele betreffend. Körperliche Vorgänge (z. B. Tumorleiden) haben seelische Reaktionen zur Folge (z. B. Depression); seelische Befindlichkeiten (Zufriedenheit) haben körperliche Reaktionen zur Folge (Muskelentspannung). Manchmal wird der Begriff aber auch übermäßig strapaziert.

Psychotisch

An einer ⇨ Psychose leidend.

Psychotrop

Auf die Seele einwirkend; z. B. psychotrope Medikamente.

Psychovegetatives Syndrom

Vegetative Dystonie. Es handelt sich um vielfältige Beschwerden, die ursächlich nicht auf eine organische Grundkrankheit zurückzuführen sind. Gefühlsstörungen, Herzklopfen, Atemhemmung, Angst und Schlafstörungen sind häufig. Kennzeichnend sind beeinträchtigtes Empfinden (Depression), beeinträchtigtes Verhalten (Aggression) und beeinträchtigte Organfunktion (Mißempfindungen, Verdauungsstörungen). Je zahlreicher – und bunter – die Symptome sind, umso wahrscheinlicher wird die Diagnose eines psychovegetativen Syndroms.

PT

Paroxysmale Tachykardie. Anfallsweises Herzjagen.

PTC

Perkutane transhepatische Cholangiographie. Röntgenkontrastmitteldarstellung der Gallenwege, indem von außen durch die Haut und durch die Leber ein Katheter bis in einen Gallengang vorgeschoben wird.

PTCA

Perkutane transluminale koronare Angioplastie. Dehnung der Herzkranzgefäße mittels eingeführter Katheter und aufblasbarer Ballons. Angewendet vor allem bei der ➪ Angina pectoris und auch beim akuten Herzinfarkt. Unter Röntgenkontrolle wird an der Oberschenkelschlagader ein Führungskatheter eingebracht. Dieser wird unter Röntgensicht bis zum verengten Gefäß vorgeschoben. Der danach eingeführte Ballonkatheter wird nun mit Kochsalzlösung aufgefüllt, wodurch die das Gefäß verengenden, aus Fett und Cholesterin bestehenden Beläge (»Plaques«) verdrängt und zusammengedrückt werden. Die Folge ist ein freier Blutdurchfluß. Bei Mißerfolg bzw. Problemen und Komplikationen kann im Anschluß daran eine ➪ Bypass-Operation angeschlossen werden.

PTCD
Perkutane transhepatische Cholangiodrainage. Ableitung von Galle über einen durch Haut und Leber in einen Gallengang vorgeschobenen Katheter.

PTD
Perkutane transhepatische Drainage. Ableitung über einen durch die Haut in die Leber vorgeschobenen Katheter.

pTNM
Die Buchstaben stehen für ein System der Tumorklassifikation. ➪ TNM.

Ptosis
1. Allgemeine Bezeichnung für Senkung von Organen; z. B. Magenptose (Magensenkung).
2. Herabhängendes Oberlid. Ein- oder beidseitig, meist angeboren.

Ptyalismus gravidarum
Starker Speichelfluß in der Frühschwangerschaft. ➪ Hyperemesis gravidarum.

Pubertät
Zeitraum der Geschlechtsreife.
- *P. praecox:* Vorzeitige Geschlechtsreife vor dem 8. Lebensjahr. Ursachen sind Hirnentzündungen, Hirntumoren, Tumoren der Eierstöcke oder vorzeitige Reifung des Sexualzentrums im Gehirn.
- *P. tarda:* Verspätete Geschlechtsreifung. Ursachen sind Hirntumoren, Unterfunktion der Schilddrüse, Leistungssport und Abmagerungskuren.

Puerperalfieber
Wochenbett-, Kindbettfieber.

Pulmo
Lunge.

Pulmologische Diagnostik
Methoden der Lungenuntersuchung. Im Vordergrund steht die Prüfung der Lungenfunktion; damit werden die Belüftung der Lungen, Gasaustausch und Druckverhältnisse erhoben.

- *Allergietests:* An der Haut und an den Bronchien durch Prüfung mittels Inhalation.
- *Blutgasanalyse:* Ermittelt die Sättigung des Blutes mit Sauerstoff, Kohlendioxid und den Säuregrad des Blutes.
- *Bronchospasmolysetest:* Zeigt, ob der Atemwiderstand nach Inhalation eines bronchialerweiternden Mittels rückgängig (reversibel) zu machen ist oder nicht. Für den Test muß man 1–2 Hübe eines bronchialerweiternden Mittels inhalieren. Bei besonderen Fragen der Atemwegsüberempfindlichkeit (Hyperreaktivität) werden pharmakodynamische Tests mit der Inhalation von Acetylcholin oder Histamin angeschlossen.
- *Endoskopie:* Von der ➪ Endoskopie sind Bronchoskopie (Spiegelung der Bronchien), Thorakoskopie (Spiegelung der Brusthöhle) und Mediastinoskopie (Spiegelung des Mittelfellraumes) wichtig.
- *Ganzkörperpletysmographie:* Ermittelt beim in einer kleinen Kammer sitzenden Patienten besonders genau die Verhältnisse der Lungenfunktion.
- *Labor:* Umfaßt alle Blutuntersuchungen.
- *Lungenwaschung:* Die ➪ broncho-alveoläre Lavage (BAL) dient der Abgrenzung gewisser seltener Leiden, aber auch dem Nachweis der Pneumocystis-Infektion bei AIDS.
- *Punktion:* ➪ Punktionen des Pleuraraumes und der Lunge selbst können notwendig sein.
- *Rechtsherzkatheter:* Untersuchung der rechten Herzkammer.
- *Röntgen:* Vor der Durchleuchtung über das Röntgenbild können ➪ CT und Bronchographie (Kontrastmitteldarstellung der Bronchien) notwendig sein.
- *Szintigraphie:* ➪ Szintigraphie, hat durch die Einführung des ➪ MR etwas an Bedeutung verloren.

Pulmonale Hypertonie

Bluthochdruck in den Lungenschlagadern. Die Folge ist eine Vergrößerung der rechten Herzkammer (Cor pulmonale, Lungenherz). Durch die Änderung der Rauchgewohnheiten ist dies zur dritthäufigsten Herzerkrankung bei Männern und Frauen nach dem 50. Lebensjahr geworden. Hauptursachen sind Asthma, Lungeninfarkte und Lungenblähung. Symptome zeigen sich erst im fortgeschrittenen Stadium mit Atemnot, Müdigkeit, schnellem Puls, Blausucht, Leberstauung und Vermehrung der roten Blutkörperchen. Diagnose durch Blutgasanalyse, Labor, ➪ EKG, Ultraschall, Lungenfunktion, Röntgen, Gefäßröntgen und ➪ CT. Beweisend ist die Katheteruntersuchung der rechten Herzkammer. Die Behandlung ist medikamentös, zusätzlich Sauerstoff und Atemgymnastik. Nikotinverbot!

Pulmonalis

Vena pulmonalis. Lungenvene.

Pulmonalstenose
Meist angeborene Verengung der Lungenschlagader, oft zusammen mit anderen Mißbildungen des Herzens. Führt erst spät zu Atemnot bei Belastung. Behandlung mit ➪ Ballondilatation.

Pulpa
1. Gefäßmasse mit dem Zahnnerv im Zahninneren.
2. Gefäßmasse in der Milz.

Pulpitis
Meist durch tiefe ➪ Karies bedingte Entzündung der Zahnpulpa. Symptome sind Schmerzen auf »heiß« und »Druck«. Behandlung durch Wurzelbehandlung.

Pulsation
Rhythmische Zu- und Abnahme des Gefäßvolumens, Pulsschlag.

Pulsdefizit
Differenz zwischen der Anzahl der Puls- und jener der Herzschläge. Vorkommen bei Herzschwäche.

Pulseless Disease
Auch: Arteriitis Takayashu oder Aortenbogensyndrom. Entsteht durch eine Entzündung des Aortenbogens. Erzeugt Durchblutungsstörungen der Arme, Schlaganfälle, Bluthochdruck und Herzinfarkte. Zusätzliche Symptome sind Fieber, Mattigkeit, Gewichtsverlust, Gelenk- und Muskelbeschwerden. Nachweis durch Gefäßröntgen der Hauptschlagader sowie Labor. Behandlung medikamentös mit Kortison, eventuell auch operativ mit gefäßchirurgischen Eingriffen.

Pulsoxymetrie
Unblutige Messung des Sauerstoffgehaltes im Blut mittels Meßfühlern.

Punktat
Körperflüssigkeit oder Gewebeteile, die mittels ➪ Punktion aus dem Körper gewonnen wurden.

Punktion
Aus diagnostischen Gründen erfolgende »Anbohrung« von Organen, Räumen, Geweben oder Blutgefäßen.

Pupillardistanz
Mittelpunktabstand zwischen den beiden Sehlöchern. Wichtiges Maß für die Anpassung von Brillen.

Purpura
Kleinfleckige Blutungen in der Haut und Schleimhaut, die von selbst (spontan) auftreten. Ursachen sind Gefäß- und Blutplättchenstörungen, Entzündungen, Gifte, Allergien, Medikamente oder Stauungen. Nachweis durch Labor, teilweise ist eine medikamentöse Behandlung möglich.

- *P. Schönlein-Henoch:* Auch: anaphylaktoide P. Giftig-allergische P. nach Infektionen, Medikamenten und Nahrungsmitteln. Auch Blutharn und Darmblutungen kommen vor.

Purulent
Mit Eiterbildung einhergehend.

Putrid
Faulig, übelriechend.

PUVA
Behandlungsmethode bei Schuppenflechte: P = Photo-(Licht-)therapie, UVA = UV-A-Licht und der chemische Stoff Psoralen.

Pyämie
Das Vorhandensein zahlreicher Eitererreger im Blut.

Pyelitis
Nierenbeckenentzündung. Wird meistens durch aufsteigende Bakterien verursacht.

Pyelographie
Nierenröntgen mit Kontrastmittel.

Pyelon
Nierenbecken.

Pyelonephritis
Bakteriell bedingte Entzündung des Nierenbeckens mit Beteiligung des Nierengewebes. Ursachen sind aufsteigende Infektionen aus dem Harnleiter oder die Erregereinschleppung über den Blutweg. Fördernd sind Steine, Zuckerkrankheit, Prostataleiden, Mißbildungen, Schmerzmittelmißbrauch, diagnostische Eingriffe mit Instrumenten und Darmentzündungen. Symptome sind Fieber mit Schüttelfrost, Kopf- und Rückenschmerzen, Ausscheidung von Eiweiß, Bakterien, weißen und roten Blutkörperchen im Harn. Die gehäufte Harnentleerung kann schmerzhaft sein, Erbrechen und Darmstörungen sind möglich. Diagnose mit dem Labor, zusätzlich Nierenröntgen, Ultraschall und ➩ CT. Komplikationen sind die pyelonephritische Schrumpfniere und Blut-hochdruck. Die Behandlung ist medikamentös, vorwiegend mit Antibiotika.

- *Akute P.:* Kommt vor allem bei Abflußbehinderungen und bei Zuckerkrankheit vor, zeigt im Alter öfters nur schwache Symptome. Veränderungen gibt es besonders am Übergang vom Nierenbecken zu den Nierenkelchen.
- *Chronische P.:* Kann mit akuten Schüben, öfters aber schleichend beginnen. Verursacht Höhlen, Abszesse und Narben, kann in Schrumpfniere übergehen. Symptome sind Kopfschmerzen, Durst, Harnflut, Bluthochdruck, erhöhte Temperatur, die Nierengegend ist auf Druck schmerzhaft.

- *Interstitielle Nephritis:* Betroffen ist auch das Zwischengewebe der Niere, die Symptome sind ähnlich der P.
- *Xanthomatöse P.:* Einlagerung von gelblichen, fetthältigen Knoten im Kelchbereich, was zu erheblicher Einschränkung der Nierenfunktion führt.

Pyelostomie
Operative Eröffnung des Nierenbeckens zur Harnableitung.

Pyelotomie
Operative Eröffnung des Nierenbeckens.

Pylorisch
Den Magenausgang betreffend.

Pyloroplastik
Operative Erweiterung des Magenausganges.

Pylorospasmus
Dauerkrampf des Magenpförtners. Führt beim Neugeborenen zu Erbrechen. Behandlung mit ➪ Pyloroplastik.

Pylorus
Magenpförtner. Er leitet vom Magen in den Zwölffingerdarm über.

Pylorusstenose
Angeborene Verengung des ➪ Pylorus beim Säugling. Symptomenbeginn meist in der 3. Lebenswoche mit schwallartigem Erbrechen nach jedem Essen, der Pförtner ist als Walze im rechten Mittelbauch zu tasten. Führt zu ständigem Hunger und Verstopfung. Behandlung meist durch Operation.
P. beim Erwachsenen ist meist die Folge häufiger Geschwüre mit narbiger Abheilung. Symptome sind Völlegefühl, Aufstoßen, Schwäche, Durst. Klärung durch Spiegelung. Die Behandlung kann medikamentös versucht werden, bei Erfolglosigkeit muß operiert werden.

Pyocyaneus
»Spitalskeim«. Gefährlicher Eitererreger.

Pyodermie
Durch Eitererreger hervorgerufene Hauterkrankung.

Pyonephrose
Nierenvereiterung.

Pyosalpinx
Eiteransammlung im Eileiter.

Pyothorax
Eiteransammlung im Brustkorb.

Pyramiden
Bausteine des Nierenmarkes.

Pyrogen
Fiebererzeugend.

Pyruvatkinasemangel
Mangel an dem Enzym Pyruvatkinase. Führt zu Blutarmut durch Blutzerfall und Vergrößerung der Milz.

Pyurie
Starker Gehalt an weißen Blutkörperchen im Harn, mit und ohne Beimengung von Bakterien. Kommt bei Erkrankungen der ableitenden Harnwege vor.

Q

QF
»Querfinger«.

Quaddel
Stecknadelkopf- bis handtellergroße, meist runde, hellrosafarbene bis weißliche Hauterhebung durch Wassereinlagerung in die Haut. Kennzeichen vieler allergischer Reaktionen. Kann auch künstlich hervorgerufen werden durch das ärztliche »Quaddeln« (Einspritzung bestimmter Medikamente in die Haut zu Behandlungszwecken).

Quadranten
Kreisviertel. Die Brust wird in 4 Q., mit der Brustwarze als Zentrum, eingeteilt. So gibt es einen äußeren oberen, einen äußeren unteren, einen inneren oberen und einen inneren unteren Q. Ähnliches gilt für den Augenhintergrund.

Quadrantenresektion
Brusterhaltender Eingriff bei Brustkrebs. Nur der befallene Quadrant wird entfernt, die Restbrust wird bestrahlt.

Querschnittssyndrom
Dauerschädigung des Rückenmarkes. Kann angeboren oder durch eine Verletzung entstanden sein. Die Lähmungen sind abhängig vom Ausmaß der Verletzung und in welcher Höhe das Rückenmark geschädigt wurde. Eine Querschnittslähmung, die länger als 24 Stunden dauert, ist meist nicht rückbildungsfähig. Zusätzlich zu den Lähmungen kommt es zu anfallsweisem Bluthochdruck mit Kopfschmerzen, Temperaturerhöhung und Schwitzen, weiters Blasen- und Mastdarmlähmung, Potenzverlust, Gewebe- und Durchblutungsstörungen.

Quervain, Thyreoiditis de
➪ Schilddrüsenentzündung.

Quinckesches Ödem
Spielart der ➪ Urticaria. Betroffen vom Ausschlag sind Augenlider, Lippen, Geschlechtsorgane und die Gelenke von Armen und Beinen.
Quoad vitam
Die Erhaltung des Lebens betreffend.
Quoad restitutionem
Die Wiederherstellung betreffend.
Quoad sanationem
Die Heilung betreffend.
QRS-Komplex
Bezeichnung für den »Kammerteil« im ➪ EKG.
Q-Zacke
EKG-Begriff. Kann eine Narbe nach durchgemachtem Hinterwandinfarkt bedeuten.

R

Rabies
Tollwut.
Rachitis
Mangelnder Einbau von Mineralsalzen in die Knochen des wachsenden Kindes. Derselbe Vorgang beim Erwachsenen heißt ➪ Osteomalazie. Die verzögerte Verkalkung der Knorpelgrundsubstanz wird durch einen Vitamin-D-Mangel verursacht. Folgen sind nicht umkehrbare Zahnschäden, Wachstumsstörungen und Verbiegungen der Knochen. Behandlung mit Vitamin D.
Radialislähmung
Lähmung des Speichennervs. Sie führt zu Fallhand und Gefühlsstörungen in Unterarm und daumennaher Hand.
Radiatio
Bestrahlung in heilender oder lindernder Absicht.
Radikale
Kurzlebige, stark reagierende, krebsbegünstigende Atomgruppe.
Radikale Operation
Tumorheilung durch Operation.

Radikulär
Die Nervenwurzel betreffend.
Radikulitis
Entzündung der Nervenwurzel.
Radiojodtherapie
Behandlungsform bei beträchtlicher Überfunktion der Schilddrüse. Die Anwendung erfolgt, indem eine gewisse Menge an radioaktivem Jod 131 getrunken wird. Günstig ist diese Therapie bei Überfunktion und wenn aus der Drüsenwucherung ein eigenständiges Krankheitsbild, ein autonomes Adenom (➪ autonom) geworden ist, weiters bei großen und bösartigen Schilddrüsenwucherungen. Die bestehende Schwangerschaft ist eine Gegenanzeige.
Radiologie
Strahlenheilkunde.
Radiomanometrie
Röntgendarstellung mit gleichzeitiger Druckmessung der Gallenwege während der Operation. Benötigt Kontrastmittel.
Radiozystitis
Durch Strahlenanwendung geschädigte Schleimhaut der Harnblase. Verursacht Symptome wie bei Harnblasenentzündung.
Radium
Radioaktiv strahlendes Metall.
Radiumbestrahlung
Radioaktive Gammastrahler des Radiums werden als Nadeln, Stifte oder Zylinder direkt am Tumorherd für einige Stunden angebracht.
Radius
Speiche. Röhrenknochen des Unterarmes.
Radiusfraktur
Speichenbruch.
Rarefikation
Gewebsschwund.
RAST
Abkürzung für eine radioaktive Methode zur Allergie-Erkennung.
Ratschow-Übungen
Beinübungen zur Verbesserung der Durchblutung.
Rausch
➪ Alkoholismus.
R-auf-T-Phänomen
EKG-Begriff. Bedeutet das Zusammentreffen der Herzkammererregung mit der rückläufigen vorhergehenden Erregung. Vorkommen beim Herzinfarkt:

Das Phänomen weist auf die drohende Gefahr eines Kammerflimmerns hin, was praktisch den Herzstillstand bedeutet.

Raynaud-Syndrom

Auch: Vasospastisches Syndrom. Überbegriff für Durchblutungsstörungen an Armen und Beinen. Oft ist damit eine nichtorganische anfallsweise Durchblutungsstörung an Fingern und Zehen gemeint.

RDS

➪ Respiratory-distress-Syndrom.

Reanimation

Wiederbelebung.

Rechtsherzhypertrophie

Vergrößerung der rechten Herzkammer. Die häufigste Ursache ist ein Bluthochdruck in den Lungenschlagadern.

Rechtsherzinsuffizienz

Versagen der rechten Herzkammer. Führt zu Atemnot schon in Ruhe, Stauung der Leber und allgemeiner Venenstauung. Ungünstiger Krankheitsverlauf.

Rechtsschenkelblock

Leitungsunterbrechung im rechten Schenkel der elektrisch leitenden Herzmuskelfasern. Symptomlos und meist bedeutungslos.

Rechtsverspätung

EKG-Begriff. Bedeutet die Verzögerung, aber nicht Unterbrechung der elektrischen Leitung in der rechten Herzkammer.

Reduktionsplastik

Operative Verkleinerung eines Organs, z. B. der weiblichen Brust.

Reduktionsdiät

Verschiedene Formen der unterkalorischen Ernährung zur Gewichtsabnahme.

Referenzwerte

Bezugs-, Vergleichswerte.

Reflexepilepsie

Epileptische Anfälle, die durch äußere Reize wie Licht, Lärm oder auch Berührung ausgelöst werden.

Reflux

Zurückfließen; z. B. fließt bei der Schlußschwäche der Speiseröhre saurer Magensaft in die Speiseröhre zurück, die Folge ist Sodbrennen.

Refluxkrankheit

➪ Refluxösophagitis.

Refluxösophagitis

Entzündung der Speiseröhre durch eine Schlußschwäche des unteren Speiseröhrenmuskels, wodurch saurer Magensaft und Mageninhalt in die Speiseröhre zurückfließen und die Schleimhaut schädigen. Symptome sind Brennen und

Schmerzen hinter dem Brustbein, Schluckstörungen und Blutungen. Bei langer Krankheitsdauer können narbig-entzündliche Verengungen die Folge sein. Diagnose durch Spiegelung (Ösophagoskopie) und Langzeit-ph-Messung in der Speiseröhre. Behandlung mit Diät und Medikamenten.

Regeneration

1. Wiederbildung, Erneuerung von Zellen.
2. Erholung körperlicher oder geistiger Funktionen.

Die Regenerationszeit nimmt im Alter zu.

Regurgitation

Rückströmen des Inhaltes eines Hohlorgans, z. B. von Speisen aus unteren in höhere Verdauungsabschnitte oder von Blut aus der Schlagader ins Herz.

Rehabilitation

Summe aller Maßnahmen zur »Wiederherstellung« eines Patienten nach überstandener Krankheit.

Rehydratation

Zufuhr von Wasser und Salzlösungen – als Getränk oder Infusion – zum Ausgleich eines Flüssigkeitsmangels.

Reimplantation

Wiedereinpflanzen, z. B. eines verrenkten Zahnes.

Reinfarkt

Erneuter Herzinfarkt.

Reinke-Ödem

Wasserdurchtränkte, meist blasse Schwellung eines oder beider Stimmbänder.

Reisediarrhoe

Akute Durchfälle auf Reisen, besonders in tropischen Gegenden. Die häufigste Ursache sind giftbildende Coli-Bakterien gemeinsam mit dem Einfluß einer veränderten Kost.

Reizblase

Gereizte Harnblase. Gekennzeichnet durch eine verkrampfte Muskulatur des Organs mit Krämpfen und gesteigerter Anzahl der Blasenentleerungen. Kommt bei Entzündungen vor, aber auch nichtorganisch bei gesteigerter seelischer Erregung und allgemeiner Anspannung.

Reizkolon

Dickdarm mit besonderer Anfälligkeit gegenüber verschiedensten krankmachenden Einflüssen. Kann auch die Folge einer tiefer gehenden seelischen Störung sein. Symptome sind Schmerzen, Völlegefühl, Rumoren, Blähungen sowie der Wechsel von Verstopfung und Durchfall.

Reizmagen

Kommt bei nervöser Übererregbarkeit vor und ist gekennzeichnet durch gesteigerte Beweglichkeit und vermehrte Absonderung von Säure und Magensaft. Ein R. kann sehr lange und quälende Beschwerden verursachen und den ganzen Allgemeinzustand beeinträchtigen. Die Diagnose wird durch die ➪ Gastroskopie gesichert. Die günstigste Behandlung besteht öfters in einer Beruhigung der Lebenssituation mit milder Kost. Manchmal helfen auch Säureblokker, langfristig eingenommen, am besten.

Rekompensation
Wiederherstellung des Kompensationszustandes, z. B. des Herzens. ➪ Kompensation.

Rekonvaleszenz
Zeitliche Phase der Wiederherstellung eines Patienten.

Rektal
Über den Mastdarm. »Zäpfchen werden rektal eingeführt.«

Rektalschleimhautentzündung
Entzündung der Mastdarmschleimhaut.

Rektosigmoidoskopie
Spiegelung von Mastdarm und ➪ Sigmoid.

Rektoskopie
Enddarmspiegelung mit starren Geräten oder flexiblen (biegsamen) Fiberendoskopen.

Rektum
Mastdarm.

Rektumamputation
Operative Entfernung des Mastdarmes einschließlich des umgebenden Gewebes mit Afterentfernung und Anlegen eines künstlichen Ausganges.

Rektumkarzinom
Krebs des Enddarmes. Er macht 7% aller Karzinome aus. Der Ausgang ist oft ein drüsiger ➪ Polyp. Die Symptome sind eher spät zu erwarten. Sie äußern sich als Blutung, Blutbeimengung im Stuhl, Stuhlbeschwerden, Durchfall oder Verstopfung und Gewichtsabnahme. Metastasen erfolgen vor allem in die Leber. Nachweis durch ➪ Rektoskopie. Behandlung mit Operation. Sitzt der Tumor im unteren Darmdrittel, also tiefer als 8 cm, muß ein ➪ Anus praeter angelegt werden. Sonst kann die ➪ Kontinenz für den Stuhl erhalten bleiben.

Rektumpolyp
Schleimhautwucherung im Mastdarm. Kann Blutungen verursachen. Nachweis und Entfernung durch Spiegelung.

Rektumprolaps
Mastdarmvorfall. Es kann entweder nur die Schleimhaut oder die ganze Mastdarmwand nach außen durch den After treten. Vorkommen bei langjähriger Verstopfung und Bindegewebsschwäche.

Rektumresektion
Teilentfernung des Mastdarms gemeinsam mit einem Stück des ➪ Sigmoids. Durchgeführt bei Krebsen mit dem Sitz über 8-10 cm oberhalb des Afterringes.

Rekurrensparese
Stimmbandlähmung. Kann ein- oder beidseitig, vollständig oder unvollständig sein. Grund ist die Schädigung des Nervus laryngeus recurrens durch ein unbeabsichtigtes Durchtrennen bei einer Kropfoperation oder der Druck eines ➪ Aneurysmas der Hauptschlagader (Aorta). Die einseitige Lähmung macht Heiserkeit, abgeschwächten Hustenstoß und Einatmungsgeräusche. Die beidseitige Lähmung erzeugt ➪ Aphonie.

Relaparotomie
Erneute operative Öffnung des Bauches. Notwendig bei Komplikationen im Anschluß an den operativen Eingriff im Bauch oder als »second-look«-Operation zur Befundkontrolle (z. B. nach Darmverschluß wegen einer Durchblutungsstörung der Gekröseschlagadern).

Relaps
Auch: Rezidiv. Der Rückfall einer Krankheit nach tatsächlicher oder aber auch vermeintlicher Heilung.

Relaxans
Medikament zur Erschlaffung und Entspannung der Muskulatur. Oft auch im seelischen Sinn gemeint.

REM-Schlaf
Schlafphasen, die mit Träumen und ruckartigen Augenbewegungen verbunden sind. Alle anderen Schlafphasen bezeichnet man als Non-REM-Phasen.

Remission
Deutliches Nachlassen der Krankheitszeichen, aber noch nicht das Erreichen der Genesung. Die Begriffe »komplette R.« (CR) und »partielle (teilweise) R.« (PR) sind als Maße für Tumoren und Blutkrebse mit den Stadienbezeichnungen M0–M4 festgelegt (➪ TNM).

Remittierend
Vorübergehend, zeitweilig nachlassend.

Ren
Niere.

Renin
Blutdrucksteigernder Stoff. Wird in der Niere erzeugt.

Renoparenchymatöse Hypertonie
Macht ca. 10% aller Fälle von Bluthochdruck aus. Die Ursachen sind Erkrankungen des Nierengewebes, ein- oder beidseitig. In Frage kommen Entzündungen und Allgemeinerkrankungen mit Nierenbeteiligung wie etwa die

Zuckerkrankheit, weiters Zystennieren und Mißbildungen wie z. B. unterentwickelte Nieren. Diagnose durch Ultraschall, ➪ CT und Gewebsentnahme.

Renovaskuläre Hypertonie

Macht ca. 5% aller Fälle von Bluthochdruck aus. Ursachen sind Verengungen der Nierenschlagader oder der Bauchhauptschlagader. Diagnose durch Gefäßuntersuchung. Durch eine Gefäßkorrektur ist öfters eine ursächliche Behandlung möglich.

Reposition

Rückverlagerung eines Organs oder Organteiles in dessen normale Lage im Körper; z. B. R. einer verrenkten Schulter.

Resektion

Operative Entfernung eines Organs oder Organteils.

Residualluft

Restluft, die nach stärkster Ausatmung noch in der Lunge verbleibt.

Residualsyndrome

Jene Symptome, die nach einer akuten ➪ Schizophrenie noch vorhanden sind. Sie werden vom Patienten selbst wahrgenommen und sind vor allem Ermüdbarkeit, Verarmung des Antriebes und der Gefühle mit erhöhter Reizbarkeit.

Resistance

Strömungswiderstand in den Bronchien. Ist vom Füllungszustand der Lunge abhängig. Die beste Meßmethode ist die Ganzkörperpletysmographie (➪ Pulmologische Diagnostik).

Resistent

1. Widerstandsfähig, gefeit.
2. Unempfindlich gegen Antibiotika.

Resistenz

1. Unempfindlichkeit des Organismus gegenüber Krankheiten, z. B. Infektionen.
2. Unempfindlichkeit des Organismus gegenüber Medikamenten.

Resorption

Aufnahme von Wasser und Nährstoffen, aber auch von Giften usw.

Respiration

Atmung.

Respirationstrakt

Alle Atemwege einschließlich der Lungenbläschen.

Respirator

Beatmer, im engeren Sinn Beatmungsgerät.

Respiratory-distress-Syndrom

RDS. Krankheitsbild mit Atemnot bei Früh- und Neugeborenen bzw. bei Erwachsenen (ARDS).

Restharn
Harnmenge, die nach einer Harnentleerung noch in der Harnblase zurückbleibt. Häufiges Symptom bei fortgeschrittener Prostatavergrößerung.
Restitutio ad integrum
Ausheilung einer Krankheit (von selbst, medikamentös oder operativ) mit vollständiger Wiederherstellung.
Restless legs
Das schlecht unterdrückbare Bedürfnis, die Beine zu bewegen. Sonst keinerlei Symptome. Verläuft schubweise und ist familiär gehäuft vorhanden.
Restriktion
Verminderte Dehnbarkeit der Lunge.
Retardation
Verlangsamung oder Hemmung, z. B. der körperlichen und/oder geistigen Entwicklung.
Retention
Zurückhaltung, Verhaltung.
Retentio testis
➪ Hodenektopie.
Retina
Netzhaut.
Retinaablösung
Netzhautablösung. Verursacht keine Schmerzen. Es entstehen Blitze- und Funkensehen mit Rußregen. Ein »Vorhang« schiebt sich über das Auge, später – wenn die Ablösung die Netzhautmitte erreicht hat – kommt es zu hochgradiger Sehverschlechterung. Behandlung mit Laser.
Retinierte Zähne
Zähne, die am »Durchbrechen« gehindert wurden. Meist handelt es sich um die Weisheitszähne; auch die oberen Eckzähne sind betroffen, sowie obere und untere »5er«. Sie machen meistens keine Symptome, bei Entzündung können Schmerzen auftreten. Diagnose durch Röntgen. Behandlung durch operative Entfernung. Bei den Eckzähnen kann das »Herunterholen« des Zahnes durch kieferorthopädische Maßnahmen versucht werden.
Retinitis
Netzhautentzündung.
Retinoblastom
Vererbter, bösartiger Krebs der Netzhaut im Säuglings- und Kleinkindalter. Setzt Metastasen in das Schädelinnere. Nach außen hin erscheint das R. als blindes »Katzenauge« mit einem weißen Lichtreflex der Pupille.
Retinopathia diabetica
Komplikation der Zuckerkrankheit. Es entstehen kleinfleckige Netzhautblutun-

gen und Gefäßneubildungen, die in die Netzhaut und den Glaskörper hineinwuchern. Später treten massive Blutungen im Glaskörper auf, mit Ausbildung von Schwarten und Strängen. Behandlungsversuch mit durchblutungsfördernden Medikamenten sowie Laser.

Retrobulbärneuritis
Entzündung des Sehnervs hinter dem Augapfel. Führt zu Ausfällen des Gesichtsfeldes. Vorkommen bei ➪ multipler Sklerose.

Retrograd
Zeitlich oder örtlich zurückliegend, von hinten her, entgegen der natürlichen Richtung. In zurückliegende Situationen reichend.

Retrokardial
Hinter dem Herzen liegend.

Retrokolisch
Hinter dem Dickdarm liegend.

Retrolisthesis
Rückwärtsverschiebung eines Wirbelkörpers.

Retroperitoneal
Hinter dem rückseitigen Bauchfell liegend.

Retroperitoneale Fibrose
➪ Fibrose.

Retroperitoneum
Raum hinter dem Bauchraum.

Retropulsivanfall
Epileptischer Anfall mit Zurückbeugen von Oberkörper und Kopf.

Retrosternal
Hinter dem Brustbein gelegen.

Retroviren
Bestimmte Virusart, ➪ HIV zählt dazu.

Rett-Syndrom
Nur bei Mädchen vorkommende Hirnerkrankung. Sie beginnt im frühen Kindesalter und schreitet langsam fort. Die geistige Entwicklung ist schwer beeinträchtigt, auffällig sind stereotype Bewegungen wie z. B. Handwaschbewegungen. Sprechen, Gehen und das Zusammenspiel der Muskeln sind beeinträchtigt. Vermindertes Kopfwachstum und epileptische Anfälle.

Revaskularisation
1. Das Wiedereinwachsen kleinster Haargefäße in einen durch mitgemachte Krankheit nicht (mehr) durchbluteten Gewebsbezirk.
2. Das Wiederingangbringen der Gefäßversorgung durch ➪ Bypass-Operation am Herzen.
3. Das Wiedereröffnen von Gefäßen durch ➪ PTCA.

4. Das Wiedereröffnen von durch Gerinnsel verschlossenen Gefäßen durch ➪ Lyse.

Reversibel

Rückbildungsfähig. »Die entzündliche Schwellung ist reversibel.« Gegenteil: irreversibel.

Rezent

Frisch, derzeit.

Rezeptor

Empfangseinrichtung an der Zelle, »Ankerplatz«, z. B. für Hormone.

Rezidiv

➪ Relaps.

Rezidivierend

Wiederkehrend, wiederholend.

Rezidivprophylaxe

Vorbeugung gegen Rückfälle.

Rh

Rhesus. Ein Blutgruppenmerkmal.

Rhagade

Hautschrunde, kleinste Hauteinrisse.

Rheovirus

Virusart. Kann akute Magen-Darm-Entzündungen auslösen.

Rheumafaktor

Nachweisbarer Eiweißkörper, der vom Organismus selbst gebildet wird und sich auch gegen diesen richtet (Autoantikörper). Läßt sich in einem gewissen Prozentsatz bei der primär chronischen ➪ Polyarthtritis nachweisen, ebenso aber auch bei Leberleiden, ➪ Leukämien, ➪ Kollagenosen oder Tuberkulose. Der Nachweis von Rheumafaktoren ist für die Diagnose »Rheuma« nicht beweisend!

Rheumatischer Formenkreis

Alle Krankheiten und Leiden, die »rheumaartig« verlaufen.

Rheumatismus

Sammelbegriff für schmerzhafte Zustände der Muskeln und des Skelettes und andere Organveränderungen. Unterschieden werden der entzündliche vom allergischen und infektiösen R.

Rheumatoid

Rheumaähnlich, aber nicht zum ➪ rheumatischen Formenkreis gehörig.

Rheumatoide Arthritis

➪ Polyarthritis, chronische.

Rhinitis

Entzündung der Nasenschleimhaut.

- *R. acuta:* Akute Nasenentzündung, Schnupfen. Erreger sind Viren, gefördert wird die Entzündung durch verschiedene Bedingungen wie etwa Witterungswechsel, Abweichungen der Nasenscheidewand, vergrößerte Mandeln oder Stoffwechselstörungen. Symptome sind Niesen, Rachenkratzen, Kopfschmerzen, beidseitig verstopfte Nase, laufende Nase und reduziertes Geruchsempfinden. Komplikationen sind der Befall der Nasennebenhöhlen, des Mittelohres und der tieferen Luftwege. Meist genügt örtliche Behandlung.
- *R. chronica:* Chronischer Schnupfen.
- *R., eitrige:* Durch eitrige Nasenabsonderung ist die Nasenatmung behindert.
- *R., hypertrophische:* Nasenschleimhaut und Nasenmuscheln sind gerötet, verdickt und vergrößert. Dies führt zur Behinderung der Nasenatmung, Kopfschmerzen und Verlust des Geruchssinnes. Örtliche Behandlung und Klimakuren.
- *R. sicca:* Auch: R. atrophicans. Schwund der Nasenschleimhaut und der Schleimdrüsen führen zur Austrocknung und Erweiterung der Nasenhaupthöhle, Verlust des Geruchssinnes und zu häufigen Infektionen der Nasennebenhöhlen. Örtliche Behandlung mit Soledämpfen.
- *R., spezifische:* Bei Tuberkulose. Führt zur geschwürigen Zerstörung der Nasenscheidewand. Bei Syphilis große rote, leicht schmerzhafte und verstopfte Nase.
- *R., toxische:* Durch Medikamente, Staub, Tabak usw. ausgelöste Entzündung.
- *Rhinopharyngitis acuta:* Zusätzlich ist auch der Rachen mit entzündet. Die Virusinfektion wird durch Rauchen, verunreinigte Luft und Allergien gefördert. Nach plötzlichem Beginn mit Schnupfen und Schluckbeschwerden ist auch höheres Fieber möglich. Oft ist die Rhinopharyngitis ein Vorläufer einer infektiösen Kinderkrankheit, etwa von Masern. Örtliche Behandlung und Fiebermittel sind meist ausreichend.

Rh-Inkompatibilität

Blutgruppenunverträglichkeit bezüglich des Rhesusfaktors. Rhesus-negative Frauen können in der Schwangerschaft Antikörper gegen das wachsende Rhesus-positive Kind bilden und damit ⇨ Morbus haemolyticus neonatorum auslösen.

Rhinobasale Fraktur

Schädelbasisbruch mit Beteiligung der Nasenbereiche, die der Schädelbasis am nächsten liegen.

Rhinogen

Von der Nase ausgehend.

Rhinopathie
Alle Nasenerkrankungen, die nicht durch eine Entzündung bzw. Infektion bewirkt werden.

- *R. allergica:* Überempfindlichkeit gegenüber Einatmungsstoffen. In Frage kommen Pollen (führt zu Heuschnupfen), Tierhaare, Staub, Milben, Pilze, Mehlstaub, Medikamente und Nahrungsmittel. Symptome sind Niesattacken, Schwellung und bläuliche Verfärbung der Nasenschleimhaut, wäßriger Nasenfluß, Lichtscheu durch Bindehautentzündung und Kopfschmerzen. Auch die Mitbeteiligung der Nasennebenhöhlen ist möglich. Behandlung mit antiallergischen Mitteln.
- *R. vasomotorica:* Anlagebedingte Neigung der Nasenschleimhaut zu Verschwellung. Auslösend sind nicht allergische Stoffe, sondern ganz unbedeutende Reize, die zu einer Störung der Blutgefäßregulation in der Nasenschleimhaut führen. Behandlung mit Soledämpfen, Abhärtung.

Rhinophym
»Knollennase«. Eine nur bei Männern vorkommende Form der Nasenvergrößerung durch Wucherung von Talgdrüsen und Blutgefäßen. Wird operativ durch einfache Abschälung entfernt.

Rhinosklerom
Knotige Erkrankung der Schleimhaut der Nase, des Mundes und der oberen Atemwege. Erreger sind Klebsiellen. Beginnt mit Schleimhautentzündung, dann Knotenbildung, Verhärtung und Einengung der Bronchien.

Rhinoskopie
Spiegelung der Nase.

Rhinoviren
Erreger des grippalen Infektes.

Rhizarthrose
➪ Arthrose eines Wurzelgelenkes von Armen oder Beinen. Meist ist die Arthrose des Daumensattelgelenkes gemeint.

RIA
Radioimmunoassay. Radioaktives Testverfahren.

Rickettsiose
Infektionskrankheit, die durch Rickettsien übertragen wird. Diese Erreger verursachen typhusähnliche Krankheiten.

Riedel-Struma/Riedel-Thyreoiditis
➪ Schilddrüsenentzündung.

Riesenhämangiom
Sehr großer Blutschwamm.

Rigid
Steif, starr.

Rigor
Gesteigerte Grundspannung der Muskeln mit typischer Steifigkeit und Starre bei passiver Bewegung. Man spricht von einem »wächsernen« oder »teigigen« Widerstand. Vorkommen bei Parkinson-Krankheit.

RIND
Reversibler ischämischer neurologischer Defekt. Eine Verlaufsform des Schlaganfalls mit rückbildungsfähigen Symptomen.

Rippenbuckel
Entsteht bei ➪ Skoliose. Die Brustwirbelsäule wird durch eine Verdrehung von Wirbelkörpern nach außen gebuckelt.

Rippenfraktur
Rippenbruch. Behandlung meist nur mittels »Rippengürtel«.

RIST
Radioimmunosorbent-Test. Radioaktive Testmethode zum Nachweis von Antikörpern bei vermuteten Allergien.

Riva-Rocci
RR. Die bekannteste Methode der Blutdruckmessung.

RIVA-Stenose
Verengung des Ramus interventricularis anterior, eines Gefäßastes der linken Herzkranzschlagader.

Roborans
Stärkungsmittel.

Roemheld-Syndrom
Herzbeschwerden durch hochstehendes Zwerchfell. Ursachen sind Verdauungsstörungen mit erhöhtem Gasgehalt in Magen und Darm. Das hochstehende Zwerchfell führt zur Querverlagerung des Herzens. Die Folgen sind Angina-pectoris-ähnliche Zustände. Zusätzlich Atemnot, Schweißausbrüche, Herzklopfen, Extraschläge und Blutdruckabfall.

Röntgenoderm
Auch: Radiodermatitis chronica. Nach Jahren oder Jahrzehnten auftretende Spätfolge von Röntgenbestrahlungen der Haut. Es kommt zu fleckförmigen Verfärbungen der Haut, Gefäßerweiterungen und Straffung der Haut durch Schwund. In der schwersten Ausprägung entstehen auch Geschwüre. Die Neigung zur Abheilung ist schlecht. Auch der Übergang in ein Röntgenkarzinom ist möglich.

Rooming-in
Gemeinsames Aufnehmen von Mutter und Kind im Krankenhaus.

Rosacea
Auch: Rosazea, Acne rosacea, Kupferfinnen. Ursächlich unbekannte, chronisch-entzündliche Hauterkrankung. Neben Gefäßveränderungen besteht

gleichzeitig eine anlagebedingt vermehrte Produktion von Hauttalg. Wird im 40. bis 50. Lebensjahr häufiger, betroffen ist besonders die Gesichtsmitte. Symptome sind Rötungen, Gefäßerweiterungen, Knötchen und Entzündung der Haut. Die Krankheit verläuft chronisch und neigt zu Wiederholungen. Komplikationen sind die entzündliche Augenbeteiligung und das ➪ Rhinophym. Bedarf örtlich desinfizierender Behandlung und innerlich Antibiotika.
◆ *Rosaceaartige Dermatitis:* ➪ Periorale Dermatitis.

Rotablator
Fräsgerät zum »Ausputzen« verstopfter Kranzgefäße am Herzen.

Rotatorenmanschette
Jene Muskeln, die den Oberarm im Schultergelenk wie eine Manschette umschließen.

Rotaviren
Erreger von entzündlichen Darmerkrankungen mit Durchfall.

Röteln
Auch: Rubeola, German measles. Infektiöse Viruskrankheit mit einer Inkubationszeit von 2–3 Wochen. Symptome sind ein fleckig-knotiger, blaßroter Ausschlag, der oft nur schwer und kurzfristig sichtbar ist. Das Krankheitsgefühl ist nur schwach ausgeprägt, eine Temperaturerhöhung ist nur mäßig vorhanden. Im Nacken sind ein oder mehrere vergrößerte Lymphknoten zu tasten, auch die Milz ist vergrößert. Diagnosesicherung durch das Labor. Eine Behandlung ist meist nicht nötig. Vorbeugung ist durch die Schutzimpfung möglich.

Rötelnsyndrom
➪ Embryopathia rubeolaris.

RSB
➪ Rechtsschenkelblock.

Rubeola
➪ Röteln.

Rubeosis
Rötung (der Haut).
◆ *R. faciei:* Gesichtsrötung, bei Zuckerkrankheit.

Rudimentärinfarkt
➪ Angina pectoris.

Rückenmarkstumoren
Sie sind wesentlich seltener als Hirntumoren. Neurinome nehmen ihren Ausgang von Nervenwurzeln, Meningeome von den Rückenmarkshäuten, Ependymome von der Auskleidung der flüssigkeitsgefüllten Räume. Symptome sind Schmerzen im Ausbreitungsgebiet eines Nervs und Verstärkung der Beschwerden beim Husten und Pressen. Oft nehmen die Schmerzen im

Liegen zu. Weiters kommt es zu Lähmungen, Muskelschwund und Gefühlsstörungen. Im weiteren Verlauf kann es zu Blasenentleerungsstörungen und Querschnittslähmung kommen. Nachweis mit ➪ CT und ➪ MR. Behandlung durch Operation.

Ruhedyspnoe

Atemnot schon in Ruhe. Vorkommen bei Versagen der linken Herzkammer und Lungenleiden.

Ruhetremor

Zittern, das im Ruhezustand auftritt und bei willkürlicher Bewegung verschwindet. Vorkommen z. B. bei ➪ Parkinson-Krankheit.

Ruhr

Infektion mit Bauchbeschwerden.

- *Amöbenruhr:* Oft bestehen nur schwache Symptome mit Druckschmerz des Dickdarmes. Nachweis der Parasiten im Labor, Behandlung mit Metronidazol.
- *Bakterielle R.:* Die Erreger sind Shigellen. Symptome sind Durchfälle mit Beimengung von Schleim, Blut und Eiter. Erregernachweis im Stuhl. Behandlung mit Ciproxin oder Quinodis.

Rumination

Aufstoßen, erneutes Kauen und Wiederverschlucken von Mageninhalt als Verhaltensstörung bei seelisch vernachlässigten und beeinträchtigten Kindern.

Ruptur

Bruch, Riß, Zerreißung.

Rush

Flüchtiger Ausschlag bei Infektionskrankheiten.

Rutheniumplombe

Radioaktiver Rutheniumstrahler. Wird bei bösartigem Augenmelanom für einige Zeit operativ im Auge befestigt.

R-Zacke

EKG-Begriff. Bezeichnet die elektrische Erregung der Herzkammer.

S

S1–S5

Bezeichnung für die 5 Kreuzbeinwirbel.

Säbelscheidentrachea
Scheidenförmig eingeengte Luftröhre, durch Druck von außen entstanden, z. B. durch einen größeren Kropf.

SA-Block
Eine Form der langsamen Herzrhythmusstörung. Der zu langsame Herzschlag verschwindet unter Belastung.

Sackniere
➪ Hydronephrose.

Sacrum
Auch: Sakrum. Kreuzbein.

Sagittal
Vom Rücken her in den Bauch, von hinten nach vorne – oder umgekehrt.

Sakralgie
Schmerzen in der Kreuzbeingegend.

Sakralisation
Vollständige oder unvollständige Verschmelzung des 5. Lendenwirbelkörpers mit dem Kreuzbein. Bei vollständiger Ausprägung bestehen meistens keine Beschwerden.

Sakralteratom
Eine Art »kleinster Doppelgänger« oder »Zwilling« des Menschen. Im Kreuzbeinbereich findet sich eine geschwulstähnliche, feste oder zystische Doppelbildung. Der Körper ist meist formlos, meist lassen sich einige Details erkennen.

Salivation
Speichelfluß.

Salmonellose
Überbegriff für Allgemeininfektionen mit Salmonella-Arten. Die bekannteste Krankheitsausprägung ist die Salmonellenenteritis (akute Lebensmittelvergiftung). 12–24 Stunden nach der Infektion setzt Fieber mit Schüttelfrost ein, es kommt zu Übelkeit und Erbrechen. Die Durchfälle sind wäßrig und heftig, klingen aber nach 2–3 Tagen wieder ab. Die Krankheitserscheinungen entstehen durch die Gifte der Erreger. Nachweis durch Stuhlproben. Bei unkompliziertem Verlauf sind keine Antibiotika erforderlich.

Salpingitis
➪ Adnexitis.
◆ *S. gonorrhoica:* ➪ Gonorrhoe.

Salpingo-Oophoritis
➪ Adnexitis.

Salpinx
Eileiter.

Saluretika
➪ Diuretika.

Salven
Aufeinander folgende Extraschläge des Herzens.

Sanatio
Heilung.
- ◆ *S. per primam intentionem:* Heilung, sozusagen »im ersten Anlauf«.
- ◆ *S. per secundam intentionem:* Heilung im zweiten Anlauf (z. B. nach anfänglicher Wundeiterung oder Aufgehen der Nähte).

Sanduhrmagen
Ein Röntgenbegriff. Der Magen erscheint in der Mitte hochgradig eingeschnürt. Vorkommen bei Geschwüren und Tumoren.

Sanguinatio
Blutung.

Sanguinolent
Blutig, mit Blut vermischt.

Saphenektomie
➪ Venenstripping.

Sarkoidose
Auch: Morbus Boeck, Besnier-Boeck-Schaumann-Krankheit, Boecksche Krankheit. Allgemeinerkrankung unbekannter Ursache. In über 90% der Fälle ist die Lunge befallen, sonst Haut, Augen und Lymphknoten. In den befallenen Organen reichern sich weiße Blutkörperchen an und bilden Knötchen. Es kommt zu Vergrößerung der lungennahen Lymphknoten, Gelenkschmerzen und geröteten Knötchen an der Haut. Diese akute Form neigt zur selbständigen Rückbildung. Diagnose durch Labor, Röntgen, Spiegelung der Bronchien und ➪ CT. Sehr gute Heilungschancen. Wichtigstes Medikament ist Kortison.

Sarkom
Krebs, der vom Stützgewebe der Organe, vom Weichteil- und Nervengewebe ausgeht. Sarkome sind mit 2% aller Krebse selten.

Sauerstoffinsufflation
Die Zuleitung von Sauerstoff in die Atemwege.

Sauerstoffkonzentration
Gerät, das aus der Raumluft über besondere Filter Stickstoff abtrennt und konzentrierten Sauerstoff gewinnt. Anwendung zur Langzeitbehandlung von Lungen- und Herzleiden.

Saugbiopsie
Gewebsentnahme unter Anwendung eines Soges.

Saugdrainage
Ableitung von Flüssigkeit aus Körperhöhlen unter Anwendung eines Soges.

Saugkürettage
Auch: Vakuumkürettage. Abschabung der Gebärmutterschleimhaut durch Absaugen des Gewebes. Anwendung zur Diagnostik oder zum Schwangerschaftsabbruch.

Säuglingsdystrophie
Chronische Gedeihstörung des Säuglings durch Fehlernährung, chronische Infektionen wie Syphilis oder Tuberkulose und Stoffwechselstörungen. Führt zu Gewichtsverlust mit Fettschwund, Empfindlichkeit gegenüber Ernährungsfehlern, empfindlichem Wasserhaushalt und Anfälligkeit für Infektionen.

Säuglingskrämpfe
Eine Form der Epilepsie bei Neugeborenen mit noch unreifem Gehirn. Führt zu Zuckkrämpfen mit wechselnder Seitenbetonung, automatischen Mundbewegungen und seitlicher Blickwendung. Diagnose durch ➪ EEG, Behandlung medikamentös.

Säuglingsosteomyelitis
➪ Osteomyelitis.

S. c.
Subkutan. Unter die Haut.

Scalenusengpaß-Syndrom
Entsteht durch eine Verengung von Muskellücken am Hals, durch die Nerven zum Arm ziehen. Die Druckschädigung des Armnervengeflechtes führt zu Armschmerzen, verstärkt durch Tragen schwerer Lasten oder Arbeiten mit erhobenem Arm (Maler und Anstreicher). Später drohen auch Lähmungen und Muskelschwund. Diagnose durch Röntgen, ➪ EMG, ➪ ENG, eventuell Gefäßröntgen. Behandlung durch Ruhigstellung oder Operation.

Scapula
Schulterblatt.

Scarlatina
➪ Scharlach.

Schädel-Hirn-Trauma
Verletzung des knöchernen Schädels und des Gehirns. Der Schweregrad orientiert sich an der Dauer der Bewußtlosigkeit. Die Verletzung gilt als leicht bei einer Bewußtlosigkeit bis zu 1 Stunde, mittelschwer bis zu 24 Stunden und schwer bei mehr als 24 Stunden dauernder Bewußtlosigkeit. Die Verletzung kann offen oder gedeckt sein.

- *Epiduralhämatom:* Verletzungsbedingter Bluterguß zwischen Schädelknochen und harter Hirnhaut. Geschieht durch einen Schädelbasisbruch mit Zerreißung einer Hirnhautschlagader. Nach einem symptomfreien Intervall kommt es zu einer raschen Eintrübung des Bewußtseins mit Auftreten von Hirnsymptomen. Diagnose durch ➪ CT. Operation ist dringend geboten!

- *Subduralhämatom, akutes:* Akuter verletzungsbedingter Bluterguß im Raum zwischen harter und weicher Hirnhaut. Symptome und Diagnose wie bei Epiduralhämatom.
- *Subduralhämatom, chronisches:* Die Ursache ist eine geringere Blutung. Es kommt zu seelischen Auffälligkeiten wie Teilnahmslosigkeit, Schläfrigkeit und mangelnder Orientierung. Mögliche Hirnnervenausfälle entwickeln sich langsam.
- *Traumatisches intrazerebrales Hämatom:* Verletzungsbedingte Blutung innerhalb des Gehirns. Macht Symptome wie ein Gehirntumor.

Schädeltrepanation

Operative Eröffnung des Schädels.

Scharlach

Auch: Scarlatina. Ansteckende Infektionskrankheit mit Ausschlag. Erreger sind Streptokokken, die Inkubationszeit beträgt 2–4 Tage. Die Symptome beginnen plötzlich mit Erbrechen und Fieber bis 40°C, Angina, belegter Zunge, geschwollenen Lymphknoten und knopfgroßen, roten, erhabenen Hauterscheinungen. Das Gesicht zeigt eine intensive Wangenröte mit einer Blässe um den Mund. Vom 2. bis 3.Tag an entwickelt sich die »Himbeer-« oder »Erdbeerzunge«. Ab dem 10. Tag Normalisierung, nach 14 Tagen Schuppung der Haut. Nach diesem »1. Kranksein« kann 3–5 Wochen später ein »2. Kranksein« nachfolgen. Es handelt sich dabei um eine Krankheitswiederholung oder eine Neuinfektion. Zu Fieber und Lymphknotenschwellung gesellen sich Nierenentzündung, Mittelohrentzündung und Herzmuskelschaden. Auch rheumaähnliche Beschwerden (Scharlachrheumatoid) können hinzutreten. Diagnosestützung durch Labor. Zur Behandlung Penicillin.

- *Forme fruste:* Sehr milde Form.
- *Puerperalscharlach:* Scharlach im Wochenbett.
- *Scharlachfrieseln:* Ausschlag mit Bläschen.
- *Toxischer S.:* Schwere Form, wie Blutvergiftung.
- *Traumatischer S.:* Nach Wunden und Verbrennungen.

Scharlachrheumatoid

➪ Scharlach.

Schaufensterkrankheit

➪ Claudicatio intermittens.

Scheidenfistel

Krankhafte Verbindung von der Scheide zu Nachbarorganen wie Mastdarm, Harnblase oder Harnröhre. Die Ursachen sind oft Verletzungen während der Geburt, Operationen oder Strahlenschäden.

Scheidenprolaps

Stärkste Ausprägung einer Scheidensenkung. Die Scheide kommt aus der weiblichen Scham hervor unter Mitziehen von Harnblase und Gebärmutter. Bedarf operativer Behandlung.

Schenkelblock

Leitungsunterbrechung in den elektrisch leitenden Muskelfasern einer Herzhälfte. Man unterscheidet Links- und Rechtsschenkelblock. Symptome bestehen meist keine, Diagnose durch ➪ EKG. Ein S. kann, muß aber nicht Ausdruck eines geschädigten Herzmuskels sein.

Schenkelhalsfraktur

Knochenbruch im Hals des Oberschenkelknochens. Muß operativ versorgt werden.

Schenkelhernie

➪ Hernie.

Scherenbiß

➪ Psalidontie.

Scheuermannsche Krankheit

➪ Morbus Scheuermann.

Schiefhals

Auch: Tortikollis. Schräghaltung des Kopfes. Angeboren als muskulärer S. durch eine einseitige Fehlbildung von Halsmuskeln. Vorkommen auch nach Blutergüssen durch Geburtsverletzungen. Auch Nervenstörungen können einen S. bewirken. Benötigt intensive langdauernde orthopädische Behandlung.

Schielamblyopie

Schwachsichtigkeit eines Auges durch nicht behandeltes Schielen. Die Ursache ist darin begründet, daß das störende Doppelbild vom Gehirn aus unterdrückt wird, wodurch das Auge »verlernt«, richtig zu sehen.

Schilddrüsendiagnostik

Wichtig sind die Erhebung der bisherigen Krankengeschichte und die allgemeine körperliche Untersuchung.

- *Labor:* Gibt Auskunft über die Qualität der Schilddrüsenfunktion und das eventuelle Vorhandensein von Antikörpern gegen das Schilddrüsengewebe.
- *Szintigraphie:* Klärt Lage und Form der Drüse und unterscheidet speichernde (warme Knoten) von nichtspeichernden (kalte Knoten) Bezirken. Insgesamt ist die Szintigraphie mehr ein Funktionstest. Zur weiteren Klärung der Funktion gibt es spezielle Tests mit Jod oder Technetium (Suppressionstest).
- *TRH-Stimulationstest:* Dient der Unterscheidung zwischen Über- und Unterfunktion. Dabei wird geprüft, ob sich die Schilddrüsenfunktion durch ein bestimmtes Hormon der Hirnanhangsdrüse steigern läßt oder nicht.
- *Ultraschall:* Es lassen sich Größe und Struktur des Organs erkennen, Knoten und Zysten werden sichtbar. Auch eine Gewebsentnahme unter Ultraschallkontrolle kann vorgenommen werden.

Schilddrüsenentzündung

Thyreoiditis. Klärung mit Labor, ➪ Szintigraphie, Ultraschall und Gewebsentnahme.

- *Akute Thyreoiditis:* Eine nichteitrige Entzündung ist durch Strahlen möglich. Eine eitrige Entzündung wird durch verschiedene Erreger wie Staphylokokken ausgelöst.
- *Chronisch-lymphozytäre Thyreoiditis:* Es handelt sich um eine Autoimmunerkrankung (der Körper produziert selbst Antikörper gegen die Schilddrüse). Der Verlauf ist chronisch mit Organvergrößerung oder mit Organschwund. Symptom ist eine nicht schmerzhafte, mäßig vergrößerte Schilddrüse mit Ausbildung eines Kropfes. Bei der atrophischen Erkrankungsform mit Gewebsschwund entwickelt sich kein Kropf. Bei Unterfunktion Gabe von Schilddrüsenhormon.
- *Riedel-Thyreoiditis:* Bei dieser Erkrankungsform verhärtet das Gewebe, ähnlich wie beim ➪ Morbus Ormond. Es kommt zu Druckgefühlen und Behinderung von Atmung und Halsgefäßen, Schmerzen bestehen nicht. Als Behandlung Schilddrüsenhormon bzw. Operation.
- *Subakute Thyreoiditis de Quervain:* Ursächlich ungeklärte Entzündung mit Auftreten von Riesenzellen. Symptome sind Schmerzen beim Bewegen und Schlucken, Druck im Halsbereich und allgemeines Krankheitsgefühl. Die Betastung ist schmerzhaft. Behandlung mit Rheumamitteln und Kortison.

Schilddrüsenhyperplasie

Vergrößerung der Schilddrüse durch Zellneubildung.

Schilddrüsenkarzinome

Die verschiedenen Krebsarten werden je nach den Zellarten als medullär, follikulär, papillär (C-Zell-Karzinom) oder undifferenziertes (anaplastisches) Karzinom bezeichnet. Die Frühsymptome sind spärlich. Verdächtig sind derbe, wachsende Knoten. Spätsymptome sind derbe, höckrige Tumoren mit Schmerzen im Kieferwinkel und Ausstrahlung in die Ohren; weiters Heiserkeit, Lymphknotenvergrößerung und Gefäßstauung. In der Früherkennung spielt die rechtzeitige Feinnadelpunktion verdächtiger Knoten die größte Rolle. Sonst kommen für die Diagnose alle Verfahren zur Anwendung. Die Behandlung ist operativ, zusätzlich Strahlen- und Radiojodtherapie.

Schilddrüsenszintigraphie

➪ Schilddrüsendiagnostik.

Schilddrüsenüberfunktion

➪ Hyperthyreose.

Schilddrüsenunterfunktion

➪ Hypothyreose.

Schizophrenie
Die alten Bezeichnungen waren Dementia praecox oder Spaltungsirresein. Bei dieser ➪ Psychose geht der strukturelle Zusammenhang der Persönlichkeit verloren, und es kommt zu einer Spaltung von Denken, Gefühlen und Erleben. Die Ursachen der Krankheit sind unbekannt, es ist aber familiär gehäuftes Auftreten bekannt. Der Krankheitsbeginn ist meist zwischen dem 20. und 40. Lebensjahr. Ein Stillstand der Krankheit ist immer möglich, eine Heilung in 1/3 der Fälle ist bekannt. Die Mehrzahl heilt mit Defekten aus oder führt zum Abbau der Persönlichkeit, man spricht von schizophrener Verödung. Die Diagnose stützt sich auf Halluzinationen, Ich- und Denkstörungen. Symptome der S. sind Stimmenhören als Rede und Gegenrede in Begleitung des eigenen Tuns, körperliche und gedankliche Beeinflussungserlebnisse, Spaltung des Willensbereiches, Depressionen und Verarmung der Gefühlswelt, Zerfahrenheit, Wahnideen und Gedächtnisstörungen. Die Behandlung erfolgt mit Psychopharmaka, Psychotherapie und Beschäftigungstherapie.

Schlafapnoe
Phasen von Atemstillstand während des Schlafes. Auftreten bei eher beleibten Menschen und Störungen des Rachens sowie bei Nervenkrankheiten. Oft finden sich gleichzeitig auch Blutdruckerhöhung und Herzrhythmusstörungen. ➪ Obstruktive Schlafapnoe.

Schlafstörungen
Die Schlafdauer kann verlängert (Hypersomnie) oder verkürzt (Hyposomnie) sein. Am häufigsten sind Ein- und Durchschlafstörungen und die Kombination beider Formen. Diagnose durch Polysomnographie im Schlaflabor, Allgemein- und apparative Untersuchung (➪ EKG usw.). Behandlung mit Harmonisierung der Lebensweise, Psychotherapie und zuletzt mit Medikamenten.

- *Funktionelle S.:* Die Ursachen sind exogener Natur, z. B. durch Lärm oder Tag/Nachtdienst. Zu den psychoreaktiven Schlafstörungen führen seelische Belastungen, Prüfungsangst und auch Entlastungssituationen mit »Einschlafenwollen«, weiters zuviel Schlaf tagsüber.
- *Organische S.:* Bei Gehirnleiden, Durchblutungsstörungen, Unterzuckerung, Schilddrüsenüberfunktion, Medikamentenwirkung, Schmerzen. ➪ Schlafapnoe.
- *Schlafapnoe-Syndrom (SAS):* Dabei liegen Atempausen von 10 Sekunden 10mal und mehr pro Stunde vor. Männer und Übergewichtige sind viel häufiger davon betroffen, ebenso Patienten mit Bluthochdruck und Herzversagen. Man unterscheidet zentrales (bei Störung des Atemzentrums, selten), obstruktives (durch Einengung der oberen Atemwege) und gemischtes SAS (Kombination von zentral bedingter Atempause mit nachfolgender Atempause durch Atemwegsbehinderung).

◆ *S. bei endogenen Psychosen:* Bei ➪ Depressionen ist der Nachtschlaf verkürzt mit frühem Erwachen, bei der ➪ Manie sind Schlaftiefe und -dauer verkürzt, ebenso bei der ➪ Schizophrenie.

Schlaganfall

Krankheitsbild mit plötzlichen (»Schlag-«)Symptomen, deren Ursprung im Gehirn sitzt. Das Bewußtsein kann dabei erhalten oder getrübt sein. Die Ursachen sind Durchblutungsstörungen, Blutungen und Tumoren. Die zusätzliche Diagnostik umfaßt Röntgen, ➪ EEG, ➪ CT, ➪ MR, Doppler-Ultraschall und Gefäßröntgen. Die Behandlung hängt von der auslösenden Ursache ab (zum Teil operativ) und ist in allen Fällen eine Intensivbehandlung.

◆ *Akute zerebrale Durchblutungsstörung:* Die häufigsten Ursachen sind Gerinnsel, Embolien und Entzündungen. Die Symptome unterscheiden sich je nach betroffenem Gefäßgebiet. Beim Befall der Halsschlagader (Arteria carotis) kommt es zu Lähmungen (halbseitig oder nur eine Gliedmaße), Sprachstörungen, Gesichtsfeldausfall, vorübergehender Blindheit und eventuell epileptischen Anfällen. Ist die Basilaris-Schlagader betroffen, erscheinen als Hauptsymptome Drehschwindel mit Augenzittern und Erbrechen, Kopfschmerzen, Sehstörungen, Ausfälle von Gefühlsnerven, Muskelschwäche, Schluck- und Sprechstörungen, Heiserkeit, Lähmungen und Erinnerungslücken. Nach der Dauer ihrer Symptome werden die Durchblutungsstörungen eingeteilt in:
  - Stadium I: macht keine Symptome.
  - Stadium II: Auch: TIA (transient ischaemic attack/vorübergehende Attakke von Blutleere), impending stroke, intermittierende zerebrovaskuläre Insuffizienz, intermittierendes Ischämiesyndrom. Symptome sind häufige Attacken, diese dauern aber nicht länger als 24 Stunden und hinterlassen nichts Bleibendes.
  - Stadium IIIa: Auch: PRIND (prolonged ischaemic neurological deficit/verlängert verlaufende Nervenausfälle durch Blutleere), ischämischer Insult, TRINS (total reversible ischämische neurologische Symptome, Minor stroke. Die Symptome dauern länger als 24 Stunden, bilden sich aber wieder zurück.
  - Stadium IIIb: Auch: PRINS (partiell reversible ischämische neurologische Symptome). Diese dauern länger als 24 Stunden und bilden sich nur teilweise zurück.
  - Stadium IV: Auch: Completed stroke, IRINS (irreversible ischämische neurologische Symptome). Ständige Nervenausfälle auch über Wochen hinaus. Die Schäden bilden sich nicht oder nur geringfügig zurück.

◆ *Intrazerebrale Massenblutung:* Massive Blutung ins Gehirngewebe. Ursachen sind Bluthochdruck, Aufplatzen von Gefäßgeschwülsten oder

Gefäßaussackungen, Blutungen bei Hemmung der Blutgerinnung (»künstliche Bluter«), Blutgerinnungsstörungen, Blutkrebs und Verletzungen. Die Symptome beginnen plötzlich mit Bewußtseinsverlust, Halbseitenlähmung und epileptischen Anfällen.

◆ *Spontane Subarachnoidalblutung:* Die Blutung findet in die weichen Hirnhäute statt, sie beginnt von selbst, und die Ursache ist oft ein ➪ Aneurysma. In einem Viertel der Fälle bleibt die Ursache unklar. Das Hauptsymptom ist Nackensteifigkeit: Wenn man den Kopf aufheben möchte, ist dies mit heftigen Nackenschmerzen verbunden oder gar nicht möglich; gleichzeitig wird das Knie gebeugt. Das Bewußtsein kann klar oder bis zum Koma getrübt sein. Danach erfolgt auch die Einteilung in 4 Schweregrade. Weitere Symptome sind Blutdrucksteigerung, Halbseiten- und Augenmuskellähmungen.

Schlatter-Osgood-Krankheit

➪ Kniebeschwerden.

Schloffer Tumor

Chronisch-entzündlicher »Tumor«, der nach Operationen im Narben-Wundgebiet auftaucht. Die Geschwulst besteht aus wucherndem Bindegewebe, oft mit Talkbeimengungen (Gleitmittel für Operationshandschuhe) und Nahtresten. Wird operativ entfernt.

Schlottergelenk

Auch: »Wackelgelenk«. Entsteht durch Überdehnung der Gelenkkapsel und der umgebenden Bänder. Die Ursache sind gehäufte, nicht ausgeheilte Verletzungen.

Schmerztherapie

In den meisten Fällen werden dafür Medikamente verwendet. Für mäßig starke Schmerzen genügen Aspirin, Mexalen, Voltaren, Brufen oder Profenid. Mittelstarke und stärkere Schmerzen benötigen Tramal und Codidol. Stärkste Schmerzen werden mit Morphium und Abkömmlingen davon behandelt. Unterstützend wirken Psychopharmaka und Kortison. Eine weitere Möglichkeit ist die örtliche Schmerzbehandlung durch Einspritzung von ➪ Lokalanästhetika. Die Einspritzung ist möglich in Nerven (periphere Nervenblockade) und Bänder (ligamentäre Infiltration), Gelenke (intraartikuläre Injektion), Zentren des sympathischen Nervs (Sympathikusblockade) und den Rückenmarkskanal (Periduralanästhesie, »Kreuzstich«). Zusätzliche Schmerzlinderung ist möglich durch Wärme, Kälte, Massage und Heilgymnastik. Die Reizung von Nerven mittels elektrischer Stimulation kann zur Schmerzlinderung ebenso beitragen wie Akupunktur.

Eine sehr eingreifende Methode ist die Neurochirurgie. Mit der Chordotomie werden schmerzleitende Nervenfasern im Rückenmark unterbrochen. Bei der

DCS- und ICS-Methode werden Elektroden in Nervengewebe eingebracht und bei der Thalamotomie wird der Schmerz direkt im Gehirn operativ ausgeschaltet. Psychologische Maßnahmen der Schmerzbehandlung schließlich sind ➪ Biofeedback, autogenes Training, Hypnose, funktionelle und progressive Entspannung, Yoga und Gruppentherapie.

Schmorl-Knötchen

Vorfall von Bandscheibengewebe durch eine Lücke der knorpeligen Deckplatte des Wirbelkörpers in die Gerüstsubstanz des Wirbelkörpers. Tritt häufiger bei ➪ Morbus Scheuermann auf.

Schnellschnitt

Die rasche – technisch verkürzte – Bearbeitung einer Gewebsprobe im Labor. Meist wird die Gefriertechnik verwendet. Die Gewebsdiagnose wird noch während der Operation gestellt.

Schock

Zu einem Schock kommt es durch ein akut auftretendes Mißverhältnis zwischen Sauerstoffbedarf und Sauerstoffangebot im Gewebe. Auslöser gibt es sehr viele dafür, immer aber ist der Grund eine krasse Minderdurchblutung lebenswichtiger Organe. Von einem kompensierten (ausgeglichenen) Schock spricht man, wenn der Blutverlust geringer ist als 30%. Ein dekompensierter Schock liegt bei einem Verlust von über 30% vor. An der Niere kann durch die Minderdurchblutung die Schockniere auftreten, was ein Ende der Harnproduktion bedeutet. Die Schocklunge ist durch Überwässerung gekennzeichnet und führt zum Atemversagen. Beim hypodynamischen Schock bestehen schneller Puls und niedriger Blutdruck. Der hyperdynamische Schock zeigt schnellen, flachen Puls und normalen Blutdruck. Weitere Symptome sind blasse, kalte und schweißige Haut, rasche Atmung, Angst, Unruhe, Durst und Bewußtseinstrübung. In der Behandlung am wichtigsten ist der Flüssigkeitsausgleich, immer ist Intensivbehandlung erforderlich.

Schockindex: Herzpuls dividiert durch den 1. Blutdruckwert. Ist der erhaltene Wert über 1, gilt dies als bedrohlich.

Schoenlein-Henoch-Syndrom

Ursächlich unbekannte Gefäßentzündung mit Blutungen und normalen Blutplättchen. Symptome sind Gelenkschmerzen, Bauchkoliken und entzündliche Nierenbeteiligung mit Bluthain. Im Labor Nachweis von Antikörpern. Behandlung mit Kortison und Chemotherapie.

Schokoladenzyste

Auch: »Teerzyste«. Eierstockzyste, die mit eingedicktem Blut gefüllt ist. Muß operativ entfernt werden.

Schrittmacher

➪ Herzschrittmacher.

Schrumpfblase
Verkleinerte, narbig geschrumpfte Harnblase. Vorkommen bei Tuberkulose, Tumoren, Nervenleiden und nach Röntgenbestrahlung. Verursacht beträchtliche Störungen der Harnfüllung und -entleerung.

Schrumpfniere
Starke Verkleinerung der Niere durch Krankheiten des Nierengewebes oder schwere Durchblutungsstörungen. Macht bei Einseitigkeit keinerlei Symptome, bei Beidseitigkeit ist das Nierenversagen mit ➪ Urämie die Folge. Nachweis mit Ultraschall, Röntgen, ➪ Szintigraphie.

Schubladenphänomen
Der Schienbeinkopf ist in Beugestellung des Kniegelenkes gegenüber dem Oberschenkel abnorm beweglich. Wichtiges Symptom für eine Verletzung des Kreuzbandes.

Schulter-Arm-Syndrom
Sammelbezeichnung für Schmerzen und Ausfallserscheinungen, die von der Schulter in den Arm und die Hand ausstrahlen. Die Ursache sind Bandscheibenschäden und Abnützungen in der Halswirbelsäule, auch Entzündungen oder Tumoren. Führt zu Schmerzen und Gefühlsstörungen, Muskelschwund, abgeschwächter Durchblutung. Nachweis durch Röntgen, ➪ CT, ➪ MR und Prüfung der Nervenleitgeschwindigkeit. Die Behandlung geschieht meist mit physikalischen Anwendungen.

Schulterarthrose
Abnützungskrankheit des Schultergelenkes. Meist sind die Weichteile des Schultergelenkes mit betroffen.

Schulterluxation
Verrenkung des Schultergelenkes.

Schwangerenvorsorge
Sie umfaßt die Erhebung der bisherigen Lebens- und Krankengeschichte mit besonderer Berücksichtigung allfälliger Schwangerschaften. Nach der Allgemeinuntersuchung einschließlich Gewichtskontrolle und Blutdruckmessung folgt die geburtshilfliche Untersuchung durch den Frauenarzt. Anschließend werden einige Laborwerte erhoben: Harn, Blutbild, Blutgruppe, Antikörper gegen ➪ Röteln, ➪ Syphilis und ➪ Toxoplasmose. Günstig sind auch Untersuchungen auf HIV, ➪ Listeriose und ➪ Zytomegalie bzw. fallweise weitere Tests. Daran schließt sich die Ultraschalluntersuchung, ergänzt mit dem Ultraschall durch die Scheide (Vaginalsonographie).

Schwangerschaftsanämie
Blutarmut in der Schwangerschaft durch den erhöhten Eisenverbrauch.

Schwangerschaftscholestase
Gallenstauung mit Gelbsucht in der Schwangerschaft.

Schwangerschaftsdiabetes
Zuckerkrankheit unter dem Einfluß der Schwangerschaft, besonders in deren erstem Drittel. Entsteht durch das Hormon HCG (Humanchoriongonadotropin), das ab der 2. Schwangerschaftswoche vom Mutterkuchen erzeugt wird. Das Hormon fördert die Produktion der für die Schwangerschaft wichtigen Hormone und wirkt als Gegenspieler zum Insulin. Später wirken andere Hormone dem Insulin entgegen (Laktogen, Prolaktin und Hormone der Nebennierenrinde).

Schwangerschaftserbrechen
➪ Hyperemesis gravidarum.

Schwangerschaftshypertonie
Bluthochdruck in der Schwangerschaft. Kommt bei 5–10% aller Schwangeren vor. Kann zur ➪ EPH-Gestose führen.

Schwannom
Von den Schwann-Zellen ausgehende, gutartige Geschwulst der Nerven.

Schwedendiät
Besondere, eiweißarme Nierenkost.

Schwerhörigkeit
Je nach der Ursache und den Symptomen unterscheidet man verschiedene Arten.

- *Altersschwerhörigkeit:* Auch Presbyakusis. Die Wortverständlichkeit und die Wahrnehmung hoher Töne nehmen ab. Ursachen sind alle Schäden, die das Innenohr betreffen, wie Durchblutungsstörungen, Gifte, Verletzungen und Lärm. Diagnose und Behandlung durch den HNO-Arzt.
- *Hörsturz:* Die Hörminderung tritt plötzlich ein. Sie ist die Folge einer Durchblutungsstörung im Innenohr. Auslösende Ursachen sind Infekte, Streß, Hormonstörungen der Schilddrüse, Gefäßverkalkung, Zuckerkrankheit, Gifte und Allergien, Abnützung der Wirbelsäule. Symptome sind Druckgefühle im Ohr und ein heftiges hohes Singen. Schwindel fehlt meist.
- *Lärmschwerhörigkeit:* Die Schäden sind vor allem im Hochtonbereich. Kann sich langsam wieder erholen.
- *Schalleitungsschwerhörigkeit:* Auch: Mittelohrschwerhörigkeit. Erzeugt tiefe Ohrgeräusche. Hat exogene Ursachen wie Tubenkatarrh, Verschlüsse des Gehörganges, Mittelohrentzündung, Defekte des Trommelfells oder der Gehörknöchelchen und ➪ Otosklerose.
- *Schallempfindungsschwerhörigkeit:* Hat endogene Ursachen an Innenohr, Labyrinth und Nerven bzw. im Gehirn. Als Ursache muß auch an ein Akustikusneurinom (Geschwulst des Hörnervs) gedacht werden. Symptome sind Ohrensausen, Schwindel und langsamer Hörverlust bei schleichendem Verlauf.

◆ *Tinnitus:* Ohrensausen. Kann vom Mittelohr bei Entzündungen, Ohrenschmalzverschluß, Tubenkatarrh oder Verkalkung ausgehen; die Symptome sind dann dunkles Brummen, Sausen, Rauschen und Summen. Das innenohrbedingte Ohrensausen erzeugt hohes Pfeifen, Zischen und Klingen. Ursachen sind Lärm, Verletzungen, Abnützungen, Altersschwerhörigkeit, Zuckerkrankheit, Nierenleiden und vor allem Durchblutungsstörungen.

Scratchtest
Kratztest an der Haut zum Allergienachweis.

Screening
Reihenuntersuchung, Vorfelddiagnostik.

Scribner-Shunt
Künstlich hergestellte Verbindung zwischen Schlag- und Blutader (Vene) am Unterarm zur künstlichen Erzeugung eines dicken schlagaderähnlichen Blutgefäßes. Wird zum wiederholten Anstechen bei der ➪ Hämodialyse benötigt.

Scrotum
➪ Skotrom.

Scybala
Auch: Skybala. Kotballen.

SD
Schilddrüse.

Seborrhoe
Anlagebedingt vermehrte Produktion von Hauttalg. Bedeutungsvoll deshalb, weil viele Hautkrankheiten dadurch begünstigt werden.

Seborrhoische Dermatitis
Häufige, kindliche Hauterkrankung mit verstärkter Talgproduktion. Es besteht kein Juckreiz. Am Kopf entsteht der »Gneis«, eine panzerartige Schuppung der Kopfhaut, nach Schuppenablösung ist die Haut dort rot und nässend. Am Körper bilden sich rote Herde, die von fettig-gelblichen Schuppen bedeckt sind. Eine im Krankheitsverlauf ungünstige Form ist die Erythrodermia desquamativa mit allgemeiner Rötung und Schuppung der Haut. Verläuft mit Durchfällen, Abwehrschwäche und Infektionen. Behandlung äußerlich sowie Kortison und fallweise Antibiotika und Pilzmittel bei entsprechenden Infektionen.

Seborrhoische Warzen
Bräunlich erhabene Herde beim Erwachsenen mit zerklüfteter Oberfläche und wachsartigem Glanz. Operative Abtragung.

Sebostase
Meist erblich bedingte, verminderte Absonderung von Talg.

Secondlook
Verfahren, bei dem – Stunden bis Tage – nach der ersten Operation eine

Zweitoperation vorgenommen wird, um das Resultat der Erstoperation (besser) beurteilen zu können. Die Zweitoperation wird auch zur Entfernung von Resttumoren, z. B. bei Eierstockkrebs, angewendet.

Sectio alta

Der »hohe« Blasenschnitt. Die operative Eröffnung der Harnblase durch einen Mittelschnitt oberhalb der Schambeinfuge. Dient meist der Entfernung von Blasensteinen.

Sedativ

Beruhigend, stillend.

Sedativa

Beruhigungsmittel.

Sediment

Bodensatz des Harnes nach dem Zentrifugieren im Labor.

Sekret

Von Drüsen gebildeter Stoff; z. B. Schleim, Hormone.

Sekretion

Produktion von ➪ Sekret.

Sekretolytika

Mittel, die zähflüssigen Schleim in den Bronchien auflösen.

Sekundär

1. An zweiter Stelle.
2. Nicht so wichtig.

Selen

Spurenelement in Fisch, Vollkornbrot und Pilzen. Gilt als möglicher Schutzstoff gegen Krebs.

Selektiv

Abgetrennt, ausgewählt; z. B. selektive Angiographie (gezieltes Gefäßröntgen bestimmter Teilbereiche eines Gefäßbezirkes).

Sellaturcica

»Türkensattel«. Knochenvorsprung an der inneren Schädelbasis, in dem die Hirnanhangsdrüse »sitzt«. Bei vielen – besonders hormonellen – Fragestellungen ist eine Darstellung der »Sella« notwendig, um damit indirekt Vergrößerungen der Drüse erkennen zu können.

Semi-

Wortteil mit der Bedeutung »Halb-«; z. B. ➪ Semikastration.

Semikastration

Entfernung eines Hodens oder eines Eierstockes. Notwendig bei schwerer Verletzung oder Tumor.

Semimalignität

Beschränkte Bösartigkeit eines Tumors.

Seminom
Eine Form des bösartigen ➪ Hodentumors.
Senil
Altersschwach, greisenhaft, das Greisenalter betreffend.
Senium
Greisenalter. Der Beginn ist individuell sehr unterschiedlich anzusetzen.
Senologie
Wissenschaft, die sich mit der weiblichen Brust beschäftigt.
Sensibilisieren
Auch: Allergisieren. Empfindlich machen bzw. werden gegen etwas.
Sensibilitätsstörung
Herabsetzung, Verlust oder Fehlleistung des Gefühlsempfindens.
- *Allästhesie:* Unfähigkeit zur räumlichen Einordnung von Reizen.
- *Analgesie:* Aufhebung der Schmerzempfindung.
- *Anästhesie:* Gefühllosigkeit.
- *Dysästhesie:* Schmerzhafte Mißempfindung.
- *Hypalgesie:* Vermindertes Schmerzempfinden.
- *Hypästhesie:* Vermindertes Gefühlsempfinden.
- *Hyperalgesie:* Verstärktes Schmerzempfinden.
- *Hyperästhesie:* Gesteigertes Gefühlsempfinden.
- *Kausalgie:* Glühend-brennende Schmerzen auf Berührung.
- *Parästhesie:* Fehlempfindungen.
- *Thermanästhesie:* Verlust oder Minderung der Temperaturempfindung.

Sensorium
Bewußtsein.
Sepsis
»Blutvergiftung« mit krankheitserregenden Bazillen. Entsteht durch das Eindringen eines Erregers in die Blutbahn. Eindringorte der Erreger sind die verletzte Haut, der HNO-Bereich, Darmtrakt, weiblicher Unterleib, Atemtrakt und Gallenwege. Es besteht grundsätzlich Lebensgefahr. Symptome sind Krankheitsgefühl, Fieber, Blausucht an Händen und Füßen, Vergrößerung der Milz, Hautausschläge, Herz- und Leberstörungen, Schocklunge und Schockniere. Abszesse bilden sich in Gehirn, Lunge, Herz, Venen, Nieren, Gelenken und Knochen. Diagnose durch Labor und Erregernachweis im Blut. Behandlung mit hochdosierten Antibiotika, Schocktherapie und eventuell operativ mit Entfernung örtlicher Infektionsherde.
Septischer Schock
➪ Schock.
Septum
Scheidewand, z. B. in der Nase oder im Herzen.

Septumdeviation
Verbiegung der Nasenscheidewand. Sie ist angeboren oder durch Verletzungen bedingt. Behindert die Nasenatmung und das Riechvermögen, begünstigt Kopfschmerzen und die Neigung zu wiederholten Infektionen. Kann operativ korrigiert werden.

Septuminfarkt
Herzinfarkt in der Kammerscheidewand. Kann gefährliche Komplikationen auslösen, weil in der Scheidewand wichtige Leitungsbahnen für die elektrische Erregung des Herzens verlaufen.

Serom
»Geschwulst«. Sie entsteht durch das Zurückhalten von Wundabsonderungen unter einer Operationsnaht. Wird gewöhnlich operativ eröffnet und nach außen abgeleitet.

Seronegativ
Im Serum sind Antikörper nicht nachweisbar. Ein Laborergebnis, z. B. im Zusammenhang mit der Diagnose von AIDS oder Syphilis.

Seropositiv
Im Serum sind Antikörper nachweisbar. ➪ Seronegativ.

Serosa
»Fellüberzug« der Organe, z. B. im Bauchraum. Gemeint sind Bauchfell, Rippenfell usw.

Serum
»Blutwasser«. Das Blut ohne Zellen und Gerinnungsstoffe.

Sexualstörungen des Mannes

- *Impotenz:* Gemeint ist die Impotentia coeundi oder erektile Dysfunktion, nämlich die mangelhafte Gliedversteifung bei ¾ aller Beischlafversuche in einem Zeitraum von 3 Monaten.
  Ursachen sind Durchblutungsstörungen, Zuckerkrankheit, Rauchen, Bluthochdruck, Fettblut, Medikamente wie Blutdruck- oder Fettblutsenker und Alkoholismus.
  Am häufigsten führen Schäden der Schlagadern zur Impotenz. Diagnose durch den Urologen. Behandlung mit ➪ SKAT, gefäßchirurgischen Eingriffen, Penisprothesen und Psychotherapie.
- *Infertilität:* Auch: Sterilität, Impotentia generandi, Zeugungsunfähigkeit. Man spricht dann davon, wenn in einer Partnerschaft trotz regelmäßigen Geschlechtsverkehres bei Kinderwunsch auch nach 2 Jahren noch keine Schwangerschaft eingetreten ist. Ursachen sind Krankheiten des Hodens, Hormonstörungen, Verletzungen, Mißbildungen, Nebenhoden- und Prostataleiden, Fehllage des Hodens. Therapieversuch mit mikrochirurgischen Eingriffen.

SH
Schenkelhals. Knochenteil zwischen Kopf und Schaft des Oberschenkelknochens. Neigt besonders im Alter zu Brüchen.
Sheehan-Syndrom
Nach einer Entbindung auftretende völlige Abzehrung des Körpers. Entsteht durch einen Blutverlust mit nachfolgendem Schock, der ein Versagen des Vorderlappens der Hirnanhangsdrüse bewirkt. Nachweis durch Labor und ➩ MR.
Shigellose
Oft tödlich verlaufende Bakterienruhr, hervorgerufen durch Shigella-Arten. Symptome sind blutig-schleimige Stühle bei dauerndem Stuhldrang. Diagnose durch Bakterienkultur, Behandlung mit Antibiotika.
SHT
➩ Schädel-Hirn-Trauma.
Shunt
Normalerweise nicht bestehende Verbindung zwischen zwei Blutgefäßen, z. B. Bypass.
- *Arteriovenöser Sh.:* Kurzschluß zwischen Schlagader und Vene. Vorkommen beispielsweise bei Herzfehlern oder als ➩ Scribner-Shunt.
- *Koronariokavaler Sh.:* Verbindung zwischen der Kranz-(Coronar-)Vene des Magens und der unteren Hohlvene. Wird bei Bluthochdruck der Pfortader angelegt.
- *Mesenterikokavaler Sh.:* Verbindung der oberen Gekrösevene mit der unteren Hohlvene.
- *Splenorenaler Sh.:* Verbindung zwischen linker Nieren- und linker Milzvene, nach operativer Milzentfernung.

Shuntumkehr
Strömungsumkehr in einem ➩ Shunt. Der Grund liegt in einer Änderung der Druckverhältnisse in den Gefäßkurzschlüssen. ➩ Eisenmenger.
Shuntvitium
Angeborener Herzfehler mit Kurzschluß im Kreislauf. Je nach der Strömung unterscheidet man Links-Rechts- bzw. Rechts-Links-Shunt.
Sialoadenitis
Speicheldrüsenentzündung. Die entzündliche Schwellung und der Rückstau der Absonderungen führen zu starken Schmerzen, bis zur »Speichelkolik«. Antientzündliche Behandlung.
Sialoadenose
Störung der Absonderung aller Speicheldrüsen. Wird bei der Ohrspeicheldrüse Parotidose, bei der Unterkieferspeicheldrüse Submaxillose genannt. Führt zu schmerzlosen, wiederholten Schwellungen dieser Drüsen. Vorkommen bei

Zuckerkrankheit, Alkoholismus und Vitaminmangel. Behandlung der Grundkrankheit und Kortison.

Sialolithiasis

Steinbildung in den Speicheldrüsen. Die entstandenen Schwellungen sind meistens schmerzlos. Behandlung durch Steinentfernung.

Sialopenie

Verminderung der Speichelbildung. Führt zur Behinderung beim Sprechen und Schlucken. Kommt vor bei ➩ Sialoadenose, Röntgenbestrahlungen und langdauernder Behandlung mit Psychopharmaka. Die Behandlung ist oft unzureichend, Kaugummi und künstlicher Speichel helfen etwas.

Sicca-Syndrom

Auch: Sjögren-Syndrom. Krankheit der »trockenen« Schleimhaut. Entsteht durch das Versagen der äußeren Drüsen. Symptome sind Trockenheit und Verhornung der Schleimhäute, Trockenheit der Mundschleimhaut (Xerostomie), Vergrößerung der Ohrspeicheldrüsen, Salzsäuremangel im Magen, Schwund der Talg- und Schweißdrüsen, Pigmentverschiebungen, chronische Gelenkentzündung, Störungen der Blutgerinnung und Blutarmut. Die Krankheit gehört zum rheumatischen Formenkreis und tritt vor allem bei Frauen nach dem 50. Lebensjahr auf.

Sichelfuß

Auch: Pes adductus. Meist angeborene Zusammenziehung des Mittelfußes. Gehört zum Krankheitsbild des ➩ Klumpfußes.

Sick-Sinus-Syndrom

Auch: SSS. ➩ Herzrhythmusstörungen.

SIDS

Sudden death infant syndrome. Plötzlicher Kindstod, »Krippentod«. Ursächlich weitgehend ungeklärt.

Sigmoid

S-förmiger Dickdarmabschnitt zwischen absteigendem Dickdarm und Mastdarm. Auch oft nur als Sigma bezeichnet.

Sigmoidektomie

Operative Entfernung des ➩ Sigmoids.

Sigmoiditis

Entzündung des Sigmoids.

Sigmoidniere

Mißbildung der Niere.

Signifikant

Wesentlich, bezeichnend für eine Krankheit.

Silberdrahtarterien

Ein Befund am Augenhintergrund. Bezeichnet das Aussehen von hochgradig verengten Schlagadern des Augenhintergrundes. Diese Gefäße weisen bei fortgeschrittenem Bluthochdruck »drahtfeine« schmale Reflexstreifen auf.

Silikose

Quarzstaublunge. Entsteht durch langjährige Einatmung von lungengängigem Quarzstaub. Die Staubkörnchen erzeugen in der Lunge die Wucherung gewisser Zellen und Vermehrung von Fasern des Bindegewebes. Bis zum Auftauchen von Symptomen kann es Jahrzehnte dauern. Müdigkeit, Gewichtsabnahme, Husten, Atemnot. Komplikationen sind chronische Bronchitis, Tuberkulose und Versagen der rechten Herzkammer. Diagnose durch das Lungenröntgen. Behandlung medikamentös und mit Klimakuren. S. ist eine anerkannte Berufskrankheit.

Silikotuberkulose

Auftreten einer Tuberkulose bei bestehender ➪ Silikose.

Simplex

Nicht kompliziert, einfach.

Singultus

»Schluckauf«. Entsteht durch Krämpfe der Einatmungsmuskeln. Mit dem eigenen Willen nicht unterdrückbar. Ursachen sind Störungen des Gehirns, Krankheitsprozesse im Mittelfellraum (Mediastinum), Krankheiten des Zwerchfelles, Baucherkrankungen sowie seelische Störungen, Kälte, Gasbauch, Alkohol, Rauchen und Harnvergiftung. Gegen quälenden S. gibt es verschiedene Medikamente, versuchsweise anzuraten sind auch Trinken von Eiswasser oder Inhalationen mit Kohlendioxidzusatz.

Sinister

1. Links, linksseitig.
2. Ungünstig.

Sinuatrialer Block

➪ Herzrhythmusstörungen.

Sinubronchiales Syndrom

Gleichzeitige Erkrankung von Nebenhöhlen und Bronchien. Symptome sind Gesichts- und Kopfschmerzen besonders beim Husten, Heben und Bücken, Druckgefühl und Klopfempfindlichkeit im Bereich der befallenen Nebenhöhlen, Schnupfen und behinderte Nasenatmung sowie Geruchsminderung. Diagnose durch Röntgen, ➪ CT und Spiegelung sowie Suche nach Erregern. Behandlung mit chirurgischen Eingriffen an den Nebenhöhlen und Antibiotika.

Sinusarrest

Ausfall der elektrischen Reizbildung im ➪ Sinusknoten. Führt zum ➪ Sick-Sinus-Syndrom.

Sinusarrhythmie

➪ Herzrhythmusstörung.

Sinusbradykardie
➪ Herzrhythmusstörung.
Sinusitis
Entzündung der Nasennebenhöhlen. Infektionen mit Bakterien entstehen leicht über die Verbindung mit der Nasenhöhle. Diagnose durch Röntgen und ➪ CT sowie Spiegelung. Die Behandlung ist vorwiegend antibiotisch und operativ.
Sinusknoten
Körpereigener Schrittmacher im Herzen, Zentrum und Ausgangspunkt der elektrischen Reizleitung.
Sinuspilonidalis
Fisteln in der Unterhaut der Afterrinne. Sie enthalten Haare und abgestorbene Zellen. Verursacht Juckreiz. Ursachen sind abgebrochene, in die Haut eingedrungene Haare. Behandlung durch Ausschneidung der Fisteln.
Sinustachykardie
➪ Herzrhythmusstörungen.
Sinusthrombose
Gerinnselbildung in einem venösen Hirnblutleiter. Schädigt das Gehirn. Symptome sind Hirndruck, Krämpfe, Lähmungen und bei Infektion (septische S.) auch Fieber mit Schüttelfrost. Nachweis mit ➪ CT und ➪ MR.
Sistieren
Aufhören, zum Stillstand kommen; z. B. sistierte Blutung.
Situs
Lage, Anordnung von Organen.
Sjögren-Syndrom
➪ Sicca-Syndrom.
Skabies
»Krätze«. Von Mensch zu Mensch übertragene Hautkrankheit. Die Krätzmilbe bohrt in die oberen Hautanteile Gänge, in denen sie die Eier ablegt. Typisches Symptom ist der hochgradige Juckreiz, der durch Bettwärme noch verstärkt wird. Komplikationen sind Ekzeme und Lymphknotenentzündungen. Behandlung mit Jacutin.
Skalenus-Syndrom
Einengung der Muskellücke (Skalenuslücke) am Hals durch eine einengende Halsrippe von unten oder durch bindegewebige Stränge. Kopf- und Armbewegungen führen durch Gefäßdruck zu Pulsabschwächung.
Skandieren
Abgehacktes Sprechen.
Skarifikation
Ritzung der Haut aus diagnostischen Gründen oder bei der Schutzimpfung.

SKAT
Schwell-Körper-Autoinjektions-Therapie. Injektionsbehandlung der Impotenz. Der Patient spritzt sich – vor beabsichtigtem Geschlechtsverkehr – eine gefäßerweiternde Substanz in die Schwellkörper des Penis. Ist nicht ohne Nebenwirkungen, mit etlichen Gegenanzeigen behaftet und als Dauerbehandlung nicht geeignet.
Skiaskopie
Die Bestimmung der Brechkraft des Auges.
Skidaumen
Bandverletzung am Daumengrundgelenk, durch Skisturz hervorgerufen. Sollte operativ versorgt werden.
SKIT
Schwell-Körper-Injektions-Test. Die Schwellkörper werden mit einem gefäßerweiternden Mittel auf das Entstehen einer Gliedversteifung getestet. Die Gliedversteifung sollte nicht länger als 3 Stunden dauern, da sonst durch Sauerstoffmangel mit Schädigungen zu rechnen ist.
Skleratrepanation
Kreisförmiges Ausstanzen der Lederhaut bei der ➪ Glaukom-Operation.
Sklerenikterus
Bei Gelbsucht auftretende Gelbverfärbung der Lederhaut des Auges.
Skleritis
Meist chronische Entzündung der Lederhaut des Auges. Führt zu Rötung, Tränenfluß und Augenschmerzen, kann durch Hornhautbeteiligung auch zu Sehstörungen führen.
Sklerodermie
➪ Progressive systemische Sklerose.
Skleronychie
Verdickung der Nägel. Die Nägel sind in der Längsachse gewölbt, gelblich verfärbt und im Wachstum gestört. Vorkommen bei wiederholten Atemwegsinfekten und ➪ Bronchiektasen.
Sklerose
Verhärtung, »Verkalkung« von Organen oder Geweben.
Sklerotherapie
Absichtlich herbeigeführte Verhärtung oder Schrumpfung von Geweben oder Organen. Zu diesem Zweck werden entzündungserregende Mittel in hoher Konzentration örtlich eingespritzt. Anwendung bei Hämorrhoiden oder zur Organfixierung bei Organvorfall.
Skoliose
Verbiegung der Wirbelsäule nach links oder nach rechts. Ist diese Verbiegung ständig, fixiert, dann nennt man sie strukturelle S., alle anderen sind ausgleich-

bare skoliotische Fehlhaltungen wie etwa die Schmerzskoliose bei Bandscheibenvorfall, die unsichere Haltung bei Haltungsschwäche und die statische S. bei unterschiedlicher Beinlänge.
Die Ursachen einer strukturellen S. sind angeborene Mißbildungen, Entzündungen, Tumoren, Knochenentkalkung, Muskelerkrankungen, Kinderlähmung, Narben oder ➪ idiopathisch. Die Komplikationen einer S. sind Rükkenschmerzen, Wirbelabnützung und Bandscheibenschäden, eingeschränkte Atemfunktion bis zum Atemversagen. Behandlung mit Krankengymnastik, Korsett und Operation.

Skorbut
Krankheit durch Fehlen oder Mangel an Vitamin C. Symptome sind Muskelschmerzen, Blutungen, Zahnausfall, Gelenk- und Hautveränderungen. Vitamin C ist in frischem Obst und Gemüse enthalten.

Skotom
Gesichtsfeldausfall oder -abschwächung.
- *Negatives S.:* vom Betroffenen nicht wahrnehmbares S.
- *Positives S.:* vom Betroffenen wahrnehmbares S.
- *Zentrales S.:* S. mit Vergrößerungs- oder Verkleinerungssehen, Farbsinnstörungen.

Skrotalhernie
Hodenbruch.

Skrotum
Auch: Scrotum. Hodensack.
- *Akutes S.:* Hochakutes, organgefährdendes Krankheitsgeschehen mit Allgemeinsymptomen. Kennzeichnend sind akuter Hodenschmerz und Hodenschwellung. Dazu führt z. B. die akute Stieldrehung des Hodens.

Skybala
➪ Scybala.

SM
Schrittmacher.

Small airways
Atemwege mit einem Durchmesser unter 2 mm.

Small-for-date baby
Für die Schwangerschaftsdauer zu kleines Neugeborenes.

Small vessel disease
Durchblutungstörung des Herzmuskels durch eine Erkrankung der kleinen Herzkranzgefäßäste.

Smegma
Zellen und Talg in der Eichelfurche oder im Kitzler. Kann zu Entzündungen Anlaß geben.

Soll-Werte
Durchschnittliche »Normalwerte« von Gesunden.
Somatogene Depression
➪ Depression.
Somnambulismus
Schlafwandeln.
Somnolent
Bewußtseinsgetrübt.
Somnolenz
Benommenheit mit abnormer Schläfrigkeit. Eine leichte Form der Bewußtseinstrübung. Es besteht Erweckbarkeit.
Sonographie
➪ Ultraschalldiagnose.
Sonogramm
Ultraschallbild. Das Ergebnis der Ultraschalluntersuchung.
Soor
Pilzinfektion durch Candida albicans. Siedelt auf Haut und Schleimhaut, bei Abwehrschwäche auch in inneren Organen. Begünstigend für eine S.-Infektion sind Abwehrmängel, langdauernde Antibiotikabehandlung und Chemotherapie, Zuckerkrankheit, aber auch Feuchtigkeit. Behandlung mit Pilzmitteln.
Sopor
Schwere Trübung des Bewußtseins. Der Patient versucht nach Anruf eine kurzzeitige Orientierung, und es bestehen geordnete Abwehrbewegungen auf Schmerzreize. Er ist aber unfähig zu jeglicher spontanen Aktion.
Spannungspneumothorax
➪ Pneumothorax.
Spasmolytika
Krampflösende Mittel.
Spasmus
Verkrampfung, Krampf. Mehrzahl: Spasmen.
Spastik
Brüske Zunahme der Muskelspannung bei Bewegungsbeschleunigung und durch gefühlsmäßige Reize. Ursache ist der Ausfall übergeordneter Zentren im Gehirn und Rückenmark. ➪ Zerebralparese.
Spastiker
Patient mit ➪ Spastik.
Spastisch
Krampfartig, krampfend, ➪ Spastik oder Spasmen betreffend.
Spätgestose
➪ EPH-Gestose.

SPECT
Single-Photon-Emissionscomputertomographie. Eine Art der ➪ Computertomographie unter Anwendung von Gammastrahlen und dem Einsatz rotierender Gammakameras.

Spermatogramm
Untersuchungsergebnis der Samenflüssigkeit. Gewonnen wird die Samenflüssigkeit durch ➪ Masturbation nach mehrtägiger sexueller Enthaltsamkeit. Wichtig für die Beurteilung der Samenqualität sind Menge, ph-Wert, Fruktosegehalt, Zähigkeit und Zahl der normalen, beweglichen Samenfäden.

Spermatozele
Der »Samenbruch« enthält spermienhältige Flüssigkeit und findet sich meistens im hodennahen Nebenhoden.

Spermien
Samenzellen.

Spermienmotilität
Beweglichkeit der Samenfäden. Sehr wichtig für die Befruchtungsfähigkeit.

Spermiogenese
Entwicklung und Reifung von Spermatiden (Spermien-Vorstufen) zu befruchtungsfähigen Samenfäden.

Spermiogramm
➪ Spermatogramm.

Sphärozytose, hereditäre
Angeborene Blutarmut mit Vorkommen von Sphärozyten (kugelig geformte rote Blutkörperchen, Kugelzellen). Die Krankheit verläuft ab dem 1. bis 3. Lebensjahr schubweise. Symptome sind die kugelförmig veränderten roten Blutkörperchen, Gelbsucht durch Blutzerfall, Milzvergrößerung, Schädel- und Zahnanomalien. Besserung nach Milzentfernung.

Sphinkter
Jede Art von Schließmuskel.

Sphinkterachalasie
Fehlende Erschlaffung eines Schließmuskels. Führt zum Krampf.

Sphinktersklerose
»Verhärtung« eines Schließmuskels, Schließmuskelstarre. Vorkommen z. B. am Blasenhals oder an der Einmündung des Gallenganges in den Zwölffingerdarm.

Sphinkterspasmus
Krampf eines Schließmuskels.

Spiegelung
➪ Endoskopie.

Spina
Rückgrat, Wirbelsäule.

Spina bifida
Hintere Spaltbildung in der Wirbelsäule.
- *S. b. occulta:* Die leichte Ausprägung der S. b. Es ist nur der Wirbelbogen zweigestaltet, Fehlbildungen am Rückenmark oder den Rückenmarkshäuten fehlen.
- *S. b. aperta:* Mit Fehlbildungen auch der Beine.

Spinal
Zur Wirbelsäule gehörend.

Spinalanästhesie
Auch: Lumbalanästhesie. Die direkte Einspritzung von Mitteln, die die Nervenleitung lahmlegen. Häufige Anwendung bei Operationen im unteren Harntrakt und bei orthopädischen Eingriffen am Becken und an den Beinen.

Spinaliom
Stachelzellkrebs auf (licht-)vorgeschädigter Haut. Wächst zerstörend in die Umgebung und setzt Metastasen über die Lymphgefäße. Häufiger im höheren Lebensalter und bei Männern. Behandlung durch Operation.

Spinozelluläres Karzinom
➪ Spinaliom.

Spirographie
Aufzeichnung der gemessenen Atemwerte zur Prüfung der Lungenfunktion.

Spirometrie
➪ Spirographie.

Spitzfuß
Auch: Pes equinus. Fuß kann nicht über die Horizontale gestreckt werden. Führt zu schmerzhaftem hinkenden Gang. ➪ Klumpfuß.

Splen
Milz.

Splenektomie
Operative Entfernung der Milz. Notwendig bei verletzungsbedingtem Milzriß, Blutkrebs und gewissen Stoffwechselstörungen.

Splenomegalie
Vergrößerung der Milz, akut oder chronisch auftretend. Wird auch als »Milztumor« – unabhängig von seiner Entstehungsgeschichte – bezeichnet. Die häufigsten Ursachen sind Leberleiden und Infektionen, weiters kommen ➪ maligne Lymphome, Blutkrankheiten wie die Leukämie und Speicherkrankheiten in Frage. Eventuelle Symptome einer vergrößerten Milz ergeben sich dann, wenn Magen oder Darmabschnitte verdrängt werden. Bei einer raschen Zunahme können durch die Kapselspannung Schmerzen auftreten. Diagnose durch ➪ Ultraschall und Labor. Bei erfolgreicher Therapie der zugrunde liegenden Krankheit normalisiert sich eine vergrößerte Milz.

Spondylarthritis ankylopoetica
➪ Spondylitis ankylosans.

Spondylarthrose
Abnützung der Wirbelkörper und -gelenke. Verursacht »rheumaartige« Beschwerden. Oft ist die ganze Wirbelsäule betroffen.

Spondylitis
Entzündung der Wirbel. Die infektiösen Erreger führen zum Gewebsuntergang (Osteonekrose), zu Abszessen, Keil- und Blockwirbelbildung und später zu überschüssiger Verknöcherung. Symptome sind Rückenschmerzen, Fieber, Schüttelfrost und Beschwerden von seiten des streuenden Eiterherdes. Diagnose durch Röntgen, Labor, ➪ CT, ➪ MR und ➪ Szintigraphie. Behandlung mit Antibiotika und Operation.

Spondylitis ankylosans
Auch: Morbus Bechterew, Morbus Strümpell-Bechterew-Marie. Die Krankheit betrifft die Wirbelsäulengelenke einschließlich der Bandscheibenbänder, wirbelsäulennahe Gelenke wie die Rippen-Wirbel-Gelenke und das Kreuzbeingelenk. Betroffen sind vorwiegend Männer vor dem 40. Lebensjahr.
Der Verlauf ist chronisch-entzündlich und mit Abnützung verbunden. Es kommt zur bindegewebigen Durchwachsung und Verknöcherung (Ankylosierung) der Gelenke. Zu Beginn bestehen oft undeutliche Beschwerden mit Schmerzen im Kreuz, Ischias und Fersenschmerzen. Typisch ist die nächtliche Verschlimmerung der Schmerzen, besonders in der 2. Nachthälfte. Bei ausgeprägter Krankheit kommt es zu zunehmender Versteifung der Wirbelsäule und der Kreuzbeingelenke. Durch die Verbiegung in Beugestellung ist die Lungenbelüftung gestört. Auch andere Gelenke wie Hüfte oder Knie können mit erkranken. Im Endstadium resultiert daraus eine hochgradige ➪ Kyphose mit Versteifung der Hüftgelenke und gestörter Lungenfunktion. Diagnose durch Labor und Röntgen. Behandlung mit Rheumamitteln, Kortison, Krankengymnastik und fallweise Operationen.

Spondylitis tuberculosa
Häufigste Form einer Entzündung der Wirbelsäule. Betroffen sind Menschen um das 40. Lebensjahr, befallen werden Brust- und Lendenwirbelsäule. Die »Streuung« erfolgt aus dem ursprünglichen tuberkulösen Herd (Lunge, Harntrakt) und gelangt auf dem Blutweg in die Wirbelsäule. Symptome sind in Bauch und Hüften ausstrahlende Druck-, Klopf- und Dauerschmerzen. Der Verlauf ist eher langsam, das Allgemeinbefinden kann reduziert sein. Im weiteren Verlauf werden Wirbelkörper zerstört, es entstehen Abszesse und Knickungen, auch Rückenmarksverletzungen sind möglich. Diagnose durch Röntgen, zusätzlich ➪ CT, ➪ MR und ➪ Szintigraphie. Die Behandlung erfolgt mit Ruhigstellung, Korsett und Tuberkulosemitteln für 1 Jahr.

Spondylodiszitis
➪ Spondylitis.
Spondylogen
Von der Wirbelsäule ausgehend.
Spondylolisthesis
»Wirbelgleiten«. Abgleiten eines Wirbelkörpers nach vorne. Vorkommen bei ➪ Spondylolyse. Die Störung führt zu vorzeitiger Abnützung der Wirbelkörper und -gelenke. Spürbare Symptome sind Stauchungs- und Klopfschmerz sowie Bewegungsstörungen der Wirbelsäule.
Spondylolyse
Spaltbildung in den Gelenken des Wirbelbogens.
Spondylopathie
Übergeordneter Begriff für die Abnützung der Wirbelsäule.
Spondylosis
»Spondylose«. Abnützende Krankheit der Wirbelsäule.
◆ *Sp. deformans:* Die Krankheit geht von geschädigten Bandscheiben aus und greift auf die Deck- und Grundplatte benachbarter Wirbel über. Führt an den Knochen zu Spangen- und Spornbildung mit eingeschränkter Beweglichkeit der Wirbelsäule. Diagnose mittels Röntgen. Behandlung mit physikalischen Anwendungen, Krankengymnastik und Rheumamitteln.
Spontanabort
Fehlgeburt, die nicht künstlich herbeigeführt wurde, sondern »von selbst« entstanden ist. Wenn ein S. öfter als dreimal auftritt, spricht man von einem habituellen Abort.
Spontanfrakturen
»Krankhafte« Knochenbrüche. Der Knochen bricht bei einer normalen Belastung. Vorkommen bei Knochentuberkulose, ➪ Osteoporose und Knochenmetastasen.
Spontanhypoglykämie
Unterzuckerung durch Mangel an Glucose. Vorkommen bei insulinproduzierenden Tumoren, bei ➪ Dumping-Syndrom und im Frühstadium der Zuckerkrankheit.
Spontannystagmus
Augenzittern tritt bereits in Ruhe, beim Blick in die Ferne, auf. Vorkommen bei Störungen des Gleichgewichtsorgans und des Auges sowie bei Alkoholisierung.
Spontanpneumothorax
Auftreten von freier Luft im Brustkorb durch eine von selbst (spontan) zustande gekommene Verbindung zwischen den luftführenden Bronchien und dem Spalt zwischen Rippen- und Lungenfell.

- *Idiopathischer S.:* Ohne erkennbare Ursache auftretender S. Oft handelt es sich dabei um das Einreißen von lungenfellnahen Blasen bei Lungenblähung.
- *Symptomatischer S.:* Kommt bei bekannten, vorliegenden Krankheiten wie Lungenabszeß und Bronchialerweiterungen vor.

Spotting
»Schmierblutung« zwischen zwei normalen Menstruationen.

Spreizfuß
Der Vorfuß ist verbreitert, oft bestehen auch Hammerzehen und Krallenzehen. Weiters verstärkte Schwielen unter dem 2. und 3. Fußwurzelknochen. Symptome sind Fußbeschwerden, vor allem bei Belastung.

Sprue
Ursächlich unbekannte Krankheit mit Fettdurchfall, Blutarmut und Abmagerung. Die wichtigsten Nahrungsbestandteile werden im Darm nur sehr mangelhaft aufgenommen, dies führt zum ➪ Malabsorptionssyndrom. Zur »einheimischen« (es gibt auch eine »tropische«) S. zählt auch die ➪ Zöliakie.

Sputum
Auswurf aus den Atemwegen.

Sputumkonversion
»Negativwerden« des Ausgespuckten. Das ➪ Sputum enthält keine Tuberkulosebazillen mehr. Auch als Hinweis auf den Behandlungserfolg bei der Tuberkulosetherapie aufzufassen.

SR
Sinusrhythmus. EKG-Bezeichnung für die »Schwingungsart« des elektrischen Ablaufes. SR entspricht normalen, gesunden Verhältnissen.

SSL
Scheitel-Steiß-Länge.

SSW
Schwangerschaftswoche.

ST
Bezeichnung für eine elektrische »Strecke« im EKG.

Stabsichtigkeit
➪ Astigmatismus.

Staging
Einteilen in Stadien, Einstufung bösartiger Geschwülste.

Stanzbiopsie
Gewebsentnahme mittels »Stanze«.

Staphylogenes Pemphigoid
Allgemeine oder örtliche Hautablösung durch Gifte der Bakterie Staphylokokkus aureus. Nach fleckiger Rötung entwickeln sich schlaffe, leicht verletzliche

Blasen. Nach deren Platzen sieht die Haut wie verbrüht aus. Erregersuche durch Blutkultur. Behandlung mit Antibiotika.

Staphylokokken
Eitererreger.

Staphylokokkenmeningitis
Hirnhautentzündung, verursacht durch ➪ Staphylokokken.

Star
➪ Augenerkrankungen.

Stase
Stauung, das Aufhören einer Strömung in den Gefäßen. Kennzeichnet oft den Beginn einer Entzündung.

Status
Zustand, Bestand, allgemeiner Gesundheitszustand. Allgemeinbefund gemäß ärztlicher Untersuchung.

Status asthmaticus
Stunden oder Tage dauernder Zustand schwerster Atemnot ohne Ansprechen auf die sonst übliche Behandlung. Ein Patient mit »Status« muß sofort in der Intensivstation behandelt werden.

Status epilepticus
Epileptischer Anfall, der länger als 10–15 Minuten dauert oder Zustand zwischen den Anfällen, in dem das Bewußtsein nicht voll zurückkehrt. Das Leben ist akut bedroht. Notwendig ist Intensivbehandlung.

Stauungsdermatitis
Auch: Stauungsdermatose. Reizerscheinungen und Entzündungen durch Venenstauung infolge Krampfadern, in den überwiegenden Fällen an den Unterschenkeln.

Stauungsleber
Eine chronische Blutstauung in der Leber führt zu Organveränderungen mit Verfettung und Bindegewebsschrumpfung. An der Oberfläche sieht das Organ wie eine Muskatnuß aus (»Muskatnußleber«).

Stauungspapille
Vorwölbung, Verbreiterung und glasige Trübung des Sehnervs am Augenhintergrund. Gleichzeitig bestehen starke Schlängelung der Blutgefäße, Umgebungsblutungen und weißliche Herde. Vorkommen bei Drucksteigerung im Schädel. Diagnose mit dem Augenspiegel. Die Veränderungen bilden sich nach Druckentlastung wieder zurück. Besteht die S. länger, droht ein Schwund des Sehnervs.

STD
Sexual transmitted disease. Sexuell übertragbare Krankheit, »Geschlechtskrankheit«.

Steal-Effekt
Führt zu den Symptomen einer »Anzapfkrankheit«. Aus einem ohnehin schon durchblutungsgestörten Organ oder Gewebsbezirk wird an Gefäßgabelungen Blut in besser durchblutete Bezirke – ähnlich einer Wasserstrahl-Saugpumpe – abgesaugt. Vorkommen bei Verengung oder Verschluß einer größeren Schlagader. Häufig ist dieser S. an der Schlüsselbeinschlagader.

Steatose
Verfettung von Organen.

Stellatumblockade
Einspritzung eines die Nerven vereisenden Mittels in ein besonderes Nervengeflecht (Ganglion) am Hals zur Unterbrechung ➩ vegetativer Nervenfasern zum Halsrückenmark.

Stenokardie
Herzenge, Herzschmerzen. ➩ Angina pectoris.

Stenose
Verengung. Die krankhafte Verengung von Hohlorganen oder Gefäßen. Gegenteil: Dilatation (Erweiterung); z. B. Koronarstenose (Verengung eines verkalkten Herzkranzgefäßes). Stenosen an Magen und Darm entstehen durch Entzündungen und Tumoren.

Stent
Gefäßstütze, um verengte Kranzgefäße nach ihrer Dehnung offen zu halten.

Steppergang
Krankhaftes Gehen bei Lähmung des Wadennervs (Nervus peronaeus). Die Füße werden höher aufgehoben, um das Schleifen der (gelähmten) herabhängenden Fußspitze zu vermeiden. Der Fuß wird zuerst mit der Fußspitze aufgesetzt.

Stereognosie
Fähigkeit zum Erkennen eines Gegenstandes durch alleiniges Betasten mit geschlossenen Augen. Geht bei Erkrankungen des Schläfenlappens des Gehirns verloren.

Stereotaktische Hirnoperation
Ausschaltung gewisser, unter der Hirnrinde liegender Gewebsteile. Erfolgt unter Anwendung eines Zielgerätes und ➩ Computertomographie. Anwendung bei ➩ Parkinson-Krankheit oder ➩ Epilepsien.

Steril
Völlig sauber, frei von Keimen.

Sterilisation, operative
Herbeiführen der Unfruchtbarkeit durch operative Maßnahmen. Bei der Frau durch Unterbindung der Eileiter (Tubenligatur) und beim Mann durch Unterbindung des Samenstranges (Vasektomie).

Sterilisieren
1. Keimfrei machen, z. B. das Operationsbesteck.
2. Unfruchtbar machen.

Sterilität der Frau
Unfruchtbarkeit. Man spricht dann davon, wenn nach 2jähriger Partnerschaft mit Kinderwunsch und ohne Empfängnisverhütung keine Schwangerschaft eintritt. Diagnose durch Frauenarzt, zusätzlich ➪ Laparoskopie, ➪ Hysterosalpingographie. Behandlung je nach Ursache medikamentös mit Hormonen oder Operation, wobei die Wiederherstellung der Eileiterdurchgängigkeit die größte Rolle spielt. Eine weitere Behandlungsmöglichkeit ist die extrakorporale Befruchtung mit Embryotransfer: Das entnommene Ei wird außerhalb des Körpers mit Samenzellen befruchtet und in einer Nährlösung angezüchtet. Nach mehrfacher Zellteilung wird das kleine Gebilde (Morula) in die Gebärmutterhöhle eingesetzt. Auch der intratubare Gametentransfer (GIFT) ist möglich: Ei und Samenzellen werden mittels Bauchspiegelung in den Eileiter eingebracht.

Sterkoral
Kothaltig, durch Kot hervorgerufen.

Sternalpunktion
Entnahme von Knochenmark aus der Knochenhöhle des Brustbeines. Die Entnahmestelle an der Haut wird vorher vereist. Wichtig zur Diagnose von Blutkrankheiten.

Sternotomie
Operative Durchtrennung des Brustbeines.

Sternum
Brustbein.

Steroidakne
Auftreten von Akne als Folge einer Kortisonbehandlung.

Steroiddiabetes
Zuckerkrankheit, die im Gefolge einer meist höher dosierten und länger dauernden Behandlung mit Kortison (kortikosteroid) auftritt. Der Grund liegt in der blutzuckererhöhenden Wirkung des Kortisons.

Steroide
Chemische Verbindungen, häufig mit Hormoncharakter. Ärztlicherseits ist meist Kortison gemeint.

Steroidhaut
»Kortisonhaut«. Hautschädigung nach lange dauernder Behandlung mit Kortison. Typische Zeichen sind Schrumpfhaut, geldscheinartig-faltige Haut, Hautblutungen, hochgradige Verletzlichkeit, stärkere oder aber auch verminderte Färbung der Haut, Knötchen, Pusteln und Gefäßerweiterungen.

Steroidosteoporose
Knochenentkalkung bei übermäßigem Kortisonangebot an den Körper. Vorkommen bei ➪ Cushing-Syndrom und Kortisonbehandlung.
Steroidulkus
Magengeschwür als Folge einer hochdosierten und langdauernden Kortisonbehandlung. Die möglichen Krankheitszeichen sind viel stiller als bei einem »normalen« Geschwür, dabei besteht aber die hochgradige Gefahr des Durchbruchs (Perforation).
Stertor
Röcheln.
Stevens-Johnson-Syndrom
➪ Erythema exsudativum multiforma.
Stiftzahn
Zahnersatz mit einer künstlichen Zahnkrone, die mittels eines »Stiftes« im Wurzelkanal befestigt ist. Dieser festsitzende Zahnersatz kommt für wurzelbehandelte Zähne in Frage.
Stigma
Auffälliges Krankheitszeichen, auf eine bestimmte Krankheit hinweisend.
Still-Syndrom
Chronische Gelenkentzündung bei Kindern. Die inneren Organe werden stark mit befallen, Leber, Milz und Lymphknoten sind vergrößert. Weiters kommt es zur Entzündung des Herzens, zu Hautausschlägen, Entzündung von Bauch- und Brustfell, Entzündung der Regenbogenhaut, zu Blutarmut und Fieber. Der Beginn ist schleichend an den Fingergelenken, dort führt die Krankheit zur spindelförmig-symmetrischen Schwellung, der Still-Hand. Später werden auch andere (große) Gelenke befallen, und meistens besteht eine allgemeine Wachstumsminderung. Behandlung mit Krankengymnastik, Rheumamitteln und Kortison, fallweise Chemotherapie.
Stimulieren
Anregen.
Stirnhirnsyndrom
Bei Störungen des Stirnhirnes kommt es neben möglichen Nervenausfällen zu Antriebsarmut und Verarmung der Bewegung.
Stoma
1. Mund, Rachen.
2. Chirurgisch-künstlich geschaffene Mündung eines Hohlorgans zur Körperoberfläche hin. Meist ist das S. eines ➪ Anus praeter nach Darmkrebs gemeint oder ein Tracheostoma (künstliche Luftröhrenöffnung). Künstliche Öffnung.
Stomatitis aphthosa
➪ Gingivostomatitis.

Stomatitis ulceromembranacea
➪ Gingivostomatitis.
Stomatochisis
Lippenspalte, »Hasenscharte«.
Stoßwellenlithotripsie
Auch: ESWL (Extrakorporale Stoßwellenlithotripsie). Berührungsfreie Ultraschallzertrümmerung von Steinen (Nierensteine, Gallensteine). ESWL hat bei den Nierensteinen die operative Steinentfernung fast völlig verdrängt. Unterschieden werden die Funkenstreckenlithotripsie, die elektromagnetische Lithotripsie und die piezoelektrische Lithotripsie.
Strabiotomie
Schieloperation.
Strabismus
Schielen. Beide Blicklinien des Auges können nicht auf den gleichen Punkt gelenkt werden. Behandlung durch spezielle Brillenkorrektur, Augenmuskeltraining oder Operation.
Strahlenkatarakt
Linsentrübung durch Einwirkung von Röntgen- oder radioaktiven Strahlen.
Strahlenkater
Tritt schon wenige Stunden nach einer Ganzkörperbestrahlung auf. Symptome sind Appetitlosigkeit, Übelsein, Müdigkeit, Kopfschmerzen, Erregungszustände, Magen-Darm-Beschwerden und Durchfall.
Strangulationsileus
Darmverschluß durch Abschnürung eines Darmabschnittes. Entsteht meist durch entzündliche Veränderungen nach Operationen im Bauchraum.
Strangurie
Harnzwang. Der Harndrang ist schmerzhaft und führt nur zur Entleerung weniger Harntröpfchen. Vorkommen bei Entzündungen von Harnblase und Harnröhre.
Streptococcus pneumoniae
➪ Pneumonie.
Streptokinase
Mittel zur Verflüssigung und Wiederauflösung von Blutgerinnseln. Wichtig in der Behandlung von Gefäßverschlüssen und des Herzinfarktes.
Streptokokkenmeningitis
➪ Meningitis.
Streßinkontinenz
➪ Inkontinenz unter besonderer Belastung.
Streßulkus
Auch: Krisenulkus. Geschwürige Schleimhautveränderungen des Magens mit

der Gefahr von Blutungen oder Durchbruch. Die Komplikation kann schon 24 bis 48 Stunden nach Streßbeginn auftreten. Auslösende Ursachen sind Operationen, ausgedehnte Verbrennungen, Intensivpflege oder schwerste seelische Beanspruchung. Diagnose durch ➪ Gastroskopie. Intensive medikamentöse oder operative Behandlung ist notwendig.

Striae

Streifen (an der Haut).

◆ *St. distensae:* Bläuliche bis braunrote Streifen an der Haut. Sie heilen unter Schrumpfung und Farbstoffverlust ab. Normales Vorkommen am Bauch in der 2. Hälfte der Schwangerschaft. Kommt krankhaft vor bei Fettsucht, ➪ Cushing-Syndrom und Kortisonbehandlung.

◆ *St. gravidarum:* Schwangerschaftsstreifen.

Strichkürettage

Strichförmige Auskratzung der Gebärmutterschleimhaut zu diagnostischen Zwecken.

Stridor

Pfeifendes Atemgeräusch.

Striktur

Verengung eines Körperorgans durch Narben, z. B. an der Speiseröhre durch eine Verätzung.

Stripping

Ausschälen, herausziehen. ➪ Venenstripping.

Stroke

➪ Schlaganfall.

Strongyloidiasis

Erkrankung durch Fadenwürmer. Führt zu Jucken der Haut beim Eindringen der Erreger; weiters Bronchitis, Atemnot, Bluthusten, Durchfall oder Verstopfung, Blutarmut durch Darmblutungen. Larvennachweis im Stuhl oder Dünndarmsaft. Behandlung mit Pantelmin.

Strophulus

➪ Prurigo.

Strümpell-Bechterew-Mariesche Krankheit

➪ Spondylitis ankylosans.

Struma

Kropf. Vergrößerung der Schilddrüse oder bestimmter Bezirke des Organs. Die häufigste Ursache für den Kropf ist ein Jodmangel. Der verminderte Jodgehalt in den Schilddrüsenzellen (Thyreozyten) führt zur Wucherung dieser Zellen. Auch die Schwangerschaft, Streßsituationen und Entzündungen können das Wachstum einer S. fördern. Die Einteilung erfolgt nach der Größe.

0 = Kein Kropf

I = Tastbarer, aber nicht sichtbarer Kropf
Ia = Kropf ist auch bei zurückgebeugtem Kopf nicht sichtbar, oder es besteht ein kleiner Knoten in der nicht tastbaren Schilddrüse.
Ib = Tastbarer Kropf, bei zurückgebeugtem Kopf sichtbar.
II = Sichtbarer Kropf.
III = Großer sichtbarer Kropf.

Kleine Kröpfe machen meist keine Beschwerden oder nur gelegentliches Kloßgefühl im Hals. Große Kröpfe engen die Luftröhre ein und führen zu Gefäßstauung, auch zur Schädigung des Stimmbandnervs.
Diagnose mit Ultraschall, ➪ Szintigraphie, ➪ Feinnadelbiopsie. Zusatzuntersuchungen sind Brustkorbröntgen, Lungenfunktion und HNO-Untersuchung. Die Behandlung erfolgt mit Schilddrüsenhormon, Jod und Operation (Strumektomie).

- *Aberrierende St.:* Zusätzliche Schilddrüse, z. B. am Zungengrund.
- *Eisenharte St.:* ➪ Riedel-Struma.
- *Endemische St.:* Jodmangelstruma.
- *Endothoracica:* »Tauchkropf«, Struma intrathorakalis (der Kropf befindet sich im Brustkorb).
- *Euthyreote St.:* Kropf mit normaler Schilddrüsenfunktion.
- *Hyperthyreote St.:* Kropf mit Schilddrüsenüberfunktion.
- *Hypothyreote St.:* Kropf mit Schilddrüsenunterfunktion.
- *Intrathorakale St.:* Größenzunahme mit Ausbreitung in die Brusthöhle. Führt zu Verengung der Luftröhre, Schluckstörungen, Lähmung des Stimmbandnervs und Herzschädigung (Kropfherz).
- *Riedel-Struma:* ➪ Riedel-Thyreoiditis.
- *St. basedowificata:* Durch Jod ausgelöste Schilddrüsenüberfunktion.
- *St. colloides:* »Kolloidstruma«. Meist große weiche St., verzystet.
- *St. connata:* Angeborene St. infolge Jodmangels während der Schwangerschaft.
- *St. diffusa:* Gleichmäßig zum Kropf gewachsene Schilddrüse; nicht knotig.
- *St. fibrosa:* ➪ Riedel-Struma.
- *St. granulomatosa:* Quervain ➪ Thyreoiditis.
- *St. maligna:* Schilddrüsenkarzinom.
- *St. nodosa:* Balg- oder Knotenkropf. Meist mit normaler Funktion.
- *St. parenchymatosa:* Durch Wucherung der Drüsenanteile, vor allem in Lebensphasen mit erhöhtem Hormonbedarf.
- *St. retrosternalis:* ➪ Struma/Endothoracica.
- *St. vasculosa:* Sehr gefäßreiche Struma, kann auch pulsieren.

Strumaresektion
Operative Entfernung der Schilddrüse, teilweise oder fast vollständig (subtotal,

¾ des Organs werden entfernt) bei ➪ Struma. Die Entfernung der ganzen Drüse (Totalresektion) erfolgt beim Schilddrüsenkrebs.

Strumigen
Kropferzeugend. Dazu zählen gewisse Medikamente, jodhältige Medikamente, aber auch Nahrungsmittel wie Wirsing, Kohl und Raps.

Strumipriv
Durch Strumaentfernung verursacht.

Struvit
Harnsteinart.

Stuhlinkontinenz
Unvermögen, den Stuhl zurückzuhalten. Kann angeboren sein bei Spaltbildungen der Wirbelsäule oder im Laufe des Lebens entstehen; z. B. durch Zerreißungen des Schließmuskels oder Nervenleiden.

Stumme Ischämie
Durchblutungsstörung mit eventuellem Gefäßverschluß, ohne daß Krankheitszeichen auftreten. Ein stummer Herzinfarkt kann auf diese Weise ablaufen. Gelegentliche Zufallsdiagnose im ➪ EKG und häufiger bei Zuckerkranken wegen der Verengung kleinster Gefäße.

Stumpfgastritis
Entzündung des »Magenstumpfes« nach teilweiser operativer Magenentfernung.

Stumpfkarzinom
Krebs an einem Stumpf, z. B. nach teilweiser operativer Magenentfernung.

Stupor
Zustand mit Fehlen jeglicher körperlicher oder geistiger Aktivität bei wachem Bewußtsein. Äußert sich in Reglosigkeit, Nichtreagieren auf äußere Reize und Versuche auf Kontaktaufnahme. Vorkommen bei ➪ Depression, ➪ Schizophrenie, ➪ Epilepsie.

Sturge-Weber-Syndrom
Erbkrankheit mit Blutschwämmen im Gesicht und an den Hirnhäuten. Die Gefäßgeschwülste im Gehirn verkalken und führen zu Krampfanfällen, Lähmungen und Schwachsinn.

Sub-
Vorsilbe mit der Bedeutung »unter«, »weniger«, »niedriger«.

Subakut
Nicht sehr heftig, nicht ganz schnell verlaufend.

Subarachnoidalblutung
➪ Schlaganfall.

Subazidität
Verminderter Säuregehalt des Magensaftes.

Subchronisch
Nicht ausgeprägt chronisch verlaufend.
Subdurales Hämatom
➪ Schädel-Hirn-Trauma.
Subclavian-Steal-Syndrom
➪ Steal-Effekt an der Schlüsselbeinschlagader.
Subdental
Unter einem Zahn gelegen.
Subdiaphragmal
Unter dem Zwerchfell gelegen.
Subdural
Unter der harten Hirnhaut gelegen.
Subfebril
Leicht fieberhaft, bis max. 38°C.
Subikterisch
Mit nur geringgradiger Gelbsucht, leicht gelbsüchtig.
Subileus
Bewegungsstörung des Darmes. Es bestehen nur geringe Darmgeräusche. Zum Unterschied vom ➪ Ileus besteht aber kein völliger Stop der Darmpassage. Verschwindet ein S. nicht, kann er zum Vorläufer des kompletten Darmverschlusses werden. Die Behandlung erfolgt medikamentös.
Subklavia-Punktion
Anstechen der Schlüsselbeinschlagader oder -vene. Erfolgt zum Einbringen von Kontrastmitteln (Schlagader) oder Infusionen (Vene) und zur Druckmessung.
Subklinisch
Nur wenige Krankheitszeichen, symptomarm.
Subkutan
S. c. Unter die Haut; z. B. subkutane Injektion.
Subluxation
Unvollständige Verrenkung eines Gelenkes. Die Gelenkflächen stehen noch in teilweisem Kontakt miteinander.
Submandibulär
Unterhalb des Unterkiefers.
Subphrenisch
Unterhalb des Zwerchfelles gelegen.
Substitution
Ersatz, Ausgleich; z. B. Eisensubstitution (Eisenmangel wird mit Eisenpräparaten behandelt).
Subtraktionsangiographie, digitale
➪ Digitale Subtraktionsangiographie.

Subvalvulär
Unterhalb einer Klappe.

Sudeck-Syndrom
Weichteil- und Knochenveränderungen an Armen und Beinen. Auftreten im Gefolge von Verletzungen, vor allem Knochenbrüchen, aber auch Entzündungen, Nervenschädigungen, Herzinfarkt oder Hirnschäden. Ein krankhaftes Zusammenspiel von Nerven und Gefäßen ist dafür verantwortlich. Im 1. Stadium (Sudeck I) kommt es zu Hautrötung, Weichteilschwellung und besonderer Schmerzempfindlichkeit, Haare und Nägel wachsen schneller. Im Röntgen ist ein fleckiger Knochenschwund zu sehen. Die Symptome im 2. Stadium sind Blausucht, Glanzhaut und eine Verminderung der Temperatur. Bewegungen schmerzen, und es kommt zu Wachstumsstörungen an Haut und Nägeln sowie der Muskeln. Der Knochen schrumpft weiter. Im 3. Stadium kommt es zur Heilung mit Defekten. Die Gliedmaßen werden schmächtiger, Haut und Muskeln schrumpfen, die Beweglichkeit der Gelenke ist eingeschränkt. Schmerzhaft sind Berührung, Belastung und Temperaturreize. Diagnose durch das Röntgen, behandelt wird mit teilweiser Ruhigstellung und Medikamenten.

Suffizient
Genügend, ausreichend in bezug auf das Funktionsvermögen eines Organs.

Suffusion
Blutaustritt, Blutunterlaufung.

Sugillation
Flächenhafte Blutung.

Sui generis
Für sich stehend, von besonderer Art.

Suizidalität
Das Ausmaß, mit dem ein Mensch dazu neigt, Selbstmord zu begehen. Eine Möglichkeit, dies objektiv festzustellen, gibt es nicht. Verdächtige hinweisende Symptome sind eingeengtes Denken und Fühlen auf traurige Gedankeninhalte und Rückzug der Persönlichkeit. Daneben können starke Aggressionen bestehen und Selbstmordphantasien als »Ruhe vor dem Sturm«.

Sulcus-ulnaris-Syndrom
Entsteht durch Schädigung des Ellennervs infolge knöcherner Veränderungen in seinem Verlauf. Vorkommen als Verletzungsfolge und bei chronischer Gelenkentzündung. Symptome sind Gefühlsstörungen des 4. und 5. Fingers, Lähmung und Schwund von Muskeln. Das Fingerspreizen wird kraftlos, und das Heranziehen des gestreckten Daumens ist nicht möglich. Behandlung mit entlastenden Stellungen und eventuell operativer Herauslösung des Nervs (Neurolyse).

Super
Wortteil mit der Bedeutung »oben«, »über«, »zusätzlich«.
Superfiziell
Oberflächlich.
Superinfektion
Neuerliche Infektion mit dem selben Erreger bei noch bestehender Infektion.
Supination
Auswärtsdrehung der Hand mit der Handfläche nach oben. Die Auswärtsdrehung des Fußes erfolgt unter Heben des inneren Fußrandes.
Supinationsfraktur
Ein Knöchelbruch während einer verstärkten ➪ Supination.
Suppositorien
Zäpfchen, Medikamente zum Einführen in Hohlorgane, z. B. in die Scheide oder in den Mastdarm.
Suppression
Hemmung eines Vorganges, z. B. S. der Hormonbildung in der Schilddrüse.
Supramalleolär
Oberhalb des Knöchels.
Suprapubisch
Oberhalb des Schambeines.
Supraskapularis-Neuropathie
Symptome sind Gefühlsstörungen und Schmerzen an der Außenseite des Schultergelenkes. Im weiteren Verlauf kommt es zum Schwund von Muskeln. Die Ursache ist eine Einklemmung des Supraskapularnervs in einem köchernen Einschnitt des Schulterblattes.
Supravaginal
Oberhalb der Scheide.
Supraventrikulär
Aus dem Herzvorhof kommend.
Surdomutitas
Taubstummheit.
Surfactant
Oberflächenaktive Substanz in den Lungenbläschen. Sie ist dafür mitverantwortlich, daß die Lungenbläschen die richtige Form und Funktion haben.
Suspekt
Verdächtig, eine Krankheit vermuten lassend.
Suspensorium
Aufhängung. Gemeint ist meistens ein kleines Textilstück, um den (entzündeten) Hodensack »aufzuhängen«, zu stützen. In Verwendung auch bei einem Hodenbruch.

SVES
Supraventrikuläre Extrasystolen. Herzextraschläge mit dem Ursprung im Vorhof.

SVT
Supraventrikuläre Tachykardie. Herzpuls über 100 Schläge pro Minute, Herzrasen mit dem elektrischen Ursprung im Herzvorhof.

Sympathektomie
Operative Entfernung eines Teiles des sympathischen Nervensystems.

Sympathikotonie
Das Gleichgewicht zwischen den beiden inneren Hauptnerven ➪ Vagus und ➪ Sympathikus ist zugunsten des Sympathikus verschoben. Symptome sind Herzklopfen, Schwitzen, Pupillenerweiterung und verstärkte Magen-Darm-Tätigkeit.

Sympathikus
Einer der 2 Hauptnerven des inneren Nervensystems. Fungiert als »Streßnerv«. Gegenspieler ist der ➪ Vagus.

Sympatholytika
Stoffe, die die Wirkung der »Streßhormone« Adrenalin und Noradrenalin dämpfen oder aufheben.

Sympathomimetika
Mittel, die so wie die »Streßhormone« Adrenalin und Noradrenalin wirken.

Symphysenruptur
Zerreißung der Schambeinfuge, z. B. durch Beckenbruch.

Symptome
Krankheitszeichen.

Syn-
Vorsilbe mit der Bedeutung »zusammen«, »mit«. Gegenteil: anta.

Syndrom
Sammlung mehrerer Symptome, die aber nicht so beständig vorkommen müssen wie bei einer Krankheit (Morbus). Der Begriff Krankheit wird somit enger, eindeutiger gefaßt als das S.

Synergisten
Zusammenspieler, z. B. Muskeln. Gegenteil: ➪ Antagonisten.

Synkope
Plötzlich auftretende Ohnmacht. Die anfallsweise, kurzdauernde Bewußtlosigkeit durch eine Minderdurchblutung des Gehirns. Muskelsymptome – so wie bei Epilepsie – sind nicht vorhanden.

- *Kardiale S.:* Der Grund für die S. ist das Herz. Auftreten bei Rhythmusstörungen oder Herzfehlern wie der Einengung der Aortenklappe.
- *Vasovagale S.:* Entsteht durch eine vom Gehirn gesteuerte Wirkung des

➪ Vagus. Vorkommen bei Erstickungsgefahr, Hirnschädigung. Kann auch bei direkter Wirkung im ➪ Karotissinus oder Herz ausgelöst werden.

Synovektomie
Operative Entfernung der Gelenkinnenhaut. Wird z. B. in heilender Absicht bei chronisch entzündlichem Rheumatismus durchgeführt.

Synoviorthese
Versuch, die entzündlich erkrankte Schleimhaut von Gelenken wiederherzustellen. Verwendet werden dazu chemische Mittel oder radioaktiv strahlende Substanzen, die in die Gelenkhöhle eingebracht werden. Chronisch-entzündliche Gelenkveränderungen aus dem rheumatischen Formenkreis sind der Grund für diese Behandlungsform.

Synovitis
Auch: Synovialitis. Entzündung der Gelenkinnenhaut. Meist im Rahmen einer entzündlich-rheumatischen Gelenkerkrankung.

Synthese
Aufbau. Viele Eiweißkörper werden in der Leber synthetisiert.

Synthetisch
Meist mit der Bedeutung »künstlich hergestellt«.

Syphilis
Ansteckende und infektiöse Krankheit der Haut, Schleimhaut und inneren Organe. Der Erreger ist Treponema pallidum, die Inkubationszeit beträgt ca. 3 Wochen. Die Infektion entsteht durch das Eindringen des Erregers in kleinste Wunden, vor allem beim Geschlechtsverkehr. 3 Wochen nach der Ansteckung entsteht ein kleines derbes Geschwür mit schmerzloser Lymphknotenschwellung (syphilitischer Primäraffekt). Nach ca. 9 Wochen treten Hauterscheinungen ohne Juckreiz auf. Handteller und Fußsohlen sind häufig befallen. Der Hautausschlag zeigt sich in hellroten, stecknadelkopf- bis groschengroßen Hautflecken. An der Kopfhaut kann es zu einem mottenfraßartigen Haarausfall kommen. Die Zunge kann zuckergußähnliche Herde aufweisen. Hirnhäute, Augen und Leber werden entzündlich mit befallen. Beim weiteren Fortschreiten drohen derbe Hautentzündungen und Knoten in Organen, Knochen und Bindegewebe. An der Hauptschlagader droht durch Gefäßentzündung ein ➪ Aneurysma der Gefäßwand. Im letzten oder Quartärstadium werden Gehirn und Rückenmark in Mitleidenschaft gezogen. Schmerzen, Gangunsicherheit und Verschwinden der Reflexe. Die Persönlichkeit verändert sich, und es kommt zum Abbau geistiger Fähigkeiten. Diagnose durch das Labor. In der Behandlung ist Penicillin das Mittel der ersten Wahl.

- *S. latens:* Stadium der S., in dem sie keine erkennbaren Symptome macht (nach 4–6 Wochen, wenn der Ausschlag wieder abklingt). Im Labor ist die Infektion nachweisbar. Die latente S. kann 5–20 Jahre dauern.

Systemisch
Allgemein; z. B. systemische Wirkung eines Medikamentes (es wirkt auf den ganzen Körper), systemische Krankheiten (ziehen viele oder alle Organe des Körpers in Mitleidenschaft).

Systemischer Lupus erythematodes
Die Krankheit gehört zu den ➪ Kollagenosen und kann sehr verschiedene Organe befallen. Ursache ist eine schwere Störung in der körpereigenen Abwehr mit entzündlichem Befall von Gefäßen. Frauen erkranken häufiger als Männer mit dem bevorzugten Auftreten zwischen dem 20. und 30. Lebensjahr. Symptome sind Gelenkentzündung, Entzündung von Nieren, Rippenfell, Herzbeutel und Herzmuskel. Die Lymphknoten sind mit erkrankt, alle Blutzellen und die Blutplättchen vermindert. Die Beteiligung des Gehirns zeigt sich in Krampfanfällen, Persönlichkeitsveränderungen und Nervenausfällen. Diagnose durch Labor und Gewebsproben. Behandlung mit Kortison, Resochin, Chemotherapie und abschwellenden Mitteln. Immer ist zu beachten, daß es Medikamente gibt, die einen L. e. auslösen können. Dazu zählen Mittel gegen Herzrhythmusstörungen, bakterielle Infektionen, Epilepsie, hohen Blutdruck und Schilddrüsenüberfunktion.

Systole
Phase der Zusammenziehung des Herzens.

Szintigraphie
Radioaktive Untersuchung. Beruht darauf, daß sich radioaktive Teilchen in unterschiedlichen Organen anreichern und mit dem Geigerzähler gemessen werden können.

Szirrhös
Schrumpfend, derb.

T

T3-Hyperthyreose
➪ Hyperthyreose.

Tabes
Auszehrung, Schwindsucht.

◆ *T. dorsalis:* Die Rückenmarkschwindsucht, das Endstadium der ➪ Syphilis. Symptome sind Schmerzen und vielfältige Nerven- und Organausfälle.

Tachy-
Wortteil mit der Bedeutung »schnell«.
Tachyarrhythmie
Sehr schneller, völlig unregelmäßiger Herzschlag.
Tachykardie
➪ Herzrhythmusstörungen.
Tachyphylaxie
Gewisse Medikamente verlieren nach wiederholter Einnahme ihre Wirkung, obwohl die Dosis beibehalten oder sogar erhöht wurde.
Tachypnoe
Erhöhte Atemfolge. Vorkommen bei Fieber, Sauerstoffmangel oder seelischer Erregung.
Taeniasis
Rinderbandwurmkrankheit durch Aufnahme der »Finnen« im rohen Fleisch. Erreger ist Taenia saginata oder Taenia solium. Symptome sind Appetitlosigkeit, Erbrechen, Gewichtsverlust und Blutarmut. Nach der Infektion mit dem Wurm erfolgt die Absiedelung in den Organen und im Gehirn. Diagnose durch Blut- und Stuhluntersuchung. Behandlung mit Pantelmin.
Tagesprofil
Mehrfache Bestimmung von »Werten« des Körperhaushaltes zu bestimmten festgelegten Zeiten, z. B. »Blutzuckertagesprofil«.
Taktil
Die Berührung, den Tastsinn betreffend.
Talgretentionszysten
Auch: falsche Atherome, Grützbeutel. Sie entstehen durch den Verschluß der Ausführungsgänge von Talgdrüsen. Operative Entfernung.
Talus
Sprungbein.
Tape-Verband
Band- oder Streifenverband zur Ruhigstellung von Gelenken, Muskeln usw.
Tarsaltunnelsyndrom
Reizung des Schienbeinnervs unter dem Innenknöchel. Ursachen sind Verletzungen, Schwellungen, Rheuma und übermäßiges Joggen. Symptome sind nächtliche Schmerzen an Fußsohle und Zehen mit abgeschwächter Gefühlsempfindung. Hinter dem Innenknöchel bestehen Druck- und Klopfschmerzen. Diagnose durch ➪ ENG und ➪ EMG. Behandlungsversuch mit Einlagen.
Taschenabszeß
Eiterherd am Zahn. Der Ausgangspunkt ist entzündetes Zahnfleisch, von dem sich keilförmig ein Eiterherd zum Zahnhals ausbreitet. Symptome sind Schmer-

zen und Fieber. Diagnose mit Röntgen, Behandlung durch operative Ausräumung und Antibiotika.

TB

➪ Tuberkulose.

Tbc

➪ Tuberkulose.

TCA

Transluminale koronare ➪ Angioplastie. Entspricht der ➪ PTCA.

TD

Tagesdosis.

TE

➪ Tonsillektomie.

Teerstuhl

➪ Melaena.

Teerwarzen

Warzenähnliche Verhornungen durch langdauernde Einwirkung von Teer. Es ist der Übergang in das ➪ Spinaliom möglich.

Teleangiektasie, hereditäre

Auch: Osler-Syndrom. Eine Erbkrankheit mit vielfachen geschwulstähnlichen Gefäßerweiterungen an Haut, Schleimhäuten und inneren Organen. Kann symptomlos verlaufen, aber auch zu Blutungen und Blutarmut führen.

Telemetrie

Übertragung von Meßwerten (z. B. EKG) von einem Sender auf einen Empfänger.

Temporal

Zu den Schläfen gehörend, schläfenseitig.

Temporallappenepilepsie

Schläfenlappenepilepsie. Führt zu Störungen des Hörens, Riechens, Schmekkens, zu Muskelausfällen und Wahnvorstellungen. Nachweis durch ➪ EEG. Behandlung medikamentös.

Temporär

Vorübergehend, zeitlich begrenzt. Gegenteil: Permanent.

Tenazität

Geistige Spannkraft.

Tendinitis

Sehnenentzündung.

Tendinose

Schmerzhafte Sehnenerkrankung mit Abnützung.

Tendopathie

Auch: Sehnenscheidenentzündung, Tendinose. Erkrankung der Sehne. Die

Hauptursache ist eine Überlastung, eine Rolle spielen aber auch entzündliche Mitreaktionen. Symptome sind Druckschmerz, Einschränkung von Beweglichkeit und Funktion, Schwellung und Überwärmung. Diagnose durch Röntgen, Ultraschall und ➪ MR. Der Laborbefund ist meistens normal, nicht dagegen bei Entzündungen durch infektiöse Erreger. Behandlung mit Ruhigstellung, Krankengymnastik, Rheumamitteln, physikalischen Anwendungen, Kortisoninjektionen oder operativ.

- *Epicondylopathia humeri radialis:* »Tennisellbogen«. Es besteht ein Druckschmerz am Ellbogengelenk innen. Der »Stuhltest« ist positiv, d. h. beim Anheben eines Stuhles mit gestreckter Hand kommt es zu Schmerzen, ebenso beim Herabdrücken der im Handgelenk nach oben gestreckten Faust.
- *Epicondylopathia humeri ulnaris:* »Werfer-Ellbogen«. Schmerzen bestehen im Gelenkspalt, es kommt zur Schmerzverstärkung bei der Einwärtsbewegung des Unterarmes.

Tendovaginitis stenosans

Verengende Sehnenscheidenentzündung. Die entzündliche Auftreibung der Sehnen führt an Engstellen zu einer behinderten Beweglichkeit, so z. B. im Bereich der Fingerbeugesehnen.

Tendovaginopathie

Sehnenscheidenentzündung.

Tenesmus

Ständiger schmerzhafter Stuhl- oder Harndrang.

Tennisellbogen

➪ Tendopathie.

Tentoriumriß

Geburtsverletzung des Neugeborenen. Einriß der im Hinterkopf zeltförmig ausgespannten Platte aus harter Hirnhaut. Verursacht einen lebensbedrohenden Druck auf den Hirnstamm.

TEP

Totalendoprothese. Völliger Ersatz eines Gelenkes, z. B. des Hüftgelenkes, durch ein künstliches Gelenk (meist aus Metall).

Teratogen

Die Eigenschaft, Mißbildungen bei den Nachkommen auszulösen.

Teratokarzinom

Krebsart aus mehreren, im Embryonalleben angelegten Geweben (»Keimblättern«) vor allem des Hodens oder der Eierstöcke.

Teratom

Auch: »Wundergeschwulst«. Vorkommen in den Keimdrüsen, am Kopf und Kreuzbein sowie in Körperhöhlen. Die Mischgeschwulst hat einen körperähnlichen Aufbau. Reife Teratome des Eierstockes sind meist gutartig, im Hoden aber eher bösartig.

Terrainkur

Kur mit ärztlich dosierten Spaziergängen auf ausgewählten Übungswegen. Ziel ist die aktive Bewegungstherapie.

Testes

Hoden.

Testikulär

Zum Hoden gehörend, im Hodenbereich.

Tetanie

Übererregbarkeit von Nerven und Muskeln. Es kommt dann dazu, wenn das Verhältnis von Kalium und Kohlendioxid (beides erhöht) zu Kalzium und Magnesium (beides vermindert) gestört ist. Im Anfall (Tetanischer Anfall) kommt es zu Gefühlsstörungen an den Fingerspitzen und rund um den Mund, zu Steifheitsgefühl, Atemnot und Angst. Als manifeste T. bezeichnet man einen Zustand mit Krämpfen von Händen und Füßen (Karpopedalspasmen), Karpfenmund, Kehlkopfkrampf und Krämpfen der inneren Hohlorgane Gallenblase, Harnblase, Magen, Zwölffingerdarm und auch der Bronchien sowie des Blasenschließmuskels. Bei latenter T. zeigen sich Stimmungsschwankungen mit Neigung zu depressiver Verstimmung, Angst und Kopfschmerz sowie Herzbeschwerden. Die Behandlung ist je nach Ursache mit Kalzium, Magnesium, Vitamin D oder Parathormon und durch einfaches Ein- und Ausatmen über einen Plastikbeutel bei der ➪ Hyperventilation, hier auch Psychotherapie.

- ◆ *Hypokalzämische T.:* Entsteht durch Unterfunktion der Nebenschilddrüse (z. B. durch unabsichtliche Entfernung bei einer Kropfoperation), durch Blutungen, bei Allergien und Vitamin-D-Mangel; teilweise auch anlagebedingt.
- ◆ *Normokalzämische T.:* Die Ursachen sind Hyperventilation, Erbrechen, hoher Kaliumspiegel, Durchfälle, Alkoholismus und Einnahme wassertreibender Mittel. Die verstärkte Atmung als Auslöser wird vom Patienten meist nicht bemerkt. Die auslösenden Konfliktsituationen sind fast immer unbewußt. Häufig bestehen sonst die Symptome der latenten T. Kalzium- und Vitamin-D-Behandlung sind gegenangezeigt!
- ◆ *Tetanisches Äquivalent:* Ein epileptischer Krampfanfall als Ausdruck einer tetanischen Entladung.

Tetanus

Wundstarrkrampf. Eine akute Infektionskrankheit durch den Erreger Clostridium tetani. Vorkommen nach verschmutzten Wunden, Biß- und Stichverletzungen, oft sind kleinste Wunden am gefährlichsten. Die Inkubationszeit beträgt einige Tage bis 3 Wochen, aber auch Jahre. Im Stadium I entstehen

Steifheit, Kaumuskelkrampf mit dem Gesichtsausdruck des »teuflischen Grinsens«. Im Stadium II sind die Reflexe stark gesteigert, und es kann auf geringste Reize (Licht, Berührung) zu Krämpfen kommen. Das Bewußtsein ist voll erhalten. Im Stadium III kommen Krämpfe der Bronchien und des Zwerchfelles mit flacher Atmung, Blausucht und der Gefahr des Erstickungstodes dazu. Zusätzliche Komplikationen sind Muskelrisse (!), Lungenentzündung und Brüche von Wirbelkörpern. Das – allzeit lebensbedrohende – Krankheitsbild ist umso gefährlicher, je kürzer die Inkubationszeit war. Der T. bedarf einer umfangreichen Intensivbehandlung. Eine Vorbeugung ist möglich durch die Tetanusschutzimpfung.

Tetraplegie
Vollständige Lähmung beider Arme und Beine.

TGA
➪ Transposition der großen Arterien.

Th1–Th12
Bezeichnung für die 12 Brustwirbel.

Therapieresistenz
Davon spricht man, wenn eine Krankheit auf eine – an sich erfolgreiche und bewährte – Behandlung nicht anspricht.

Thermographie
Untersuchung, bei der die Wärmeabstrahlung aus einem Gewebe gemessen wird.

Thorakal
Zum Brustkorb gehörig.

Thorakokaustik
Operative Trennung von Verwachsungen des Lungenfells mit dem Brustfell.

Thorakoskopie
Spiegelung des Raumes zwischen Rippen- und Lungenfell sowie der Lungenoberfläche. Durchführung vor allem zur Klärung eines ➪ Spontanpneumothorax.

Thorakostomie
Anlegen einer Öffnung in der Brustkorbwand.

Thorakotomie
Operative Eröffnung des Brustkorbes.

Thorax
Brustkorb.

Thoraxmagen
Upside-down-stomach. ➪ Thorax.

Thoraxschmerzen
Atemabhängige Schmerzen.

Thrombangitis obliterans
➪ Endangitis.
Thrombarteriektomie
Operative Entfernung eines durch Gerinnsel verschlossenen Schlagadernabschnittes und Ersatz dieses Abschnittes durch ein Venenstück oder Kunststoff.
Thrombasthenie
Funktionsschwäche der Blutplättchen.
Thrombektomie
Operative Entfernung eines Gerinnsels.
Thrombembolie
Verschleppung eines Gefäßgerinnsels und die daraus folgenden Krankheitsauswirkungen. Die Folgen hängen von Weite und Bedeutung des verstopften Gefäßes für den Organismus und vom Gesamtzustand des Kreislaufes ab.
Thrombendangitis obliterans
Auch: v. Winiwarter-Buergersche Krankheit. Eine entzündliche Gefäßkrankheit, die von der Gefäßinnenhaut ihren Ausgang nimmt. Es sind Schlagadern und Venen davon befallen, mit Neigung zu Gerinnselbildung. Vorwiegend sind rauchende jüngere Männer davon betroffen. Die Krankheit verläuft schubweise mit Gefäßverschlüssen und Venenentzündungen. Symptome sind Fingerschwellungen mit vorübergehender schmerzhafter Blutleere. Diagnose durch das Labor und Gewebsentnahme. Behandlung medikamentös mit Gefäßerweiterern, Gerinnsellösern und fallweise operativ.
Thrombolyse
Auch: ➪ Fibrinolysetherapie, Lyse. Medikamentöse Auflösung von Gerinnseln.
Thrombopenie
Auch: Thrombozytopenie. Die Verminderung der Blutplättchenzahl unter 150 000. Symptome können punktförmige Blutungen an Haut und Schleimhäuten sein.
Thrombophlebitis
Venenentzündung mit Gerinnselbildung.
- ◆ *Oberflächliche T.:* Schreitet von körperfern zum Körperzentrum fort. Symptome sind gerötete Venenstränge, die zusammenfließen können. Behandlung mit Blutegelsalben und zusammenziehenden Verbänden.
- ◆ *Tiefe T.:* Führt zu ziehenden Schmerzen und Schwellungen, Schwere- und Müdigkeitsgefühl, erhöhter Muskel- und Gewebespannung. Ursachen sind Bettlägerigkeit, Operationen, Knochenbrüche und andere Verletzungen, Tumoren, Herzversagen. Wichtig in der Behandlung ist die frühzeitige ➪ Thrombolyse, später das konsequente Tragen von »Kompressionsstrümpfen« der Klasse II bis III.

Thrombose
Bildung eines Blutpfropfens (Thrombus) in den Blutgefäßen bzw. im Herz. Besonders betroffen sind Herzklappen, Herzkranzgefäße, Hirngefäße an der Schädelbasis, Darmschlagadern, Beingefäße und die Venen von Becken, Mastdarm und Bein. Thrombosen entstehen häufiger nach Operationen, Geburten und Bettlägerigkeit.
- ◆ *Anal-Thrombose:* Akut auftretender Knoten am After, verursacht Druckgefühl, Schmerzen bei Berührung, Juckreiz. Örtliche Behandlung mit Einstich und Herauspressen des Gerinnsels.
- ◆ *Beinvenen-Thrombose:* Führt durch Rückstau zu massiver Schwellung und Blauverfärbung des Beines, Spannungsgefühl und Wadenkrämpfen. Behandlung wie bei tiefer Thrombophlebitis.
- ◆ *Netzhautzentralvenen-Thrombose:* Führt zu plötzlicher einseitiger Sehverschlechterung ohne Schmerzen.
- ◆ *Vena-subclavia-Thrombose:* ➪ Paget-v.-Schroetter-Syndrom.

Thromboseprophylaxe, postoperative
Die Verhütung von Gerinnseln nach Operationen wird heutzutage mit Einspritzungen von Heparin unter die Haut, 1–3mal täglich, durchgeführt.

Thrombotisch-thrombozytopenische Purpura
➪ Morbus Moschcowitz.

Thrombozythämie, essentielle
➪ Myeloproliferative Erkrankungen.

Thrombozyten
Blutplättchen, wichtig für die Blutgerinnung.

Thrombozytopathie
Krankhafte Störung der Blutplättchenfunktion. Symptome sind verlängerte Blutungszeit und punktförmige (petechiale) Blutungen. Wenn nicht angeboren, sind die Ursachen Nierenversagen, ➪ Paraproteinämien oder die Einnahme von »Plättchenhemmern« (z. B. Aspirin).

Thrombozytopenie
➪ Thrombopenie.

Thrombus
➪ Thrombose.

Thymoleptikavergiftung
Thymoleptika sind ➪ Psychopharmaka mit einer stimmungsaufhellenden (thymoleptischen) Wirkung. Leitsymptom der Vergiftung sind die erweiterten Pupillen. Weiters kommt es zu Herzrhythmusstörungen und Bewußtseinstrübung bis zum Koma und Krämpfen. Intensivbehandlung mit Giftentfernung.

Thymom
Tumor des ➪ Thymus. Ein Th. wächst relativ langsam mit Umschließung von

Luftröhre und Bronchien. Häufigeres Auftreten bei Krankheiten des Immunsystems.
◆ *Malignes T.:* Thymuskrebs.

Thymus
Bries. Das Organ liegt im Mittelfellraum hinter dem Brustbein. Es ist wichtig für den Aufbau der körpereigenen Abwehr. Beim Erwachsenen schrumpft das Organ zunehmend.

Thyreoglobulin
Eiweißstoff, der in der Schilddrüse gebildet und auch als Tumormarker verwendet wird.

Thyreoidea
Schilddrüse.

Thyreoidektomie
Operative Entfernung der Schilddrüse.

Thyreoiditis
➪ Schilddrüsenentzündung.

Thyreostatika
Den Stoffwechsel der Schilddrüse hemmende Medikamente.

Thyreotoxikose
Auch: Hyperthyreotische Krise, thyreotoxische Krise. Kann bei ➪ Hyperthyreose auftreten. Vorkommen nach Allgemeinoperationen, Kropfoperation, stärkerer Jodzufuhr und inneren Krankheiten. Symptome sind Bewegungsüberschuß im Wechsel mit Bewegungsarmut oder -losigkeit, Erregung im Wechsel mit Bewußtseinstrübung, Schluckstörungen, verwaschene Sprache, erhöhte Temperatur, Austrocknung und heiße Haut. Führt unbehandelt zum Tode durch Kreislaufversagen oder Lungenembolie. Sofortige Intensivbehandlung!

Thyreotoxische Krise
➪ Thyreotoxikose.

TIA
➪ Schlaganfall.

Tibia
Schienbeinknochen.

Tibiakopffraktur
Knochenbruch des »Kopfes« des Schienbeinknochens. Ist oft erst in Schichtaufnahmen des Röntgens sicher zu erkennen.

Tic
Von der Willkürbewegung unabhängige Bewegungsfolge, auftretend als Zukkung von Muskeln. Tics wiederholen sich unregelmäßig, sind zwar zwecklos und unwillentlich, dennoch werden sie bewußt wahrgenommen. Sie setzen rasch ein, besonders an sichtbaren Körperpartien, und sie ahmen Ausdrucks-

bewegungen nach, wie z. B. Blinzeln, Lippenbeißen, Räuspern, Husten oder gewisse Sprachlaute. Tics sind meist seelisch und nur ganz selten organisch bedingt.

Tierfellnävus

⇨ Naevi.

Tietze-Syndrom

Überlastungs- oder Ermüdungsbrüche der oberen Rippen. Symptome sind brustbeinnahe Druckschmerzen und aufgetriebene Schwellung der oberen sechs Rippenknorpel.

Tiffeneau-Test

Auch: Atemstoßtest. Geprüft wird jene Luftmenge, die nach tiefer Einatmung stoßweise ausgeatmet werden kann.

Tinea

Chronische, in Schüben verlaufende, ekzemartige oberflächliche Hautpilzerkrankung. Erreger sind Trichophyton, Epidermophyton und Mikrosporon. Nachweis durch Pilzkultur, Behandlung mit Pilzmitteln.

Tine-Test

Tuberkulosetest an der Haut. Das Testergebnis (Bläschenbildung) gibt Auskunft darüber, ob man mit Tuberkulosebazillen schon in einem infektiösen Kontakt war.

Tinnitus

⇨ Schwerhörigkeit.

T-Inversion

EKG-Begriff. Das zu den Hauptzacken entgegengesetzte Verhalten der T-Zacke. Ist üblicherweise krankhaft.

TNF

Tumornekrosefaktor. Ein Eiweißstoff, der labormäßig als ⇨ Tumormarker Verwendung findet.

TNM

System,mit dem bösartige Tumoren je nach ihrer Ausdehnung im Körper gruppiert werden.

T = Tumor, N = Lymphknoten, M = Metastasen.

TX = Ursprungstumor kann nicht beurteilt werden.

T0 = Kein Anhaltspunkt für Ursprungstumor.

Tis = Tumor in situ (Tumor hat seinen anfänglichen Gewebsbezirk noch nicht verlassen).

T1, T2, T3, T4 = Zunehmende Größe und/oder örtliche Ausdehnung des Ursprungstumors.

NX = Benachbarte Lymphknoten können nicht beurteilt werden.

N0 = Keine benachbarten Lymphknoten befallen.

N1, N2, N3 = Zunehmender Befall benachbarter Lymphknoten.
MX = Das Vorliegen von Fernmetastasen kann nicht beurteilt werden.
M0 = Keine Fernmetastasen.
M1 = Fernmetastasen. Zusätze bedeuten: PUL = Lunge, OSS = Knochen, HEP = Leber, BRA = Gehirn, LYM = Lymphknoten, MAR = Knochenmark, PLE = Rippenfell, PER = Bauchfell, SKI = Haut, OTH = Andere Organe.
R = Resttumor nach Operationen.
R0 = Kein Resttumor.
R1 = Mikroskopischer Resttumor.
R2 = Mit freiem Auge sichtbarer Resttumor.
G = Gewebsmäßiger Ausbildungsgrad des Tumors, bestimmt im weitesten Sinn die Bösartigkeit.
GX = Grad kann nicht bestimmt werden.
G1 = Gut ausgebildet.
G2 = Mäßig ausgebildet.
G3 = Schlecht ausgebildet.
G4 = Praktisch nicht ausgebildet.

Tokographie
Messung der Wehen. Das Ergebnis ist ein Tokogramm.

Tokolyse
Medikamentöse Hemmung der Wehentätigkeit.

Toleranz
Ausmaß des Nichtreagierens auf einen Reiz. Oft ist auch gemeint, ob und wie man auf ein bestimmtes Medikament reagiert.

Tomographie
Schichtröntgen. Die räumliche Ausdehnung eines krankhaften (entzündlichen oder tumorösen) Krankheitsprozesses kann damit besser beurteilt werden.

Tonisch
Die Spannung betreffend, mit gleichmäßig fortlaufender Muskelzusammenziehung.

Tonnenstein
Sehr großer Stein der Gallenblase. Es besteht dabei die Gefahr des Durchbruches.

Tonometrie
Messung des Augendruckes.

Tonsillektomie
Operative Mandelentfernung.

Tonsillen
»Mandeln«. Organe mit Lymphgewebe. Sie haben wichtige Aufgaben in der Abwehrfunktion des Körpers.

- *Tonsilla lingualis:* Die Zungenmandel.
- *Tonsilla palatina:* Die Gaumenmandel.
- *Tonsilla pharyngealis:* Die Rachenmandel.

Tonsillenabszeß
Gewebseinschmelzung in der Gaumenmandel, meist die Komplikation einer chronischen Entzündung der Tonsille.

Tonsillentumor
Tumor der Mandel. Führt zu Schluckstörungen und blutig gefärbtem Speichel durch Aufbrechen von Geschwüren. Vergrößerte Lymphknoten sind oft beidseitig vorhanden. Operation und Strahlentherapie, fallweise Chemotherapie.

Tonsillitis
➪ Angina tonsillaris.

Tonus
Spannung, Muskelspannung.

Tophus
Entzündlicher Knoten. Meist ist der Gichtknoten gemeint.

Torsade de Pointes
Eine Art der zu schnellen Herzschlagfolge mit dem elektrischen Ursprung in der Herzkammer, im ➪ EKG von schraubenförmiger Gestalt.

Torsion des Hodens
Akute Verdrehung des Samenstranges führt zu schweren Bauchsymptomen durch Abklemmung des Hodens. Der Hodensack ist gerötet, geschwollen, Brechreiz oder Erbrechen kommen vor. Wichtig ist die rasche Erkennung und operative Behebung.

Torsionsbruch
Drehbruch.

Tortikollis
➪ Schiefhals.

Totalendoprothese
Künstlicher Gelenkersatz, wobei beide Gelenkanteile ersetzt werden.

Totalexstirpation
Vollständige operative Entfernung eines Organs. Bei der erweiterten T. werden auch die zugehörigen Lymphknoten mit entfernt. Öfters abgekürzt als Tot. Op.

Totalprothese
Ersatz der oberen und unteren Zahnreihe durch Kunststoffzähne.

Totraum
Jene Luftmenge, die nicht am Gasaustausch in der Lunge beteiligt ist.

Toxic-shock-Syndrom
Komplikation einer Infektion im Wochenbett. Ausgangspunkt ist eine Infektion mit dem Erreger Staphylococcus aureus. Führt zum Kreislaufschock, zu Tem-

peraturen über 39°C, sonnenbrandähnlichem Ausschlag am Körper, Durchfall und Erbrechen, Nierenversagen und Atemnot. Zusätzliche Diagnosemöglichkeit im Labor. Benötigt intensivmedizinische Betreuung.

Toxikologie
Lehre von den Giften.

Toxikomane
Ein Mensch, der von Giften (Toxinen) wie Drogen, Alkohol oder Pillen abhängig ist.

Toxikose
Ein durch Giftstoffe hervorgerufenes Krankheitsbild.

Toxin
Giftstoff von Bakterien, Pflanzen oder Tieren; die Wirkung ist toxisch.

Toxisch
Giftig.

Toxische Hepatitis
➪ Hepatitis.

Toxisches Schocksyndrom
➪ Schock.

Toxizität
Ausmaß der Giftigkeit eines Stoffes.

Toxoplasmose
Die Krankheit kommt bei Mensch und Tier vor. Erreger ist Toxoplasma gondii. Die Übertragung erfolgt vor allem durch Katzen und schlecht gekochtes Fleisch. Diagnose durch das Labor, Behandlung mit Medikamenten. Erforderlich ist eine Behandlung erst, wenn bei der Bestimmung des SFT- oder IFT-Testes (Labor) das Ergebnis mindestens 1:1000 beträgt oder die KBR (Komplementbindungsreaktion) von 1:10 ansteigend ist. Über ²/₃ der älteren Erwachsenen haben eine »stille« (symptomlose) T., ohne einer Behandlung zu bedürfen.

Trabekelblase
Auch: Balkenblase. In das Blaseninnere springen verdickte Muskelbündel vor. Zwischen diesen »Muskelbalken« zeigt die Harnblase Ausbuchtungen (Divertikel) nach außen. Vorkommen bei länger dauernden Abflußstörungen der Blase wie etwa bei stark vergrößerter Prostata.

Trachea
Luftröhre.

Trachealstenose
Einengung der Luftröhre. Dies ist angeboren möglich durch Schleimhautfalten oder Knorpelspangen. Im Laufe des Lebens führen Entzündungen zur Einengung, auch Narben, Tumoren oder ein kropfbedingter Druck von außen. Symptome sind vor allem Schwierigkeiten beim Einatmen.

Tracheitis
Die Entzündung der Luftröhre. Kommt oft zusammen mit einer Infektion des Nasen-Rachen-Raumes oder mit Kehlkopfentzündung und Bronchitis vor. Symptome sind Schmerzen hinter dem Brustbein mit dem Gefühl des »Verbranntseins« und Anfälle von Reizhusten. Kinder neigen zur Bildung von zähflüssig-eitrigem Schleim, der zu Erstickungsanfällen führen kann, wenn er nicht abgehustet wird. Zur genauen Diagnose in zweifelhaften Fällen kann die ➪ Bronchoskopie erforderlich sein. Behandlung mit Inhalationen, Hustendämpfern und fallweise Antibiotika.

Tracheobronchitis
Schleimhautentzündung in Luftröhre und Bronchien. Ursachen sind Staub, Gase und infektiöse Erreger. Symptome sind Schmerzen hinter dem Brustbein, fieberhafte Temperaturen, Reizhusten, Abgeschlagenheit und eventuell Atemnot. Diagnose durch Abhören. Behandlung antientzündlich und bei Infektion mit Antibiotika.

Tracheomalazie
»Erweichung« der Luftröhre. Der Grund dafür liegt im Zugrundegehen von Luftröhrenknorpeln durch den Druck länger verweilender Kanülen oder von Kröpfen. Führt zu erschwerter Atmung. Es besteht die Gefahr des Zusammenfallens der Luftröhre und des Durchbruches in die Umgebung.

Tracheostoma
Künstliche Öffnung der Luftröhre nach außen, durch ➪ Tracheotomie herbeigeführt.

Tracheotomie
Luftröhrenschnitt. Die Luftröhre wird vorne gespalten, oder es wird ein Gewebsstück herausgeschnitten. Zur Offenhaltung ist das Einführen einer Tracheotomiekanüle notwendig. Grund für den Eingriff ist die akute Atemnotgefahr bei Verengungen des Kehlkopfes und der Luftröhre sowie bei Verletzungen. Komplikationen sind Druckgeschwüre, Blutungen und entzündlich-narbige Verwachsungen.

Trachom
»Körnerkrankheit«. Ansteckende Infektionskrankheit der Bindehaut und Hornhaut des Auges. Führt oft zur Erblindung.

Tränengangsstenose
Die Verengung des Tränennasenganges. Entweder angeboren oder durch Verstopfung mit eiterhältigen Absonderungen. Die angeborene T. ist durch Sondierung in den ersten Lebenstagen zu beheben.

Traktionsdivertikel
Aussackung der Speiseröhre, hervorgerufen durch Narbenzüge, die von entzündeten Lymphknoten ausgehen. Macht meist keine Symptome.

Tranquilizer-Vergiftung
Tranquilizer wirken beruhigend, in höherer Dosierung auch schlaffördernd. Ein typischer Vertreter ist Valium. Die Überdosierung führt zu Bewußtseinstrübung bis zum Koma. Bei chronischer Vergiftung (Sucht) kommen auch epileptische Anfälle vor. Ein Gegengift (Antidot) ist das Präparat Anexate.

Trans-
Wortteil mit der Bedeutung »durch«, »hinüber«, »jenseits«.

Transdermal
Durch die Haut.

Transfundieren
Eine Blutübertragung vornehmen.

Transfusion
Blutübertragung.

Transfusionshepatitis
Durch Bluttransfusionen übertragbare Form der infektiösen Virushepatitis. ➪ Hepatitis.

Transfusionskomplikationen
Neben der ➪ Transfusionshepatitis ist die Auslösung eines Nierenschadens (Transfusionsnephritis) durch Blutzerfall möglich. Auch eine Infektion mit Zytomegalie-Viren kann vorkommen. Die Krankheit entspricht von den Symptomen her einer infektiösen ➪ Mononukleose und beginnt 8–56 Tage nach der Transfusion. Ein weiterer Schaden ist die Transfusionssiderose. Sie entsteht durch ein übermäßiges Transfundieren (Hypertransfusion) und erzeugt Organschäden durch Eisenablagerung in den Organen. Schließlich besteht noch die Möglichkeit, die Bildung von Antikörpern gegen Bestandteile des Spenderblutes auszulösen. Diese Antikörper können bei einer neuerlichen Transfusion einen schweren Zwischenfall durch Blutzerfall verursachen.

Transfusionsreaktionen, hämolytische
Eine Form des Blutzerfalles, der durch Antikörper des Empfängers gegen Stoffe der fremden Blutkörperchen ausgelöst wird. Führt zu Fieber, Schüttelfrost, Kreuzbeschwerden, Druckgefühl, Atemnot und Kreislaufkollaps. Komplikationen sind schwere Blutungen, Schock und Nierenversagen.

Transient
Auch: Transitorisch. Vorübergehend, nicht bestehen bleibend; z. B. transienter Schlaganfall.

Transitorisch
➪ Transient.

Transmitter
Überträgerstoffe für »Befehle« innerhalb des Körpers. Sie sind wichtig beispielsweise für die Nervenleitung.

Transmural
Dieser Begriff bedeutet »durch eine Organwand«, eine ganze Wanddicke betreffend; z. B. transmuraler Herzinfarkt (betrifft die ganze Wanddicke der Herzkammer).

Transplantation
Verpflanzung von Geweben oder Organen.

- *Herz-T.:* Gründe sind das unbehandelbare Herzversagen durch Myokardiopathien (eigenständige Herzkrankheiten) und die schwere Erkrankung der Herzkranzgefäße bei Patienten unter 55 Jahren. Gegenanzeigen sind Auszehrung und Bluthochdruck in der Lunge. Die Abstoßungskontrolle wird mit Gewebsentnahmen aus dem Herzmuskel durchgeführt. Zur Unterdrükkung der Abwehr werden Kortison, Sandimmun, Imurek, ATG-Sero und Orthoclone OKT3 verwendet. Die Behandlung ist üblicherweise lebenslang erforderlich.
- *Herz-Lungen-T.:* Noch kein Standardeingriff.
- *Knochenmark-T.:* Verwendet werden eigenes (autologes) oder fremdes (allogenes) Knochenmark. Gründe sind vorwiegend Blutkrebse. Das größte Problem ist die ⇨ Graft-versus-host-reaction.
- *Leber-T.:* Gründe sind Leberzirrhose nach ⇨ Hepatitis, akutes Leberversagen, Lebertumoren, Stoffwechselstörungen, ⇨ Karzinoid mit Lebermetastasen und primär biliäre Zirrhose (gallengangsbedingte Leberschrumpfung). Wichtig ist die frühzeitige Entscheidung zur Transplantation, dadurch steigt die Erfolgsquote auf das Doppelte! Die Abstoßungskontrolle erfolgt durch Laborproben (»Leberwerte«) und Gewebsentnahmen.
- *Nieren-T.:* Mögliche Empfänger sind Patienten mit Nierenversagen ohne Ausschließungsgründe. Solche Gegenanzeigen sind bösartige Leiden, Mißbildungen der Harnwege, frische Infektionen, Tuberkulose, schwere Herzleiden, Herz- oder Lungenversagen. Die Abstoßungskontrolle erfolgt mit Bestimmung der Nierenfunktion, des Blutdruckes und der Gewebsentnahme.
- *Pankreas-T.:* Bisher nur wenige Fälle. In Frage kommen Insulinmangeldiabetiker mit Nierenversagen, da der Eingriff mit einer Nierentransplantation kombiniert wird.

Transposition
Auch: TGA. Angeborene Vertauschung der großen Blutgefäße am Herzen. Die Hauptschlagader kommt aus der rechten, die Lungenschlagadern kommen aus der linken Herzkammer. Die beiden Kreislaufsysteme sind also nicht hintereinander (das wäre normal), sondern parallel geschaltet. Eine beschränkte Lebensfähigkeit ist nur dann gegeben, wenn gleichzeitig »Löcher« in der Scheidewand und entsprechende ⇨ Shunts bestehen.

Transsudat
»Ausschwitzung« von eiweißarmer Flüssigkeit in Körperhöhlen. Vorkommen bei Stauungen und Eiweißverarmung des Blutes.
Transurethral
Durch die Harnröhre hindurch.
Transversosigmoidostomie
Operatives Verknüpfen (Anastomosieren) von ➩ Transversum und ➩ Sigmoid. Es dient der Ausschaltung des absteigenden Dickdarmes bei krankhaften Prozessen.
Transversum
Querdarm. Der quer verlaufende Teil des Dickdarmes.
Transvesikal
Durch die Blase hindurch.
Trauma
1. Verletzung.
2. Der durch Verletzung entstandene Schaden.
◆ *Inhalationstrauma:* Eine komplikationsträchtige Verletzung, die übersehen werden kann. Entsteht durch das Einatmen von Gift- und Reizgasen bei Bränden, Explosionen und Verbrennungen im Gesichtsbereich.
Traumatisch
Durch eine Verletzung bedingt.
Traumatologe
Arzt, meist Chirurg oder Unfallchirurg, mit speziellen Kenntnissen in der Diagnose und Behandlung von Verletzungen.
Tremor
Zittern, willkürlich nicht unterdrückbare Bewegungsstörung in Form von rhythmischen Zuckungen.
Trendelenburg-Test
Der Test gibt Auskunft über die Klappen von krampfartig veränderten Venen. Das Bein wird in Ruhelage über die Horizontale hochgehoben, anschließend wird unter der Leistenbeuge eine Staubinde angelegt. Der Test ist positiv, wenn sich die Krampfadern beim Abnehmen der Staubinde von oben her füllen.
Trepanation
Eröffnung einer knöchern umschlossenen Höhle, z. B. also der Markhöhle eines Knochens. Meist aber ist das operative »Aufbohren« des Schädels gemeint.
Triceps
Dreiköpfig, dreiköpfige Muskeln.
Trichinose
Wurmkrankheit. Erkrankung durch Trichinella spiralis. Symptome beginnen

mit Magen-Darm-Beschwerden einige Tage nach dem Genuß von infiziertem Schweinefleisch. Fieber und Muskelschmerzen durch den Befall der Muskeln mit Larven. Weiters kommt es zu Schluckbeschwerden, Wassereinlagerung, Nesselsucht und Lichtscheu. Auch eine Entzündung von Gehirn und Hirnhäuten kann auftreten. Nach 2 Wochen Temperaturnormalisierung. Die Übertragung erfolgt durch ungenügend gekochtes Fleisch. Diagnose mit Labor und Gewebsentnahme aus dem Muskel. Behandlung mit Pantelmin.

Trichomoniasis

Meist geschlechtliche Infektion mit Trichomonas vaginalis. Befallen werden Scham, Scheide, Harnröhre, Blase und Prostata. Symptome sind Ausfluß, Jucken, gehäufte und schmerzhafte Harnentleerungen. Der Ausfluß ist eitrig, schaumig, übelriechend, eventuell gelbgrün. Nachweis durch das Labor, Behandlung mit Metronidazol. Sehr wichtig ist immer auch die Behandlung des Geschlechtspartners.

Trichophytie

Auch: ➪ Tinea. Erkrankung von Haut, Haaren und Nägeln, hervorgerufen durch den Hautpilz Trichophyton.

Trichosporose

Infektion mit Hefepilzen. Befällt Haare, Nägel und Atemwege.

Trichuriasis

Wurmbefall durch Trichuris trichiura. Die Infektion erfolgt durch die Aufnahme der Eier, die an rohen, damit verseuchten Nahrungsmitteln (Gemüse!) haften. Die Würmer siedeln vor allem im Dickdarm. Zu Symptomen mit Schmerzen, Durchfall und Blutarmut kommt es nur bei massenhaftem Vorkommen und Schädigung der Darmwand. Nachweis im Blut und Stuhl von Erkrankten. Behandlung mit Pantelmin.

Trigeminie

Eine Form der Herzrhythmusstörung, bei der auf jeden Normalschlag zwei Extraschläge folgen.

Trigeminusexhärese

Herausdrehen oder Durchtrennen eines Astes des Trigeminusnervs.

Trigeminusneuralgie

➪ Neuralgien.

Triggern

Auslösen, reizen, anregen.

Triggerpunkte

Schmerzhafte motorische Reizpunkte, an denen – meist durch leichten Druck – Schmerzen ausgelöst werden können.

Trikuspidalatresie

➪ Verschluß der Trikuspidalklappe. Führt zu Blausucht. Lebensfähigkeit besteht nur, wenn auch die Scheidewand der Herzvorhöfe ein Loch hat, über das eine teilweise Blutvermischung möglich wird.

Trikuspidalinsuffizienz
Die ➪ Trikuspidalklappe schließt während der Zusammenziehung (Systole) des Herzens nicht richtig. Ursache ist meist eine rheumatisch bedingte Klappenentzündung. Es »pendelt« zuviel Blut in der rechten Herzkammer, sie wird daher überbelastet. Symptome sind Blausucht, Stauung der Leber, Bauchwassersucht und Atemnot. Nachweis durch ➪ EKG, Ultraschall und Röntgen. Behandlung mit Klappenersatz, begleitend medikamentöse Therapie.

Trikuspidalklappe
Herzklappe zwischen rechtem Vorhof und rechter Herzkammer.

Trikuspidalstenose
Einengung der Öffnung der Trikuspidalklappe. Entsteht meist als Folge einer rheumatischen Klappenentzündung. Führt zur Drucksteigerung im Vorhof und Verminderung der Auswurfmenge in der Kammer. Symptome sind Blausucht, Stauung im Oberbauch mit Lebervergrößerung, Atemnot und Bauchwassersucht. Diagnose mit ➪ EKG, Röntgen und Ultraschall. Behandlung mit operativem Klappenersatz, begleitend medikamentös.

Trimalleoläre Fraktur
Fraktur mit Knochenabsprengung aus der hinteren unteren Schienbeinkante.

Trimenon
Zeitraum von 3 Monaten.

Trimenon-Koliken
➪ Abdominalschmerzen.

TRINS
➪ Schlaganfall.

Tripelphosphatstein
Harnstein aus Magnesium-Ammonium-Phosphat.

Triplett
Herzrhythmusstörung mit 3 aufeinander folgenden Extraschlägen in Serie.

Tripper
➪ Gonorrhoe.

Trismus
Kaumuskelkrampf.

Trisomie
➪ Mongolismus.

Trizeps
➪ Triceps.

Trochantertendinose
Sehnenscheidenentzündung seitlich über dem Hüftgelenk. Verursacht

Schmerzen vor allem beim seitlichen Abspreizen des gestreckten Beines in Seitenlage gegen Widerstand. Behandlung mit physikalischen Maßnahmen und Rheumamitteln.

Trommelfellperforation

Durchbruch des Trommelfells.

Trommelschlegelfinger

Gewebs- und Knochenwucherung bei langdauerndem Sauerstoffmangel im Blut. Bei vielen Lungenkrankheiten und Störungen der rechten Herzkammer kommt es dazu. Genauso davon betroffen sind die Zehen.

Trophisch

Gewebsernährend, Wachstum und Ernährung betreffend.

TTS

Transdermales therapeutisches System. Arzneimittelaufnahme durch die unversehrte Haut.

Tubarabort

Innerer Fruchtkapselaufbruch ➩ Extrauteringravidität.

Tubargravidität

➩ Extrauteringravidität.

Tubarkarzinom

Krebs des Eileiters. Entsteht meist durch krebsiges Einwachsen aus der Umgebung.

Tubarruptur

Aufbrechen einer Eileiterschwangerschaft durch äußeren Fruchtkapselaufbruch. ➩ Extrauteringravidität.

Tubarusur

➩ Tubarruptur

Tube

1. Weiblicher Eileiter.
2. Verbindung zwischen Rachen und Mittelohr, »Ohrtrompete«.

➩ Tubenkatarrh.

Tubenkatarrh

1. Entzündliche Veränderung des Eileiters. Kann ohne Symptome verlaufen. Durch narbige Verklebungen ist Unfruchtbarkeit möglich.
2. Entzündung der Ohrtrompete durch eine meist aus dem Nasen-Rachen-Raum fortgeleitete Entzündung. Wird begünstigt durch Schleimhautschwellung und zähen Schleim. Symptome sind dumpfes Ohrensausen, leichte Schmerzen und Gefühl des »verstopften Ohres«.

Tubensterilisation

Operatives Herbeiführen von Unfruchtbarkeit durch Abbinden oder Durchschneiden beider Eileiter.

Tubentuberkulose
➪ Tuberkulose.
Tuberculose
➪ Tuberkulose.
Tuberculosis cutis
➪ Tuberkulose der Haut. Chronisch-entzündliche Erkrankung von Haut und Schleimhäuten durch den Erreger Mycobacterium tuberculosis. Das entstandene Krankheitsbild wechselt je nach Abwehrlage des Patienten und Erregerart. Als Primärkomplex bezeichnet man ein schlecht heilendes Geschwür mit Lymphknotenentzündung. Die Behandlung erfolgt mit ➪ Tuberkulostatika.
Tuberkulose
TB, Tbc. Krankheit durch den Tbc-Bazillus Mycobacterium tuberculosis. Die verschiedenen Typen sind Typus humanus (Mensch), Typus bovinus (Rind) und der seltene Typus avium (Vogel). Die meisten Menschen sind mit T. infiziert. Ob die Infektion Krankheitserscheinungen auslöst, hängt von der ➪ Virulenz der Erreger und von der Abwehrlage des Organismus ab. Die Infektion erfolgt in den meisten Fällen durch Tröpfchen in die Lunge. Symptome sind Müdigkeit, Leistungsknick, Nachtschweiß, Hüsteln, Husten, »Rheuma«. Diagnose durch Röntgen, Labor mit Bakterienuntersuchung des Ausgespuckten (Sputum), des Magensaftes und des Harns; weiters durch Kultur (Anzucht in Nährböden) und Tierversuch mittels Überimpfung von infektiösem Material auf Meerschweinchen: Das Testergebnis liegt erst nach 6–12 Wochen vor. Zusätzliche Diagnosemöglichkeiten sind Spiegelung, Kontrastmittelröntgen der Bronchien (Bronchographie) und Schichtröntgen. HIV-Infizierte sind sehr gefährdet für T. Probleme gibt es, weil AIDS-Kranke andere Erscheinungsformen der T. aufweisen, die vom gewohnten Bild stark abweichen können. Behandlung mit ➪Tuberkulostatika.

- *Adnexe* ➪ Genitaltuberkulose.
- *Genitaltuberkulose:* Tuberkulose der weiblichen Geschlechtsorgane. Ein Hinweis darauf können Ausbleiben der Regel und Unfruchtbarkeit sein. Bei Fortschreiten und Chronischwerden kommt es zu Schmerzen, Ausfluß, unregelmäßigen Blutungen und eventuell Bauchwassersucht. Die Ausheilung ist möglich, aber meist verbleibt Unfruchtbarkeit.
- *Impfung:* Wird seit 1991 nur für Personen mit erhöhter Tuberkuloseansteckungsgefahr empfohlen. Der Impfung muß eine gründliche Prüfung der persönlichen Umstände vorangehen.
- *Knochentuberkulose:* Die spezifische ➪ Osteomyelitis entsteht auf dem Blutweg. Am befallenen Knochen bzw. Gelenk entstehen keine besonderen Entzündungszeichen, beim Gelenkbefall ist der Erguß trüb. Es kommt zu

Knochenschwund, Zystenbildung und Zerstörung des Knochens. Diagnose durch Labor, Röntgen, ➪ Sonographie und ➪ Szintigraphie.

- *Lungentuberkulose:* Dies ist die häufigste und folgenschwerste Form der Infektion. Sie erfolgt durch Tröpfchen und führt oft zum Befall auch anderer Organe. Der ganze Krankheitsverlauf wird durch die Menge der eingeatmeten Bazillen, durch deren ➪ Virulenz, die Reaktionsfähigkeit des Organismus und den Ort der Infektion in der Lunge bestimmt. Zu Krankheitsbeginn steht oft eine tuberkulöse Rippenfellentzündung. Später erst kommt es zu Knötchenbildung, den Tuberkeln. Als Schwindsucht bezeichnet man eine besonders rasch fortschreitende T. Symptome einer Lungentuberkulose sind geringe fieberhafte Temperaturen, Müdigkeit, Leistungsknick, Blässe, Nachtschweiß, Husten, Bluthusten, Gewichtsabnahme und erhöhte Blutsenkung.
- *Nierentuberkulose:* Symptome können erst nach Jahren auftreten, die erste Erscheinungsform (Erstmanifestation) kann eine Prostataentzündung sein. Die Niere wird auf dem Blutweg, von einem Lungenherd aus, befallen. Heilt die erste Entzündung (Frühinfiltrat) nicht aus, dann entstehen Höhlen und Geschwüre, womit eine Infektion der nachgeordneten Harn-und Geschlechtsorgane entstehen kann. Symptome sind Blutharn, Blasenbeschwerden, Fieber und Entzündungen der Geschlechtsorgane. Diagnose durch Labor (weiße Blutkörperchen im Harn), Nierenröntgen, Gefäßröntgen, ➪ Szintigraphie, Ultraschall und Spiegelung der Harnwege. Behandlung mit Tuberkulostatika.
- *Tubentuberkulose:* ➪ Genitaltuberkulose.
- *Uterustuberkulose:* ➪ Genitaltuberkulose.

Tuberkulostatika

Wirksame Mittel gegen Tuberkulose. Sie werden üblicherweise als »Dreier- und Viererkombination« zusammen genommen, um ➪ Resistenzen der Tuberkulosebazillen gegen die Mittel zu vermeiden.

Tubovarialabszeß

➪ Adnexitis.

Tubuli

Kanälchen.

Tumorhyperkalzämie

Bösartige Tumoren mit und ohne Metastasen können den Gehalt des Blutes an Kalzium krankhaft erhöhen. Symptome sind Appetitverlust, Übelkeit, Erbrechen, Blähungen, Verstopfung, Schwindel, Schwäche, Kraftlosigkeit, viel Harn und Durst, Kalkablagerungen in den Organen und seelische Störungen.

Tumorlyse-Syndrom

Komplikation der Chemotherapie. Die Gesamtheit aller Stoffwechselveränderungen, die nach dem Tumorzerfall durch Chemotherapie aufgetreten sind. Auffällig ist im Blut das Ansteigen von Phosphat, Kalium, Harnsäure und der Abfall von Kalzium.

TUR

Transurethrale Resektion. Die »Ausschabung« bei der endoskopischen Prostataentfernung durch die Harnröhre. Diese meist gewählte Operationsform bei gutartiger Prostatavergrößerung hat sehr viele Vorteile und nur wenige Nachteile (➪ TUR-Syndrom).

Turgor

Gewebsspannung. Hängt weitgehend vom Flüssigkeitsgehalt ab.

TUR-Syndrom

Komplikation bei ➪ TUR. Die zur ständigen Spülung während der Ausschabung notwendige Flüssigkeit dringt dabei in die Körpervenen ein.

Tussis

Husten.

Tympanitisch

Trommelartiger Schall; z. B. beim »Abklopfen« der Lunge beim ➪ Lungenemphysem zu hören.

Tympanosklerose

Verknöcherung der Gehörknöchelchenkette. Führt zum Hörverlust.

Typhus abdominalis

Bauchtyphus. Infektionskrankheit durch Salmonella typhi, übertragen durch Stuhl oder verunreinigte Nahrungsmittel. Nach Inkubation von 7–28 Tagen treppenförmiger Temperaturanstieg, Kopfschmerzen, Durst und Verstopfung. Danach beständig hohes Fieber, Bewußtseinstrübung und Hautausschlag. 8–14 Tage später erbsenbreiartige Durchfälle mit Darmblutungen und Durchbruchsgefahr. Langsame Heilung, hinterläßt lange Immunität. Diagnose durch Blutkultur. Behandlung mit Antibiotika.

Typhusimpfung

Die einmalige Impfung mit dem Impfstoff Thyphim gibt Schutz für 3 Jahre.

Typing

Beschreiben, Typisieren eines Tumors an Hand des Aussehens und des mikroskopischen Bildes. ➪ TNM.

T-Zacke

EKG-Begriff. Ist der Ausdruck für die elektrische Rückbildung.

T-Zell-Defekte

T-Zellen entstammen dem ➪ Thymus. Sie gehören zu den weißen Blutkörperchen und wirken als Helfer-Zellen (T-H) oder Suppressor-Zellen (T-S oder Hemmzellen). Einen Mangel – hinsichtlich Qualität und Menge – an T-Zellen gibt es bei schweren kombinierten Immundefektsyndromen. Die Auswirkungen eines T-Mangels sind schwere Verlaufsformen von Virusinfektionen (Herpes!), Pilzinfektionen (Candida!), Pneumocystis und ➪ Toxoplasmose, ➪ Tuberkulose und ➪ Listeriose.

U

Überlauf-Dyspepsie
Durchfall (im Säuglings- und Kleinkindalter) durch übergroßes Nahrungsangebot.
Überleitungsstörungen
Häufig gebrauchter Ausdruck in EKG-Befunden. Schnellere, meist aber verlangsamte elektrische Leitung zwischen zwei Fixpunkten, z. B. zwischen P nach Q.
Ubiquitär
Überall vorkommend.
UK
Ureterenkatheter, Harnleiterkatheter.
UL
Unterlappen (der Lunge).
Ulcus
Auch: Ulkus. Geschwür. Substanzverlust der Haut oder Schleimhaut, der mit einer Narbe abheilt.
- *U. callosum:* Geschwür mit verhärtetem Rand.
- *U. carcinomatosum:* Krebsgeschwulst.
- *U. corneae:* Hornhautgeschwür.
- *U. cruris:* Unterschenkelgeschwür. Meist ist die Haut vorgeschädigt, und es besteht eine schlechte Heilungsneigung. In nur 10% der Fälle liegt ein nichtvenöses Geschwür vor. Seine Ursachen sind Gefäßverkalkung, Zukkerkrankheit, Gefäßentzündung, Verletzungen, Bakterieninfektion, Nervenleiden, Tumoren, Kälteschäden und Syphilis. Das häufigste Beingeschwür ist das venöse Geschwür durch Gerinnseln und Venenentzündungen bei Krampfadern. Meist ist die Innenseite des unteren Unterschenkeldrittels vom Geschwür betroffen. Komplikationen sind Infektionen, Ekzeme und krebsige Entartung. Die Behandlung erfolgt durch Desinfektion und Bandagieren, manchmal ist auch operatives Vorgehen erforderlich.

- *U. duodeni:* ➪ Ulcus duodeni.
- *U. durum:* Erstgeschwür bei Syphilis.
- *U. jejuni:* Dünndarmgeschwür.
- *U. molle:* »Weicher Schanker«, eine Geschlechtskrankheit.
- *U. pepticum:* ➪ Ulcus pepticum.
- *U. pepticum jejuni:* Geschwür an der Verbindungsstelle zwischen Restmagen und Dünndarm. Vorkommen nach teilweiser Magenentfernung.
- *U. pyloricum:* Geschwür im Magenpförtner.
- *U. recti:* Mastdarmgeschwür.
- *U. terebrans:* In die Tiefe wachsender Hautkrebs.
- *U. varicosum:* Unterschenkelgeschwür bei Krampfadern.
- *U. ventriculi:* ➪ Ulcus ventriculi.

Ulkusblutung

Schwerwiegende Komplikation bei Magen- und Zwölffingerdarmgeschwür. Kann sich als Bluterbrechen oder Schwarzfärbung des Stuhles äußern. Muß durch endoskopische Maßnahmen oder operativ gestillt werden.

Ulcus duodeni

Zwölffingerdarmgeschwür. Sitzt meist an der Vorder- oder Hinterwand, am Anfangsteil des Zwölffingerdarms. Ursachen sind Übersäuerung, Infektionen und negativer Streß mit Überlastung im Verein mit Alkohol, Nikotin und Medikamenten (besonders Rheumamittel und Kortison). Symptome sind Druckschmerz und Nüchternschmerz. Neigt zu Wiederholungen. Die Diagnose erfolgt mittels Spiegelung, die Behandlung mit Säureblockern, Säurebindern, eventuell Antibiotika, Diät und geregelter Lebensführung.

Ulkuskrankheit

Krankheitszeichen eines Magen- oder Zwölffingerdarmgeschwürs bzw. häufige solche Krankheitswiederholungen über Jahre hinweg.

Ulcus pepticum

Geschwür im Magen oder Zwölffingerdarm. Ursachen sind der erhöhte Salzsäuregehalt im Magensaft und die Bakterie Helicobacter pylori. Gefördert wird die Geschwürsbildung durch Rauchen, Streß, hormonbildende Tumoren (➪ Zollinger-Ellison-Syndrom) und Überfunktion der Nebenschilddrüsen. Die gleichzeitige Einnahme von Kortison und Rheumamitteln wirkt ebenfalls geschwürserzeugend. Symptome sind bohrende, brennende Schmerzen im Oberbauch, manchmal auch Krämpfe. Oft werden die Beschwerden durch die Nahrungsaufnahme gebessert. Die Größe eines Geschwürs hat keine sichere Beziehung zu Art und Ausmaß der Beschwerden, auch ist zu beachten, daß ca. 1/3 der Geschwüre erst dann bemerkt wird, wenn Komplikationen wie Blutung oder Durchbruch auftreten. Wiederholte Geschwüre haben oft eine Infektion mit Helicobacter pylori als Ursache. Diagnose durch ➪ Gastroskopie.

Meist wird die Gastroskopie mit einer Gewebsentnahme kombiniert, auch ist auf diese Weise der Helicobacter-Nachweis möglich. Die Behandlung erfolgt mit Säureblockern, die Ausmerzung der Bakterien durch Einnahme von Antibiotika. Geschwüre, die nach 6–8 Wochen trotz Behandlung nicht abheilen, sind sehr verdächtig auf krebsige Entartung.

Ulcus ventriculi

Magengeschwür. Neigt häufiger zu krebsiger Entartung. Symptome sind tiefe, bohrende Schmerzen, Übelkeit, Appetitlosigkeit, oft Verschlechterung auf Nahrungszufuhr. Nachweis durch ➪ Gastroskopie mit Gewebsentnahme. Behandlung mit Säureblockern und örtlich wirkenden Mitteln wie Sucralfat. Bei Befall mit dem Erreger Helicobacter pylori ist auch eine antibiotische Behandlung erforderlich.

Ulna

Elle.

Ulnar

Zur Elle gehörig.

Ulnarisläsion

Verletzung des Ellennervs am Unterarm. Führt zu Gefühlsstörungen des 4. und 5. Fingers und zum Schwund der Zwischenfingermuskeln. Die Beiziehung des gestreckten Daumens wird unmöglich.

Ultima ratio

Das letzte Verfahren, die letzte Möglichkeit, das letzte zur Verfügung stehende Mittel zur Behandlung einer Krankheit oder zur Rettung des Patienten.

Ultraschalldiagnose

Auch: Sonographie. Diagnoseverfahren nach dem Echolotverfahren. Im wesentlichen können alle Organe und Körperbereiche damit untersucht werden. Gefahrlose, schnelle und jederzeit wiederholbare Untersuchungsform.

Ultraschalldoppler

Untersuchung der Strömungsgeschwindigkeit des Blutes im Herzen und den Blutgefäßen mittels Ultraschall.

Ultraschallduplex

Vereinigt den ➪ Ultraschalldoppler mit dem Echoimpulsverfahren.

- *Direktionaler Ultraschalldoppler:* Erlaubt auch die Unterscheidung der Flußrichtung des Blutes.
- *Gepulster Ultraschalldoppler:* Dient der speziellen Gefäßanalyse.

Ultraschallechokardiographie

Ultraschalluntersuchung des Herzens. Besonders gut geeignet zur Feststellung von Herzfehlern.

- *Transösophageale U.:* Der Schallkopf ist dabei in ein Gerät zur ➪ Endoskopie der Speiseröhre eingebaut. Erlaubt eine genauere Herzuntersuchung.

Ultraschallfeinnadelpunktion
Gewebsentnahme mit der »Feinnadel« unter kontrollierender Sicht des Ultraschalles. Die gleichzeitige Sicht verbessert ganz wesentlich die Treffsicherheit der Methode und verringert Komplikationen wie z. B. eine Blutung.

Ulzeration
Geschwürsbildung.

Ulzerieren
1. Sich geschwürig verändern.
2. Aufbrechen einer erkrankten Haut- oder Schleimhautstelle.

Ulzerös
Geschwürig.

Umbilicus
Nabel.

Unguis
Nagel.
◆ *U. incarnatus:* Der »eingewachsene«, mit den Seitenrändern in das Nagelbett eingewachsener Nagel. Muß meist operativ korrigiert werden.

Unklares Fieber
Erstabklärung von Fieber unbekannter Herkunft erfolgt vor allem mit Untersuchungen des Blutes auf Bakterien, Viren, Pilze und Parasiten. Apparative Zusatzuntersuchungen sind ➪ EKG, Lungenröntgen, Ultraschall und ➪ CT.

Unkovertebralarthrose
Abnützung der »Halbgelenke« zwischen dem Uncinatus-Fortsatz der Deckplatte und der Abschlußplatte benachbarter Wirbelgelenke.

Upside-down-stomach
Auch: Thoraxmagen. Der Magen liegt verdreht im Körper, die große Magenbiegung (Kurvatur) schaut dabei in den ➪ Thorax. Das Organ befindet sich im Bruchsack eines Zwerchfellbruches. Gefahr der Einklemmung und des Darmverschlusses. Diagnose durch Röntgen, Behandlung mit Operation.

Urämie
Harnvergiftung bei Nierenversagen. Es kommt zur Ansammlung von Wasser, Ansteigen der Stoffwechselschlacken und Bluthochdruck. Der Wasser- und Salzhaushalt ist gestört. Symptome sind Appetitlosigkeit, Übelkeit, Erbrechen, urinöser Geruch der Haut, Entzündung der Schleimhäute, Durchfälle, Unruhe, Verwirrtheit, Sehstörungen und Ausfälle von Nerven. Diagnose durch Labor. Behandlung medikamentös und mit ➪ Dialyse.
◆ *Eklamptische U.:* Harnvergiftung mit Krämpfen.
◆ *Extrarenale U.:* Harnvergiftung, bei der die auslösende Ursache außerhalb der Nieren liegt.

Urämisches Koma
➪ Koma.

Uratnephropathie
Nierenerkrankung durch chronische Gicht. Führt zu Ausscheidung von Eiweiß im Harn, Bluthochdruck, Harnvergiftung und Entzündung der Niere bis zum Nierenversagen. Eine akute Form dieser »Gichtniere« gibt es bei Blutkrebsen durch den massiven Einstrom von Harnsäure aus zerfallenen Blutkörperchen.

Ureter
Harnleiter.

Ureteritis
Entzündung des Harnleiters.

Ureterkoliken
Wellenförmige Flankenschmerzen meist durch Steinverschluß des Harnleiters. Andere Ursachen sind Blutklumpen, entzündliche Verwachsungen und Einengungen von außen (z. B. durch Tumoren). Nachweis durch Ultraschall und Röntgen. Die Erstbehandlung erfolgt mit schmerzstillenden Medikamenten. Wenn der Stein nicht von selbst abgeht, kann er mit ➪ ESWL zertrümmert oder mit einer Sonde herausgeholt werden.

Uretersteine
Steine im Harnleiter. Sie kommen meistens gemeinsam mit ➪ Nierensteinen vor.

Ureterstenose
Verengung des Harnleiters. Ist angeboren oder durch entzündlich-narbige Verwachsung entstanden.

Urethra
Harnröhre.

Urethritis
Entzündung der Harnröhre.

- *U. gonorrhoica:* Die Entzündung der (männlichen) Harnröhre bei Tripper. Verursacht Brennen, gelb-grünlichen Ausfluß, gehäuftes und schmerzhaftes Wasserlassen.
- *U., subakute:* Meist ist die (nachfolgende) Pilzinfektion des männlichen Geschlechtspartners durch Candida nach akuter Entzündung bei der Frau gemeint.

Urethroskopie
➪ Endoskopie.

Urethrostomie
Operative Ableitung des Harnes mittels einer Fistel von der Harnröhre zum Damm. Es handelt sich meist um eine Katheterfistel. Durchgeführt bei ange-

borenen Harnröhrenfehlbildungen und Verletzungen des vorderen Harnröhrenabschnittes.

Urethrotomie
Eröffnung der Harnröhre des Mannes durch einen Schnitt vom Damm her.

Urethrozystographie
Röntgendarstellung von Harnröhre und Harnblase.

Urge-Inkontinenz
»Drangschwäche«. Eine Form der Unfähigkeit, den Harn zu halten.

Urikopathie
Krankhaftes Auftreten von Harnsäure im Körper.

Urikosurika
Medikamente, die die Ausscheidung von Harnsäure fördern.

Urinal
Harnflasche, -glas.

Urininkontinenz
➪ Inkontinenz.

Urinphlegmone
Jene eitrig-flächenhafte Gewebsentzündung, die sich durch die Infektion von in das Gewebe ausgetretenem Harn ergibt.

Urinsediment
Feste Bestandteile im Harn, der verbleibende Bodensatz, wenn der Harn im Labor zentrifugiert wird.

Urinzytologie
Lehre von den Zellen im Harn.

Urochrom
Harnfarbstoff.

Uroflowmetrie
Bestimmung der in der Zeiteinheit aus der Harnblase abfließenden Harnmenge; wird in Milliliter pro Sekunde angegeben. Oft nur als Flow bezeichnet. Eine Standarduntersuchung in der ➪ Urologie.

Urogenital
Harn- und Geschlechtsorgane betreffend.

Urogenitalblutungen
Blutungen aus der Harnröhre oder Scheide.

Urogenitaltuberkulose
Tuberkulose der Harn- und Geschlechtsorgane. ➪ Tuberkulose.

Urographie
Kontrastmittel-Röntgen der Harnwege. Das Ergebnis ist ein Urogramm.

Urolithiasis
Krankheit durch die Bildung von Steinen in den Harnwegen. Die Steine selbst

können symptomlos (»stumm«) sein, »wandern« oder eingeklemmt werden und dann Koliken verursachen. Folgeschäden sind Harnstauung und Nierenleiden. Diagnose durch Ultraschall, Röntgen, Spiegelung und Labor. Die akute Einklemmung muß sofort behandelt werden, das chronische Harnsteinleiden wird medikamentös und mit Diät behandelt.

Urologe
Facharzt für die Harnwege.

Urologie
Lehre von den Harnwegen.

Urometer
Harnwaage zur Bestimmung des spezifischen Gewichtes des Harnes.

Urosepsis
Harnvergiftung. Der Blutkreislauf wird mit Giften und/oder Erregern aus der Niere überschwemmt.

Urostomie
Künstliche Harnöffnung, Urostoma.

Urothelkarzinom
Krebs des Urothels (innere Schleimhautauskleidung der ableitenden Harnwege). 90% der Urothelkrebse kommen in der Blase vor, seltener sind sie in der Niere, im Harnleiter oder in der Harnröhre. ⇨ Harnblasentumoren.

Urticaria
Nesselsucht. Der Name kommt von der botanischen Bezeichnung Urtica für Brennessel. An der Haut bilden sich ⇨ Quaddeln verschiedener Form und Größe von hellroter bis weißlicher Farbe. Die Quaddeln halten sich ca. 2 Tage und jucken sehr stark. Nachweis durch Labor, Allergietests und eventuell Gewebsentnahme aus der Haut. Behandlung mit Antihistaminika und Kortison.

Urticaria factitia
Künstlich, in Absicht erzeugte ⇨ Urticaria, z. B. durch absichtliches Einreiben gewisser Stoffe in die Haut.

Urticaria-Vaskulitis
Ursächlich unbekannte Krankheit mit Entzündung kleinster Gefäße und Auftreten von Nesselsucht. Die wiederholte Nesselsucht befällt meist das Gesicht, dauert 1–2 Tage; auch Arme und Oberkörper sind betroffen. Zusätzlich kommt es zu Fieber, Gelenkentzündung, Blutharn und Eiweißausscheidung im Harn. ⇨ Vaskulitis.

USKG
⇨ Ultraschallechokardiographie.

Usur
Örtlicher Gewebs- oder Organdefekt. Entsteht durch erhöhte mechanische

Beanspruchung von außen. So erleiden etwa die Rippen Usuren durch zu stark durchblutete Gefäße bei bestimmten Krankheiten.

Uterin

Zur Gebärmutter gehörend.

Uterus

Gebärmutter.

Uterusamputation

Operative Entfernung der Gebärmutter unter Belassen des ➪ Zervix.

Uterusatonie

Ausbleibendes Zusammenziehen der Gebärmutter nach der Entbindung. Führt zu lebensbedrohender Nachblutung. Vorkommen bei Überdehnung des Organs, überlanger Geburtsdauer und Mißbrauch mit Wehenmitteln.

Uterusexstirpation

Operative Entfernung der ganzen Gebärmutter.

Uterushyperplasie

Vermehrung der Muskelzellen der Gebärmutter mit Größenzunahme des Organs.

Uteruskarzinom

Krebs der Gebärmutter. Ausgangspunkt ist das ➪ Zervixkarzinom oder das ➪ Korpuskarzinom.

Uterusmyom

Gutartige Muskelgeschwulst der Gebärmutter. Oft nur als Myom bezeichnet. Jede 5. Frau nach dem 30. Lebensjahr leidet daran. Erzeugt meistens keine Beschwerden und hat dann auch keinen Krankheitswert. Myome wachsen meist unter dem Einfluß eines erhöhten Östrogenspiegels, nach dem Wechsel kommt es zu einem Wachstumsstillstand. Mögliche Symptome sind Druck- und Schweregefühl im Unterbauch, ein über dem Schambein tastbarer Tumor, Blutarmut bei starken Blutungen, Blutungsstörungen, Blasen- oder Stuhldrang bei Verdrängungserscheinungen, Schmerzen im Unterbauch und Kreuzbeschwerden. Diagnose durch den Frauenarzt, zusätzlich Ultraschall. Myome bis zu Gänseeigröße werden medikamentös mit Gestagen oder Östrogen/Gestagen-Kombinationen behandelt; Myome über Faustgröße und solche, die hormonell nicht beeinflußbar sind, werden durch Gebärmutterentfernung operativ behandelt.

Uterusprolaps

Vorfall der Gebärmutter aus der Schamspalte. Kann teilweise oder vollständig sein. Ursachen sind Schwäche oder Verletzung des Beckenbodens. Am vorgefallenen Gebärmutterteil können sich auch Geschwüre entwickeln. Behandlung mit hebenden und haltenden Ringen bzw. durch Operation.

Uterustuberkulose

➪ Tuberkulose.

Uvea
Mittlere Augenhaut, »Gefäßhaut«.
Uveitis
Entzündung der ➪ Uvea. Macht keine Schmerzen, gelegentlich Glaskörpertrübungen. Behandlung je nach Ursache mit Antibiotika, Kortison, Pupillenerweiterung.
Uvula
Das »Zäpfchen« am weichen Gaumen.
U-Welle
EKG-Ausdruck. Besonders stark ausgeprägt bei Bluthochdruck, Herzinfarkt, aber auch bei Sportlern und verstärktem Einfluß des ➪ Vagus.

V

Vagal
Den ➪ Vagus betreffend.
Vagina
Scheide.
Vaginalkarzinom
Krebs der Scheide. Geht meist vom hinteren Scheidengewölbe aus. Meist nach dem 55. Lebensjahr. Symptome sind Knoten, Geschwüre, blutiger Ausfluß, Vergrößerung der Leistenlymphknoten. Behandlung durch Operation und Bestrahlung.
Vaginismus
Scheidenkrampf.
Vaginitis
Auch: ➪ Kolpitis. Entzündung der Scheide. Symptome sind Ausfluß, entzündliche Rötung, Juckreiz, Schmerzen und gestörter Geschlechtsverkehr. Diagnose durch den Frauenarzt, Behandlung oft mit Antibiotika.
- ◆ *Aminkolpitis:* Wird wegen des Amingeruches so bezeichnet. Der Geruch stammt von Anaerobiern (Erreger, die ohne Sauerstoff gedeihen). Sie sind sexuell übertragbar und bei Infektionen oft mit den Erregern Trichomonaden und Chlamydien gemeinsam vorhanden.

Vagotomie
Operative Durchtrennung des ➪ Vagus. Die Methode wurde vor Jahren als

Behandlungsalternative bei durch Übersäuerung verursachten Magen- und Zwölffingerdarmgeschwüren versucht. Sie hat sich aber wegen mangelnder Wirksamkeit nicht durchgesetzt.

Vagotonie

Körperlicher Zustand, der durch den verstärkten Einfluß des ➪ Vagus bewirkt wird. Auffällig sind niedriger Puls und Blutdruck, Neigung zu Bronchialverengung und verstärkte Darmtätigkeit mit Durchfallneigung (aber auch Verstopfung).

Vagus

Einer der 2 Hauptnerven des inneren Nervensystems. Beruhigt oder fördert die Verdauung. Auf die Bronchien wirkt er verengend. Gegenspieler ist der ➪ Sympathikus.

Valgisierung

Ausdruck aus der Orthopädie. Das chirurgische Überführen eines Gelenkes in eine stärkere X-Stellung, z. B. am Kniegelenk.

Valgus

Nach auswärts gedreht, gekrümmt, X-förmig verbogen.

Validität

Tauglichkeit oder Aussagekraft eines bestimmten Testverfahrens.

Valvuloplastie

Methode zur Sprengung verengter Herzklappen mittels eines über die Blutbahn eingeführten Katheters, der an der Spitze mit einem auffüllbaren Ballon versehen ist.

Valvulotomie

Operative Herzklappenspaltung.

Variant-Angina

➪ Prinzmetal-Angina.

Varicella-Zoster-Meningitis

Hirnhautentzündung durch das Schafblattern-Gürtelrose-Virus.

Varikophlebitis

Oberflächliche Venenentzündung eines Krampfaderknotens. Kann zu Gerinnselbildung führen.

Varikös

Krampfadrig, mit Krampfadern einhergehend.

Varikose

Krampfaderleiden.

Varikozele

Krampfadernbruch. Die Erweiterung und Vermehrung des Venengeflechtes um den Samenstrang, kann zu Unfruchtbarkeit führen. Behandlung durch Operation.

Varikosis
Auch: Varikose. Die ausgedehnte Krampfaderbildung, meist an den Beinen. ➪ Varizen.

Variola
Pocken.

Varix-Blutung
Blutung aus einem Krampfaderknoten.

Varizellen
Auch: Schafblattern oder Windpocken. Sehr ansteckende, infektiöse Viruserkrankung mit Hautausschlag. Vom Erreger her ist es das gleiche Virus wie bei ➪ Zoster. Am häufigsten erkranken kleine Kinder, die Inkubationszeit beträgt ca. 2 Wochen. Symptome sind Kopfschmerzen, »Grippe«, Gliederschmerzen, und an der Haut bilden sich linsengroße Flecken, die zu Bläschen werden. Auch der behaarte Kopf ist befallen, nicht aber Handflächen und Fußsohlen. Weiters Juckreiz und etwas Fieber. Wer Schafblattern schon gehabt hat, kann als »Zweiterkrankung« Zoster bekommen. Die Behandlung der Schafblattern erfolgt meist nur örtlich mit Puder und Pasten, nur bei zusätzlicher bakterieller Infektion werden Antibiotika gebraucht.

Varizen
Krampfadern. Üblicherweise werden die Krampfadern an den Beinen damit bezeichnet. V. gibt es aber auch z. B. in der Speiseröhre, die zu gefährlichen Blutungen Anlaß geben können.
V. sind Erweiterungen von oberflächlich liegenden Venen. Es werden primäre von sekundären V. unterschieden. Zur diagnostischen Absicherung und besonders vor geplanten Venenoperationen werden der Ultraschall und das Röntgen (Venographie) eingesetzt. Die Behandlung von Krampfadern erfolgt durch festes Bandagieren (Kompressionsbehandlung), durch Verödung oder Operation.

Varizenblutung
Blutung aus Krampfadern. Sie kann sehr stark sein und zu massiven Blutverlusten Anlaß geben. Behandlung durch ➪ Ligatur der Vene.

Varus
Die O-Stellung eines Gelenkes, z. B. des Kniegelenkes.

Vas
Gefäß.
◆ *V. aberrans:* Gefäß mit abnormem Verlauf.

Vasektomie
➪ Sterilisation, operative.

Vaskulär
Blutgefäße betreffend. Oft ist auch die Durchblutung selbst gemeint.

Vaskulitis
Krankheit mit dem Grundsymptom Gefäßentzündung.
Vasoaktiv
Gefäßspannung, den Durchmesser der Gefäßlichtung beeinflussend.
Vasodilatation
Gefäßerweiterung.
Vasokonstriktion
Gefäßverengung.
Vasoligatur
1. Unterbindung eines Gefäßes.
2. Unterbindung des Samenstranges.
Vasomotorenschock
Auch: Vasomotorenkollaps. Die Lähmung der Gefäßmuskeln (Vasomotoren) führt zu krankhafter Gefäßerweiterung und dadurch zum plötzlichen Absinken des Blutdruckes und zum Kreislaufkollaps. Vorkommen bei hochgradiger Sauerstoffschuld, z. B. im Hochleistungssport, bei Vergiftungen, Schock, Allergie oder Infektionskrankheiten.
Vasovagal
Blutgefäße und ➪ Vagus betreffend.
VDRL-Test
Testmethode auf Syphilis.
Vegetativ
Unbewußt, unwillkürlich, das innere Nervensystem betreffend.
Vegetative Dystonie
Auch: neurovegetative Dystonie. Störungen von Körperfunktionen durch eine falsche Regulation des inneren (vegetativen) Nervensystems. Zusätzlich – in übergeordneter Funktion – ist daran auch das Zwischenhirn beteiligt. Der ➪ Sympathikus oder der Parasympathikus (➪ Vagus) sind zu stark oder zu schwach erregt, und es fehlt an der Harmonie zwischen diesen beiden Gegenspielern des inneren Nervensystems. Die v. D. stört die Funktion der inneren Organe, führt aber meistens nicht zu bleibenden organischen Schäden.
Vegetative Störungen
Sie äußern sich als beeinträchtigtes Empfinden mit Angst, Hemmung und Depression, weiters als beeinträchtigtes Verhalten mit Aggression. Die beeinträchtigte Organfunktion zeigt sich in Krämpfen, Verstopfung, Durchfall, Herzbeschwerden und Atemstörungen.
Vegetatives Nervensystem
Steuert die Funktionen der inneren Organe durch ➪ Sympathikus und ➪ Vagus. Beide Nerven gehorchen nicht dem eigenen Willen.

Vena cava
Hohlvene. Es gibt eine obere (Vena cava superior) und eine untere Hohlvene (Vena cava inferior). Beide transportieren venöses, verbrauchtes Blut in den rechten Vorhof des Herzens.

Venae sectio
Freilegen und Eröffnen einer Vene zur Vornahme von ➪ Infusionen oder ➪ Transfusionen.

Venektasie
Aussackung, Ausbuchtung einer Vene.

Veneninsuffizienz
Venenversagen. Ist in einer Undichtigkeit der Venenklappen begründet. Ursächlich handelt es sich entweder um eine Überdehnung des Klappenansatzringes oder eine Zerstörung der Klappen durch Gerinnsel und Entzündungen. Die V. führt zur Strömungsumkehr mit Bluthochdruck in den Venen, Stauungserscheinungen und zur ➪ Varikosis.

Venenstripping
Herausziehen einer Krampfadervene mittels eines Venenstrippers. Die Vene wird dabei aufgefädelt und unter Abriß von Seitenästen heraus»gerissen«, anschließend erfolgt ein fest sitzender Druckverband.

Venenthrombosen
Gerinnseln in den Venen. Ursachen sind Operationen, besonders im Bein- und Hüftbereich, Wochenbett, Verletzungen, Bettlägerigkeit, höheres Lebensalter, Tumoren und die »Pille« in Kombination mit Rauchen und Übergewicht.

- *Beckenvenenthrombose:* Das Bein ist bläulich verfärbt und massiv geschwollen, Spannungsgefühle und Wadenkrämpfe treten auf. Die Gegend oberhalb des Leistenbandes schmerzt.
- *Phlegmasia coerulea dolens:* Schmerzhafte Gerinnselbildung in allen Venenstämmen eines Beines (oder Armes). Prallharte Schwellung und blauschwarze Verfärbung sind die Anzeichen dafür.
- *Postthrombotisches Syndrom:* Die Folgen eines Venenversagens durch Verstopfung tiefer Venen und Verkalkung von Venenklappen. Symptome sind Anschwellen des Beines nach langem Stehen und Gehen, vor allem in den Abendstunden mit Müdigkeits- und Schweregefühl, Schmerzen bestehen nicht. In der Behandlung ist das konsequente Tragen von Kompressionsstrümpfen am wichtigsten.
- *Thrombophlebitis, oberflächliche:* Zeigt sich in geröteten und schmerzhaft zu tastenden Venensträngen. Immer besteht die Gefahr des Übergreifens auf tiefer liegende Venen. Behandlung mit Heparinsalben und Bandagen. Knoten können chirurgisch eröffnet und ausgedrückt werden. Bei Abszeßbildung sind zusätzlich Antibiotika erforderlich.

◆ *Thrombophlebitis, tiefe:* Vorwiegend nach Operationen, Geburten und Bettlägerigkeit, aber auch bei Verletzungen, Tumoren und Herzversagen. Das befallene Bein (selten ein Arm) ist dick geschwollen und schmerzt.

Behandlung mit ➪ Fibrinolyse, später Gerinnungshemmung (Marcoumar, Sintrom) und Kompressionsbandagen.

Venerische Krankheiten

Geschlechtskrankheiten.

Venös

Die Venen (Blutadern) betreffend.

Ventilation

Belüftung der Atemwege.

Ventilationsstörung

Die erschwerte Lungenbelüftung.

◆ *Obstruktive V.:* Durch Atemwegsbehinderung, z. B. Bronchialkrampf bedingt, Vorkommen bei Bronchialasthma.

◆ *Restriktive V.:* Durch verminderte Lungendehnbarkeit, bei Lungenblähung.

Ventilpneumothorax

➪ Pneumothorax.

Ventral

Bauchwärts gelegen, »vorne«, im Bauch, an der Bauchwand auftretend.

Ventriculus

1. Magen.
2. Ventriculus cerebri: Hirnkammer.
3. Ventriculus cordis: Herzkammer.

Ventrikel

Herzkammer.

Ventrikelflattern, -flimmern

Kammerflattern bzw. -flimmern. ➪ Herzrhythmusstörungen.

Ventrikelseptumdefekt

VSD. Angeborener Herzfehler mit einem Loch in der Herzscheidewand. Zu einer Blausucht kommt es erst dann, wenn sich der Blutstrom von links nach rechts auf rechts nach links umkehrt. Je nach Lage des Fehlers unterscheidet man einen bulbären, membranösen und muskulären VSD, letzterer liegt im Muskelteil der Scheidewand. Manche Defekte schließen sich von selbst vor dem 5. Lebensjahr. Nachweis mit Ultraschall, zusätzlich verschiedene Röntgenverfahren.

Ventrikulär

Aus der Herzkammer kommend, die Herzkammer betreffend. Linksventrikulär (linke Herzkammer betreffend), rechtsventrikulär (rechte Herzkammer betreffend).

Ventrikulographie
Röntgendarstellung der Herzkammern durch Katheter und Kontrastmittel.
Verbrauchskoagulopathie
Blutgerinnungsstörung durch Zusammenbruch aller Gerinnungssysteme. Am Anfang steht aber eine verstärkte Gerinnungsbereitschaft. Ursachen dafür sind Geburtskomplikationen, Fehlgeburten, Infektionen, bösartige Tumoren, Schock, Herzstillstand, Verletzungen, Verbrennungen, Operationen und Leberleiden. Durch die überschießende Gerinnung werden alle Gerinnungsfaktoren verbraucht, und es kommt zu Blutungen. Behandlung mit Ersatz der fehlenden Faktoren.
Verifizieren
Durch Überprüfen die Richtigkeit von etwas bestätigen, bewahrheiten. »Das ➪ Karzinom konnte durch die ➪ Biopsie verifiziert werden.«
Vermes
Würmer. Führen zur Parasitenerkrankung.
Verner-Morrison-Syndrom
Krankheitsbild, das bei drüsigen Tumoren der Bauchspeicheldrüse (Apudom) auftritt. Die Gewebshormonbildung des Tumors führt zu Durchfällen mit Störung des Salz-Wasser-Haushaltes, Kaliummangel, Blutzuckererhöhung und fehlender Säure im Magensaft. Diagnose durch Labor, ➪ CT und ➪ MR. Behandlung mit Operation.
Verrucae vulgares
Gewöhnliche Hautwarzen. Durch Viren hervorgerufen. Abtragung mit Kälteverfahren (Kaltkaustik).
Verschlußikterus
➪ Gallenkolik.
Verschlußkrankheit, arterielle
➪ Durchblutungsstörungen.
Vertebra
Wirbelsäule.
Vertebragen
Von der Wirbelsäule ausgehend.
Vertebralis
Wirbelschlagader.
Vertigo
Schwindel.
Verwirrtheitszustände
➪ Psychosen.
VES
Ventrikuläre Extrasystolen. Extraschläge mit Ursprung in der Herzkammer.

Vesica bipartita
Zweigeteilte Harnblase, Mißbildung.
Vesica
Blase.
◆ *V. fellea:* Gallenblase.
◆ *V. urinaria:* Harnblase.
Vesiculitis
Entzündung der Samenbläschen.
Vesikuläratmen
Normales »Bläschenatmen«. Ist im auf die Brustwand aufgesetzten Hörrohr des Arztes zu hören.
Vestibulär
Das Gleichgewichtsorgan betreffend.
Vestibuläres Syndrom
Jene Krankheitszeichen, die bei Störungen des Gleichgewichtsorgans auftreten.
Vestibularprüfung
Prüfung des Gleichgewichtsorgans.
Vestibulum
Vorhof, Eingang.
Via
Weg.
◆ *V. falsa:* Der »falsche« Weg; z. B. das Vorschieben eines Harnröhrenkatheters entlang eines falschen Weges. Führt zu Komplikationen wie Gewebszerreißung und Blutung.
◆ *Per vias naturales:* »Auf natürlichen Wegen«; z. B. der Abgang von Fremdkörpern aus dem Darm.
Vibrionen
Erreger der Cholera. Am häufigsten handelt es sich um den Typ El-Tor.
Vigilanz
»Klarheit« des Bewußtseins, geistige Aufmerksamkeit.
Vikariierend
Stellvertretend, eine Organfunktion ausgleichend, die Funktion eines ausgefallenen Organs übernehmend.
Vipom
➪ Pankreaskarzinom.
Virämie
Auftreten von Viren im Blut; z. B. bei Masern, Hepatitis oder Röteln.
Viren
Winzige Krankheitserreger. Sie können sich nur in lebenden Zellen vermehren.

Virgo
Jungfrau.
Virilismus
Auch: Maskulinisierung, Maskulinismus. Vermännlichung einer Frau. Männlicher Haar- und Bartwuchs, Ausbleiben der Regel, Schwund der Brüste, Vergrößerung des Kitzlers, Stimmbruch, Verlust der Liebeslust (Libido).
Virologie
Wissenschaft und Lehre von den Viren. Oft ist nur die eigentliche Untersuchung auf das Vorhandensein von Viren gemeint.
Virostatika
Medikamente, die die Vermehrung von Viren hemmen.
Virulenz
Infektionskraft und Fähigkeit eines Erregers, in gesunde Gewebe einzudringen, sich dort zu vermehren und den Wirtsorganismus durch Giftwirkung zu schädigen oder zu zerstören.
Virusgrippe
➪ Influenza.
Virushepatitis
➪ Hepatitis.
Virus-Lymphadenitis
Durch Viren hervorgerufene ➪ Lymphadenitis, z. B. Röteln oder Mononukleose.
Virusmeningitis
Auch: abakterielle Meningitis. Durch Viren hervorgerufene ➪ Meningitis.
Virusmyokarditis
➪ Perimyokarditis.
Viruspneumonie
Auch: atypische ➪ Pneumonie. Erreger sind z. B. Grippe-, Schafblattern- oder Masern-Viren, Chlamydien oder Mykoplasmen. Es besteht eine große Diskrepanz zwischen dem relativ geringen Befund beim Abhören und dem massiven Röntgenbefund.
Viskös
Zähflüssig, leimartig.
Viskosität
Zähigkeit.
Visualisieren
Ideen in ein Bild umsetzen. Anwendung als psychologische Methode bei Spannungen, Angst, Verhaltensstörungen und auch als Begleitmaßnahme in der Behandlung von Tumoren.
Visus
Sehschärfe.

Viszeral
Die Eingeweide betreffend.
Viszerokutane Reflexe
Die inneren Organe stehen über gewisse Nerven- oder Reflexbahnen mit gewissen Arealen an der Haut in Verbindung. Somit können Störungen der inneren Organe Erscheinungen, z. B. erhöhte Schmerzempfindung an der Haut, auslösen.
Vital
1. Lebendig.
2. Gut durchblutet.
Vitalfunktionen
Überbegriff für Atmung und Kreislauf. Im Notfall wird als erste Maßnahme immer auf die Aufrechterhaltung oder Wiederherstellung der V. geachtet.
Vitalkapazität
VK. Jenes Volumen, das nach maximaler Ausatmung eingeatmet werden kann.
Vitiligo
Auch: Weißfleckenkrankheit oder Scheckhaut. Pigmentmangel in der Haut, der besonders im Gesicht, an Hals und Händen sowie in der After-Geschlechts-Gegend auftritt. Größe und Form sind zwar ungleichmäßig, aber immer auf jeder Körperseite und symmetrisch vorhanden. Öfters ist der Randsaum stärker Gefärbt. Die farbstoffarmen Zentren sind auch weniger gefühlsempfindlich, aber stärker empfindlich gegen Sonnenlicht; auch Haare werden entfärbt. Die Haut des ganzen Körpers kann mit einbezogen werden. Von der seelischen Beeinträchtigung abgesehen, bestehen sonst keine körperlichen Beschwerden. Der Beginn der V. ist jederzeit möglich, ebenso das Fortschreiten oder der Stillstand. Die Ursache der Störung ist unbekannt, sie kommt aber familiär gehäuft vor. Die Behandlung ist rein kosmetisch-abdeckend, z. B. mit Covermark und Einnahme von Carotaben, wodurch die Haut von innen leicht gelblich-orange angefärbt wird.
Vitium
Fehler, Mißbildung. Meist ist ein Herzfehler gemeint.
Vitium cordis
Herzfehler.
Vitrektomie
Operative Entfernung des Glaskörpers des Auges.
VK
➪ Vitalkapazität.
VLDL
Very low density lipoproteins. Bezeichnet den ungünstigen Fett/Cholesterinanteil im Blut.

Vogelhalterlunge
Allergisch bedingte Entzündung der Lungenbläschen. Typisch ist das Auftreten von Symptomen einige Stunden nach dem Kontakt mit Federn und Kot, z. B. beim Käfigputzen. Typische Zeichen sind Husten, Engegefühl, Frösteln und Abgeschlagenheit. Diagnose durch Lungenfunktion und Labor mit Allergietests. Behandlung mit Kortison und Staubmasken.
Volkmannsche Kontraktur
Lähmung der Hand durch Muskelzusammenziehung. Der Grund ist eine schwere Durchblutungsstörung bei Blutergüssen nach Oberarmbrüchen. Es kommt zum Absterben einzelner Muskelteile.
Vollremission
Keine Krebszeichen nach erfolgreicher Tumorbehandlung. Bedeutet Heilung nur dann, wenn sie einige Jahre anhält.
Volvulus
Verdrehung eines Organs um seine Längsachse, Stieldrehung. Meist bezeichnet V. eine Darmverschlingung. Führt als akuter V. zu heftigen Schmerzen und Darmverschluß. Operative Behandlung.
Vomitus
Erbrechen.
◆ *V. gravidarum:* Schwangerschaftserbrechen.
◆ *V. matutinus:* Morgendliches Erbrechen von Schleim. Ein Krankheitszeichen des chronischen Alkoholikers durch eine Entzündung von Speiseröhre und Magen.
Von-Willebrand-Jürgens-Syndrom
Vererbte Blutstörung mit Mangel an Faktor VIII. Führt zu verlängerten und verstärkten Blutungen.
Vorbestrahlung
Bestrahlung von bösartigen Tumoren einige Tage vor der Operation. Erfolgt kurzzeitig, aber mit hohen Dosen. Geschieht in der Absicht, eine Tumorverkleinerung herbeizuführen und die Schrumpfung des Operationsgebietes nach der Operation zu beschleunigen.
Vorhofdissoziation
EKG-Begriff. Bedeutet das voneinander unabhängige Schlagen der beiden Vorhöfe.
Vorhofflimmern, -flattern
➪ Herzrhythmusstörungen.
Vorhofseptumdefekt
VSD, engl. ASD. Angeborener Herzfehler mit einem Loch in der Scheidewand zwischen den beiden Vorhöfen. Führt durch die Druckbelastung zum frühzeitigen Versagen der rechten Herzhälfte.

Vorhoftachykardie
➪ Herzrhythmusstörungen.
VSD
➪ Vorhofseptumdefekt. ➪ Ventrikelseptumdefekt.
Vulnerabel
Leicht verletzlich, verwundbar.
Vulnus
Wunde.
Vulva
Weibliche Scham.
Vulva-Dystrophie
Ernährungsstörung des Gewebes der weiblichen Scham im und nach dem ➪ Klimakterium. Gekennzeichnet durch einen Schrumpfungsprozeß der Halbschleimhäute mit starkem Juckreiz, Störungen der Harnentleerung und Schwierigkeiten beim Geschlechtsverkehr. Die sich entwickelnde Kraurosis vulvae gilt als ➪ Präkanzerose. ➪ Klimakterische Beschwerden.
Vulvakarzinom
Krebs der weiblichen Scham. Entwickelt sich meist aus ➪ Präkanzerosen. Tritt am häufigsten nach dem 60. Lebensjahr auf. Erzeugt derbe flache Geschwüre mit stinkenden Zerfallshöhlen und metastasiert früh in die Leistenlymphknoten. Diagnose durch Gewebsentnahme. Behandlung durch Operation und Bestrahlung.
Vulvektomie
Operative Entfernung der äußeren weiblichen Schamteile. Kann auch elektrisch (Elektroresektion) erfolgen.
Vulvitis
Entzündung des äußeren weiblichen Geschlechtsteiles durch infektiöse Erreger. Begünstigend wirken Zuckerkrankheit, Eisenmangel und hormonelle Störungen. Behandlung je nach Ursache mit Antibiotika, Pilzmitteln, Hormonen oder Eisen.
Vulvovaginitis
Entzündung der äußeren weiblichen Geschlechtsteile einschließlich der Scheide.
- ◆ *V. candidomycetica:* Infektion mit dem Candida-Pilz, besonders im Säuglings- und Kleinkindalter, bei Zuckerkrankheit, Einnahme der »Pille« und Kortisonbehandlung.
- ◆ *V. gonorrhoica:* Bei ➪ Gonorrhoe.
- ◆ *V. herpetica:* Mit Bläschenbildung. Bei der Schwangeren gefährlich wegen der Gefahr, das Neugeborene zu infizieren.

VWI
Vorderwandinfarkt des Herzens.

W

Wabenlunge
Bezeichnet das zugrunde gegangene, bindegewebig geschrumpfte Lungengerüst. Vorkommen hauptsächlich als Endstadium von ➪ Lungenfibrosen. Symptome entstehen oft erst durch eine frische Bronchitis-Infektion. Nachweis durch ➪ CT. Behandlung je nach Grundkrankheit.

Waldenströmsche Krankheit
Eine Art Blutkrebs mit krankhafter Vermehrung von Antikörpern der Klasse IgM. Die Ursache ist eine Wucherung gewisser weißer Blutkörperchen im Knochenmark. Durch diese Wucherung wird die normale Blutbildung gehemmt. Symptome sind Lymphknotenschwellungen, Vergrößerung von Milz und Leber, Einwucherungen in die Haut und Blutungen. Sehr typisch für die W. K. ist eine extrem hohe Blutsenkung. Die öfters ersten Krankheitszeichen sind eine sonst nicht erklärbare Anfälligkeit für Infektionen und Blutarmut. Über die Hälfte der Patienten klagt auch über rheumaähnliche Beschwerden. Die Krankheit verläuft schleichend, Komplikationen sind Infekte. Diagnose durch Labor, Punktion des Knochenmarks und Röntgen. Behandlung mit Chemotherapie und Bestrahlung. ➪ Paraproteinämie.

Walk-through-Phänomen
➪ Angina pectoris.

Wallenberg-Syndrom
Entsteht bei Hirnschädigung im verlängerten Rückenmark durch eine Gefäßschädigung der unteren, hinteren Kleinhirnschlagader. Symptome sind Kopfschmerzen, Herzklopfen, Atemnot, Augenzittern, Drehschwindel und Fallneigung zur erkrankten Seite, Gefühlsstörungen und weitere Krankheitszeichen durch Nervenausfälle. Diagnose durch ➪ CT, ➪ MR und Gefäßröntgen.

Wandernder Schrittmacher
➪ Parasystolie.

Wanderniere
Zu bewegliche Niere.

Warnarrhythmien
Herzrhythmusstörungen mit dem Ursprung in der Kammer. Sie gehen als Vorboten dem lebensbedrohenden Kammerflimmern voraus.

Wasserintoxikation
»Wasservergiftung«. Entsteht durch eine Überwässerung des Organismus bei Hormonstörung durch eine übermäßige Aktivität des Hormons Adiuretin (Vasopressin). Führt zu Herzversagen und Hirndruck.

Wasserretention
»Zurückhaltung von Wasser«. Entsteht bei einer Störung des Wasser- und Salzhaushaltes im Sinne einer ungenügenden Ausscheidung. Führt zu Wasseransammlung, Ödemen, Bluthochdruck und Zunahme des Körpergewichtes. Vorkommen bei Nieren- und Herzleiden, Hormonstörungen, wird aber auch durch Medikamente verursacht.

Watt
Einheitsbezeichnung für Leistung. So wird die absolute Leistungsfähigkeit von Herz und Kreislauf bei der ➪ Ergometrie in Watt angegeben.

Weddelit
Nierensteinart.

Wegenersche Granulomatose
Gehört zu den ➪ Vaskulitis-Syndromen. Eine ursächlich unbekannte Krankheit mit Entzündung kleiner Gefäße. Betroffen sind Menschen um das 40. Lebensjahr. Befallen werden Nase, Nasennebenhöhlen, Lunge, Nieren, Augen, Gelenke, Haut und Ohren, Nerven und Herz. Symptome sind Schnupfen, Nasenbluten, Entzündung des Augapfels, Husten, Bluthusten, Wasser in der Lunge, Nierenversagen, Gelenkentzündungen, Fieber und Gewichtsabnahme. Diagnose durch Labor, Gewebsentnahmen und Röntgen. Notwendig ist eine umfassende Behandlung.

Wenckebach-Periodik
Ein EKG-Befund. Herzrhythmus mit regelmäßigem Ausfall einer Kammererregung nach mehreren normalen Schlägen.

Werfer-Ellbogen
➪ Tendopathien.

Wertheim-Operation
Radikaloperation. Umfaßt die Entfernung der ganzen Gebärmutter, des hinteren Scheidenanteiles, der Eierstöcke und Eileiter mit dem dazugehörigen Bindegewebe sowie der zuständigen Lymphknoten.

Whewellit
Nierensteinart.

Whipplesche Trias
Drei typische Symptome bei akuter Unterzuckerung: erniedrigter Blutzucker, Bewußtlosigkeit und sofortiges Ansprechen auf Injektion von Traubenzucker.

White-coat-Hypertonie
»Weißer-Mantel-Bluthochdruck«. Beträchtlicher Blutdruckanstieg durch die bloße Anwesenheit des Arztes, eine Art »Ordinationsbluthochdruck«.

Wilmstumor
Bösartiger Nierentumor bei Kindern. Tritt meist einseitig im 1.–5. Lebensjahr auf und wächst rasch. Symptome sind ein großer Bauchtumor, Krankheitsge-

fühl, Fieber, Bauchwassersucht, Blutharn und Bluthochdruck. Die Nachbarorgane werden verdrängt, und es kommt zu rascher Absiedelung. Diagnose durch Ultraschall. Behandlung durch Operation.

Wilson-Block

EKG-Befund mit Störung des Reizleitungssystems.

Wilson-Syndrom

Erbkrankheit mit Kupferanreicherung im Gewebe. Krankheitszeichen treten ab dem 10.–20. Lebensjahr auf. Durch Hirnschädigung kommt es zu Gang- und Bewegungsstörungen, Zittern und gestörtem Sprachfluß. Frühzeitiger geistiger Abbau und Leberzirrhose. Nachweis durch das Labor.

Windeldermatitis

Entzündliche Hautreaktion im Windelbereich durch körpereigene (Harn, Stuhl) und körperfremde Reiz- und Giftstoffe.

Winiwarter-Buergersche Krankheit

➩ Thrombendangitis obliterans.

Wirbelblockierung

Gestörter Bewegungsablauf der Wirbelsäule. Verklemmung oder unvollständige Verrenkung von Wirbelgelenken meist durch Muskelverkrampfungen. Kann durch Reizung von Nerven zu starken Beschwerden führen.

Wirbelkörperfraktur

Knöcherner Bruch des Wirbelkörpers.

Wirbelsäulensyndrom

Auch: Vertebralsyndrom. Entsteht durch einen akuten Bandscheibenvorfall oder durch eine chronische Erkrankung der Wirbelsäule. Verursacht Schmerzen, Lähmungen und Gefühlsstörungen. Die Art der Symptome ist vom Ausmaß und Ort der Schädigung abhängig.

Witzelfistel

Anlegen eines Kanals und Einlegen eines Katheters in Magen oder Darm zu Ernährungszwecken von außen.

WK

Wirbelkörper.

WPW-Syndrom

Funktionsstörung des Herzens durch eine anders geartete Reizleitung. Führt zu anfallsartigem Herzjagen. Im EKG typische »Deltawelle«. Muß fallweise medikamentös behandelt werden.

WS

Wirbelsäule.

WS-Syndrom

Sammelbegriff für schmerzhafte Zustände der Wirbelsäule, meist durch Abnützung bedingt.

Wurzelneuritis
Entzündung der Rückenmarknervenwurzel. Symptome sind Lähmungen und Gefühlsstörungen. Ursachen sind Verbiegungen der Wirbelsäule, Bandscheibenschäden, Infektionen, Tumoren.
Wurzelspitzenresektion
Radikaloperation von beherdeten Zähnen mit entzündlichen Wucherungen der Wurzelspitze.

X

Xanthelasma
Einlagerung von Fett und Cholesterin in die Haut, besonders der Augenlider. Sie sind rötlich bis strohgelb, streifenförmig und scharf begrenzt, können bis zu Fingernagelgröße erreichen. Sie müssen rechtzeitig operativ abgetragen werden, um eine weitergehende Zerstörung des Gewebes (Augenlid!) zu verhindern.
Xanthinstein
Hellgelbe Harnsteine, im Röntgen nicht sichtbar.
Xanthodontie
Gelb-bräunliche Verfärbung von Zähnen durch die Einnahme von Tetracyklin (Antibiotikum) bei jüngeren Kindern oder durch die schwangere Mutter.
Xanthopsie
Gelbsehen. Alle Gegenstände werden gelb gesehen. Bei Leberfunktionsstörungen und bestimmten Vergiftungen z. B. mit Digitalis.
Xerodermie
Trockene, stärker gefurchte Haut. Vorkommen z. B. bei Vitamin-A-Mangel, allgemeiner Austrocknung oder im Alter.
Xerophthalmie
Austrocknung des äußeren Auges als Symptom des Vitamin-A-Mangels.
Xerostomie
Trockenheit der Mundschleimhaut. Sie entsteht bei Austrocknung oder durch gewisse Medikamente, z. B. Atropin.
Xylocain
Wichtiges Mittel gegen Herzrhythmusstörung.

Y

Yersiniosis
Durch Yersinien verursachte Infektionskrankheit. Sie führt bei Kindern und Jugendlichen zu Magen-Darm-Entzündungen, bei Erwachsenen zu Gelenkentzündung, Hauterscheinungen und Blutvergiftung mit Leberabszessen.

Z

Zahnalveolen
Jene knöchernen Fächer, in denen die Zähne stecken.
Zahnbelag
➪ Plaque.
Zahnextraktion
Entfernung eines Zahnes, »Zahnziehen«.
Zahngranulom
Eiterherd des Zahnes. Behandlung durch operative Entfernung des Herdes und der Wurzelspitze.
Zahnkaries
➪ Karies.
Zahnluxation
Verletzungsbedingte Lockerung eines Zahnes, eventuell mit Abbruch der Wurzel.
Zahnstatus
Schriftliche Darstellung des gegenwärtigen Zustandes eines Gebisses.
Zahnstein
Sitzt dem Zahn auf und besteht aus harten Kalziumsalzen des Speichels, Nahrungsresten und Bazillen. Starker Förderer von Karies und ➪ Parodontose.
Zahnzyste
1. Jedes ➪ Granulom, das – vom Zahn ausgehend – größer ist als ein Kirschkern. Kann Pflaumengröße erreichen. Die Zyste enthält weiches Gewebe, das durch Umwandlung aus dem Knochen entstanden ist. Diagnose durch Röntgen, Behandlung durch operative Entfernung.
2. Angeborene Kieferzysten in Zahnnähe.

Zäkostomie
Anlegen eines künstlichen Ausganges am Blinddarm, meist zeitlich begrenzt zur Kotableitung bei Tumoren oder Darmverschluß.
Zäkum
Blinddarm.
Zeckenborreliose
➪ Lyme-Borreliose.
Zeckenenzephalitis
➪ Meningitis.
Zehenarthrose
Abnützung der Zehengelenke. Symptome sind rheumatische Beschwerden.
Zehenfraktur
Knöcherner Bruch der Zehe.
Zenkersches Divertikel
Aussackung der Speiseröhrenschleimhaut durch eine Muskellücke im Kehlkopfbereich. Betroffen sind meist ältere Männer. Symptome sind Halskratzen, Hustenreiz, Fremdkörpergefühl und Verlegung der Speiseröhre, glucksende Geräusche und starker Mundgeruch. Diagnose mit Röntgen und Spiegelung. Die Behandlung ist operativ.
Zentralarterienverschluß
Verschluß der zentralen Schlagader der Netzhaut erfolgt schlagartig meist durch ein Gerinnsel oder ➪ Embolie. Hauptsymptom ist die plötzliche und nicht umkehrbare Erblindung.
Zentralisation des Kreislaufes
Entsteht als Folge eines Schocks, z. B. durch starken Blutverlust. Um die Blutversorgung der lebenswichtigen Organe zu sichern, werden die Blutgefäße von Haut, Muskeln und Bauchorganen sehr stark verengt; dadurch steigt der Blutdruck im »Zentrum« (Gehirn, Herz, Lunge und Niere), und ein Notkreislauf kann für eine gewisse Zeit aufrechterhalten werden.
Zentralskotom
Gesichtsfeldausfall in der Mitte der Netzhaut. Vorkommen bei Erkrankung des Sehnervs oder des blinden Fleckes.
Zentralvenenthrombose
Gerinnselbildung in der Netzhautvene. Führt zu Sehstörungen und Druckerhöhung mit grünem Star.
Zentroblastisches Lymphom
➪ Lymphome.
Zerebellär
➪ Cerebellär.

Zerebral
⇨ Cerebral.

Zerebralparese, infantile
Auch: Zerebrale Kinderlähmung. Bewegungsstörungen im frühen Kindesalter. Die Ursachen sind Infektionskrankheiten der Schwangeren (und Übertragung auf das werdende Kind), Sauerstoffmangel während der Geburt (⇨ Asphyxie) oder im Neugeborenenalter. Es sind viele Ausprägungen der Krankheit möglich:

- *Ataxie-Syndrom:* Störungen der Körperbalance, Zittern, Augenzittern.
- *Athetosis duplex:* Unmöglichkeit, gezielte Bewegungen durchzuführen.
- *Dystonie:* Störungen der Muskelspannung. Erhöhte Spannung wechselt mit Spannungslosigkeit ab.
- *Spastische Diplegie:* Beide Beine und der Rücken sind gelähmt.
- *Spastische Hemiplegie:* Halbseitenlähmung.
- *Spastische Tetraplegie:* doppelseitige Halbseitenlähmung.

Oft bestehen auch noch Sprach-, Hör- und Sehstörungen, geistige Unterentwicklung und Bereitschaft zu Krämpfen. Die Grundlage der Behandlung ist die Frühförderung mit ständiger Krankengymnastik.

Zerebralsklerose
Umfaßt die Verkalkung der Hirngefäße und deren Folgezustände wie Schlaganfall, Gehirnerweichung und Hirnschwund. Symptome sind Schwindel, Leistungsknick, Schluckstörungen, Parkinson-Symptome und Abbau der Persönlichkeit. Die Behandlung ist medikamentös.

Zerebrovaskulär
Die Hirnblutgefäße betreffend.

Zerebrum
⇨ Cerebrum.

Zerumen
⇨ Cerumen.

Zervikalarthrose
Abnützung der Halswirbelgelenke. Führt zu Ruhe- und Bewegungsschmerzen mit Einschränkung der Funktion. Nachweis mit Röntgen, Behandlung mit physikalischen Anwendungen und Medikamenten.

Zervikalmigräne
Migränebeschwerden durch eine Einengung der Wirbelschlagader (Arteria vertebralis) im Wirbelkanal oder in der Halsmuskulatur. Führt zu Durchblutungsstörungen im Gehirn. Symptome dieser Migräneart sind halbseitige, anfallsartig auftretende Kopfschmerzen in Verbindung mit Seh- und Hörstörungen.

Zervikalsyndrom
Auch: Halswirbelsäulensyndrom. Ursachen sind Verletzungen (Schleudertrau-

ma), Bandscheibenvorfall, knöcherne Umbauvorgänge, Reizungen der Nervenwurzeln. Die Symptome sind davon abhängig, welche Bereiche der Halswirbelsäule geschädigt sind. Mögliche Krankheitszeichen sind Hinterkopfschmerzen, Behinderung der Kopfnickbewegung, Hörsturz, Ohrensausen, Schwindel, Nervenstörungen von Mund, Rachen, Schlund, Herz und Zwerchfell; weiters Muskelschmerzen, Muskel- und Hautlähmungen mit Gefühlsstörungen und vieles mehr. Diagnose durch Röntgen, ➪ CT und ➪ MR. Die Behandlung erfolgt meist mit Medikamenten und Krankengymnastik.

Zervikobrachialsyndrom

Umfaßt Nerven- und Rheumaschmerzen ebenso wie Durchblutungsstörungen im Hals-Schulter-Arm-Bereich. Ursachen sind Schäden, die zu einer Abnützung der Halswirbelsäule führen, sowie Reizungen der im Halsbereich verlaufenden Nerven und Blutgefäße. Behandlung mit Krankengymnastik, physikalischen Anwendungen und Rheumamitteln.

Zervix

Halsteil der Gebärmutter.

Zervixdysplasie

Schleimhautveränderung des Gebärmutterhalses mit »Zellunruhe«. Kann langfristig krebsig entarten. Macht keine Symptome. Nachweis durch frauenärztliche Untersuchung mit Befundung abgeschabter Zellen im Mikroskop.

Zervixinsuffizienz

Schwäche des Gebärmutterverschlusses. Es besteht die Gefahr der frühzeitigen Eröffnung des Muttermundes und damit einer Fehlgeburt. Kann die verletzungsbedingte Folge einer Schwangerschaftsunterbrechung oder eine angeborene Bindegewebsschwäche sein. Behandlung mit ➪ Cerclage.

Zervixkarzinom

Krebs des Gebärmutterhalses.

Zervixpolyp

Gutartige Wucherung der Zervixschleimhaut, entweder mit breiter Basis oder mit Stiel. Verursacht Blutungen. Die Behandlung besteht in der (einfachen) operativen Entfernung.

Zieve-Syndrom

Besteht aus akuter Blutarmut durch Blutzerfall, Entzündung der Bauchspeicheldrüse und Fettleber. Schwere Komplikation des Alkoholikers.

Zilien

Flimmerhärchen in der Bronchialschleimhaut.

Zirkadian

Betrifft das regelhafte Verhalten von biologischen Funktionen im 24-Stunden-Rhythmus. Beispiele dafür sind der Tag-Nacht-Rhythmus oder die Ausschüttung von Insulin und Kortison.

Zirkulation
Blutkreislauf.
Zirkulationsstörungen
➪ Durchblutungsstörungen.
Zirkumskript
Umschrieben, örtlich. Nicht ausgebreitet.
Zirkumzision
Auch: Circumzision. Beschneidung. Ringförmige »Kürzung« der zu langen und zu engen Vorhaut.
Zirrhose
Auch: Cirrhose. Die narbig-entzündliche Schrumpfung eines Organs, meist ist die Leberzirrhose damit gemeint.
Zirrhotisch
Geschrumpft, verhärtet.
ZNS
Zentrales Nervensystem. Gemeint sind Gehirn und Rückenmark.
Zöliakie
Angeborene und lebenslänglich bestehende Überempfindlichkeit gegen den Eiweißstoff Gliadin, der ein Bestandteil des Weizenklebers Gluten ist. Die Störung löst einen Schwund der Dünndarmschleimhaut aus, was wiederum zu Verdauungsstörungen durch schlechte Aufnahme der Nahrung führt. Die ersten Krankheitszeichen beginnen nach der »Zufütterung« von Getreide-Mahlzeiten vom 6.–15. Lebensmonat an. Der Appetit wird schlechter, es kommt zu Gewichts- und Wachstumsstillstand, Erbrechen und auffälligem Verhalten mit Aggressivität und Verdrießlichkeit. Die Stühle sind typischerweise schaumig-übelriechend und fettglänzend, der Bauch ist aufgetrieben, die Fettpolster an Oberschenkeln und Gesäß schwinden, die Haut ist blaß, faltig und schlaff. Es entstehen Blutarmut durch Eisenmangel und Muskelschwäche. Diagnose durch Gewebsentnahme aus der Dünndarmschleimhaut mittels Spiegelung (perorale Saugbiopsie), weiters Labor, Xylose-Test und Bestimmung der Gliadin-Antikörper im Blut. Wenn auf eine Kost umgestellt wird, die den Stoff Gliadin nicht enthält, verschwinden die Symptome, und die Kinder gedeihen wieder gut. Die gliadin- bzw. glutenfreie Kost muß lebenslang eingehalten werden. Ersatz für die verbotenen Getreidemehle aus Weizen, Hafer, Roggen und Gerste sind Kartoffeln, Reis, Mais, Hirse und Buchweizen.
Zollinger-Ellison-Syndrom
➪ Pankreaskarzinom.
Zoster
Gürtelrose. Eine akute Hautkrankheit durch das »Wiedererwecken« des Schafblatternvirus oder durch Neuinfektion mit diesem Virus beim Erwachsenen

(➪ Varizellen). Krankheitsausbruch bei Nachlassen der körperlichen Abwehr, bösartigen Tumoren, Zuckerkrankheit oder Kortisonbehandlung. Die Hauterscheinungen sind auf das Ausbreitungsgebiet eines Nervs beschränkt. Den Hautsymptomen gehen am Ort des Vorkommens meist Brennen, Schmerzen und Gliederschmerzen voran.

Symptome sind Bläschen auf rotem Grund, Nervenschmerzen, eventuell Fieber, Gelenkschmerzen und Appetitlosigkeit. Am häufigsten ist der Z. im Brustkorbbereich. Behandlung mit juckreizstillendem Puder und den Virushemmern Zovirax oder Famvir. Als Langzeitfolge ist eine ➪ Postzosterneuritis möglich.

- *Z. haemorrhagicus:* Z. mit blutigem Blaseninhalt.
- *Z. ophthalmicus:* Halbseitige Kopfschmerzen, Bläschen an Stirn, Nasenwurzel und behaarter Kopfhaut, Bindehautentzündung und Hornhautbeteiligung, Gefahr der Hornhauttrübung und Glaukomentstehung.
- *Z. oticus:* Schmerzen und Bläschen im Ohr, eventuell auf Zunge und Gaumen übergreifend. Geschmacksstörungen, Gesichtslähmungen.

Zoster-Neuralgie

Nervenschmerz bei ➪ Zoster.

Zungenkarzinom

Zungenkrebs. Kommt vorwiegend bei Männern (Pfeifenrauchern!) vor. Oft auf dem Boden einer ➪ Glossitis oder eines Vorkrebses. Setzt frühzeitig Absiedelungen.

ZVI

➪ CVI.

Zwangsneurose

Seelisch bedingte Störung, bei der die Hauptsymptome »Zwänge« sind. Dazu gehören Ordnungszwang, Waschzwang und Zwangsvorstellungen, »man sei schuld«. Organsymptome sind Verstopfung, Schlaf- und Atemstörungen, Kopf- und Herzschmerzen. Die Behandlung erfolgt durch Psychotherapie.

Zweitkrebs

Auftreten zweier Krebsarten unabhängig voneinander.

Zyanose

Auch: Cyanose oder »Blausucht«. Bläuliche Verfärbung von Haut und/oder Schleimhaut durch eine Vermehrung von sauerstoffarmem Blutfarbstoff. Vorkommen bei Herz- und Lungenleiden, Herzfehlern (»blaue Babys«), Durchblutungsstörungen, Venenleiden, Gerinnseln und Schock.

Zygomatikum

Jochbein.

Zyklothymie

➪ Schizophrenie.

Zylinder
Besondere Eiweißbestandteile im Harnsediment.
Zylindrom
Geschwulst der Schleim- und Speicheldrüsen der Mundhöhle. Hat zylindrische Hohlräume.
Zyste
Auch: Cyste. Mit Gewebswasser gefüllter, ausgekleideter Hohlraum. Häufig sind Nierenzysten. Sie sind fast immer gutartig und bedürfen keiner Behandlung. Diagnose durch Ultraschall und ➪ CT.
Zystadenom
Zystische Geschwulst des Eierstockes mit drüsigen Elementen.
Zystektomie
Operative Entfernung der Harnblase.
Zystenleber
Erblich bedingte Fehlentwicklung; oft finden sich Zysten gleichzeitig auch in der Niere und Bauchspeicheldrüse.
Zystenlunge
Bei großen Zysten spricht man von Sacklunge, bei kleinen Zysten von ➪ Wabenlunge.
Zystenniere
Von ➪ Zysten durchsetzte Niere.
Zystikusverschluß
Verschluß im zur Gallenblase führenden Gallengang. Führt zur Vergrößerung und bei Infektion zur Vereiterung der Gallenblase (Gallenblasenempyem) und bei Steinleiden zu Steinkoliken.
Zystinstein
Auch: Cystinstein. Harnsteinart. Der Stein ist wachsartig, glänzend und weich, besteht vorwiegend aus Cystin. Vorkommen bei der erblichen Cystinurie.
Zystische Fibrose
➪ Mucoviszidose.
Zystitis
Auch: Cystitis. Blasenentzündung durch infektiöse Erreger. Die Keimbesiedelung der Harnblase geschieht entweder von der Harnröhre aus oder absteigend von der Niere. Viele Erregerarten sind möglich, handelt es sich aber um Clamydien, Mykoplasmen oder Gonokokken, ist immer an die Mitinfektion eines Geschlechtspartners zu denken. Beim Mann kommen ursächlich Erkrankungen der Prostata in Frage. Frauen neigen wegen der Kürze der Harnröhre viel häufiger zu Infektionen. Auch nach ärztlichen Eingriffen und Kathetern ist die Blasenentzündung häufig. Symptome sind Störungen der Harnentleerung mit häufigem und schmerzhaftem Urinieren, Schmerzen im Unterbauch, der

Harn kann trüb sein und übel riechen. Ist die Niere mit beteiligt, kommen dazu noch allgemeines Krankheitsgefühl und Fieber. Wenn auch die Harnröhre von der Entzündung betroffen ist, kann auch Ausfluß auftreten mit Jucken und Brennen in der Harnröhre. Diagnose durch Harnlabor, die Behandlung erfolgt meist mit Antibiotika. Üblicherweise wird mit diesen Mitteln dann behandelt, wenn die Keimanzahl über 100 000 pro Milliliter liegt.

Zystizerkose

Tote Wurmlarven lösen Muskelschmerzen aus. Der Grund dafür ist eine Fremdkörperreaktion. ➩ Taeniasis.

Zystographie

Röntgen der Harnblase mittels Kontrastmittel.

Zystometrie

Untersuchungsmethode zur Messung der Blasenkapazität oder des Blaseninnendruckes.

Zystopyelitis

Gleichzeitige Entzündung von Harnblase und Nierenbecken.

Zystoskopie

➩ Endoskopie.

Zystotomie

Operative Eröffnung der Harnblase.

Zystozele

Blasenbruch oder Blasenhernie. Die Harnblase ist in einen Bruchsack vorgefallen, z. B. bei Leistenbruch.

- *Vaginale Z.:* Die Harnblase ist in die vordere Scheidenwand eingestülpt und kann bis in den Scheideneingang vorgefallen sein. Folgen sind ➩ Inkontinenz, Störungen der Blasenentleerung und Infektionen. Die sichere Behebung ist nur operativ möglich.

Zytologie

Lehre von den Zellen. Wenn im Befund von Zytologie oder Zyto gesprochen wird, meint der Arzt das mikroskopische Untersuchungsergebnis der Zellen.

Zytomegalie

Infektionskrankheit durch das Zytomegalie-Virus. Infektionen ohne Symptome sind beim Erwachsenen ab dem mittleren Alter sehr häufig. Bei der angeborenen Z. durch eine Infektion im Mutterleib können Augenentzündungen, abnorm kleiner Kopf und geistiges Zurückbleiben entstehen. Die Infektion des älteren Kindes und Erwachsenen kann Fieber und Vergrößerung von Leber und Milz auslösen. Die Krankheit kann aber als »opportunistische« Infektion bei schweren Krankheiten, Chemotherapie oder Herzoperationen sowie bei AIDS und Patienten mit Nierentransplantationen auftreten und verursacht dann schwerste Symptome mit Leber- und Milzvergrößerung, Gelbsucht,

Blutungen durch Blutzerfall und Plättchenmangel. Diagnose durch das Labor, Behandlung mit fertigen Antikörpern.

Zytostatikum
Medikament gegen Tumorzellen, Zellgift. Eingesetzt in der Chemotherapie zur chemischen Behandlung von Tumoren. Viele Nebenwirkungen, aber besonders bei Blutkrebs äußerst erfolgreiche Behandlungsmethode.

Zytotoxisch
Zellschädigend, zellgiftig.

Dr. Herbert Woschnagg
Dr. Wolfgang Exel

Mein Befund

Laboruntersuchungen
verständlich gemacht

384 Seiten

Was erfährt mein Arzt aus meinem Laborbefund? Auf welche Krankheiten können abweichende Werte einen Hinweis geben? Wie kann ich als Patient mithelfen, wieder normale Werte zu erreichen? Dr. Herbert Woschnagg und Dr. Wolfgang Exel beschreiben und erläutern alle gebräuchlichen Laboruntersuchungen. Ein ausführliches Verzeichnis medizinischer Fachausdrücke hilft, weitere Fragen zu beantworten. Ein unentbehrliches Nachschlage- und Nachlesewerk für jeden mündigen Patienten.

Walther Birkmayer
(Hrsg.)

Gesund bleiben

Fachärzte beraten Senioren

324 Seiten

Der bekannte Wissenschaftler und Arzt Prof. Walther Birkmayer hat gemeinsam mit kompetenten Kollegen einen medizinischen Ratgeber für Senioren erstellt, der hilft, Beschwerden und Symptome richtig einzuschätzen. Jeder der zwölf Fachärzte beschreibt und erläutert Krankheiten, die mit fortschreitendem Alter in seinem Spezialfach gehäuft auftreten. Besonderes Augenmerk ist dabei der Vorbeugung gewidmet – denn Älterwerden ist keine Krankheit. Ein umfassendes Sachregister und ein Verzeichnis medizinischer Fachausdrücke machen das Buch zu einem echten Nachschlagewerk, das bei allen Fragen zur Gesundheit, die im Alter auftreten, verläßlich Auskunft gibt.